生命科学前沿及应用生物技术

Handbook of Biomineralization: Medical and Clinical Aspects

生物矿化指南：医学与临床

〔德〕 M. 埃普勒　E. 博伊尔莱因　主编

刘传林　主译

曲江勇　贺　君　王绪敏　副主译

科学出版社

北　京

图字：01-2020-5749 号

内 容 简 介

本书通过对自然界中各种常见的生物矿化结构及其矿化机制的科学阐述，在人们对生物矿化理解的基础上，充分利用当今技术的发展和学科的交叉，不仅为医学家，同时也为材料学家的研究应用于医学领域开辟了新天地。本书分为三大部分共 24 章，第一部分为骨骼，第二部分为牙齿，第三部分介绍了病理性钙化。其中关键的一点是对硬组织的遗传控制矿化机制的探究。生物矿化的激发与抑制是两个互补的过程，其导致了一些精妙结构如骨骼或牙齿的产生。在对小鼠模型及各种软组织钙化疾病表型分析的基础之上，人们了解了各种非胶原性蛋白质对矿化的激发与抑制的控制作用，并从中获得一些灵感，从而制造出一些结构完美、功能完善的医用替代产品以满足临床应用。

本书适合生物学、化学、医学、药学、材料学及组织工程学等相关领域的师生和科研人员参考使用。

图书在版编目 (CIP) 数据

生物矿化指南：医学与临床/（德）M. 埃普勒（Matthias Epple），（德）E. 博伊尔莱因（Edmund Bäuerlein）主编；刘传林主译. —北京：科学出版社，2021.6
（生命科学前沿及应用生物技术）
书名原文：Handbook of Biomineralization: Medical and Clinical Aspects
ISBN 978-7-03-068369-4

Ⅰ . ①生… Ⅱ . ①M… ②E… ③刘… Ⅲ . ①生物材料–矿化作用–临床应用–指南 Ⅳ . ①R318.08-62

中国版本图书馆 CIP 数据核字(2021)第 044963 号

责任编辑：李 悦 刘 晶 / 责任校对：严 娜
责任印制：吴兆东 / 封面设计：刘新新

科 学 出 版 社 出版
北京东黄城根北街 16 号
邮政编码：100717
http://www.sciencep.com

北京建宏印刷有限公司 印刷
科学出版社发行 各地新华书店经销
*

2021 年 6 月第 一 版 开本：720×1000 1/16
2023 年 1 月第三次印刷 印张：21 1/4
字数：435 000
定价：228.00 元
(如有印装质量问题，我社负责调换)

译 者 序

  生物矿化是一种自然现象，在自然界中极为常见。它是由生物控制的矿物合成过程，矿物的形成在基因水平上就得到控制，由生物大分子如蛋白质、多糖等具体实施，矿化的结果是形成各式各样、结构精美的生物矿物，这些矿物构成了人们常见的骨骼、牙齿、壳、外骨骼等。从常见的骨骼、牙齿等矿化结构来看，它们与人们的生活息息相关，这些矿化结构的改变及与矿化关联的病变会给人们的健康带来不利影响和危害，因此，生物矿化研究与医学和临床有着密切的联系。此外，生物矿化形成的无与伦比的分级式精美结构也让世界上的能工巧匠们自叹不如。例如，人股骨的骨小梁以及牙釉质等矿化结构，即使在今天，人们采用最先进的 3D 打印技术也生产不出结构如此完美的产品。生物矿化研究是一个多学科交叉的领域，它涉及生物、化学、物理、材料、医学及工程等多个方面的知识。随着人类社会的发展，人们的生活水平也在不断提高，人们希望从机制上弄清楚这些矿化结构发生及病变的原因，并以此进行干预和治疗。由于基因分析技术的迅猛发展，人们有机会从基因、分子甚至原子水平上解开与这些结构有关的生物矿化之谜，通过对这些机制的了解，人们可以从分子水平上控制或消除疾病的发生，并通过对自然的学习，将一些设计灵感运用到人工仿生材料的组织工程合成上。我们相信，未来的某一天，人们通过努力终会仿生合成出更多、更完美、性能更卓越的产品并应用到医疗行业中。

  由于生物矿化研究是一个跨学科的领域，本书中涉及多个学科方面的相关知识，对于从事单一学科研究的人们来说，翻译中的困难可想而知。为准确表达专业术语或原文的中文含义，有时我们几个人要讨论多次，一天下来只翻译了几行，但在同事们的通力合作下，历经两年时间，本书的翻译工作还是较为圆满地完成了。在整个翻译过程中，还得到了烟台大学生命科学学院孙力教授、邬旭然教授的大力帮助，在此表示衷心感谢。同时，感谢烟台大学生命科学学院、译者所在课题组、友人的支持与帮助，以及烟台大学拔尖人才项目、烟台大学"双百人才"项目给予图书出版上的资金资助。

  在本书的翻译过程中，译者对多学科交叉的重要性深有体会，随着科学的不断发展，跨学科交流越来越多，基于交叉学科的新领域、新技术不断涌现。通过此次翻译，我们真正体会到学无止境，要多学科了解，只有这样，一旦需要时才可以从容面对。

  译文中如有不准确的地方，望读者不吝赐教并指正。

译 者

2020.12.20

原 书 序

在过去的十几年中,生物材料研究发生了翻天覆地的变化。十几年前,一些从事再生治疗人工材料研究的医学家(如骨外科医生)与从事工程应用的材料学家们[提供各式各样结构和(或)功能材料]有了第一次对话。目前,人们可充分利用当今生物学与生物化学方面的研究进展,有机会采用一些新途径以解决医用材料匮乏之问题。

如同本书所要展示的那样,以人们现行的对于生物矿化的理解,不仅会为医学家们,同时也会为材料学家们的研究于医学上的应用开辟新路。其中,关键的一点是硬组织的遗传控制生物矿化机制的探究。生物矿化的激发与抑制是两个互补过程,其导致了一些精妙结构如骨骼或牙齿的产生,在小鼠模型及各种软组织钙化疾病的表型分析基础之上,人们了解到各种各样非胶原性蛋白控制着矿化的激发与抑制。而接下来的例子将指导人们如何运用这些知识去研发一些仿生性移植体。

随着当今社会人类寿命的不断延长,骨骼疾病的治疗变得越发重要,一些病理性骨骼矿化疾病,如骨质疏松症的处置将成为下一个十年里人们需要面对的主要挑战。在第 5 章中,我们将重点讨论这个问题。很显然,基于对此类疾病生物矿化机制上的了解,在生物医学领域一些新疗法将不断涌现,而且,一些新材料也会被不断地应用于损伤组织的再生治疗上。

尽管有大量各式各样的骨替代品已被用于实践,但人们将会预见一个演替过程。在这个过程中,一些人工材料经生物功能化而得以完善。令人渴望的是,人们怎样去有效促进移植材料上的骨骼快速生长。可喜的是,因目前干细胞研究中的巨大进步,适合于骨骼活细胞附着的架构材料的研发已前进了一大步。

与骨骼、牙齿矿化相关联的另一件令人兴奋的事情是其分级结构形成上的认知,这不禁又引申出一些基本问题,即其结构尺度上的演化问题。这种结构上的理解必须与生物组织的机械性能联系起来才行。在第 13 章中,就牙齿而言,阐释了演化压力是如何引发这种理想的、有机械承载的生命复杂结构的产生。基于对这一理论的理解,人们做了许多尝试,借助模型并结合产生机械应力的细胞活动,对矿化组织形成机理进行了描绘。然而,这种仅靠一些有限构件数字模拟以预测功能材料的未来替代还很有局限性,尤其是,材料结构行为规律的不确定性使其在应用上受到了很大的限制。因此,人们需找到一些新方案以便能从微尺度到中尺度上对这些材料的性能做出恰当评价。目前，越来越多有前景的方法有望用于此项任务的执行，书中将会一一说明。

如上所述，一些人们不希望看到的软组织或血管系统的病理性钙化均与硬组织的生物矿化有着密切联系。今天，人们已经知道，两种现象之间（即硬组织钙化与软组织钙化）没有明显的不同。由此，另一有着广阔前景的研究领域出现了，它将生物组织结构特点认知与人工材料发展结合起来，如人造血管。在本书的最后部分，将重点展示这样一种情况，即以活细胞介导为主，非简单地将矿物沉积于一个给定基底上以使一些植入体内的材料很好地再生。

总之，可以说正是由于生物学家、生物化学家、材料学家及医学家们的跨学科间的精诚合作，才将人们带入了一个崭新的、有挑战性的研究领域——生物矿化。怀揣着美好的愿望，希冀对该领域的研究能对生命完美演化有一个更好的了解，与此同时，也能为人类的健康做出更大的贡献。

Wolfgang Pompe 教授

德国德勒斯登固体物理和材料研究所

原书贡献者

Tsukasa Akasaka
Graduate School of Dental
Medicine
Hokkaido University
Kita 13, Nishi 7
Kita-Ku, Sapporo
Japan

Jonathan D. Almer
Building 431
Advanced Photon Source
Argonne National Laboratory
9700 South Cass Ave.
Argonne, IL 60439
USA

Michael Amling
Clinics of Trauma-, Hand-, and
Reconstruction Surgery
University Medical Center
Hamburg-Eppendorf
Martinistraße 52
20246 Hamburg
Germany

Wolfgang H. Arnold
Abteilung für Konservierende
Zahnheilkunde
Fakultät für Zahn-, Mund- und
Kieferheilkunde
Universität Witten/Herdecke
Alfred-Herrhausen-Straße 50
58448 Witten
Germany

Kiyotaka Asakura
Hokkaidou University Catalysis
Research Center
Kita 21, Nishi 10
Kita-ku, Sapporo
Japan

Mário A. Barbosa
BIOMATERIALS NETWORK
(Biomat.net)
Biomaterials Laboratory
INEB (Instituto de Engenharia
Biomedica)
University of Porto
823, Rua di Campo Alegre
4150-180 Porto
Portugal

Pierfrancesco Bassi
Università Cattolica del Sacro Cuore
Policlinico Universitario 'A. Gemelli'
Largo A. Gemelli
00168 Rome
Italy

Adele L. Boskey
Hospital for Special Surgery
Weill Medical College of Cornell
University
535 East 70th Street
New York, NY 10021
USA

Lakshmi Boyapati
School of Dentistry
Department of Periodontics and
Oral Medicine
University of Michigan
1011 North University Avenue
Ann Arbor
MI 45109-1078
USA

Frédéric Cuisinier
UFR Odontologie
545 Avenue du Professeur
Jean-Louis Viala
34193 Montpellier Cedex 5
France

Matthias Epple
Institute of Inorganic Chemistry
University of Duisburg-Essen
Universitätsstraße 5–7
45117 Essen
Germany

Bunshi Fugetsu
Graduate School of
Environmental Science
Hokkaido University
Kita 10, Nishi 5
Kita-Ku, Sapporo
Japan

Peter Gängler
Abteilung für Konservierende
Zahnheilkunde
Fakultät für Zahn-, Mund- und
Kieferheilkunde
Universität Witten/Herdecke
Alfred-Herrhausen-Straße 50
58448 Witten
Germany

Cecilia M. Giachelli
Bioengineering Foege Hall
Box 35506-1
University of Washington
1705 NE Pacific Street
Seattle, WA 98195
USA

Birgit Glasmacher
Institute for Multiphase Processes and
Center for Biomedical Engineering
Gottfried Wilhelm Leibniz University
Hannover
Callinstraße 36
30167 Hannover
Germany

Pedro L. Granja
BIOMATERIALS NETWORK
(Biomat.net)
Biomaterials Laboratory
INEB (Instituto de Engenharia
Biomedica)
University of Porto
823, Rua di Campo Alegre
4150-180 Porto
Portugal

Susan M. Higham
University of Liverpool
Department of Clinical Dental Sciences
Edwards Building
Daulby Street
Liverpool L69 3GN
United Kingdom

Willi Jahnen-Dechent
Dept. of Biomedical Engineering
Biointerface Laboratory
RWTH Aachen
University Hospital
Pauwelsstraße 30
52074 Aachen
Germany

Horst Kessler
Department of Chemistry
Institut für Organische Chemie
und Biochemie
Technische Universität München
Lichtenbergstr. 4
85747 Garching
Germany

Christian Klein
School of Dental Medicine
Department of Operative
Dentistry and Periodontology
Osianderstraße 2–8
72076 Tübingen
Germany

Tadashi Kokubo
College of Life and Health
Sciences
Dept. of Biomedical Sciences
Chubu University
1200 Matsumoto-cho
Kasugai city, Aichi 487-8501
Japan

Martin Krings
Institute for Multiphase Processes
and Center for Biomedical
Engineering
Gottfried Wilhelm Leibniz
University
Hannover
Callinstraße 36
30167 Hannover
Germany

Mónica López-García
Department of Chemistry
Institut für Organische Chemie
und Biochemie
Technische Universität München
Lichtenbergstr. 4
85747 Garching
Germany

Beate Lüttenberg
Department of Cranio-Maxillofacial
Surgery
University of Münster
Waldeyerstr. 30
48149 Münster
Germany

Ulrich Meyer
Clinic for Maxillofacial and Plastic
Facial Surgery
University of Düsseldorf
Moorenstr. 5
40225 Düsseldorf
Germany

Thomas Dieter Müller
Universität Würzburg, Biozentrum
Physiologische Chemie II
Am Hubland
97074 Würzburg
Germany

Udo Nackenhorst
Institut für Baumechanik und
Numerische Mechanik (IBNM)
International Center for Computational
Engineering Sciences (ICCES)
Appelstraße 9A
30167 Hannover
Germany

Misako Nakashima
Laboratory for Oral Disease Research
National Institute for Longevity
Sciences
National Center of Geriatry and
Gerontology
36-3 Gengo, Morioka, Obu
Aichi 474-8522
Japan

Joachim Nickel
Universität Würzburg,
Biozentrum
Physiologische Chemie II
Am Hubland
97074 Würzburg
Germany

José Paulo Pereira
BIOMATERIALS NETWORK
(Biomat.net)
Biomaterials Laboratory
INEB (Instituto de Engenharia
Biomedica)
University of Porto
823, Rua di Campo Alegre
4150-180 Porto
Portugal

Diane Proudfoot
University of Cambridge
Division of Cardiovascular
Medicine
ACCI Building
Level 6, Box 110
Addenbrooke's Hospital
Hills Road
Cambridge CB2 2QQ
United Kingdom

Katharina Reichenmiller
School of Dental Medicine
Department of Operative
Dentistry and Periodontology
Osianderstraße 2–8
72076 Tübingen
Germany

Colin Robinson
Leeds Dental Institute
Clarendon Way
Leeds LS29LU
United Kingdom

Yoshinori Sato
Graduate School of Environmental
Studies
Tohoku University
6-6-20, Aramaki Aza Aoba
Aoba-ku, Sendai
Miyagi
Japan

Cora Schäfer
Dept. of Biomedical Engineering
Biointerface Laboratory
RWTH Aachen
University Hospital
Pauwelsstraße 30
52074 Aachen
Germany

Thorsten Schinke
Clinics of Trauma-, Hand- and
Reconstruction Surgery
University Medical Center Hamburg-
Eppendorf
Martinistraße 52
20246 Hamburg
Germany

Inge Schmitz
Institute of Pathology and German
Mesothelioma Register
Ruhr University Bochum
Bergmannsheil Clinic
Buerkle-de-la-Camp-Platz 1
44789 Bochum
Germany

Walter Sebald
Universität Würzburg, Biozentrum
Physiologische Chemie II
Am Hubland
97074 Würzburg
Germany

Axel Seher
Universität Würzburg,
Biozentrum
Physiologische Chemie II
Am Hubland
97074 Würzburg
Germany

Catherine M. Shanahan
University of Cambridge
Division of Cardiovascular
Medicine
ACCI Building
Level 6, Box 110
Addenbrooke's Hospital
Hills Road
Cambridge CB2 2QQ
United Kingdom

Kenichiro Shibata
Graduate School of Dental
Medicine
Hokkaido University
Kita 13, Nishi 7
Kita-Ku, Sapporo
Japan

Philip W. Smith
University of Liverpool
Department of Dental Sciences
Pembroke Place
Liverpool L3 5PS
United Kingdom

Stuart R. Stock
Department of Molecular
Pharmacology and Biological
Chemistry
Mail code S-215
Northwestern University
303 East Chicago Avenue
Chicago, IL 60611-3008
USA

Hiroaki Takadama
College of Life and Health Sciences
Deptartment of Biomedical Sciences
Chubu University
1200 Matsumoto-cho
Kasugaicity, Aichi 487-8501
Japan

Kazuchika Tamura
Graduate School of Dental Medicine
Hokkaido University
Kita 13, Nishi 7
Kita-Ku, Sapporo
Japan

Kazuyuki Tohji
Graduate School of Environmental
Studies
Tohoku University
6-6-20, Aramaki Aza Aoba
Aoba-ku, Sendai
Miyagi
Japan

Yasunori Totsuka
Graduate School of Dental Medicine
Hokkaido University
Kita 13, Nishi 7
Kita-Ku, Sapporo
Japan

Motohiro Uo
Graduate School of Dental Medicine
Hokkaido University
Kita 13, Nishi 7
Kita-Ku, Sapporo
Japan

Hom-Lay Wang
School of Dentistry
Department of Periodontics and
Oral Medicine
University of Michigan
1011 North University Avenue
Ann Arbor, MI 45109-1078
USA

Fumio Watari
Graduate School of Dental
Medicine
Hokkaido University
Kita 13, Nishi 7
Kita-Ku, Sapporo
Japan

Steve Weiner
Department of Structural Biology
Faculty of Chemistry
Weizmann Institute of Science
Kimmelman Building (13)
Rehovot 76100
Israel

Hans-Peter Wiesmann
Department of Cranio-Maxillofacial
Surgery
University of Münster
Waldeyerstr. 30
48149 Münster
Germany

Atsruro Yokoyama
Graduate School of Dental Medicine
Hokkaido University
Kita 13, Nishi 7
Kita-Ku, Sapporo
Japan

Paul Zaslansky
Dept. Biomaterials
Max-Planck-Institute of Caloies and
Interfaces
Wissenschaftspark Golm
Ann Mühlenburg 1
14476 Golm
Germany

目　　录

第1部分　骨　　骼

第 2 部分　牙　　齿

第3部分　病理性钙化

第 1 部分　骨　　骼

第1章 骨的矿化：主动或被动过程

1.1 生理性及病理性矿化

生理性矿化仅限于骨骼、牙齿及软骨生长板肥大区，而病理性矿化更多时候被称为"异位钙化"，可见于任何组织中[1]。成骨细胞活动导致骨细胞胞外基质（extracellular matrix，ECM）矿化，病理性 ECM 矿化多发生于无成骨细胞时，尽管在一些极个别情况下也能看到异位骨骼形成[2,3]。除几种特殊情况外（如肾结石中的草酸钙晶体），不仅是骨骼中的矿物，即使是异位矿化下的矿物也多由带一定比率的指征性羟基磷灰石晶体的钙和磷组成[4,5]。因此，毫不奇怪，低水平血钙和（或）血磷是造成骨骼矿化缺陷的一个原因[6,7]，同样，血钙和（或）血磷水平的提升也可能引发高风险的异位钙化[8]。然而，越来越多的证据表明，ECM 矿化不仅受 Ca×P 溶度积的影响，而且在不同组织中，几种基因产物也参与了 ECM 矿化的局部控制[9]。

与异位钙化或骨骼矿化缺陷关联的疾病高发使人们认识到，理解 ECM 矿化的分子机制非常重要。这些疾病包括肾衰竭和动脉粥样硬化及一些遗传性疾病。在这类疾病中，人们常见到血管钙化、骨关节发炎，矿物沉积于关节之中，一些特异性基因功能的失活导致局部病理性矿化的发生[10-14]。同样，骨骼矿化缺陷，如佝偻病和骨质软化也不罕见，越来越多的证据表明，不仅是骨基质总量，而且骨基质的矿化程度均能对骨骼的机械稳定性产生重大影响[15,16]。

除与矿化相关研究的明显临床关联性之外，还有一个生物学问题需强调一下，即到目前为止，人们仍未真正弄清为何生理条件下的 ECM 矿化仅限于骨骼之中。简单地说，对于这个问题可能有两种解释：

（1）仅成骨细胞、成牙本质细胞及肥大软骨细胞能产生一些诱导 ECM 矿化的因子，通过它们的作用，骨骼矿化才得以积极推进。

（2）仅非骨骼细胞型细胞产生阻止 ECM 矿化的因子，通过它们的作用，病理性矿化才得以主动抑制，当抑制缺失时，病理性矿化发生。

尽管在本书的几个章节中反映出来的有关骨骼矿化的普遍观点不太赞成主动机制，但有越来越多的证据支持第二种可能。

首先，钙和磷酸的胞外浓度远超出其溶度积几个量级，因此，如依照磷酸钙沉淀和矿物形成条件来看，所有胞外液均处于亚稳定溶液状态[17]。其次，基于其在小鼠和（或）人中的功能失活发现，病理性矿化抑制剂的几个编码基因已被确定[12-14,18,19]。再次，越来越多的证据表明，组织非特异性碱性磷酸酶是骨骼 ECM 生理性矿化必需的少数几个基因产物之一，通过去除焦磷酸盐而发挥作用，此盐是一种矿物形成抑制剂[7,20,21]。然而，毫无疑问，生物极其复杂，仍有许多观察与 ECM 矿化的简单概念不相适宜。因此从这一点上看，很值得对当前有关 ECM 矿化的知识进行一番总结，并重点强调一些需未来实验验证才可以澄清的问题。

1.2 病理性矿化抑制剂

当前有关 ECM 矿化观点或许仍受 20 年前两个小鼠模型表型分析的影响，在模型小鼠中，两个编码 γ-羧基谷氨酸（γ-caboxyglutamate，Gla）的骨骼蛋白的基因被特异性敲除[18,22]。维生素 K 依赖翻译后修饰的 γ-羧基谷氨酸残基是广为人知的凝血因子的一部分，它能使结合至带有负电荷的磷脂表面的钙量增加[23]。Gla 残基还发现于两种骨骼 ECM 蛋白——骨钙蛋白（也称骨 Gla 蛋白）和基质 Gla 蛋白（matrix Gla protein，Mgp）中。骨钙蛋白由成骨细胞特异性表达，是骨骼 ECM 的一个主要成分，*Mgp* 基因在生长板软骨细胞中表达，血管平滑肌细胞中也有表达[18]。两种情况下，带有负电荷的 Gla 残基可高亲和地结合到羟基磷灰石上，使得骨钙蛋白和基质 Gla 蛋白成为 ECM 生理性矿化的最佳调节剂[24,25]。

然而，令人吃惊的是，缺乏骨钙蛋白的小鼠并未表现出任何骨基质矿化缺陷症状，尽管其活动增强的成骨细胞导致了高骨量表型[22]。相反，*Mgp* 基因敲除小鼠则出现了生长板软骨矿化缺陷，尽管 ECM 矿化未曾减少，但矿化只扩展至前肥大区一带[18]。此外，在脉管系统中，ECM 矿化对于 Mgp 的需求更为明显。事实上，所有 *Mgp* 基因敲除小鼠均死于 6~8 周鼠龄期，其原因是主动脉破裂，其他一些大动脉也随时间推移而完全钙化[18]。这些结果综合起来则说明，当 Mgp 出现于动脉管管壁及软骨前肥大区 ECM 中时，病理性矿化受到抑制。不仅小鼠如此，人也一样，Mgp 功能失活的 Keutel 综合征患者会出现类似的畸形表型[26]。

与此同时，两种骨骼 Gla 蛋白的特点又通过几个转基因小鼠模型进行进一步比较[27]。当血管平滑肌细胞中的转基因 *Mgp* 重新表达时，*Mgp* 基因敲除小鼠的钙化血管得以恢复正常。然而，同样方案实施于骨钙蛋白，其表型则没有丝毫变化。此外，成骨细胞骨钙蛋白基因过表达对于骨基质矿化也无影响，但是，如果同样情况出现在 Mgp 上，其结果将是引发严重缺陷，即非骨矿化骨样基质量增加 10 倍以上[27]。这些结果表明，只有 Mgp 对 ECM 矿化有抑制影响，而不是骨钙蛋白。

另外，由于 Mgp 为非骨骼 ECM 成分，其于成骨细胞中的异位表达干扰了骨的矿化，由此可以得出，骨基质中矿化抑制剂（如 Mgp）的缺失是生理性矿化的一项前提条件。

动脉血管及软骨前肥大区中 Mgp 的重要性在于，其是唯一一个异位钙化抑制必需特异基因产物的例子。另一有意义的例子是血清蛋白 α2-HS 糖蛋白（α2-HS-glycoprotein，Ahsg），也称胎球蛋白 A。如第 22 章中讨论的那样，Ahsg 是病理性矿化的一个系统抑制剂，当易钙化小鼠 Ahsg 基因敲除时，小鼠的几种器官均出现严重的异位钙化，如肾、肺和皮肤[19]。像 Mgp 一样，Ahsg 对羟基磷灰石也高亲和，且两种蛋白质均为一种含钙、磷的高分子量复合物的成分，这个复合物起初发现于经羟乙膦酸盐（也称依替膦酸盐）处理过的大鼠血清中[28]。体外研究表明，Ahsg 以一种载脂蛋白参与磷脂溶解的方式发挥功能，其在与钙、磷作用后形成一种可溶性胶体球[29]。

除上述例子外，事实上，另有遗传方面证据证明，一些特异性抑制剂阻止了生理性矿化的发生，尽管其作用机制仍不明朗。例如，护骨因子（osteoprotegerin，OPG）——一种肿瘤坏死因子（tumor necrosis factor，TNF）受体样分子——其作用是抑制骨的吸收，缺乏 OPG 将引起小鼠动脉钙化[30]。相反，弹性假黄瘤病，一种先天性人类疾病，其特点是皮肤和血管渐进性钙化，因 ATP 结合跨膜蛋白 ABCC6 缺乏引起，其作用机制仍不十分清楚[13]。病理性矿化的另外两个抑制剂是 Ank（ank，锚定蛋白）和 Enpp1（ectonucleotide pyrophosphatase/phosphodiesterase 1，外核苷酸焦磷酸酶/磷酸二酯酶 1），其缺乏可导致人、小鼠发生异位钙化，作用机制是提高了胞外焦磷酸盐（一种 ECM 矿化抑制剂）的水平[14,31]，这将在后面部分详细讨论。如果不去理会作用机制，从上述压倒性的遗传证据中人们可得出一个明显结论，即病理性 ECM 矿化的阻止需要通过主动机制来完成，也就是说，需要一些特异性基因的表达。这一结论与钙、磷胞外浓度远超其溶度积的事实完全一致，这也意味着，从理论上讲，任何一种器官均有发生钙化的可能。

1.3　生理性矿化激活剂

与人及小鼠病理性矿化基因模型数量相比，生理性矿化必需基因的例子寥寥无几。其中人们最确定的是编码维生素 D 受体（vitamin D receptor，Vdr）、组织非特异性碱性磷酸酶（tissue non-specific alkaline phosphatase，Tnap）及称为 Phex（phosphate-regulating gene with homologies to endopeptidase on the X chromosome，X 染色体内肽酶同源性磷酸盐调节因子）的基因[32-34]，见图 1-1。奇怪的是，这些基因编码的蛋白质均不是骨骼 ECM 成分，且其中 2 个基因 Vdr 和 Tnap 甚至不以骨骼特有的方式表达。这就引出一个问题，即它们是如何在骨骼 ECM 矿化中发挥作用的？对于 *Tnap* 和 *Phex* 而言，其作用机制一直处于研究中，将在后面展开讨论。相反，*Vdr* 的骨骼矿化需求却早有解释，主要是基于小鼠 *Vdr* 基因敲除模型分析。

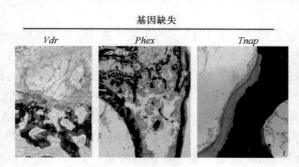

图 1-1　三个骨骼矿化缺陷样品。左，*Vdr* 缺陷小鼠未脱钙胫骨切片；中，*Phex* 缺陷 *Hyp* 小鼠未脱钙胫骨切片；右，*Tnap* 缺陷低磷酸酶血症患者骨活检，切片 von Kossa/van Gieson 染色。切片中的矿化基质被染成黑色，非矿化基质（类骨质）染为红色。三种基因缺陷均导致类骨质病理性富集。（彩图请扫封底二维码）

　　Vdr 基因敲除小鼠表现出了维生素 D 依赖性佝偻病的所有特点，包括脱发——一种 *Vdr* 基因变异失活患者的表征[35]。*Vdr* 基因敲除小鼠除生长板钙化这一明显特点外，骨骼组织形态分析显示其患有类骨质增多性疾病，即非矿化骨基质丰富[36]。为了对这种表型进行解释，人们给模型小鼠投喂高钙食物，则低钙血症的小鼠恢复正常。在小鼠和人中，*Vdr* 基因缺失也能造成低钙血症。随后，人们对这些非低钙血症的 *Vdr* 基因敲除小鼠的组织及组织形态进行了分析，结果显示，其软骨及骨骼 ECM 矿化无缺陷，且在骨形成及骨吸收参数方面也无任何变化[36]。因此，不像脱发那般，这类与 *Vdr* 基因缺失关联的矿化缺陷则可通过血钙水平正常化而得以恢复。这也相应地表明，*Vdr* 的主要生理功能与肠的钙吸收有关，而非直接促进骨骼 ECM 矿化。

　　这些发现均未出乎人们意料，与骨骼 ECM 矿化主动推进的传统理念也无冲突。事实上，仍有这样一种可能，即骨骼 ECM 中含有一些由成骨细胞特异表达的蛋白质，且这些蛋白质为羟基磷灰石诱导形成所必需。骨基质中的主要蛋白质成分是 I 型胶原，有证据显示，当编码这个异三聚体蛋白的两个基因中的一个有突变时，可导致成骨不全或脆骨症发生。毫无疑问，I 型胶原为羟基磷灰石的沉积提供了重要的分子架构[37]。然而，骨骼 ECM 中的 I 型胶原并不能自身解释矿化过程的特殊性，尤其是其本身也由成纤维细胞表达。此外，最近两个转基因的 *Tnap* 基因异位表达小鼠模型证实，ECM 矿化可在皮肤中诱导产生，此时的 *Tnap* 基因表达于成纤维细胞中而非角质化细胞[7]。综合来看，这些发现表明，I 型胶原虽为 ECM 矿化所必需，但仅仅有它还是不够的。

骨骼 ECM 的另外一些成分包括前述的来自血清而非由成骨细胞表达[38]的 Ahsg，以及骨钙蛋白、骨桥蛋白和骨涎蛋白（bone sialoprotein，Bsp），后面这三种蛋白质由成骨细胞非特异性强表达[39]。如上所述，转基因小鼠中的骨钙蛋白无论是缺乏还是过表达，对骨骼 ECM 矿化均无影响。事实上，尽管骨钙蛋白基因敲除小鼠表现出高骨量表型，但增加的骨基质仍可正常矿化[22]。同样地，骨桥蛋白基因敲除小鼠在骨骼 ECM 矿化上也无任何缺陷[40]。此外，骨桥蛋白基因和 *Mgp* 基因联合敲除小鼠的血管钙化比 *Mgp* 基因单一敲除小鼠更为严重，这一结果说明，骨桥蛋白的作用更像是一个 ECM 矿化抑制剂而非激活剂[41]。

在所有已知骨骼 ECM 矿化的蛋白质成分中，Bsp 常常被视为 ECM 矿化的最佳激活剂，因为其于体外有促进羟基磷灰石形成的作用[42]。令人吃惊的是，*Bsp* 基因敲除小鼠的骨骼矿化也无明显的缺陷表现[43]。因此，迄今为止，人们只知道 ECM 蛋白中的 Mgp 在体内对矿化有影响。此外，*Mgp* 基因敲除小鼠出现明显的异位矿化症状，当 Mgp 在成骨细胞中异位表达时，其对 ECM 矿化形成干扰。人们由此得出一结论，即生理性矿化的特异性激活剂无须一定要驻存于骨骼 ECM 中[27]。

然而，随着越来越多基因体内功能研究（多数情况下通过基因失活获得）的进行，毫不奇怪，一种骨骼正常矿化所需的骨骼 ECM 蛋白被最终确认了下来，它就是牙本质基质蛋白 1（dentin matrix protein 1，Dmp1）[44]。顾名思义，Dmp1 源自牙齿，但随后发现其在分化的成骨细胞中也有表达[45,46]。Dmp1 像 Bsp 及骨桥蛋白一样，属于整合素结合酸性糖蛋白，在体外，能诱导形成羟基磷灰石[47]。与其活性相一致的是，*Dmp1* 基因敲除小鼠不仅展现出牙本质严重低矿化，而且，还出现严重的类骨质症，即非矿化骨基质的病理性富集[44,48]。然而，即使是 *Dmp1* 基因敲除小鼠，其骨骼矿化缺陷的解释也不像人们预想的那么简单，因为这些小鼠均表现出明显的血钙和血磷水平下降，其原因仍未知[44]。即使是现在，人们也不清楚骨骼的正常矿化是否是骨骼 ECM 中 Dmp1 的直接作用结果。

1.4 焦磷酸盐的关键作用

在 ECM 矿化中，除 Mgp 外，可能还有作为 ECM 蛋白质的 Dmp1 似乎也没有起主导的作用，毫无疑问，必有一些其他的细胞活动参与了对生理性和病理性矿化的调节。借助于一种涉及胞外焦磷酸盐水平调节的机制，细胞可以对 ECM 矿化进行控制。这种调节的重要性直到最近才被人们所知，有三个基因产物 Tnap、Enpp1 和 Ank 参与其中，通过产物功能分析发现，它们的缺失可致小鼠和人出现生理性或病理性矿化缺陷。

标志性的证据表明，Tnap 为骨骼矿化所必需，经确认 *Tnap* 基因失活性突变是人低磷酸酶血症的诱因，这是一种遗传性疾病，其特点是骨骼 ECM 矿化有缺陷[33]。同样地，*Tnap* 基因敲除小鼠重现了人的一些症状表现，甚至类骨质症更加严重[49]。无论是低磷酸酶血症患者还是 *Tnap* 基因敲除小鼠，血液中三个含磷化合物——磷酸乙氨醇、磷酸吡哆醛及无机焦磷酸盐（inorganic pyrophosphate，PPi）的水平均有提高，这三种物质均为 Tnap 的天然作用底物[49,50]，尤其是焦磷酸盐水平的提高（这不仅仅基于遗传方面的证据，后面将有讨论）为人们提供了有关 Tnap 生理性作用的可能机制讯息。

无机焦磷酸盐，一种在结构上由两个磷酸根离子经酯键连接的化合物，其可结合至初形成的羟基磷灰石晶体上以阻止晶体的继续生长[51,52]。Tnap 是一种胞外酶，通过糖基磷脂酰肌醇（glycosylphosphatidylinositol，GPI）锚定于细胞膜上[53]，能水解 PPi。通过 Tnap 的作用，胞外的 PPi 浓度降低，相应地也产生了磷酸根离子（phosphate ion，Pi）[54,55]。PPi/Pi 比率调整似乎是 Tnap 的一个最重要作用，因为 *Tnap* 基因缺失成骨细胞的细胞自主性矿化缺陷可通过 Pi 的外源性添加而得以消除[7]。同样，*Tnap* 基因缺失成骨细胞中 PPi 水平的降低也可通过 *Tnap* 基因缺失及 *Enpp1* 或 *Ank* 基因的联合缺失而使矿化缺陷得以恢复。这说明，Tnap 的 PPi 水解活性的确占有主导地位，从而也解释了为何骨骼 ECM 矿化需要有 Tnap 的参与[21,56]。

与 Tnap 所不同，Ank 和 Enpp1 的作用则是提高 PPi 的胞外浓度。Enpp1（或称 PC-1，plasma cell membrane glycoprotein 1，浆细胞膜糖蛋白 1）是一个驻存于胞膜上的 PPi 生成酶，其不仅存在于成骨细胞上，还驻存于其他类型的细胞上[57,58]。Enpp1 在生理性和病理性矿化调节中的重要性首次因颈椎后纵韧带骨化（ossification of the posterior longitudinal ligament of spine，OPLL）患者的遗传分析而为人所知，其对应的小鼠模型称为 Ttw（tiptoe walking，脚尖走路）小鼠。在这两种情况下，*Enpp1* 基因的失活性突变导致脊柱韧带异位钙化，这也为病理性矿化抑制剂提供了另一案例[31,59]。此外，有证据表明，*Enpp1* 基因突变可使人患上新生儿特发性动脉钙化（idiopathic infantile arterial calcification，IIAC），这是另一种遗传性疾病，患者动脉发生严重的异位钙化[60]。*Enpp1* 基因敲除小鼠模型显示，骨形成有增加并过度矿化的现象，看似生理性矿化调节也需有 Enpp1 的参与[21]。

同样，*Ank* 基因的重要性首次被确认是由基因失活性突变小鼠的渐进式关节强直所证实，此疾病的特点是关节滑液有异位钙化现象[61]。*Ank* 基因编码的是一种将胞内 PPi 运至胞外的跨膜蛋白，因此，其也能引起 ECM 中的 PPi/Pi 比率升高。人的 *Ank* 基因突变会造成软骨钙化或颅骨干骺端发育不良，后一种疾病的特点是患者颅面骨肥大[14,62]。因此说，Enpp1 和 Ank 是生理性和病理性矿化调节必需蛋白，这两种蛋白质的抑制效应通过提升胞外 PPi 的浓度而起作用。

总之，标志性的遗传证据显示，胞外 PPi/Pi 比率在 ECM 矿化上起着关键性的作用，且至少有三种酶参与到生理性矿化的调节中去。如上所述，Tnap、Enpp1 和 Ank 间相互作用的最佳证据来自对应的基因敲除小鼠模型。*Tnap* 基因敲除小鼠的矿化缺陷可因 Enpp1 或 Ank 的对抗性作用缺失而得以恢复[21,56]。很明确，Tnap 是生理性矿化所必需，其作用可由 PPi 去除而得到解释，PPi 是一种矿物形成抑制剂。此外，这些发现也支持了这样的一个观点，即 ECM 矿化的控制主要通过释放于骨骼微环境中的抑制剂而起作用。

然而，问题又来了，即这些酶是如何对组织的特异性矿化过程进行区分性作用的，因为这些酶均由成骨细胞产生，而非其中的某一种。事实上，*Enpp1* 和 *Ank* 基因以一种无处不在的方式表达着，但 *Tnap* 基因则不同，至少是有一些限制的，只表达于骨骼、肾、肝和精巢中[7]。有趣的是，*Tnap* 基因和编码 I 型胶原的基因只发现于骨骼中有共表达，这似乎是上述问题的解答。如前所述，只有当 *Tnap* 基因与 I 型胶原共表达时，此基因的转基因小鼠的皮肤异位表达才会导致异位矿化的发生[7]。如此一来，骨骼的生理性矿化很可能可简单地归因于胶原性分子架构与降低 PPi 局部水平的活性酶的共存在。迄今为止，至少人们已清楚地知道，有一种机制参与到生理性矿化的调节中去，这其中就包括 Phex。

1.5　内肽酶 Phex 的神秘作用

X 连锁低磷性佝偻病（X-linked hypophosphatemic rickets，XLH）是一种常见的与骨骼矿化缺陷有关联的遗传性疾病[63]。顾名思义，XLH 患者还表现出低血磷水平，这是因为有大量磷酸盐随尿液排出体外。这种遗传性缺陷表型在 1995 年被确认，导致此病的基因被命名为 *Phex*（X 染色体内肽酶同源性磷酸调节基因）[34]。进一步分析显示，*Phex* 基因编码的是一跨膜蛋白，由成骨细胞（不是肾细胞）特异性表达，此蛋白质分子中有一个与内肽酶家族同源的胞外锌结合结构域。此蛋白家族中有中性肽内切酶（neutral endopeptidase，NEP）、内皮肽转化酶（endothelin-converting enzyme，ECE，如 ECE-1、ECE-2）和 KELL 抗原（Kell 血型系统中抗原），它们能专一性地分解一些底物，如磷和脑啡肽（对于 NEP 而言）或脑啡肽前体蛋白（对于 ECE-1 和 ECE-2 而言）[64]。因此，Phex 的功能看似是激活或失活成骨细胞产生的物质以调节骨骼的 ECM 矿化和（或）磷酸盐的动态平衡。到目前为止，一个主要的问题是，尽管在 XLH 病理生理学方面人们正不断地积累证据，但可惜的是，仍无一个 Phex 生理底物被确认。有关这方面的讯息多来自 *Phex* 基因敲除 XLH 小鼠（即 Hyp 小鼠）模型分析，有些则来自对常染色体显性遗传低磷性佝偻病（autosomal dominant hypophosphatemic rickets，ADHR）或肿瘤源性骨软化症（tumor-induced osteomalacia，TIO）患者的遗传分析（见后面章节）。

在证明 *Phex* 基因失活性敲除遗传缺陷之前的很长一段时间内，Hyp 模型小鼠就已建立并被作为 XLH 的动物模型[65-67]。通过这些小鼠，人们在实验后得出这样的一个假说，即 Phex 可能有两个作用底物，一个以自分泌/旁分泌方式调节骨骼 ECM 矿化，另一个则用于肾的磷酸盐调节[68,69]。因 *Phex* 基因不在肾细胞中表达，因此，后一个底物很可能是一循环因子，并将其假定为"调磷因子"——phosphatonin。此因子的存在由后来的异种共生实验证实。研究中，人们通过手术将野生型小鼠的血管系统与 Hyp 小鼠连接起来，结果是异种共生野生型小鼠的尿磷酸盐排出增高[70]。此外，交叉移植（Hyp 小鼠肾移植至野生小鼠）实验显示，野生型小鼠的磷酸盐动态平衡未受到影响，反之（野生型小鼠肾移植至 Hyp 小鼠），移植后的小鼠则出现低血磷症状[71]。生物化学实验结果进一步证实，之所以尿磷有所增高，是因为 Npt2（sodium dependent phosphate transporter 2，一种近端小管上的钠依赖磷酸盐转运体）的表达下调[72,73]。

与低磷血症发病机制相比，有关 *Phex* 缺失下的骨骼矿化缺陷或细胞自主缺陷是否为低血磷水平原因的争论一直不休。支持有相关性观点的人们最近发现，患有严重类骨质症的 Hyp 小鼠，当投喂高磷食物后几乎全恢复为正常[7]。然而，也有确切的证据支持，*Phex* 基因缺失的先天性骨骼 ECM 矿化缺陷与低磷血症间无直接联系。首先，将 Hyp 小鼠骨细胞移植至野生型小鼠臀肌中，其形成矿化骨骼的能力要弱于野生型小鼠移植骨细胞[74]。其次，至少部分派生自 Hyp 小鼠的原代培养成骨细胞在离体条件下形成矿化骨骼的能力有所减弱[75]。再次，可能更有说服力的是，缺乏 Npt2 的小鼠因调磷因子的作用而使肾的磷酸盐转运体量下调，虽也出现低磷血症表现，但无 *Phex* 基因敲除小鼠的骨骼矿化缺陷症状[76]。基于以上这些发现，人们推测，*Phex* 还有第二个作用底物，并将其命名为"minhibin"，其可能参与到骨骼 ECM 矿化的局部控制中去。

尽管 minhibin 是什么还不清楚，但 XLH 中水平有所提升的调磷因子似乎已被确认是 Fgf23（fibroblast growth factor 23，成纤维细胞生长因子 23）[69]。Fgf23 于 XLH 病因学上的重要性首次因人的 ADHR 或 TIO 疾病分析而为人所知，这两种疾病的症状与 XLH 非常相似。ADHR 是一种遗传性疾病，遗传分析显示，此类疾病由人的 *Fgf23* 基因突变引起，基因编码的蛋白质能增加血循环蛋白的稳定性[77,78]。TIO 则是一种获得性疾病，因某些间叶源性肿瘤而引发患者出现低血磷和骨骼矿化缺陷[79]。在一次对引发骨软化症的骨瘤差别表达基因的筛查中，人们发现，相较于邻近的骨组织，骨瘤的 Fgf23 的表达强烈上调[80]。基于这些发现，人们又接着开展了一些实验，将重组 Fgf23 注入野生型小鼠中，其结果是造成肾磷酸盐重吸收降低，将生成 Fgf23 的中国仓鼠卵巢（Chinese hamster ovary，CHO）细胞移植至裸鼠中，小鼠出现 XLH 症状。另一些研究小组的实验结果显示，Fgf23 有下调肾细胞 Npt2 基因表达的能力，XLH 患者血清中 Fgf23 水平的提升与低磷血症程度间有关联性[81-84]。基于遗传及实验证据，研究人员认为，Fgf23 实际上就是人们长期寻求的调磷因子，其生理上因 Phex 介导而分解失活。

因此，在 Phex 缺失情况下，Fgf23 的量才会很大。研究人员由此曾试图通过一些实验来证明 Fgf23 就是 Phex 的一作用底物，但最终的结论是，其不会被具内肽酶活性的 Phex 所分解[85,86]。相反，与野生型小鼠成骨细胞培养相比较，Hyp 小鼠成骨细胞培养显示，其 Fgf23 的表达有增强。人们认为，表达上调的原因在于转录机制，而非蛋白质降解上的差别。因此，如果 Phex 真正作为内肽酶发挥作用，那么其生理性作用底物仍有待于确认，以填补 Phex 缺乏与 Fgf23 表达增强间的不明缘由的"黑箱"。名为胞外基质磷酸糖蛋白（matrix extracellular phosphoglycoprotein，MEPE）的 ECM 蛋白最有希望成为这个候选者，此蛋白质特异性表达于终末分化的成骨细胞中，且在 TIO 肿瘤中强烈上调[87,88]。像 Fgf23 一样，MEPE 不被内肽酶性的 Phex 分解，由 MEPE 基因敲除小鼠与 Hyp 小鼠交叉而得的双敲除小鼠中，其低血磷或骨骼矿化缺陷的症状并未改变[89,90]。因此，尽管许多研究小组非常努力，但 Phex 的生理性内肽酶底物始终处于寻找之中。毫无疑问，Fgf23 在磷酸盐的动态平衡中起着重要的作用，这已被 Fgf23 基因敲除小鼠模型证实。

正如人们期望的那样，Fgf23 基因敲除小鼠因肾磷酸盐重吸收增加而表现出高血磷症状，这说明 Fgf23 的磷酸盐生成活性的确具有重要的生理作用[91]。然而，人们完全没有想到，这些小鼠的生长出现了严重的延缓且骨样量明显增多，这与 Hyp 小鼠的骨骼矿化缺陷症状非常相似。无论是 Fgf23 基因敲除小鼠还是 Hyp 小鼠均表现出类骨质症，尽管其血磷水平调节正好相反。这些事实说明，骨骼矿化缺陷不能以磷酸盐动态平衡病理性改变而简单地加以解释。此外，基于两种模型小鼠的骨骼表型非常相似之事实，显而易见，当两种缺乏均表现为遗传联合时[92]，人们定会得出这样的结论，即 Fgf23 并非唯一一个在病理生理学上与人和小鼠 Phex 缺陷有关联的因子。因此，很显然，在骨骼 ECM 矿化的重要性被完全理解之前，至少还缺少一个因子。

1.6　结　　论

为何是骨骼矿化，而不是其他组织？现在，这一问题仅可以部分解答，一些未决问题依然存在。应指出的是，转基因小鼠模型的创造能力及人遗传性缺陷疾病的精准诊断能力对于上述问题的回答绝对不可或缺。在过去的十几年中，人们于生理性和病理性矿化方面的知识激增，这意味着，最终的一些问题在不久的将来很有可能被解决。这些问题包括与 Phex 缺乏关联的异常表型的分子作用机制、Phex/Fgf23 体系间的相互作用及焦磷酸盐的局部酶调节。考虑到 ECM 蛋白的作用，目前还有待于澄清这样的一些问题，即 Dmp1 是否就是生理性矿化的直接激活剂，或者说，与 Dmp1 缺乏关联的矿化缺陷是否是因低血钙引发。令人吃惊的是，到目前为止，Mgp 是唯一一个显示有抑制异位钙化作用的 ECM 蛋白，这又引出了一个问题，即动脉管管壁是否需要特别保护，或者说，其他组织是否有其自己的 ECM 矿化抑制剂。

尽管上述问题犹在，但还是能得出这样一个涉及哲理的结论，即骨骼矿化是否是一主动的或被动的过程。由于成骨细胞中 Mgp 的异位表达可导致 ECM 矿化严重降低，因此，这就变得非常清楚，正是一些强效的骨骼 ECM 矿化抑制剂的缺失才使得骨骼矿化能正常进行。另外，因 Tnap 清楚地扮演着去除矿化抑制剂——焦磷酸盐的角色，因此，综合来看，ECM 矿化就是一个抑制机制的调节过程。如此一来，如果未来的实验结果能够证实 Phex 扮演的是一个使矿化抑制剂失活的角色，这也就变得不再那么奇怪。目前，尽管这个问题仍带有很大的猜测成分，但当前的有关于 ECM 矿化的概念早已建立，这个观点就是骨骼以外的组织的矿化被主动抑制，而在骨骼中，这个过程正好相反，通过一些特异性基因产物使骨骼得以正常矿化。

参 考 文 献

1 T. Schinke, M.D. McKee, G. Karsenty, *Nat. Genet.* **1999**, *21*, 150–151.

2 K. Bostrom, K.E. Watson, W.P. Stanford, L.L. Demer, *Am. J. Cardiol.* **1995**, *75*, 88B–91B.

3 K.M. Galvin, M.J. Donovan, C.A. Lynch, R.I. Meyer, R.J. Paul, J.N. Lorenz, V. Fairchild-Huntress, K.L. Dixon, J.H. Dunmore, M.A. Gimbrone, Jr., D. Falb, D. Huszar, *Nat. Genet.* **2000**, *24*, 171–174.

4 F.L. Coe, A. Evan, E. Worcester, *J. Clin. Invest.* **2005**, *115*, 2598–2608.

5 A.S. Posner, *Clin. Orthop. Relat. Res.* **1985**, *200*, 87–99.

6 Y.C. Li, M. Amling, A.E. Pirro, M. Priemel, J. Meuse, R. Baron, G. Delling, M.B. Demay, *Endocrinology* **1998**, *139*, 4391–4396.

7 M. Murshed, D. Harmey, J.L. Millan, M.D. McKee, G. Karsenty, *Genes Dev.* **2005**, *19*, 1093–1104.

8 G.A. Block, T.E. Hulbert-Shearon, N.W. Levin, F.K. Port, *Am. J. Kidney Dis.* **1998**, *31*, 607–617.

9 M. Ketteler, V. Brandenburg, W. Jahnen-Dechent, R. Westenfeld, J. Floege, *Nephrol. Dial. Transplant.* **2005**, *20*, 673–677.

10　W.G. Goodman, J. Goldin, B.D. Kuizon, C. Yoon, B. Gales, D. Sider, Y. Wang, J. Chung, A. Emerick, L. Greaser, R.M. Elashoff, I.B. Salusky, *N. Engl. J. Med.* **2000**, *342*, 1478–1483.

11　D. Hamerman, *N. Engl. J. Med.* **1989**, *320*, 1322–1330.

12　F. Rutsch, N. Ruf, S. Vaingankar, M.R. Toliat, A. Suk, W. Hohne, G. Schauer, M. Lehmann, T. Roscioli, D. Schnabel, J.T. Epplen, A. Knisely, A. Superti-Furga, J. McGill, M. Filippone, A.R. Sinaiko, H. Vallance, B. Hinrichs, W. Smith, M. Ferre, R. Terkeltaub, P. Nurnberg, *Nat. Genet.* **2003**, *34*, 379–381.

13　B. Struk, L. Cai, S. Zach, W. Ji, J. Chung, A. Lumsden, M. Stumm, M. Huber, L. Schaen, C.A. Kim, L.A. Goldsmith, D. Viljoen, L.E. Figuera, W. Fuchs, F. Munier, R. Ramesar, D. Hohl, R. Richards, K.H. Neldner, K. Lindpaintner, *J. Mol. Med.* **2000**, *78*, 282–286.

14　A. Pendleton, M.D. Johnson, A. Hughes, K.A. Gurley, A.M. Ho, M. Doherty, J. Dixey, P. Gillet, D. Loeuille, R. McGrath, A. Reginato, R. Shiang, G. Wright, P. Netter, C. Williams, D.M. Kingsley, *Am. J. Hum. Genet.* **2002**, *71*, 933–940.

15　B. Wharton, N. Bishop, *Lancet* **2003**, *362*, 1389–1400.

16　G. Boivin, P.J. Meunier, *Osteoporosis Int.* **2003**, *14*, S19–S24.

17　W.F. Neuman, in: M.R. Urist (Ed.), *Fundamental and Clinical Bone Physiology.* Lippincott Co., Philadelphia, **1980**, pp. 83–107.

18　G. Luo, P. Ducy, M.D. McKee, G.J. Pinero, E. Loyer, R.R. Behringer, G. Karsenty, *Nature* **1997**, *386*, 78–81.

19　C. Schafer, A. Heiss, A. Schwarz, R. Westenfeld, M. Ketteler, J. Floege, W. Muller-Esterl, T. Schinke, W. Jahnen-Dechent, *J. Clin. Invest.* **2003**, *112*, 357–366.

20　R. Gijsbers, H. Ceulemans, W. Stalmans, M. Bollen, *J. Biol. Chem.* **2001**, *276*, 1361–1368.

21　D. Harmey, L. Hessle, S. Narisawa, K.A. Johnson, R. Terkeltaub, J.L. Millan, *Am. J. Pathol.* **2004**, *164*, 1199–1209.

22　P. Ducy, C. Desbois, B. Boyce, G. Pinero, B. Story, C. Dunstan, E. Smith, J. Bonadio, S. Goldstein, C. Gundberg, A. Bradley, G. Karsenty, *Nature* **1996**, *382*, 448–452.

23　B. Furie, B.Ç. Furie, *Ann. N. Y. Acad. Sci.* **1991**, *614*, 1–10.

24　Q.Q. Hoang, F. Sicheri, A.J. Howard, D.S. Yang, *Nature* **2003**, *425*, 977–980.

25　M.E. Roy, S.K. Nishimoto, *Bone* **2002**, *31*, 296–302.

26　P.B. Munroe, R.O. Olgunturk, J.P. Fryns, L. Van Maldergem, F. Ziereisen, B. Yuksel, R.M. Gardiner, E. Chung, *Nat. Genet.* **1999**, *21*, 142–144.

27　M. Murshed, T. Schinke, M.D. McKee, G. Karsenty, *J. Cell. Biol.* **2004**, *165*, 625–630.

28　P.A. Price, G.R. Thomas, A.W. Pardini, W.F. Figueira, J.M. Caputo, M.K. Williamson, *J. Biol. Chem.* **2002**, *277*, 3926–3934.

29　A. Heiss, A. DuChesne, B. Denecke, J. Grotzinger, K. Yamamoto, T. Renne, W. Jahnen-Dechent, *J. Biol. Chem.* **2003**, *278*, 13333–13341.

30　N. Bucay, I. Sarosi, C.R. Dunstan, S. Morony, J. Tarpley, C. Capparelli, S. Scully, H.L. Tan, W. Xu, D.L. Lacey, W.J. Boyle, W.S. Simonet, *Genes Dev.* **1998**, *12*, 1260–1268.

31　I. Nakamura, S. Ikegawa, A. Okawa, S. Okuda, Y. Koshizuka, H. Kawaguchi, K. Nakamura, T. Koyama, S. Goto, J. Toguchida, M. Matsushita, T. Ochi, K. Takaoka, Y. Nakamura, *Hum. Genet.* **1999**, *104*, 492–497.

32　M.R. Hughes, P.J. Malloy, D.G. Kieback, R.A. Kesterson, J.W. Pike, D. Feldman, B.W. O'Malley, *Science* **1988**, *242*, 1702–1705.

33　E. Mornet, *Hum. Mutat.* **2000**, *15*, 309–315.

34　The HYP Consortium, *Nat. Genet.* **1995**, *11*, 130–136.

35　Y.C. Li, A.E. Pirro, M. Amling, G. Delling, R. Baron, R. Bronson, M.B. Demay, *Proc. Natl. Acad. Sci. USA* **1997**, *94*, 9831–9835.

36　M. Amling, M. Priemel, T. Holzmann, K. Chapin, J.M. Rueger, R. Baron, M.B. Demay, *Endocrinology* **1999**, *140*, 4982–4987.

37 B. Sykes, D. Ogilvie, P. Wordsworth, J. Anderson, N, *Lancet* **1986**, *2*, 69–72.

38 T. Schinke, C. Amendt, A. Trindl, O. Poschke, W. Muller-Esterl, W. Jahnen-Dechent, *J. Biol. Chem.* **1996**, *271*, 20789–20796.

39 J.E. Aubin, *Biochem. Cell. Biol.* **1998**, *76*, 899–910.

40 S.R. Rittling, H.N. Matsumoto, M.D. McKee, A. Nanci, X.R. An, K.E. Novick, A.J. Kowalski, M. Noda, D.T. Denhardt, *J. Bone Miner. Res.* **1998**, *13*, 1101–1111.

41 M.Y. Speer, M.D. McKee, R.E. Guldberg, L. Liaw, H.Y. Yang, E. Tung, G. Karsenty, C.M. Giachelli, *J. Exp. Med.* **2002**, *196*, 1047–1055.

42 G.K. Hunter, H.A. Goldberg, *Proc. Natl. Acad. Sci. USA* **1993**, *90*, 8562–8565.

43 J. Aubin, A. Gupta, R. Zinrgbl, J. Rossant, *J. Bone Miner. Res.* **1996**, *11*, S102.

44 Y. Ling, H.F. Rios, E.R. Myers, Y. Lu, J.Q. Feng, A.L. Boskey, *J. Bone Miner. Res.* **2005**, *20*, 2169–2177.

45 A. George, B. Sabsay, P.A. Simonian, A. Veis, *J. Biol. Chem.* **1993**, *268*, 12624–12630.

46 R.N. D'Souza, A. Cavender, G. Sunavala, J. Alvarez, T. Ohshima, A.B. Kulkarni, M. MacDougall, *J. Bone Miner. Res.* **1997**, *12*, 2040–2049.

47 G. He, T. Dahl, A. Veis, A. George, *Nat. Mater.* **2003**, *2*, 552–558.

48 L. Ye, Y. Mishina, D. Chen, H. Huang, S.L. Dallas, M.R. Dallas, P. Sivakumar, T. Kunieda, T.W. Tsutsui, A. Boskey, L.F. Bonewald, J.Q. Feng, *J. Biol. Chem.* **2005**, *280*, 6197–6203.

49 K.N. Fedde, L. Blair, J. Silverstein, S.P. Coburn, L.M. Ryan, R.S. Weinstein, K. Waymire, S. Narisawa, J.L. Millan, G.R. MacGregor, M.P. Whyte, *J. Bone Miner. Res.* **1999**, *14*, 2015–2026.

50 M.P. Whyte, *Endocr. Rev.* **1994**, *15*, 439–461.

51 H. Fleisch, S. Bisaz, *Nature* **1962**, *195*, 911.

52 R.A. Terkeltaub, *Am. J. Physiol. Cell. Physiol.* **2001**, *281*, C1–C11.

53 R. Jemmerson, M.G. Low, *Biochemistry* **1987**, *26*, 5703–5709.

54 D.W. Moss, R.H. Eaton, J.K. Smith, L.G. Whitby, *Biochem. J.* **1967**, *102*, 53–57.

55 A.A. Rezende, J.M. Pizauro, P. Ciancaglini, F.A. Leone, *Biochem. J.* **1994**, *301*, 517–522.

56 L. Hessle, K.A. Johnson, H.C. Anderson, S. Narisawa, A. Sali, J.W. Goding, R. Terkeltaub, J.L. Millan, *Proc. Natl. Acad. Sci. USA* **2002**, *99*, 9445–9449.

57 R. Terkeltaub, M. Rosenbach, F. Fong, J. Goding, *Arthritis Rheum.* **1994**, *37*, 934–941.

58 K. Johnson, A. Moffa, Y. Chen, K. Pritzker, J. Goding, R. Terkeltaub, *J. Bone Miner. Res.* **1999**, *14*, 883–892.

59 A. Okawa, I. Nakamura, S. Goto, H. Moriya, Y. Nakamura, S. Ikegawa, *Nat. Genet.* **1998**, *19*, 271–273.

60 F. Rutsch, N. Ruf, S. Vaingankar, M.R. Toliat, A. Suk, W. Hohne, G. Schauer, M. Lehmann, T. Roscioli, D. Schnabel, J.T. Epplen, A. Knisely, A. Superti-Furga, J. McGill, M. Filippone, A.R. Sinaiko, H. Vallance, B. Hinrichs, W. Smith, M. Ferre, R. Terkeltaub, P. Nurnberg, *Nat. Genet.* **2003**, *34*, 379–381.

61 A.M. Ho, M.D. Johnson, D.M. Kingsley, *Science* **2000**, *289*, 265–270.

62 P. Nurnberg, H. Thiele, D. Chandler, W. Hohne, M.L. Cunningham, H. Ritter, G. Leschik, K. Uhlmann, C. Mischung, K. Harrop, J. Goldblatt, Z.U. Borochowitz, D. Kotzot, F. Westermann, S. Mundlos, H.S. Braun, N. Laing, S. Tinschert, *Nat. Genet.* **2001**, *28*, 37–41.

63 B. Bielesz, K. Klaushofer, R. Oberbauer, *Bone* **2004**, *35*, 1229–1239.

64 A.J. Turner, K. Tanzawa, *FASEB J.* **1997**, *11*, 355–364.

65 E.M. Eicher, J.L. Southard, C.R. Scriver, F.H. Glorieux, *Proc. Natl. Acad. Sci. USA* **1976**, *73*, 4667–4671.

66 L. Beck, Y. Soumounou, J. Martel, G. Krishnamurthy, C. Gauthier, C.G. Goodyer, H.S. Tenenhouse, *J. Clin. Invest.* **1997**, *99*, 1200–1209.

67 T.M. Strom, F. Francis, B. Lorenz, A. Boddrich, M.J. Econs, H. Lehrach, T. Meitinger, *Hum. Mol. Genet.* **1997**, *6*, 165–171.

68 H.S. Tenenhouse, *Nephrol. Dial. Transplant.* **1999**, *14*, 333–341.

69 P.S. Rowe, *Crit. Rev. Oral Biol. Med.* **2004**, *15*, 264–281.

70 R.A. Meyer, Jr., M.H. Meyer, R.W. Gray, *J. Bone Miner. Res.* **1989**, *4*, 493–500.

71 T. Nesbitt, T.M. Coffman, R. Griffiths, M.K. Drezner, *J. Clin. Invest.* **1992**, *89*, 1453–1459.

72 H.S. Tenenhouse, A. Werner, J. Biber, S. Ma, J. Martel, S. Roy, H. Murer, *J. Clin. Invest.* **1994**, *93*, 671–676.

73 H.S. Tenenhouse, L. Beck, *Kidney Int.* **1996**, *49*, 1027–1032.

74 B. Ecarot, F.H. Glorieux, M. Desbarats, R. Travers, L. Labelle, *J. Bone Miner. Res.* **1992**, *7*, 215–220.

75 Z.S. Xiao, M. Crenshaw, R. Guo, T. Nesbitt, M.K. Drezner, L.D. Quarles, *Am. J. Physiol.* **1998**, *275*, E700–E708.

76 A. Gupta, H.S. Tenenhouse, H.M. Hoag, D. Wang, M.A. Khadeer, N. Namba, X. Feng, K.A. Hruska, *Bone* **2001**, *29*, 467–476.

77 The ADHR Consortium, *Nat. Genet.* **2000**, *26*, 345–348.

78 K.E. White, G. Carn, B. Lorenz-Depiereux, A. Benet-Pages, T.M. Strom, M.J. Econs, *Kidney Int.* **2001**, *60*, 2079–2086.

79 N. Weidner, D. Santa Cruz, *Cancer* **1987**, *59*, 1442–1454.

80 T. Shimada, S. Mizutani, T. Muto, T. Yoneya, R. Hino, S. Takeda, Y. Takeuchi, T. Fujita, S. Fukumoto, T. Yamashita, *Proc. Natl. Acad. Sci. USA* **2001**, *98*, 6500–6505.

81 T. Shimada, I. Urakawa, Y. Yamazaki, H. Hasegawa, R. Hino, T. Yoneya, Y. Takeuchi, T. Fujita, S. Fukumoto, T. Yamashita, *Biochem. Biophys. Res. Commun.* **2004**, *314*, 409–414.

82 K.B. Jonsson, R. Zahradnik, T. Larsson, K.E. White, T. Sugimoto, Y. Imanishi, T. Yamamoto, G. Hampson, H. Koshiyama, O. Ljunggren, K. Oba, I.M. Yang, A. Miyauchi, M.J. Econs, J. Lavigne, H. Juppner, *N. Engl. J. Med.* **2003**, *348*, 1656–1663.

83 Y. Yamazaki, R. Okazaki, M. Shibata, Y. Hasegawa, K. Satoh, T. Tajima, Y. Takeuchi, T. Fujita, K. Nakahara, T. Yamashita, S. Fukumoto, *J. Clin. Endocrinol. Metab.* **2002**, *87*, 4957–4960.

84 T.J. Weber, S. Liu, O.S. Indridason, L.D. Quarles, *J. Bone Miner. Res.* **2003**, *18*, 1227–1234.

85 R. Guo, S. Liu, R.F. Spurney, L.D. Quarles, *Am. J. Physiol. Endocrinol. Metab.* **2001**, *281*, E837–E847.

86 S. Liu, R. Guo, L.G. Simpson, Z.S. Xiao, C.E. Burnham, L.D. Quarles, *J. Biol. Chem.* **2003**, *278*, 37419–37426.

87 P.S. Rowe, P.A. de Zoysa, R. Dong, H.R. Wang, K.E. White, M.J. Econs, C.L. Oudet, *Genomics* **2000**, *67*, 54–68.

88 L. Argiro, M. Desbarats, F.H. Glorieux, B. Ecarot, *Genomics* **2001**, *74*, 342–351.

89 R. Guo, P.S. Rowe, S. Liu, L.G. Simpson, Z.S. Xiao, L.D. Quarles, *Biochem. Biophys. Res. Commun.* **2002**, *297*, 38–45.

90 S. Liu, T.A. Brown, J. Zhou, X.S. Xiao, H. Awad, F. Guilak, L.D. Quarles, *J. Am. Soc. Nephrol.* **2005**, *16*, 1645–1653.

91 T. Shimada, M. Kakitani, Y. Yamazaki, H. Hasegawa, Y. Takeuchi, T. Fujita, S. Fukumoto, K. Tomizuka, T. Yamashita, *J. Clin. Invest.* **2004**, *113*, 561–568.

92 S. Liu, J. Zhou, W. Tang, X. Jiang, D.W. Rowe, L.D. Quarles, *Am. J. Physiol. Endocrinol. Metab.* **2006**, *291*, E38–E49.

第2章 骨骼形态发生蛋白

2.1 引 言

骨科医生很早就知道骨骼有着巨大的能力，其不仅能使骨折部分愈合，而且，还能使再生缺损降至极量，甚至，不能自发愈合的极量缺损可通过自体或异体骨移植来修复。不同粉碎程度的骨骼碎片仍可经骨传导和骨诱导重新修复至极量缺损状态。最明显的是，已脱矿化且免疫原性蛋白已提取的骨骼碎片仍具骨诱导性。

Marshal Urist[1]于20世纪60年代开展的一项研究发现，一些骨诱导性物质可用离液剂如6 mol/L的脲从胶原性骨基质中提取。这项骨科研究在20世纪80年代末因生物化学及重组DNA技术的发展而开展得非常多。Wang等[2,3]从100 kg的牛骨中分离获得了几微克的蛋白质，蛋白质经消化水解后得到几个多肽序列，将其转译为DNA探针后，人们先后获得了牛和人的几个骨形态发生蛋白（bone morphogenetic protein，BMP）亚型（BMP-2/-3/-4/-5/-6/-7/-8）的基因组DNA和cDNA。在一些稍早的研究中，Reddi及其同事[4]成功分离获得了纯的骨形成蛋白1（osteogenic protein 1，OP-1），后来的结果证实OP-1实际上就是BMP-7。当纯天然的OP-1，以及由中国仓鼠卵巢（CHO）细胞产生的重组BMP-2至BMP-7与载体一起被移植至一极量骨损或异位中时，人们发现其具有很高的骨诱导活性。目前，人们已很清楚，BMP独自就能体内诱导软骨或韧带骨的整个发生过程，包括脉管系统与骨髓。最近，重组BMP-2和OP-1/BMP-7已被核准作为药物用于骨科适应证（不愈合骨折和脊柱融合）的治疗中，且已在几年之内于骨重建及组织工程市场上获得了相当大的份额。

1989年之前，人们已发现BMP序列与转化生长因子β（transforming growth factor β，TGF-β）[5]、活化素[6]及抗米勒管激素（anti-Müllerian hormone，AMH）[7]的序列间存在关联。生长与分化因子（growth and differentiation factor，GDF）[8]、胶质细胞源性神经营养因子（glial-derived neurotrophic factor，GDNF）[9]，这些来自TFG-β超家族的蛋白质有30多种，TGF-β样蛋白在胚胎发育早期及随后的阶段中起着重要的作用。在生物成体中，这些蛋白质对生物的动态平衡进行调节，并负责组织与器官的修复。尽管各组织中的BMP的功能各不相同，但信号系统包括配体、受体及胞内信号蛋白在内，这个蛋白家族是极其保守的[10-13]。BMP于再生医学[14]、发育生物学[15]、小鼠突变体遗传学[16]及人疾病病理机制[17]中的作用已多有描述。在 *Cytokine and Growth Factor Reviews* 期刊 2005 年 16 卷第 3 期上刊登的全是有关于 BMP 方面的文章。目前，人们更多地从分子及化学方面就 BMP 信号的结构基础、BMP 调节的调节蛋白及 BMP 工程变体于 BMP 上的作用展开讨论，并探讨用它们能做些什么。

2.2　骨形态发生蛋白

　　BMP 于生物体内及体外的作用与效果是不同的。例如，有些称为 BMP 的 BMPs 成员却无体内骨诱导能力。BMP-1 是一种前胶原蛋白酶[18]，BMP-3 是一种骨骼形成抑制剂[19]。同样，有些 TGF-β 超家族成员也不是 BMP 而是 GDF，却被认作为骨诱导剂，如 GDF-5[20]。

　　这个超家族的系统进化树（图 2-1A）显示，其实际上是多个超家族。在后面的章节中，BMP-2/-4 亚组成员被写为 BMP-2s，BMP-5/-6/-7/-8 亚组则被写为 BMP-7s，同样，GDF-5/-6/-7 亚组写为 GDF-5s。这些蛋白质中的一些有多个命名，曾经不止一次地在不同的生物体内被确认。Reddi 及其同事首次对 OP-1 进行了描述[4]，Wozney 及其同事独自地将 OP-1 定为 BMP-7[2,21]。GDF-5 由 Pohl 及其同事首次发现[22]，但却被其他研究小组人员指认为"软骨派生形态发生蛋白 1"[23]。BMP-2s、BMP-7s 及 GDF-5s 曾被显示能诱导形成异位骨骼，并能诱导不同成骨细胞系中作为细胞分化指标的碱性磷酸酶的生成。BMP-2、OP-1 及 GDF-5 的序列已由骨科及牙科市场上的三个生物化学公司申请了专利保护。然而，正如后面说明的那样，这些蛋白质各自有着明显不同的生物化学特点和受体，且在特异性组织和细胞中有不同的表达时间。另外，至于其骨诱导能力，目前人们还不清楚，这些蛋白质作为治疗用药时的功能和活性与其在生物体内的情况到底有多大的相似性也不完全明确。

　　TGF-β 超家族成员基本上均以较大的蛋白质原（proprotein）形式合成，以二聚体结构方式存在，然后由一 Furin 型蛋白酶在 RXXR 位点处裂解。分子 C 端约 100 个氨基酸残基在裂解后成为有功能的二聚体成熟蛋白。尽管通常上 BMP 为同源二聚体，但有迹象表明，BMP-2 和 BMP-6/-7 的异源二聚体的活性无论是在体内还是在体外都更强一些[24]。propiece 与一些成熟 BMP 间有着某些联系，其对 BMP 的活性无抑制作用[25]。相反，无论是在体内还是体外，GDF-8 的 propiece 则成为 GDF-8 的强烈抑制剂[26]。

　　BMP 及其他 TGF-β 超家族成员均有极为类似的骨架折叠结构和二聚体组装形式[27,28]。其分子骨架中有一胱氨酸结，在那里，标志性序列 CxGxC 与 CXC 的半胱氨酸侧链间会形成一环形结构，在环的开口处有第三个二硫键穿过。单体

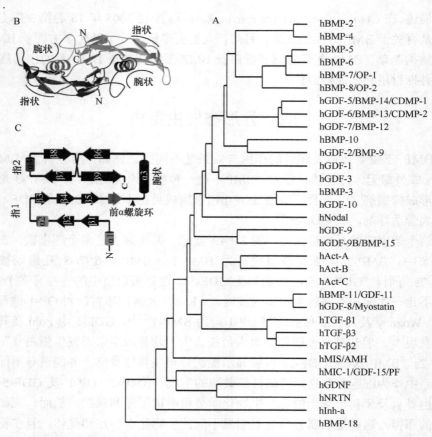

图 2-1 （A）人 TGF-β 超家族进化树，采用的是成熟蛋白序列比对（Swiss-Prot，MultAlin）。进化树平均距离由 Jalview 软件计算形成。BMP：骨形态发生蛋白；GDF：生长与分化因子；CDMP：软骨源性形态发生蛋白；TGF-β：转化生长因子β；Act：活化素；Inh：抑制素；AMH/MIS：抗米勒管激素；GDNF：胶质源性神经营养蛋白；NRTN：Neurturin；MIC：巨噬细胞抑制性细胞因子。（B）人 BMP-2 蛋白的带状二聚体模型[28]。Ⅰ型受体结合于"腕状"表位，Ⅱ型受体结合于"指状"表位[53]。（C）BMP-2 单体的二维结构和拓扑构象。（彩图请扫封底二维码）

折叠中有指 1 和指 2 两个结构单元，其每一个单元结构中又包含有一双股β折叠、一中央 α 螺旋和一前 α 螺旋环，胱氨酸结的第一个半胱氨酸的前面连着分子的 N 端多肽，见图 2-1B 和图 2-1C。整个单体常被比作一只张开的左手。当一单体腕状区的 α 螺旋相互插入另一单体张开手的凹陷处时，二聚体就形成了。单体间通过二硫键作用使二聚体得以稳定，旋转轴运行于两单体间。BMP 高度稳定，离液剂难以将其变性，这很大程度上要归因于单体间及其内部的二硫键的作用。

　　BMP-2s 和 BMP-7s 分子内的多个位点上有糖基，而 GDF-5s 则不是。糖基化对蛋白质的溶解性影响很小，这是因为非糖基化蛋白无论是天然的还是

Escherichia coli 表达的，在生理条件下当其浓度高于 0.1 μmol/L、低于 0.25 μmol/L 时均不溶。而糖基化蛋白，如 BMP-4B 或 MP-7，在 2~4 倍的高浓度下仍可溶解。

2.3 BMP 受体的多种 I 型及 II 型受体链

哺乳动物中，就 TGF-β 样配体而言，其有 7 个 I 型受体和 5 个 II 型受体[10,11,29]。胞外结构域[30]氨基酸序列结构比对显示，每种类型的受体在进化树中各自独成一支，见图 2-2。BMP 的受体 BMPR-I A（bone morphogenic protein receptor I A，骨形态发生蛋白受体 I A）和 BMPR-I B（bone morphogenic protein receptor I B，骨形态发生蛋白受体 I B）组成一亚支，ActR-I（activin receptor I，活化素受体 I）或 Alk2（activin receptor-like kinase 2，TGF-β 的一受体）只与 Alk1（activin receptor-like kinase 1，TGF-β 的另一受体）构成一亚支。双特异性受体（既能与活化素作用也能与 BMP 作用）ActR-II 和 ActR-II B 组成一亚支，只有 BMPR-II 与其他所有 II 型链之间有关联。

受体链的膜外结构区很小，只有大约 100 个氨基酸残基。这个膜外结构区富含二硫键，通过一短接头连至分子的跨膜片段上，人们推定，这个结构区含 1~3 个 N-糖基化位点，这段序列的相似度非常低。然而，半胱氨酸及二硫桥（键）的排布花样却较保守，这使得基于 ActR-II [31]、TbR-II（transforming growth factor β receptor type II，转化生长因子β-受体 II 型）[32]、BMPR-I A[30]和 ActR-II B[33]结构上的序列比较成为可能。

I 型和 II 型膜外结构区的折叠（图 2-2）可分别以一个双股 β 折叠和一个三股 β 折叠来特征性地描述，通过 5 个二硫键维系在一起。II 型膜外结构区中还另有一

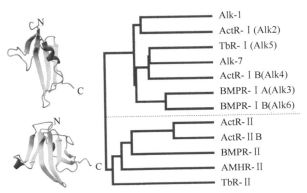

图 2-2　人 BMP 及其他 TGF-β 样蛋白受体进化树，采用的是受体膜外结构区序列比对[30]。左侧，分别为 BMPR-I A[30]和 ActR-II 的带状膜外结构区模型[31]。TbR：转化生长因子β受体；Alk：活化素受体样激酶；ActR：活化素受体；BMPR：骨形态发生蛋白受体。

个双股的β折叠，而Ⅰ型膜外结构区的对应部分则是一短的 α 螺旋。膜外结构区与富半胱氨酸的一些毒素类似，如芋螺毒素[34]。

2.4 BMP 及其他 TGF-β样蛋白的基础信号机制

BMP 的细胞信号转导是通过动员两类单跨膜受体进入一转磷酸复合物[35-37]中而完成的，见图 2-3。两种类型的受体链上均有一胞质性丝氨酸/苏氨酸激酶结构域，Ⅱ型受体激酶的激活看似为组成性激活，可在Ⅰ型受体的富甘氨酸/丝氨酸区（GS 结构域）的多个位点上将磷酸转至其上，从而使Ⅰ型受体被激活，接着 BMP 的Ⅰ型受体（如 BMPR-ⅠA、BMPR-ⅠB 和 ActR-Ⅰ）再激活胞内的 Smad 信号蛋白，这些蛋白质转移至核内以调节目的基因的表达。此外，一些非 Smad 途径也会被激活[13]。二聚体形式的 BMP 配体上可能结合有两个Ⅰ型受体链和两个Ⅱ型受体链，从而组成一个由 BMP 和两对受体构成的六聚体复合物以便更有效地进行信号转导[38]。

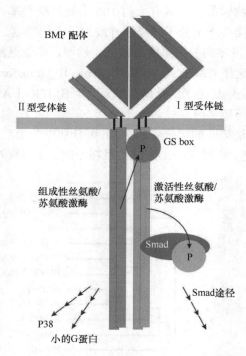

图 2-3　由Ⅰ型、Ⅱ型受体链构成的 BMP 信号受体复合物。

BMP 与 TGF-β超家族中的其他成员共同担负起这种保守的激活机制。然而，这一基本激活机制还有着多个变化形式，后面将一一展开说明。例如，BMP-2、

BMP-7、GDF-5 亚组均利用 Smad1、Smad5 或 Smad8，而活化素和 TGF-βs 则利用 Smad2 或 Smad3 作为胞内信号蛋白。

受体限制性 Smads（rSmads）除 rSmad2 外均可直接与 DNA 结合，尽管这种结合的亲和力相对较弱，且对于 DNA 结合复合物形成而言，与序列特异性转录因子的协同作用至关重要。例如，Smad1 和 Smad5 与骨骼特异性转录因子 Runx2 相互作用，并由此激活目的基因的转录[39]。

人们估计，依照基因芯片数据，生物体内约有 500 个目的基因受 BMP 信号系统调节[10]。在成骨细胞分化的 C2C12 细胞系中约有 100 个基因对 BMP 信号产生应答[40]。

2.5　受体特异性的生物化学及细胞学基础

对于所有 BMP 及其他一些 TGF-β 样蛋白的受体而言，上述的基础信号体系及其机制看似还是适合的。然而，目前人们仍不清楚，是否在所有的情况下 BMP 或 GDF 均是以与受体链作用的方式而发挥功能，尽管现已明确确认，有一系列的受体能激活 Smad1、Smad5、Smad8 信号蛋白，且其确实是 BMP 的受体。

大约 10 年前，一些开创性实验显示，BMP 在细胞内可化学交联于三种 I 型受体（BMPR-IA、BMPR-IB、ActR-IA）及三种 II 型受体（BMPR-II、ActR-II、ActR-IIB）上[41-44]。最初，ActR-II、ActR-IIB 受体曾被认为是活化素[45]。后来，这些蛋白质显示出双重特异性，且还能以 BMP 受体形式发挥作用[46]。ActR-I（Alk2）首次发现时曾被认为是活化素受体，但人们后来发现，其在 BMP 而非活化素信号系统中发挥作用，并能激活 Smad1、Smad5、Smad8[46,47]。

转染和非转染细胞系交联实验结果表明，易与 BMP 作用的受体来自不同的亚组，或同一亚组的不同成员。在细胞中，BMP-2 和 BMP-4 以 BMPR-IA 可能还有 BMPR-IB 作为其高亲和的受体，但 ActR-I 作为 BMP-2s 受体的作用仍不明确[41]。在 II 型受体中，BMPR-II 和 ActR-II 与 BMP-2s 作用，至于体内 ActR-IIB 是否与 BMP-2 或 BMP-4 作用目前还不清楚。

GDF-5 的主要受体是 BMPR-IB[48]，与 BMPR-IA 间的效用很差，这一点已得到证实。例如，在含 BMPR-IA 而缺少 BMPR-IB 的 C2C12 细胞中，GDF-5 处于不活跃状态。GDF-5 信号转导可通过 BMPR-IB 转染获得，GDF-5 也能以 BMPR-II、ActR-II 为受体。

BMP-7、BMP-6 能在缺少 BMPR-IB 或 BMPR-IA 和 BMPR-IB 均缺少的细胞中有效地进行信号转导，而 BMP-4 却不能。这表明，ActR-I 是这些配体的一个功能性受体，BMPR-II、ActR-II 看似也可能是它们的受体。

　　详细研究确认，在结合的亲和性上，不同的配体/受体间存在着很大的差异。表观解离常数 K_D 代表受体膜外区与固定配体间作用的强弱，生物传感器分析（Biacore 技术）测定结果见表 2-1 中。

表 2-1　受体膜外区与生物传感器固化后的 BMPs/GDFs 1：1 混合作用时的表观解离常数 K_D

受体	K_D		
	BMP-2	BMP-7	GDF-5
BMPR-ⅠA	0.015*	10	3.3*
BMPR-ⅠB	0.095*	1.1*	0.3*
ActR-Ⅰ	420	55	—
BMPR-Ⅱ	54	32	60
ActR-Ⅱ	14	0.43	22
ActR-ⅡB	8.5	2.7	4.7

* 解离常数由动力学常数 $K_D=K_{off}/K_{on}$. 所有其他 K_D 值均通过平衡结合的剂量依赖性来评估

　　BMP-2 更易与 BMPR-ⅠA 结合，与 BMPR-ⅠA 的结合率是 BMPR-ⅠB 结合率的 6～10 倍。与 ActR-Ⅰ及Ⅱ型受体间的亲和性则更低，仅有与 BMPR-ⅠA 的结合率 1%。作为另一亚组代表的 GDF-5 与 BMPR-ⅠB 间的亲和性则处于中等，与 BMPR-ⅠA 的亲和性低于前者 10 倍左右。所有Ⅱ型受体膜外结构区与 GDF-5 的亲和性均非常低。作为第三亚组成员的 BMP-7，与这些受体中的任何一个均未表现出明显的高亲和性。三个Ⅱ型受体链的结合亲和水平均在微摩尔范围内，BMPR-ⅠB 与配体间的亲和性多处于中间水平。最明显的是，同一亚组的 BMP-6 和 BMP-7 与受体间的结合亲和性却不同，如与 BMPR-ⅠA、BMPR-ⅠB、ActR-Ⅱ。

　　从以下两步反应机制看，与 BMP-2 的原位交联及膜外结构区的结合数据是一致的。这些受体的激活过程为：首先，配体结合至其高亲和的受体链上，也就是说，BMPR-ⅠA（或必要时是 BMPR-ⅠB）与 BMP-2 结合；其次，胞膜内的低亲和Ⅱ型受体链被动员进入信号转导复合物体系中。因此，在膜内发生碰撞的概率远高于溶液，而当溶质的 K_D 高于 1 μmol/L 时，从动力学上讲，其完全可以通过降低空间维度来应对产物的反向激活。

　　次序性两步反应机制的一个基本特点是，BMP-2 的结合是高亲和的。然而，从与配体有效结合上看，似乎 GDF-5、BMP-6 或 BMP-7 与任何一受体链的亲和性均极其低，尤其是 ActR-Ⅰ与 BMP-6 和 BMP-7 间的亲和结合更是需要一些高亲和的配体来配合才行。表 2-1 中数据（体外测试）均于膜外结构区：配体比为 1：1 的条件下获得。然而，至于二聚体配体与膜上受体结合时亲和性又是怎样的，人们仍不确定，很可能大部分的结合是以寡聚体形式存在的（亲和效应）[49]。还存有另一种可能，即辅助或调节蛋白或许与Ⅱ型受体协同合作以形成高亲和的结合。TGF-β 受体中也存在着类似的情况，在那里，通过 β 聚糖或内皮联蛋白（endoglin）

将 TGF-β2 与 TbR-Ⅱ间的低亲和作用转为高亲和的信号转导反应。

2.6 BMP 受体反应的特异性及亲和性的结构基础

BMP-2 或 BMP-7 与 BMPR-ⅠA、ActR-Ⅱ、ActR-ⅡB 膜外区的二元或三元复合物已被结晶出来，其结构也已被阐明[30,50-52]。这些数据对于人们理解 BMP 受体复合物的组装及分子识别机制有着重要的作用，其分子结构分析也为潜在及新应用上的 BMP-2 变体设计提供了理论依据。

因 BMP 为同源二聚体，因此，其可同时结合 2 个Ⅰ型和 2 个Ⅱ型受体，形成三元的假六聚结构复合物（组成比为 1∶2∶2）。因 BMP-2 是由两个相同单体组成的二聚体（即同源二聚体），因此，其全复合物中含有 6 个多肽链，见图 2-4A。

由 2 个手样单体组成的 BMP-2 在其"腕状表位"处结合有 BMPR-ⅠA[30,53]，见图 2-4B。这个抗原决定簇由来自 2 个单体的片段构成，一单体贡献出中央的 α 螺旋和前面的环状部分，另一单体贡献出 2 个双股β折叠的凹陷部。这个组合表面形成一疏水补丁，补丁一侧有一深孔。与 BMPR-ⅠA 形成的界面显示，10 个氢桥存在于受体与配体之间。接触残基的突变分析[54]揭示，两个位于中央的涉及主链 NH—和 CO—基团间的氢桥在决定簇的结合上非常重要。有趣的是，这些极性键产生于 BMP-2 的前螺旋环，其中最后的一个结束于受体分子中短 α 螺旋的 Gln86 处侧链。除这些极性键外，在界面处还有许多疏水键。最引人注目的疏水接触（联系）发生于 BMP-2 的孔洞与受体中 α 螺旋上突出的 Phe85 侧链间，也称杵臼（knob-into-hole）模体。因此，这个Ⅰ型受体的 α 螺旋上有用于结合的最重要的极性和疏水性决定簇。

到目前为止，Ⅰ型受体作用的唯一例子是 BMPR-ⅠA 与 BMP-2 腕状表位的结合。然而，人们还注意到，除 Alk1 在相当于 BMPR-ⅠA 的 Phe85 位置上无这样的侧链外，TGF-β超家族的所有Ⅰ型受体中均含有大的杵样侧链。此外，在所有已知 TGF-β样蛋白的结构中均看到了深孔，可能 BMP-9 除外[55]。人们由此确信，所有Ⅰ型受体与其配体的结合均发生在相当于 BMP-2 腕状表位的位置上。

BMP-2 以被称为指状表位的结构与Ⅱ型受体 ActR-Ⅱ、ActR-ⅡB 结合[51,52]，见图 2-4C。活化素 A，另一种 TGF-β样的蛋白质也在同样的位置上与 ActR-ⅡB 结合[33,56]。因 BMP-7 也在这个位置上与 ActR-Ⅱ作用[50]，因此，人们有把握得出结论，即指状表位是 BMP、活化素与Ⅱ型受体 ActR-Ⅱ、ActR-ⅡB 作用的常见部位。这个部位上的某些突变使得 BMPR-Ⅱ与 BMP-2 的结合加强[53]。因此说，可能所有Ⅱ型受体均结合于这个指状表位上。然而，TGF-β与 TbRⅡ间的作用情况则有所不同，TGF-β的结合表位位于指尖，也就是说，在β折叠的末端环区[57]。

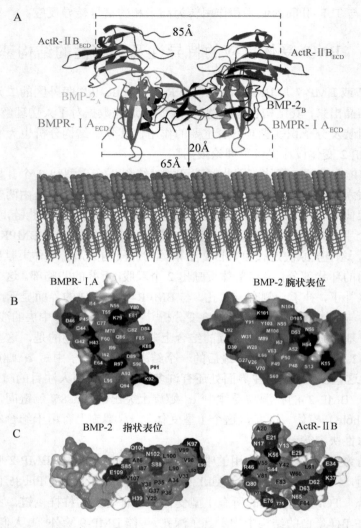

图 2-4 （A）由 BMP-2 和 BMPR- I A 两个膜外区及 ActR- II B 两个膜外区组成的三元复合物晶体的带状结构模型[52]；（B）BMPR- I A 与 BMP-2 腕状表位间界面的展开效果图；（C）ActR- II B 与 BMP-2 指状表位间界面。各种氨基酸残基的颜色表示：灰色代表脂肪族；绿色代表极性；红色代表酸性；蓝色代表碱性。（彩图请扫封底二维码）

指状表位出现于 BMP 指形区凸面一侧，只形成自单体的部分残基。这个接触面疏水性残基占主导，受体一侧是芳香族氨基酸残基侧链，配体一侧则是脂肪族氨基酸侧链。

指状表位接触面中央区的一保守性氢键为人们提供了启示，即在不同受体系统中，高、低两种亲和性作用是如何产生的[51,52]。当 ActR- II B 中的这个氢键因突变而遭到破坏时，其与活化素 A 间的结合则不能完成，与 BMP-2 的结合亲和性也降至很低的水平。相反，BMP-2 中相应区上的破坏对 BMP 的结合却只是一边际性的效应。尽管两种情况下的氢键的几何形状几乎毫无变化，但氢键周围的侧链还是有着明显的不同。一对赖氨酸/天冬氨酸使 ActA/ActR-ⅡB 接触时其他溶质被完全排除在外；相反，一对亮氨酸/天冬氨酰则看似允许一些溶质靠近。将 ActA 的侧链转移至 BMP-2 上，BMP-2 与 ActR-ⅡB 的结合则变为高亲和性。X 射线结构研究显示，突变的 BMP-2 上的赖氨酸/天冬氨酸侧链因形成一离子对而被固定，这些残基的疏水性部分为接触提供了完美的封闭[52]。

2.7　BMP-2 及 GDF-5 变体工程学

BMP-2 的 N 端片段携有一肝素结合表位[42,58]，这些片段有一定的柔性，在二聚体 BMP 中出现两次，可与胞外基质（ECM）或质膜中的糖胺聚糖紧密连接。这种相互作用或许使 BMP 活化自分泌或旁分泌功能。一肝素结合表位被去除的 BMP-2 变体[58]显示，其活性在异位成骨中有所减弱[59]。相反，肝素结合表位加倍的 BMP-2 变体体外结合肝素的能力加强，在体内成骨的效果也更好[59]。大骨缺损的功能重构则可通过重组 BMP-2 来完成，见图 2-5。

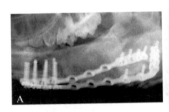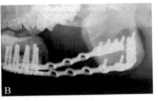

图 2-5　小型猪下颌骨的直接重构。（A）用加有重组 BMP-2 的载体材料来处理一处 5 cm 大的下颌极量缺损[67]，8 周后的 X 射线影像中显示，完全再生的机械性能稳定的下颌骨清晰可见；（B）对照，缺损只用载体来处理，结果形成一假关节，也就是说缺损中充满了结缔组织。经 Springer 科学与商业媒体许可，图复制自文献[67]。

指端表位突变的 BMP-2 变体显示，其与Ⅱ型受体的结合亲和性剧烈下降[53]。然而，A34D 变体的生物活性则始终很低，但其对正常的 BMP-2 却有抑制作用。实际上，这个变体成为 BMP-2 与 BMPR-ⅠA 结合的拮抗剂，与 BMP-2 形成了竞争。引人关注的是，这个拮抗剂的抑制活性（IC_{50}，即半数抑制浓度）与 BMP-2 的活性（EC_{50}，即半数有效浓度）有些相似。这表明，Ⅱ型受体在细胞内的配体受体亲和结合反应中的贡献即使有也很少。这个变体呈现出受体拮抗剂的作用，然而正常 BMP-2 的抑制剂（如 Noggin[60]，在体内常被用于抑制 BMP 的活性[61]），可直接与配体结合。

　　BMP-2 的腕状表位，决定Ⅰ型受体结合的分子片段中的 51 位亮氨酸可由脯氨酸替代[54]，但由这个替代而来的 L51P 变体却是失活的配体，其只能与Ⅰ型受体结合，且亲和力极弱。这种因替代而生的缺陷是局部的，BMP-2 表面余下部分仍可与其他各种不同的蛋白质作用，包括许多 BMP 调节蛋白。实际上，L51P 变体经由 BMP-2 功能依赖的 Noggin 和其他 BMP 抑制剂作用而使其抑制效应得到释放。因此，L51P 变体可用于骨折[62]、骨质疏松症[63]、骨关节炎[64]的治疗，在这些情况下，BMP 活性可能会因调节蛋白（如 Noggin、CTGF、CHL2 及其他）而受到限制。

　　最后再来谈一谈 GDF-5 变体，这个变体有着不同于正常 GDF-5 的受体特点[65]。正常的 GDF-5 更容易与 BMPR-ⅠB 结合[48]，与 BMPR-ⅠA 的亲和性非常低。功能获得性 GDF-5 变体可通过 57 位上的精氨酸替代为丙氨酸而得，这个由替代而来的 R57A 变体可高亲和地结合到 BMPR-ⅠB、BMPR-ⅠA 上。人们可能更感兴趣的是，这种受体特异性的改变是否会影响到 GDF-5 的体内活性，如在骨诱导中的作用。引人注目的是，在常见的指关节粘连症中，人们确认出一类似的功能获得性突变体 R57L，患者的指骨（Ⅳ和Ⅴ）关节缺失[66]，见图 2-6。这种表型与 *noggin* 基因突变失活造成的结果类似。Noggin 的失活还将引发 BMP 信号转导增强，其效果类似于功能获得性 GDF-5 突变的情况。

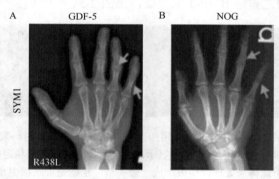

图 2-6　（A）因 GDF-5 功能获得性突变而造成的家族性指关节粘连[66]，Ⅴ指关节由骨取代，Ⅳ指出现缺损（见箭头）。当 DGF-5 腕关节表位上的 *R438L* 发生突变（成熟蛋白的 *R57L* 处突变）时，突变后的 GDF-5 对 BMPR-ⅠA 的亲和性有几倍的增强；（B）因 *noggin* 基因的杂合突变而形成的类似表型。经许可，图复制自文献[66]。

　　BMPs 和 GDFs 野生型及变体的晶体结构显示，这些蛋白骨架结构的折叠及二聚体的组装在很大程度上是依与受体结合的腕状表位及指端表位的侧链类型而变，即使是脯氨酸替代也是如此。这个看似使蛋白质结构稳定的有着半胱氨酸结的二聚体在骨架不变的情况下通过侧链暴露上的变化以应对各种各样的受体，从而展现出其各不相同的结合特异性和亲和性。

参 考 文 献

1 M.R. Urist, *Science* **1965**, *150*, 893.
2 E.A. Wang, V. Rosen, P. Cordes, R.M. Hewick, M.J. Kriz, D.P. Luxenberg, B.S. Sibley, J.M. Wozney, *Proc. Natl. Acad. Sci. USA* **1988**, *85*, 9484.
3 J.M. Wozney, V. Rosen, A.J. Celeste, L.M. Mitsock, M.J. Whitters, R.W. Kriz, R.M. Hewick, E.A. Wang, *Science* **1988**, *242*, 1528.
4 F.P. Luyten, N.S. Cunningham, S. Ma, N. Muthukumaran, R.G. Hammonds, W.B. Nevins, W.I. Woods, A.H. Reddi, *J. Biol. Chem.* **1989**, *264*, 13377.
5 R. Derynck, J.A. Jarrett, E.Y. Chen, D.H. Eaton, J.R. Bell, R.K. Assoian, A.B. Roberts, M.B. Sporn, D.V. Goeddel, *Nature* **1985**, *316*, 701.
6 A.J. Mason, J.S. Hayflick, N. Ling, F. Esch, N. Ueno, S.Y. Ying, R. Guillemin, H. Niall, P.H. Seeburg, *Nature* **1985**, *318*, 659.
7 R.L. Cate, R.J. Mattaliano, C. Hession, R. Tizard, N.M. Farber, A. Cheung, E.G. Ninfa, A.Z. Frey, D.J. Gash, E.P. Chow, et al., *Cell* **1986**, *45*, 685.
8 S.J. Lee, *Mol. Endocrinol.* **1990**, *4*, 1034.
9 L.F. Lin, D.H. Doherty, J.D. Lile, S. Bektesh, F. Collins, *Science* **1993**, *260*, 1130.
10 Y. Shi, J. Massague, *Cell* **2003**, *113*, 685.
11 S. Souchelnytskyi, A. Moustakas, C.H. Heldin, *Trends Cell Biol.* **2002**, *12*, 304.
12 P. ten Dijke, C.S. Hill, *Trends Biochem. Sci.* **2004**, *29*, 265.
13 A. Moustakas, C.H. Heldin, *J. Cell Sci.* **2005**, *118*, 3573.
14 A.H. Reddi, *Nat. Biotechnol.* **1998**, *16*, 247.
15 B.L. Hogan, *Curr. Opin. Genet. Dev.* **1996**, *6*, 432.
16 G.Q. Zhao, *Genesis* **2003**, *35*, 43.
17 X. Cao, D. Chen, *Gene* **2005**, *357*, 1.
18 S.W. Li, A.L. Sieron, A. Fertala, Y. Hojima, W.V. Arnold, D.J. Prockop, *Proc. Natl. Acad. Sci. USA* **1996**, *93*, 5127.
19 A. Daluiski, T. Engstrand, M.E. Bahamonde, L.W. Gamer, E. Agius, S.L. Stevenson, K. Cox, V. Rosen, K.M. Lyons, *Nat. Genet.* **2001**, *27*, 84.
20 R.C. Spiro, L. Liu, M.A. Heidaran, A.Y. Thompson, C.K. Ng, J. Pohl, J.W. Poser, *Biochem. Soc. Trans.* **2000**, *28*, 362.
21 A.J. Celeste, J.A. Iannazzi, R.C. Taylor, R.M. Hewick, V. Rosen, E.A. Wang, J.M. Wozney, *Proc. Natl. Acad. Sci. USA* **1990**, *87*, 9843.
22 G. Hotten, H. Neidhardt, B. Jacobowsky, J. Pohl, *Biochem. Biophys. Res. Commun.* **1994**, *204*, 646.
23 S.C. Chang, B. Hoang, J.T. Thomas, S. Vukicevic, F.P. Luyten, N.J. Ryba, C.A. Kozak, A.H. Reddi, M. Moos, Jr., *J. Biol. Chem.* **1994**, *269*, 28227.
24 D.I. Israel, J. Nove, K.M. Kerns, R.J. Kaufman, V. Rosen, K.A. Cox, J.M. Wozney, *Growth Factors* **1996**, *13*, 291.
25 D.I. Israel, J. Nove, K.M. Kerns, I.K. Moutsatsos, R.J. Kaufman, *Growth Factors* **1992**, *7*, 139.
26 S.J. Lee, A.C. McPherron, *Proc. Natl. Acad. Sci. USA* **2001**, *98*, 9306.
27 P.R. Mittl, J.P. Priestle, D.A. Cox, G. McMaster, N. Cerletti, M.G. Grutter, *Protein Sci.* **1996**, *5*, 1261.
28 C. Scheufler, W. Sebald, M. Hulsmeyer, *J. Mol. Biol.* **1999**, *287*, 103.
29 P. ten Dijke, J. Fu, P. Schaap, B.A. Roelen, *J. Bone Joint Surg. Am.* **2003**, *85-A* (Suppl. 3), 34.
30 T. Kirsch, W. Sebald, M.K. Dreyer, *Nat. Struct. Biol.* **2000**, *7*, 492.
31 J. Greenwald, W.H. Fischer, W.W. Vale, S. Choe, *Nat. Struct. Biol.* **1999**, *6*, 18.
32 C.C. Boesen, S. Radaev, S.A. Motyka, A. Patamawenu, P.D. Sun, *Structure (Camb.)* **2002**, *10*, 913.
33 T.B. Thompson, T.K. Woodruff, T.S. Jardetzky, *EMBO J.* **2003**, *22*, 1555.
34 H. Terlau, B.M. Olivera, *Physiol. Rev.* **2004**, *84*, 41.
35 J. Massague, *Annu. Rev. Biochem.* **1998**, *67*, 753.
36 C.H. Heldin, K. Miyazono, P. ten Dijke, *Nature* **1997**, *390*, 465.
37 P. ten Dijke, K. Miyazono, C.H. Heldin, *Curr. Opin. Cell Biol.* **1996**, *8*, 139.
38 P. Knaus, W. Sebald, *Biol. Chem.* **2001**, *382*, 1189.

39 K.S. Lee, H.J. Kim, Q.L. Li, X.Z. Chi, C. Ueta, T. Komori, J.M. Wozney, E.G. Kim, J.Y. Choi, H.M. Ryoo, S.C. Bae, *Mol. Cell. Biol.* **2000**, *20*, 8783.

40 O. Korchynskyi, K.J. Dechering, A.M. Sijbers, W. Olijve, P. ten Dijke, *J. Bone Miner. Res.* **2003**, *18*, 1177.

41 P. ten Dijke, H. Yamashita, T.K. Sampath, A.H. Reddi, M. Estevez, D.L. Riddle, H. Ichijo, C.H. Heldin, K. Miyazono, *J. Biol. Chem.* **1994**, *269*, 16985.

42 B.B. Koenig, J.S. Cook, D.H. Wolsing, J. Ting, J.P. Tiesman, P.E. Correa, C.A. Olson, A.L. Pecquet, F. Ventura, R.A. Grant, et al., *Mol. Cell. Biol.* **1994**, *14*, 5961.

43 F. Liu, F. Ventura, J. Doody, J. Massague, *Mol. Cell. Biol.* **1995**, *15*, 3479.

44 B.L. Rosenzweig, T. Imamura, T. Okadome, G.N. Cox, H. Yamashita, P. ten Dijke, C.H. Heldin, K. Miyazono, *Proc. Natl. Acad. Sci. USA* **1995**, *92*, 7632.

45 L.S. Mathews, W.W. Vale, *J. Biol. Chem.* **1993**, *268*, 19013.

46 H. Yamashita, P. Ten Dijke, C.H. Heldin, K. Miyazono, *Bone* **1996**, *19*, 569.

47 M. Macias-Silva, P.A. Hoodless, S.J. Tang, M. Buchwald, J.L. Wrana, *J. Biol. Chem.* **1998**, *273*, 25628.

48 H. Nishitoh, H. Ichijo, M. Kimura, T. Matsumoto, F. Makishima, A. Yamaguchi, H. Yamashita, S. Enomoto, K. Miyazono, *J. Biol. Chem.* **1996**, *271*, 21345.

49 L. Gilboa, A. Nohe, T. Geissendorfer, W. Sebald, Y.I. Henis, P. Knaus, *Mol. Biol. Cell* **2000**, *11*, 1023.

50 J. Greenwald, J. Groppe, P. Gray, E. Wiater, W. Kwiatkowski, W. Vale, S. Choe, *Mol. Cell* **2003**, *11*, 605.

51 G.P. Allendorph, W.W. Vale, S. Choe, *Proc. Natl. Acad. Sci. USA* **2006**, *103*, 7643.

52 D. Weber, A. Kotzsch, J. Nickel, S. Harth, A. Seher, K. Mueller, W. Sebald, T.D. Mueller, *BMC Struct. Biol.* **2007**, *7*, 6.

53 T. Kirsch, J. Nickel, W. Sebald, *EMBO J.* **2000**, *19*, 3314.

54 S. Keller, J. Nickel, J.L. Zhang, W. Sebald, T.D. Mueller, *Nat. Struct. Mol. Biol.* **2004**, *11*, 481.

55 M.A. Brown, Q. Zhao, K.A. Baker, C. Naik, C. Chen, L. Pukac, M. Singh, T. Tsareva, Y. Parice, A. Mahoney, V. Roschke, I. Sanyal, S. Choe, *J. Biol. Chem.* **2005**, *280*, 25111–25118.

56 J. Greenwald, M.E. Vega, G.P. Allendorph, W.H. Fischer, W. Vale, S. Choe, *Mol. Cell* **2004**, *15*, 485.

57 P.J. Hart, S. Deep, A.B. Taylor, Z. Shu, C.S. Hinck, A.P. Hinck, *Nat. Struct. Biol.* **2002**, *9*, 203.

58 R. Ruppert, E. Hoffmann, W. Sebald, *Eur. J. Biochem.* **1996**, *237*, 295.

59 K.K. Wurzler, J. Emmert, F. Eichelsbacher, N.R. Kubler, W. Sebald, J.F. Reuther, *Mund. Kiefer. Gesichtschir.* **2004**, *8*, 83.

60 J. Groppe, J. Greenwald, E. Wiater, J. Rodriguez-Leon, A.N. Economides, W. Kwiatkowski, M. Affolter, W.W. Vale, J.C. Belmonte, S. Choe, *Nature* **2002**, *420*, 636.

61 E. Canalis, A.N. Economides, E. Gazzerro, *Endocr. Rev.* **2003**, *24*, 218.

62 Y. Yoshimura, S. Nomura, S. Kawasaki, T. Tsutsumimoto, T. Shimizu, K. Takaoka, *J. Bone Miner. Res.* **2001**, *16*, 876.

63 G. Turgeman, Y. Zilberman, S. Zhou, P. Kelly, I.K. Moutsatsos, Y.P. Kharode, L.E. Borella, F.J. Bex, B.S. Komm, P.V. Bodine, D. Gazit, *J. Cell Biochem.* **2002**, *86*, 461.

64 N. Nakayama, C.Y. Han, L. Cam, J.I. Lee, J. Pretorius, S. Fisher, R. Rosenfeld, S. Scully, R. Nishinakamura, D. Duryea, G. Van, B. Bolon, T. Yokota, K. Zhang, *Development* **2004**, *131*, 229.

65 J. Nickel, A. Kotzsch, W. Sebald, T.D. Mueller, *J. Mol. Biol.* **2005**, *349*, 933–947.

66 P. Seemann, R. Schwappacher, K.W. Kjaer, D. Krakow, K. Lehmann, K. Dawson, S. Stricker, J. Pohl, F. Ploger, E. Staub, J. Nickel, W. Sebald, P. Knaus, S. Mundlos, *J. Clin. Invest.* **2005**, *115*, 2373.

67 K.K. Wurzler, M. Heisterkamp, H. Bohm, N.R. Kubler, W. Sebald, J.F. Reuther, *Mund. Kiefer. Gesichtschir.* **2004**, *8*, 75.

第 3 章　骨生物力学：骨重塑的建模与计算

3.1　引　　言

　　骨骼重塑说的是骨骼重构过程中从几何形状到内部结构上的机械性驱动变化过程。这方面最著名的引用是 Wolff[1] 的论述，其描述说道："骨骼结构由数学原则决定，并依赖于骨骼的机械需求。" Wolff 虽然未曾提出过任何书面性公式，但其阐述还是因为几项研究而得到了人们的重视，与此同时，一些数学模型也应运而生。

　　基于这一简单想法，随着数学建模和相关计算技术的发展，以及可用性计算资源的指数性增长，从 20 世纪 80 年代开始骨骼重塑数学建模就真正走入实施阶段。有关这种生长机制的现象学是假定在一简单的机械性刺激下骨骼重塑即可驱动。这些现象学研究法的艺术化陈述将于 3.2 节中评述。在此部分中，一些数学模型将被展示，通过这些模型，人们可从假体移植引起的应力变化中对骨骼重塑进行定性研究。随着三维（3D）技术的引入，人们在分析研究中可充分考虑到每一个人的不同环境条件。例如，患者的特异性外观形状及等效肌力与关节承载情况均可由 CT（computed tomography，计算机断层扫描术）数据推导而得。这些计算技术或许能帮助人们从每位患者的角度确认出其生物力学上最优、与组织更相容的假体参数，并最终做出最佳的移植与治疗程序。

　　这些方法带有定性特点，主要是因为体内情况可能并非如此简单。这里存在一个与机械性刺激机制有关的问题，在此问题上人们存在很大争议[2,3]。这个涉及机械感受与机械传导[4]的过程由骨细胞驱动，这些骨细胞深埋入密质骨中，通过无数胞突形成的网络相互连接着。人们曾利用细胞培养做过一个简单实验以探寻机械感受的一些特点[5]。最近，有一篇关于骨细胞行为计算的报道，在报道中，人们从细胞尺度详细探讨了细胞骨架及细胞核的模型，同时，又从机械力应答蛋白的尺度上开展讨论[6,7]。然而，为了能从全貌上有所了解，细胞必须是处于自然环境下才行。因为骨骼的结构是分级式的[8]，这类研究必须在多尺度上分析才有意义。在 3.2 节中，此类的一些分析计算方法（第一种方法）将有所论述。在计算分析中，人们充分考虑了皮质骨的结构及有着各向异性能的骨单位的片层特点，当然，还要考虑骨骼的矿化程度。人们针对片层间感受应力和矿化及生长信号的已有骨单位和应机械需求而新生的骨单位提出了一个相当简单的细胞模型。

3.2 生物力学平衡方法

对于单一尺度的应力适应骨骼重塑宏观研究而言，连续法非常适合。在此方法中，皮质骨及松质骨的微结构概念被模糊掉，以平均骨密度分布取而代之，这与本构方程有关[9-11]。因为，重塑看似是一个与个体运动关联的长时间尺度上的功能发挥现象，完全可以采用准静态与等温法处理。这一方法就涉及"生物力学平衡"理论，该理论认为在骨的任何地方骨量（质）均无变化。基于这一假设，就可数学化定义如下：

（1）将骨骼重塑视为一连续性的固体机械平衡情况；

（2）将骨骼重塑过程具体化为一个本构关系；

（3）边界条件设定。

机械平衡可以用椭圆型偏微分方程解决，有证据表明有限元法（FEM）可以为此提供有效的解决方案。在文献中，人们对有关数值稳定性问题进行了讨论，至于骨重塑早期阶段的刺激问题也有方法解决[12]。

生物力学问题的本构关系由几个部分组成，其中最基本的关系是应力-应变关系，这是一种力学特点与骨密度分布间的关系，以及一种力学驱动与局部骨密度演变速度间的关系。应力-应变关系可采用线弹性理论计算法处理，但需要把宏观各向异性力学行为考虑进去[10,13,14]。另一个方面也需考虑，即弹性系数与骨密度标准值之间的关系，有关于这一点人们至今尚未达成一致。人们常引用的是自Carter 和 Hayes[15]之后的一些经验发现，显然，这些发现使 Young's 模量与骨密度间建立起一种幂律关系。实际工作中，人们更多采用的是分段分数指数幂法以确保理论与测量值更加接近[9,16]。基于多次试验数据的统计分析，Rice 等[17]指出：在一近似方程的多项式中，二次项占有主导地位。这意味着 Young's 模量与骨密度的平方成正比。这一发现因材料的连续一致性框架理论研究而受到人们的重视[14]。基于熵原则，可以说 Young's 模量 E 与骨密度 p 间的关系是 $E \sim p^2$。实体尺寸上的差异可通过一个量纲常数来处理，这样就可使理论计算与试验结果相契合。这一拟合出的各向同性法很容易扩展成一个更为复杂的理论，在这个更为复杂的理论中，各向异性的力学行为也可考虑于其中[14]。

连续本构模型的最后一项是如何恰当地将应力驱动下的骨密度演化公式化。为解决这个问题，人们试探性地引入了强非线性分段连续演化原则[9,16]。然而，这个问题仍可采用材料连续一致框架理论处理。在这里，其可归类于连续损伤力学范畴，因为作为力学作用后的结果，其弹性性能有了明确变化[10]，且随着时间的推移，其黏弹性也会有明显的改变[18]。在这种理论框架下，从熵上着手可得出演化规律，并从中可看到以共轭热力方式驱动骨骼生长的力学刺激作用[18]。

人们面对的下一个挑战则是边界条件设定，这需要考虑肌力与关节承载间的关系。尽管具体活动的髋关节承载测试数据[19]非常好，相关的肌力集合也有计算[20]，但这些数据并不能直接用于骨骼重塑模拟，因为它们都只是一些短时间内的行为动作。对于骨骼重塑过程而言，时间跨度要扩展至数月甚至数年，这样一个有争议性的问题之所以要再次强调，是为了给予准静态平衡法一个更准确的评价。因此，需要设定静态等效承载，在这种理想状态下，它能充分地反映出个体的情况。到目前为止，相关的计算策略已经发展了 10 多年[21]，最近，又有了骨骼重塑 3D 模拟仿真[22]。当这些基于骨密度分布（如 CT 数据）的方法得以应用时，静态等效肌力及关节承载的计算则可通过反演法求得，这需要从数学上加以约定，约定条件如下：在生物力学平衡状态下，如果设定好肌力和关节承载，那么骨密度分布就可随即而得。为了解决这一不适定问题（或称反问题），人们将遗传与梯度算法结合起来，以期获得静态等效承载值。

这一设想的描绘见图 3-1，图的左侧是股骨骨密度测量水平断层，图的中央是股骨，这些测定结果最终映射在有限元离散化的股骨上。有了这些数据，通过计算即可获得静态等效承载值。最后，再通过直接迭代法生成平衡模型。图的右侧是由此而得到的骨密度分布。尽管与原测试数据相关性很好，但仍有一些差距，其主要原因在于基于有限元离散化的成像技术和基于像素的 CT 影像技术。至于有限元离散结果的灵敏性，有测试数值[22]显示，粗糙性模型在定性方面效果较好。例如，如图 3-1 演示的那样，人们在不足 4000 个线性四面体有限元可用的情况下，也能充分展示出这一计算方法的鲁棒性。有一点需要特别指出，计算时需考虑

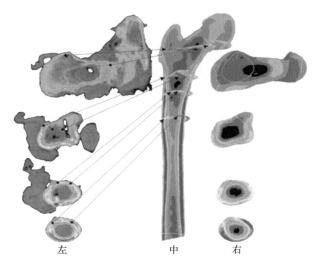

图 3-1　生物力学平衡状态下的一股骨（中）有限元网格化（中）后的 CT 数据图（左）及反向
计算而得的骨密度分布图（右）。

到肌肉群间的相关性。早期研究显示，股骨大粗隆/大转子处的关节承载及外展肌作用代偿（单腿站立时静态测定的简单平衡）的定性结果令人满意[23]。反演法优化技术清楚地显示，骨骼重塑模拟中不同肌肉群间存在着相关性。如图 3-1 描述的那样，计算得到的静态等效承载力值见表 3-1。

表 3-1　计算而得的静态等效承载力与行走状态下的承载力比较

表征	静态等效承载力/N	行走状态承载力/N
关节力	1371	2190
臀小肌	589	284
臀中肌	272	306
臀大肌	223	91
腰大肌，髂肌	222	174
股外侧肌	139	228
股中间肌	58	63
股二头肌，短头	21	92
股内侧肌	7	9
长收肌	4	7

为了比较，行走状态下的最大承载力也一并列出。从这些结果中可以明显地看到除关节承载外，臀肌群承担了大部分的作用力，接着是腰肌和股肌。与步行状态下的承载力峰值相比，静态等效承载力值差别还是很明显的，尽管结果不那么令人惊讶，因为静态等效承载力值反映的是一个长时间的平均中值。然而，从排序方案的趋势上看似乎就是这样的。从这些结果中可以得出这样的结论，即在骨骼重塑模拟中需至少考虑 5 个肌肉群的作用情况[24]。

经过精心准备，基于这样一个相当现象性且物理上本构一致的方法，人们可研究探讨医疗后的骨骼重塑，全髋关节置换就是其中一个最典型的例子。图 3-2 示意的是临床上标准柄假体治疗的预期骨骼重塑，左侧是术后即刻状态下的骨密度分布（额状面和水平切）情况，余下骨骼结构一点没有变化。除表示骨量完全失去的空白外，灰阶图中骨密度增加以色彩明暗度来表示。图的右侧是计算后的生物力学平衡状态，柄周围区域的皮质骨的骨密度出现明显而强烈的改变。这一结果与"应力遮挡"定理非常一致，定理中假设，骨吸收发生于不适当应力区域。结果得到了临床观察上的肯定，骨丢失的预期评价也可作为修正治疗时的一个参考指标。

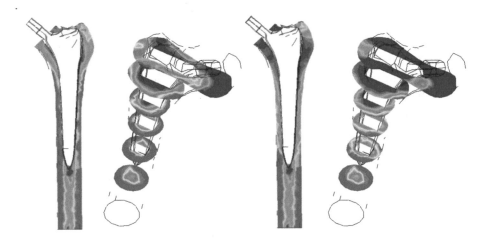

图 3-2　标准柄假体移植的骨重塑。左，术后即刻状态下的情况；右，与术后即刻时的情况相比，生物力学平衡状态下的柄周围的皮质骨的骨量有明显减少。

尽管这些研究结果充满了希望，但是当前，这一计算技术还只能用于定性预测。然而可喜的是，它至少可用来设计评估一些生物力学相容性的植体。例如，针对一位有着高风险修正的年轻患者，人们可通过模拟计算得到新假体的骨骼预期重塑情况，并与术后的系列 X 射线辐射影像进行比较，见图 3-3。

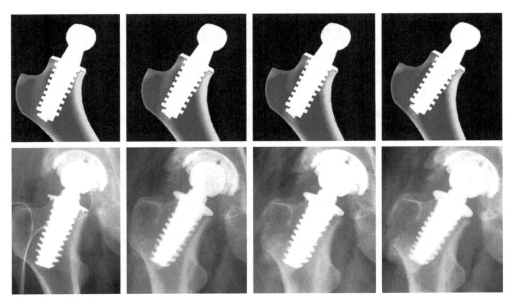

图 3-3　上，一新型干骺端锚定髋关节假体骨重塑时间模拟；下，术后模拟时间内的 X 射线辐射影像。

计算结果清楚显示，从定性角度看，重塑趋势是一样的，关注重点应放在假体顶端的骨密度演化上。总的说来，从计算结果上看，会出现一稳固的骨整合（osseointegration）。此外，通过与图 3-1 的比较，可以看到这一创新技术意义非凡，即远端区骨量保持不变，因为这些区域始终未受到干骺端锚定装置的影响。因此，这一假体为传统技术上的修正打下了良好基础。

如本节所述，基于现象性（但物理学上本构一致）假设的计算方法可用来定性预测力学条件变换下的骨骼重塑行为。目前，这些技术可辅助人们从生物力学相容性上确定出最优植体的设计参数。或许在不久的将来，用于个性化治疗的支撑体系会成为可能，并为骨科医生在假体选用、手术方案及康复治疗上提供建议。目前，由于这样的定量预测还未成为现实，因此，也就不可能通过体内测量的方法来证实模型是否真正可用。

一个未决的问题再次出现，那就是有关于宏观尺度与刺激机制间的关系。在这一现象中，人们必须考虑术语上被称为机械感受和机械传导[4]的骨细胞的作用。这个问题或许可通过多尺度的计算分析得到部分解决，而解决问题的第一种方法将在接下来的章节中论述。

3.3 有关皮质骨的多尺度计算方法

总的说来，骨骼的功能行为可从几个尺度上进行解释，因为其结构上是分级的。从宏观尺度上讲，皮质骨与松质骨间还是有区别的。此外，早前发现干骺端及短骨（如椎骨）均由有孔洞的框架样结构构成。在松质骨中，骨小梁的取向及其密度与平均应力迹线间存有明显的关联。从力学角度上看，松质骨的职责是为两关节间提供平稳的承载过渡。

为计算松质骨的平均力学性能和应力驱动适应，人们采用了一些微力学方法[11,25,26]，这方面的研究似乎也由此而取得了很大的进展。

因皮质骨结构密集，因此其常被用来建构管状骨骼。从显微结构上看，皮质骨建构自非晶态的基质，这些基质因圆筒式的结构而得以强化，这种结构被称为骨单位或哈弗斯系统。骨单位由基本骨质形成的同心片层组成，这些骨质成分为胶原基质与羟基磷灰石晶体的复合物。这些复合物组织起来形成纤丝和纤维，每一片层中的纤丝和纤维再组织起来形成或多或少有些同质却又正交着的各向异性结构。层与层之间的纤丝取向不断变化，这样一来，骨单位就被视为一交错的辅层结构。这种分级式的组织结构形式对于骨骼总的机械阻力而言是一关键性的要素。

从生物学角度上讲，骨单位的这种特异性组织结构形式非常重要。同心片层间的骨细胞深嵌入骨窝之中，这些细胞负责机械感受，尽管目前有关于这一功能流的机制仍存在争议[2,3,7,27,28]。然而，有关于交错辅层体系中机械承载传递的知识还是能帮助人们解释局部剪切力放大的原因，而这必定需要有细胞来执行承载检测。

　　基于自然科学良好理论基础之上的计算法可帮助人们从更深的层次上理解这种生物自组织过程。有关这些过程的知识对于医疗而言也很有价值，因为毫无疑问，这些过程均由机械刺激驱动，而且或许还能开启靶向药物治疗之门。在接下来的章节中，将首先阐述当今这一领域的一些计算方法。

3.3.1　纳米-中观闭合控制电路法

　　为了对骨骼生长与适应的机械驱动有更好的理解,闭合的多尺度算法(图 3-4)的意义不言而喻[29]。在最大尺度上，以一个皮质骨切面为模型来代表骨单位的粗略离散模型（详细描述见 3.3.4 节），在这个皮质骨的切面上承载着一个轴向压力。如果将尺度降低一些（微米级），那么每一个独立的骨单位均可作为一个详尽的载有位移条件的有限元模型（见 3.3.3 节）来分析。骨单位同心片层结构中的每一层也可视作一个有着正交各向异性能的模型，并依据其矿化程度，在亚细胞尺度上进行计算（见 3.3.2 章节）。骨单位模型化处理的意义有两个：①均质化物质性能计算，以用于皮质骨切面的分析；②基于嵌于片层间细胞模型的应变，以计算出机械刺激的力度。依照细胞模型所检测到的局部应变情况，决策树（decision tree）被激活，已有的骨单位可从高度上不断增长，或生成新的骨单位以保持矿化的持续进行。

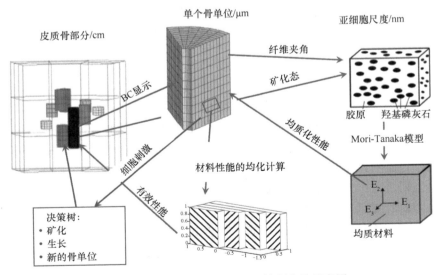

图 3-4　皮质骨内骨动力学全闭环控制电路示意图。

由这个模拟程序得到的结果见图 3-5。此模拟始于一部分矿化的单个骨单位。矿化程度以灰度表示，黑色代表羟基磷灰石含量达 70% 的完全矿化态。此程序可用来说明骨单位如何生成、在高度上如何生长，以及矿化过程又是如何连续的。

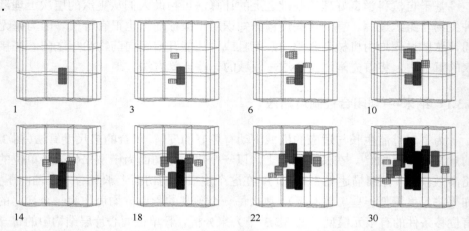

图 3-5 皮质骨内的骨单位的机械驱动发育与矿化，以灰度深浅表示矿化程度不同。

需要强调的是，从计算角度看，这个多尺度计算法很容易扩展，这是因为每个骨单位均可独立对待。例如，将每个骨单位的模拟计算置于网络中的每台个人计算机上。然而，随着皮质骨切面上的骨单位密度增加，这个问题的整体解决将变得极其昂贵。对于全骨而言，这样的多尺度计算法将更是一种幻想，因为这些模型间的尺度桥接还没有找到。但是，本书所讨论的微力学研究或许有助于人们对生物力学作用有一个深度的了解，并帮助人们从宏观上确认出更加令人可信的本构关系。

3.3.2 亚细胞尺度

骨骼的基本结构成分是经由羟基磷灰石晶体增强后的胶原分子，这些分子形成纤丝和纤维。一些衍生自弹性理论的分析方法可用于这种复合结构物的有效线性弹性行为监测。Mori-Tanaka 技术[30]就是其中之一，其可表示有效弹性系数下界。据说，当采用这一方法时，羟基磷灰石晶体的形状几近于椭球形，这些球形物深嵌于一同质的胶原基质中。

对于正交各向异性平均轴系而言，根据其矿化程度，人们获得了这个混合物的弹性能（图 3-6）。全矿化骨骼的计算值与其他报告中提到的非常吻合[8]。在这里需强调的是，当采用此方法计算时，羟基磷灰石相的体积含量比是有变化的，这表明骨骼组织的矿化程度随时间而变。

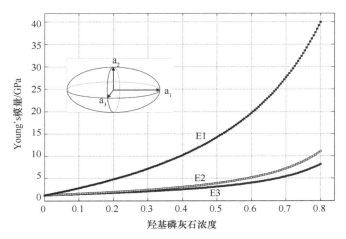

图 3-6　依照矿化程度，利用 Mori-Tanaka 法计算而得的骨组织各轴上的平均 Young's 模量正交
　　　曲线。各轴上的平均 Young's 模量正交曲线计算时选择的羟基磷灰石晶体的大小分别为
　　　　　　　　　　a_1=10 nm、a_2=2 nm 和 a_3=1 nm。

3.3.3　微尺度模型（单个骨单位）

当从微米尺度上分析时，单个骨单位展现出其正交各向异性同心片层组成的
有限元模型的特点，各片层间的横向各向同性变化方向基本一致。经由柔软材料
各向同性元的随机指派，骨细胞即可被模型化。由于同心片层材料的正交各向异
性能（利用上述方法而得）及深嵌的骨细胞结构，轴对称性则由此而不复存在。
然而，通过有着周期性边界条件的代表切面分析，可使计算量减少。

这样的一些计算方法明确表明，应变放大因正交各向异性交错辅层结构动力
学而起。由这一简单方法计算而得的绝对值与由细胞实际测得的数据非常契合[3]。

3.3.4　皮质骨的中尺度模型

在厘米尺度上，当采用有限元方法时，充满着骨单位的皮质骨的小切面即可
被模型化。在这个长度尺度上，骨单位不再作为模型（见上），因此，需进一步实
施同质化操作。为使圆筒交错的同质化弹性能一致起来[31]，需优先考虑计算技术。
由 3.3.3 节中描述的骨单位模型切换而来的代表性体积元法（representative volume
element，RVE）可用于毫米级尺度上的弹性能计算。

除同质化外，人们在几何模型化和网格处理技术上也面临着一些挑战。总的
目标是对皮质骨的动力学行为进行计算，换言之，对骨单位的生成和生长动力学
进行分析计算。因此，在每一个时间步长上会有一个新的几何和网格产生。

3.4 结 论

在本章中，对应力适应骨骼重塑现象的数值模拟进行了评估，同时，对优化医疗及深入研究的计算方法也进行了概述。

人们在基于骨骼重塑的过程基础之上提出了现象学连续模型，模型化过程中特别强调的是，连续媒介和生物力学平衡本构理论公式化的一致性。基于 CT 数据和反向模拟技术，机械承载及由关节力（joint-forces）、肌肉作用及限定条件下的静态等效承载力可一一计算而得。这些方法从定性上可用来预测骨骼的重塑，这已在髋关节假体 3D 分析上有所体现。当前，这样的计算能使（生物力学）相容植体间区别开来，并被用于优化假体的设计。这些计算也能帮助骨科医生针对每位患者选择出其最适合的假体，并进行手术效果评价且优化其再活化治疗方案。

尽管连续模型法主要反映的是一些临床观察结果，但其仍存有不确定性。其中的一个就是有关于骨组织的本构参数问题，另一个则是有关于机械感受与机械传导机制的问题。这两个问题均不可能在宏观尺度上解决，因为骨骼组织是一种分级式结构形态。

当前，人们耗费很大精力努力在更小尺度上进行模型化，包括松质骨的计算[11,25]及单细胞模型应力分析[32]，甚至单个蛋白质的机械应答分析[6]。尽管这些研究很重要，但单尺度上的分析还不足以对复杂的生物力学作用进行解释，这也触及细胞方面的实验研究，并由此看出流体剪切对细胞刺激的重要性[2,5]。

这些计算方法有助于人们将各个环节联系起来，如一阶法所提议的那样（见 3.2 节），受控的闭环多尺度计算技术被引入了皮质骨应力驱动骨单位发育中，其中涉及三个代表性长度尺度。从最小尺度上看，一个由胶原分子和羟基磷灰石晶体组成的复合材料的本构模型被引入进来，通过它人们可以对矿化程度随时间变化的单个骨单位的力学应答进行分析。在分析皮质骨时还需同质化处理，在这个由力学驱动的环境中，新的骨单位不断生成，并在高度上不断生长，且随着时间的推移而矿化。整个过程受到各结构元点上的应变控制，以此来模拟深嵌于骨单位正交各向异性层中的骨细胞的力学行为。尽管这个多尺度模拟骨骼生长与衰老的一阶法不能完全反映出骨骼生物学的特点，但其却使人们从计算力学上对这些过程有了更深入的理解。很显然，随着计算资源的不断增加，人们将会在每一特定的长度尺度上获得更多的有用信息，并为骨科医生提供更逼真的临床应用模拟模型。

参 考 文 献

1 J. Wolff, *Das Gesetz der Transformation der Knochen*. Hirschwald, Berlin, **1892**.
2 E.H. Burger, J. Klein-Nulend, *FASEB J.* **1999**, *13*, 101–112.
3 H. Frost, *Bone Min.* **1992**, *19*, 257–271.
4 S.C. Cowin (Ed.), *Bone Mechanics Handbook*. CRC Press, Boca Raton, **2001**.
5 T.D. Brown, *J. Biomech.* **2000**, *33*, 3–14.
6 H. Huang, R.D. Kamm, R.T. Lee, *Am. J. Physiol. Cell Physiol.* **2004**, *287*, C1–C11.
7 V. Vogel, *Annu. Rev. Biophys. Biomol. Struct.* **2006**, *35*, 459–488.
8 J.Y. Rho, L. Kuhn-Spearing, P. Zioupos, *Med. Eng. Phys.* **1998**, *20*, 92–102.
9 G.S. Beaupre, T.E. Orr, D.R. Carter, *J. Orthop. Res.* **1990**, *8*, 662–670.
10 M. Doblare, J.M. Garcia, *J. Biomech.* **2002**, *35*, 1–17.
11 R. Ruimerman, P. Hilbers, B. van Rietbergen, R. Huiskes, *J. Biomech.* **2005**, *38*, 931–941.
12 C.R. Jacobs, M.E. Levenston, G.S. Beaupre, J.C. Simo, D.R. Carter, *J. Biomech.* **1995**, *28*, 449–459.
13 C.R. Jacobs, J.C. Simo, G.S. Beaupre, D.R. Carter, *J. Biomech.* **1997**, *30*, 603–613.
14 N. Krstin, U. Nackenhorst, R. Lammering, *Techn. Mech.* **2000**, *20*, 31–40.
15 D.R. Carter, W.C. Hayes, *J. Bone Joint Surg.* **1977**, *59*, 954–962.
16 H. Weinans, R. Huiskes, H.J. Grootenboer, *J. Biomech.* **1992**, *25*, 1425–1441.
17 J.C. Rice, S.C. Cowin, J.A. Bowman, *J. Biomech.* **1988**, *21*, 155–168.
18 U. Nackenhorst, Proceedings, International Conference on Computer Methods in Mechanics (CMM05), June 21–24, **2005**, Czestochowa, Poland.
19 G. Bergmann, G. Deuretzbacher, M. Heller, F. Graichen, A. Rohlmann, J. Strauß, G.N. Duda, *J. Biomech.* **2001**, *34*, 859–871.
20 G. Duda, M. Heller, G. Bergmann, *Theoret. Issues Ergonom. Sci.* **2005**, *6*, 287–292.
21 K.J. Fischer, C.R. Jacobs, D.R. Carter, *J. Biomech.* **1995**, *28*, 1127–1135.
22 B. Ebbecke, PhD Thesis. IBNM, University of Hanover, **2006**.
23 U. Nackenhorst, *Techn. Mech.* **1997**, *17*, 31–40.
24 J.A. Simoes, M.A. Vaz, S. Blatcher, M. Taylor, *Med. Eng. Phys.* **2000**, *22*, 453–459.
25 T. Adachi, K. Tsubota, Y. Tomita, S.J. Hollister, *J. Biomech. Eng.* **2001**, *123*, 403–409.
26 T.M. Keaveny, E.F. Morgan, G.L. Niebur, O.C. Yeh, *Annu. Rev. Biomed. Eng.* **2001**, *3*, 307–333.
27 L.A. Taber, *Appl. Mech. Rev.* **1995**, *48*, 487–545.
28 T.H. Smit, E.H. Burger, *J. Bone Miner. Res.* **2000**, *15*, 301–307.
29 C. Lenz, PhD Thesis. IBNM, University of Hanover, **2005**.
30 T. Mori, K. Tanaka, *Acta Metall.* **1973**, *21*, 571–575.
31 T.I. Zohdi, P. Wriggers, *Introduction to Computational Micromechanics*. Spinger, **2004**.
32 J.G. McGarry, J. Klein-Nulend, M.G. Mullender, P.J. Prendergast, *FASEB J.* **2004**, 10.1096/fj.04-2210fje (express article).

第 4 章　骨内应力与应变的 X 射线散射检测

4.1　引　　言

人们通过接触式应变计对骨内应力进行过多次测定，其中包括人和其他哺乳动物的体内研究[1]。然而，就实际情况而言，无论是从数量上还是从间隔上讲，这样的应变计的应用非常有限，且其测定仅限于骨骼表面。许多人错误地认为，X 射线只能用于骨骼表面的浅层研究，然而，事实上，一些利用高能 X 射线的散射方法可以有效地定量测定矿化组织（如骨骼）内部的应变及相关应力。高能同步辐射光源，如先进光子源（advanced photon source，APS）就能提供穿透几个毫米厚的矿化组织的光子。许多有关于中子和 X 射线散射的骨骼研究将研究重点放在骨骼[一种由高密度碳酸磷灰石纳米晶（carbonated apatite，cAp）增强的胶原复合物]中的晶体结构或晶体质量或化学计量上[2]，而在骨骼内应力和应变测定方面则几乎无涉及。

本章中，将重点介绍如何利用高能 X 射线散射（$E>60\ keV$）原位测定给定应力下骨骼的内部应力。在这个测定方法中，人们采用广角 X 射线散射（wide-angle X-ray scattering，WAXS）或衍射来测定应力下的 cAp 应答，利用小角 X 射线散射（small-angle X-ray scattering，SAXS）来监测胶原的应答，然后以 APS 下获得的结果进行数据收集与分析，这些测试方法将于未来的研究上大有作为。

4.2　背　　景

4.2.1　X 射线散射

X 射线散射自原子、纳米粒及纤丝电子云。由特征大小或间距 d 的一些散射体组装起来使得某一方向上的散射增强，按照 Bragg's 关系，$\lambda=2d_{hkl}\sin\theta$，$\lambda$ 为 X 射线的波长，d_{hkl} 为晶格间距，θ 为入射光与衍射光间的夹角。对骨骼而言，有着 D 周期（约 67 nm）的胶原会沿着纤丝的轴方向产生 SAXS 峰，散射矢量 $q=2\pi/D$，磷灰石晶体埃级别上的周期性使其在 WAXS 中产生了衍射峰。许多有着不同晶轴取向小晶体的样品在散射中形成单色的 X 射线衍射锥。来自不同 hkl 的 Debye 锥的同时发生会在检测区形成强度增加的衍射环[3]。施加于样品上的力使晶胞扭曲并使得 Debye 锥发生改变，见图 4-1。静水应力（又称平均应力，所有方向上的应力等同）使衍射锥直径均匀改变，偏应力（有方向性的应力）使衍射环形状发生变化。

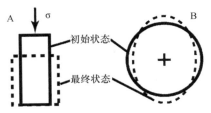

图 4-1　压缩状态下的晶胞空间变化（A）；相应的 Debye 环扭曲（B）。实线表示施加载力前的晶胞（Debye 环）；虚线表示压缩后的晶胞。

多数用于多晶衍射的衍射仪上装有 Cu X 射线管，利用 8keV 光子（Cu Kα 射线）进行衍射。只有约 1% 的 X 射线能穿过 400 μm 厚的皮质骨[4]，由于多数研究人员只对标准衍射仪较为熟悉，因此，很多人并不明白厘米大小的骨骼的衍射图采集是可以选择的。来自同步加速器如 APS 的高能光子有着更好的穿透力，在 60 keV 下，10% 的 X 射线可穿过约 14 mm 厚的皮质骨[4]。

4.2.2　应变与应力

X 射线散射可定量测定 cAp 中的 d_{hkl} 或胶原中的 D 值，以及承载时的应变情况，也就是说，cAp 中的应变 $\varepsilon_{cAp}=(d-d_{initial})/d_{initial}$，胶原中的应变 $\varepsilon_{collagen}=(D-D_{initial})/D_{initial}$。因内部应变必有内部应力，因此，应力 σ_{ij} 和应变 ε_{kl} 是一个与四阶弹性常数 C_{ijkl} 有关的二阶张量（即 $\sigma_{ij}=C_{ijkl}\varepsilon_{kl}$）。对单个晶体而言，因应变而得的应力分值可直接计算。对于有着不同取向的晶体（如多晶）而言，由 X 射线法测得的应变是一个平均值，欲想从中得到平均应力，则还需要有一个平均弹性系数，其大小可从 C_{ijkl} 的几个近似值中挑选一个。Reuss 近似值法假定，所有晶体承受应力一样，而 Voigt 近似值法则假定，样品中所有颗粒遭受的应变也是一样的。对伴有各向同性基质的各向异性沉积物而言，其 Kröner-Eshelby 极限值近似于观察实验中的弹性模量值，也就是说，与 Reuss 和 Voigt 极限值的平均值接近[5]。Kröner 常数将在后面用到。

4.3　方　　法

4.3.1　样品与几何学

对于承载骨骼样品而言，其 WAXS 和 SAXS 的透射式衍射几何学见图 4-2，样品测试中使用的是 APS1-ID 光束线、区域检测器和高能 X 射线（80.7 keV），从承载方向 χ_1 和横向方向 χ_2 两个方向上同时以小角度 θ 散射。两个 X 射线检测器被用于数据采集，一个 CCD 检测器置于样品近 4 m 远的位置上以收集 SAXS

信号，一成像板（image plate，IP）检测器置于样品 1 m 远的位置上以采集 WAXS 信号。这般间隔使 SAXS 有足够的分辨率，也使 WAXS 有足够的角度范围，包括 cAp 的 002、222 和 004 反射。X 射线曝光时间设定为 5 s（WAXS）和 1 s（SAXS）。在 WAXS 中，检测器放在入射光光路中以便能将所有的 Debye 衍射环捕获，而此时，SAXS 衍射谱却不会被记录下来，除非 WAXS 检测器沿 χ_{IP} 方向平移出光路，这一操作过程大约需要 30 s 的时间。名义上两个检测器均位于 X 射线入射光路中。

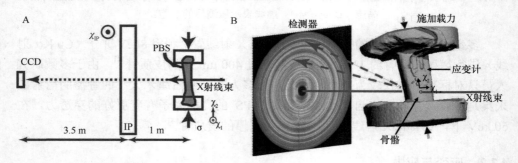

图 4-2　（A）SAXS 和 WAXS 数据采集时的实验装置示意图。χ_1、χ_2 方向均有指示，χ_1 表示的是沿载力方向，χ_2 表示的是 χ_1 的反方向；（B）10 mm 厚的犬腓骨磨片原位载力 micro CT 三维影像。WAXS 图案显示于与样品相同的方向上，图案上更亮一些的斑点则代表着衍射强度更大。

在啮齿动物长骨的力学性能[6]研究中，人们常采用三点或四点弯曲承载，对于高能衍射研究而言，这不是一个太理想的方法。面对大而迅速改变的应力梯度，当有弯曲的几何形状出现时，有限的 X 射线光束尺寸及穿过样品的 X 射线路径的均化使 WAXS、SAXS 的灵敏性降低。因此，在实验中人们采用了骨骼单轴压缩法。为使整个长骨或骨骼切面加入到这个承载体系中，样品两端固定于防水的塑料坚硬圆台上（图 4-2），载力末端正好落在圆台的凹槽中。小的应变计（每个样品 1~2 个）被黏附于骨骼表面，应变计显示的宏观应变 ε_{macro} 可与两相（ε_{cAp}、$\varepsilon_{collagen}$）的应变相比较。为测得内部应力情况，试验中人们采用了螺杆驱动承载体系以用于 APS 高能 X 射线散射测定，具体细节见有关文献[2]。这个承载测量器可用于测定施加在样品上的力的大小，实验用微型计算机断层扫描仪（micro CT）被用来测定骨骼断面的大小以便能计算出施加应力 $\sigma_{applied}$ 有多大。

为准确分析出骨骼内部的应力/应变情况，需仔细校准，包括样品-检测器间距离、检测器相对于 X 射线入射光的倾斜角度。测试中，还需有确定衍射峰的参考样品作为参照（WAXS，参照二氧化铈 NIST 标准材料 SRM-674a；SAXS，参照山蓣酸银）。为进一步提高测试的精度，可采用激光测距仪以校正加载过程中样品的小小移动及骨骼的表面曲度。

4.3.2　二维散射图案分析

散射图案的分析可采用 FIT2D[7]和 MATLAB 软件（由 APS 一部门开发）。图 4-3 所示是典型的 WAXS 2D 图案及方位角 η 时几种施加应力下的 004 峰的位置变化情况，但遗憾的是，在所示图的尺度下看不到这些。为了看到这些微小差别，每个 Debye 环被分成 72 个方位角矩阵（azimuthal bin），并绘图（强度对半径）。将 1D 径向图与 pseudo-Voigt 函数曲线拟合以便找出峰的径向位置 r_η，并利用已知二氧化铈间距 d 将其转换成绝对晶格平面间距 d_η。就图 4-2 中的实验条件而言，d_η 的估测值的绝对误差低于 10^{-4}[8]。

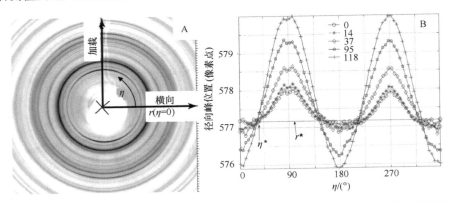

图 4-3　（A）WAXS 图案所示的是自图案中心来看的方位角 η 和半径，更黑一些的斑点则代表着衍射强度更大；（B）犬腓骨磨片压缩应力（MPa）下的 004 实验峰的位置与方位角。R^* 及 η 的定义见文中（图来自文献 [2]）。

对于每一项反射研究来说，不同压力下的半径对 η 图均相交于同一半径 r^* 和对应方位角 η 上，见图 4-3B。由测得的半径对 r^* 值可得到一取向依赖（偏）应变值 ε_η，$\varepsilon_\eta = (r_\eta - r^*)/r^*$。这些应变值（$\varepsilon_\eta$）与一个用来解释样品几何形状的双轴应变模型[9]拟合得非常好，且可由此分别给出偏应变分量 ε_{xx} 和 ε_{yy} 的值。这些应变分量和 X 射线弹性常数可一起被用来计算加载方向上的应力大小（参见 4.3.4 节内容）。

WAXS 谱可显示方位强度上的变化，即 002 周围的 Debye 环衍射强度的大致变化。对于试验中的长骨而言，衍射谱显示，cAp 晶体基本上是以其 c 轴定向于长骨轴向，这也是人们预料之中的事情。尽管骨骼中的 cAp 结构纹理不是本章要讲的内容，但这对于极端纹理结构产生不全 Debye 环的理解非常重要，且严重影响曲线的拟合（如图 4-3B 中的数据）。晶体大小和微应变分析也可通过 WAXS 衍射峰的径向形状来进行，见图 4-3A[2]。数据分析如同 Williamson-Hall 法峰宽分析[3]一般简单，或如同 Warren-Averbach 法峰形分析[5]一般复杂。

图 4-4 所示的是一典型 cAp 矿化组织 SAXS 谱，此谱来自水合火鸡后肌腱衍

射。图 4-4A 为 2D 图案，而图 4-4B 中显示的分别是肌腱横向和纵向方向上的 I（q）曲线。从图中至少可以看到 12 个衍射峰，利用其多个峰值位置（入射光两侧）可进一步提高分析精度，并以此推定 D 的大小。在图 4-4 中，D=67.4 nm，与人们预料的一致。需要注意的是，如无矿物存在，峰强会变弱。变化有序的峰强（在这里，奇数峰的峰强远比偶数峰的要强）可用于确定 D 周期的矿物影响[10]。这种影响可直接推导而得，其不仅可用于 SAXS 分析，也可用于结构解析，例如由分子束外延法生出的多量子阱结构物的分析[11]。通过横向 I(q) 曲线形状分析，人们可从中得到有关于晶体大小和形状的信息[12]。

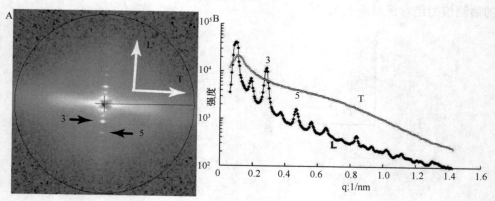

图 4-4　（A）矿化的火鸡肌腱的 SAXS 图案。斑点越亮，散射强度越大，黑色箭头指向的是序号为第三个和第五个 D 周期的散射峰，L 和 T 分别代表组织的纵向和横向；（B）作为散射矢量 $q=2\pi/D$ 函数的 SAXS 强度图，为提高信噪比，测试中人们采用了误差为±9 的方位角积分。图中的 L、T 分别表示肌腱的纵向和横向。

4.3.3　X 射线弹性系数和应变-应力转换

对于双轴几何而言，横向上的应变 ε_{xx} 和 ε_{zz} 大小相等，应力与应变张量间的关系[13]如下：

$$\sigma_{yy} = \frac{1}{S_2/2}[\varepsilon_{yy} - \frac{S_1}{S_2/2 - 3S_1}(\varepsilon_{yy} + 2\varepsilon_{xx})] \tag{4-1}$$

式中，$S_1(hkl)=(\nu/E)_{average}$，$S_2/2(hkl)=[(1+\nu)/E]_{average}$，二者皆为 X 射线弹性系数[5]的平均数，可利用 Kröner-Eshelby 模型通过软件（Hauk.exe）由 C_{ijkl} 计算而得，因公式太长，在此就不再列出[13,14]。换句话说，测得的应变 ε_{xx} 和 ε_{yy}（x、y 分别代表 2D 衍射谱中的水平轴和垂直轴，X 射线沿 z 轴方向入射）可用于加载方向（如 y 方向）上的内部应力计算。注意符号的变化（如 ε_{xx} 写成 ε_{11}）表示的是样品对面的检测器的坐标轴位置。

4.4　数据与分析

作为 $\sigma_{applied}$ 的函数（利用力学测试装置中的压力传感器测定），通过 cAp 和胶原的应变测试（分别采用 WAXS 和 SAXS 法），经过数据计算，人们可由此获得骨骼单一构相的 Young's 模量，并计算出其模量的大小（如宏观值）。图 4-5A 显示的是犬腓骨表面滴加磷酸盐缓冲液后的 ε_{cAp}、$\varepsilon_{collagen}$ 和 ε_{macro} 的变化情况（施加 $\sigma_{applied}$），此时的骨骼切面始终保持在一个水合状态下。对于 cAp 而言，曲线上的点代表的是 004 和 222 反射面的平均数，所得模量（置信度 90%）为 E_{macro}=24.7（0.2）GPa、E_{cAp}=41（1.0）GPa、$E_{collagen}$=18（1.2）GPa[15]。E_{macro} 值与其他报道中的类似骨骼的模量非常一致。cAp 的模量约为无机磷灰石的 1/3[16]，这大致反映出 cAp 纳米晶在骨骼中与胶原分子紧密连在一起。$E_{collagen}$ 值至少比想象的高出 9 倍以上[17,18]。即使此测定是建立在胶原 D 周期的基础之上，或许，大多数来自模板化 cAp 的散射功率和胶原约束作用[18]是造成实验中大模量的一个原因。胶原约束模型认为，骨骼是一积量极大的硬棒成分（矿化胶原纤丝本身就是一纳米颗粒增强性的结构）与一些积量极小的非胶原性蛋白质胶合在一起的复合物，这完全不同于那些简单同一的不连续的增强复合物。从这一点上看，SAXS 测定法反映的或许是硬棒的应答，WAXS 测定法反映的可能是 cAp 的应答，而 E_{macro} 反映的则可能是硬棒、纤丝间矿物及蛋白质的联合应答。

图 4-5B 所示的是高能 X 射线衍射法如何被具体地应用于骨骼或骨骼组合结构中的应力研究。当被施加一定压力时，长骨的内在曲度使其产生了更大的弯曲，

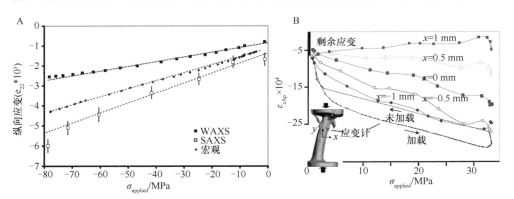

图 4-5　（A）在一压缩应力下，一个长 10 mm 的犬腓骨磨片其 cAp 内（WAXS）、胶原内（SAXS）及宏观（应变计）的纵向应变。WAXS 数据由 222 和 004 两峰值平均计算而得（曲线改编自文献[15]）；（B）一压缩应力下大鼠胫骨的纵向应变。左下插图为样品的 3D 模拟测试，样品 5 个位置上的 cAp 反射数据及应变计测试数据（χ 方向）均示于图中曲线，应变计测试数据偏离 $-7\times10^{-4}\varepsilon$（如垂直方向）。

这一状况可也用于体内模拟。如将骨骼的曲度轴设定为平行于 X 射线入射方向，这样一来，样品只需轻轻地侧向移动就可探测到不同应力下的应变情况。图 4-5B 中所示的是来自应变计和样品 5 个位置上的测试数据。

4.5 讨论及未来研究方向

需注意的是，曾有人用衍射法来测定骨骼薄片上的应力[19]，细长骨骼样品的原位承载 SAXS 法的最新研究成果使人们对于骨骼变形有了更深的理解[20,21]。本章中所提及的研究总的概括起来，无非是利用原骨横切（犬腓骨）或整骨（大鼠和小鼠胫骨）来进行测试，这在很大程度上不同于以往的骨骼薄片研究。这些结果表明，将这样的方法延伸至骨骼组合和动物模型体内承载测试应该不难，如啮齿动物尺骨[22]或胫骨[23]加载模型。通过其他一些方法也不是不能获取一些数据，但做起来很难。

参 考 文 献

1 S.P. Fritton, C.T. Rubin, in: S.C. Cowin (Ed.), *Bone Mechanics Handbook*, 2nd edn. CRC Press, Boca Raton, **2001**, pp. 8.1–8.41.

2 J.D. Almer, S.R. Stock, *J. Struct. Biol.* **2005**, *152*, 14–27.

3 Fundamentals of X-ray scattering and diffraction appear in texts such as: B.D. Cullity, S.R. Stock, *Elements of X-ray Diffraction*, 3rd edn. Prentice-Hall, New York, **2001**.

4 NIST, July **2001**. Tables of X-Ray Mass Attenuation Coefficients and Mass Energy Absorption Coefficients: from 1 keV to 20 MeV for Elements Z = 1 to 92 and 48 Additional Substances of Dosimetric Interest, NISTIR 5632.

5 I.C. Noyan, J.B. Cohen, *Residual stress: Measurement by diffraction and interpretation*. Springer, New York, **1987**.

6 C.H. Turner, D.B. Burr, in: S.C. Cowin (Ed.), *Bone Mechanics Handbook*, 2nd edn. CRC Press, Boca Raton, **2001**, pp. 7.1–7.35.

7 (a) A.P. Hammersley, S.O. Svensson, A. Thompson, *Nucl. Instrum. Methods* **1994**, *A346*, 312–321; (b) A.P. Hammersley, S.O. Svensson, M. Hanfland, A.N. Fitch, D. Häuser-

mann, *High-Press. Res.* **1996**, *14*, 235–248.

8 J. Almer, U. Lienert, R.L. Peng, C. Schlauer, M. Odén, *J. Appl. Phys.* **2003**, *94*, 697–702.

9 B.B. He, K.L. Smith, in: Society for Experimental Mechanics Annual Conference and Exposition, Houston, TX, **1998**, pp. 217–220.

10 A. Ascenzi, A. Bigi, M.H.J. Koch, A. Ripamonti, N. Roveri, *Calcif. Tissue Int.* **1985**, *37*, 659–664.

11 P.C. Huang, S.R. Stock, A. Torabi, C.J. Summers, *Adv. X-ray Analysis* **1990**, *33*, 67–74.

12 W. Tesch, T. Vandenbos, P. Roschgr, N. Fratzl-Zelman, K. Klaushofer, W. Beertsen, P. Fratzl, *J. Bone Miner. Res.* **2003**, *18*, 117–125.

13 V. Hauk, *Structural and residual stress analysis by nondestructive methods: Evaluation, application, assessment.* Elsevier, New York, **1997**.

14 Computer program Hauk.exe; available from J. Almer, upon request.

15 J.D. Almer, S.R. Stock, *J. Struct. Biol.* **2007**, *157*, 365–370.

16 (a) R.S. Gilmore, J.L. Katz, *J. Mater. Sci.* **1982**, *17*, 1131–1141; (b) T.N. Gardner, J.C. Elliott, Z. Sklar, G.A.D.

Briggs, *J. Biomech.* **1992**, *251*, 265–1277; (c) M.C. Sha, Z. Li, R.C. Bradt, *J. Appl. Phys.* **1994**, *75*, 7784–7787.

17　N. Sasaki, S. Odajima, *J. Biomech.* **1996**, *29*, 655–658.

18　I. Jäger, P. Fratzl, *Biophys. J.* **2000**, *79*, 1737–1746.

19　K.S. Borsato, N. Sasaki, *J. Biomech.* **1997**, *30*, 955–957.

20　H.S. Gupta, W. Wagemaier, G.A. Zickler, D. Raz-Ben Aroush, S.S. Funari, P. Roschger, H.D. Wagner,

P. Fratzl, *Nano Lett.* **2005**, *5*, 2108–2111.

21　H.S. Gupta, W. Wagemaier, G.A. Zickler, J. Hartmann, S.S. Funari, P. Roschger, H.D. Wagner, P. Fratzl, *Int. J. Fract.* **2006**, 139, 425–436.

22　S.P. Kotha, Y.F. Hsieh, R.M. Strigel, R. Müller, M.J. Silva, *J. Biomech.* **2004**, *37*, 541–548.

23　T.S. Gross, S. Srinivasan, C.C. Liu, T.L. Clemens, S.D. Bain, *J. Bone Miner. Res.* **2002**, *17*, 493–501.

第 5 章　骨质疏松症和骨骼石化症

5.1　引言：两种有着共同特点的不同疾病

尽管骨质疏松症或骨骼石化症患者有着不断增大的骨折风险，但从临床角度上看（表 5-1），两种疾病还是有着很大的不同。例如，骨质疏松症非常普遍，4/5 的妇女和 1/8 的男性受其影响[1]。相反，骨骼石化症则不太常见，在美国每 20 万人中才会出现一例[2]，据早期人口普查研究估测，在芬兰每 20 万人中有 11 人患有此种疾病[3,4]。从患者年龄上看，骨骼石化症多发生于儿童时期，尽管成年人也有，但很少[5]。相比之下，骨质疏松症虽在儿童时期也时有发生[6-8]，但总的说来，这是一种老年病[9]。无论是骨骼石化症（也称"大理石骨"或 Albers-Schönberg 症）还是骨质疏松症均有多种表现形式[10]。此外，尽管每种情况下，其矿化过程和骨骼维护上存在不同，但二者间还是存有一些共同特点。

表 5-1　骨骼石化症与骨质疏松症的临床特点比较

临床特点	骨骼石化症	骨质疏松症
骨骼形状	短、粗	生长上无异常、皮质较薄
骨矿物密度	提升	降低
组织连接性	增大	减少
骨折发生率	提升	提升
骨折愈合失败	高	低

在健康的人体中，骨骼形成（由成骨细胞完成）和骨骼重塑或更新（由破骨细胞完成）是两个相互关联的过程，但在以上两种疾病中，这种联系丢失了。顾名思义，骨质疏松症的最明显特点是矿化骨中出现了更多的孔眼，骨密度降低，骨折风险增大[1]。骨骼石化症则完全相反，其特点是大量的软骨出现钙化，结果造成骨密度增大，这也容易引发骨折[10]。这两种情况的任何一种中，矿物和基质性能均发生了改变，骨骼脆性增加。

5.1.1　骨质疏松症、骨骼石化症的临床特点比较

5.1.1.1　组织学

无论是在骨质疏松症还是骨骼石化症患者的骨骼中，破骨细胞——一类在信

号引导下专职负责从骨骼中移除矿物和基质的细胞[11,12]均未正常发挥作用。一般来讲，在骨骼石化症中，破骨细胞的活力下降，而在骨质疏松症中，破骨细胞的活力常常增强。骨骼石化症中，活力受损的破骨细胞导致了软骨不断钙化，见图 5-1A，正常情况下，这些软骨不会钙化。虽然由成骨细胞形成的骨骼有时也会有损伤，但某些情况下这是很正常的。在骨质疏松症中，总体上讲，成骨细胞和破骨细胞的活力平衡被打破，骨骼形成的少，而骨骼吸收的多，从而造成骨骼的连贯性减弱（见图 5-1B），与健康人的骨骼形成了强烈的对比（见图 5-1C）。

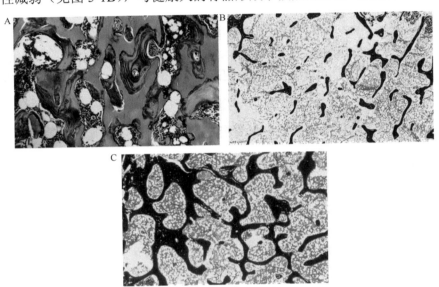

图 5-1　松质骨的组织学和放射学特点。（A）骨骼石化症；（B）骨质疏松症；（C）正常骨骼。注意观察，骨骼石化组织中编织骨内的钙化软骨及骨质疏松症骨中细细的骨柱。经许可，图复制自 Peter G. Bullough 的《骨科病理学》（2004 年第四版）一书中的图 7.10a、图 7.47 和图 7.48a。

（彩图请扫封底二维码）

5.1.1.2　X 射线放射成像

与骨骼切片 2D 组织学类似，骨质疏松症的 2D 放射影像显示骨量存在流失现象。相反，骨骼石化症患者的放射影像显示，因软骨的不断钙化使组织密度有所增大。许多骨骼石化症患者矮小且贫血，有些甚至失明和失聪，因相关神经受到压迫的影响，多数患者的颅骨增厚[13]。据说，大艺术家 Toulouse-Lautrec（图卢兹·劳特雷克）就是一位骨骼石化症患者[14]。

尽管骨质疏松症和骨骼石化症患者的放射影像有所不同，但二者均存在骨折风险增大的倾向[4]。对骨骼石化症患者而言，还存在着高发不愈合现象（骨折愈合不好），这是因为在正常骨折中，钙化的软骨会被破骨细胞不断地移除，随后由骨骼替代。在骨质疏松症患者中，骨折通常发生于骨小梁变薄的脆性区域内，但不会出现愈合不良现象。

临床上，骨矿物密度（bone mineral density，BMD）测量常被用于骨质疏松症和骨骼石化症的诊断。人们通过双光子吸收法（dual photon absorptiometry，DPA）来计算区域内的二维 BMD 值，计算所得数值通常以 T 值形式出现，同时列出患者与健康人群（健康的成年人）之间的标准差（SD）。T 值可通过下式计算获得：T=（患者 BMD–健康成年人 BMD[*]）/健康成年人 BMD 的 SD，Z 值（同年龄个体间比较）则很少使用。

在骨质疏松症诊断中，如果 T 值低于–1.5 则被认为有骨折危险，因为 T 值低于–2.5 时被认定为骨质疏松症，如果 T 值为正数，则无骨折风险[1]。骨骼石化症患者因骨密度极高，其 BMD 值很大，虽然其 T 值为正数，这样的人也有很高的骨折风险。

5.1.2 骨质疏松症和骨骼石化症的骨骼矿物性质比较

当与年龄、性别相当的健康人群相比较时，人们发现骨质疏松症和骨骼石化症患者的骨骼矿化过程及矿物与基质的性能均与常人不同。这些差异既可通过骨骼分析来说明，也可由骨骼细胞及器官的培养分析来阐明。有关这些方法的评述见文献[15]。

骨骼强度或者说抗骨折性能可用骨骼矿物量即骨矿物密度（BMD）、骨骼几何形状与结构、骨骼矿物与基质组成，以及是否有微裂纹来表示。骨骼整体性能评价方法从力学测试到 micro CT[16]，从组织化学到原位杂交。通过 X 射线衍射和化学分析、核磁共振（nuclear magnetic resonance，NMR）和 X 射线能谱分析（energy-dispersive X-ray spectroscopy，EDX）及振动光谱技术分析，人们对骨骼矿物及基质有了更深的了解[15,17]。通过与一些独立测试方法相比较，振动光谱法中的骨骼参数得以验证，这些参数包括矿物含量、矿物晶体大小、矿物晶体组成及基质成熟情况[17-19]。阵列式检测器可快速检测到来自分辨率在 7 μm 以下的组织切面中的光谱。通过光谱中峰面积比或强度比计算，形成高光谱图像，图像中的 x 轴和 y 轴分别对应于组织的方位位置（即样品的 x 轴和 y 轴），计算后的参数值列于 z 轴上。

利用这些有效技术，人们可以对患者进行骨骼活检。对于骨骼石化症患者而言，其骨骼更致密，相比于对照，其骨骼中的矿物和基质更不成熟。与年龄、性别相当的健康人群比较，患者骨骼中的晶体更小，且缺陷更多（如包裹体、吸附

---

[*] BMD 和 SD 均以 g/cm^2 表示。

等)。相反，有着更多孔眼的骨质疏松症患者的骨骼，其矿物和基质的平均性能与老年人的情况类似，而低于年龄相当的健康人群。换言之，与对照相比，骨质疏松症患者骨骼的晶体颗粒更大、更完美，碳酸盐含量高，酸性磷酸盐含量低。无论是骨骼石化症还是骨质疏松症患者的骨骼，其矿物的分布情况均完全不同于健康人群。

这些疾病中矿物性质的一些细节多来自动物模型研究，而这些模型的研究结果是否适合于人类则是一个重要的问题。在接下来的章节中，骨质疏松症及骨骼石化症动物模型的一些特点将被用来与人进行比较。动物模型的优势在于其可提供相似的遗传背景，并能够提供大量的组织用于分析，且允许实施药物治疗以便进行对照观察。

5.2　骨质疏松症和骨骼石化症动物模型

有各种各样因药物诱发和手术而致的骨质疏松症[20-65]和骨骼石化症[66-103]"模型"可供人们研究之用，此外，人们最近又开发出更多的遗传工程变体，见表 5-2。尽管这些模型对于人体情况的了解会有所帮助，但其毕竟与人的情况不完全相同。因此，在接下来的讨论中，我们必须意识到，人体组织矿化过程和矿物性质的分析结果有可能不同于动物模型。这种情况出现的原因部分上是因为疾病的异质性，还有部分是因为疾病的发生由多个因素引起（多基因及遗传作用、饮食、锻炼等），还有部分原因是动物中的基因修饰表达或许与人体中的情况也不相同。

5.2.1　骨质疏松症

5.2.1.1　啮齿动物模型

人们很早就认识到骨质疏松症是一种常见于绝经后妇女和上年纪男性中的疾病。早期的一些动物模型均建于卵巢切除/精巢阉割大鼠[20,21]和小鼠[22]的基础上。在力学测试中，卵巢切除/精巢阉割大鼠的骨骼更易断裂[23]，尽管正常活动时不会出现骨折。啮齿动物的骨骼固位常被用来模拟人长期卧床或太空飞行引起的骨流失。其中最常见模型是后肢悬吊引起后肢快速骨流失[24]。类似地，类固醇引发的啮齿动物骨质疏松症[25]尽管骨骼变弱，密度降低，矿物性质发生改变，尤其是骨细胞周边，却不会出现自发性骨折[26]。

卵巢切除大鼠是一个为人们所普遍接受的抗骨质疏松药物测试[21]动物模型，而卵巢切除小鼠则在有关此类研究的基因表达调节上更具优势。然而，因啮齿动物的皮质骨随鼠龄增长而变粗，而人的皮质骨则随年龄增大而变细，因此，啮齿动物模型并非是与人比较的最佳模型。

有限的几个啮齿动物模型还会自发性地形成骨折，这其中就包括快速衰老模型小鼠（senescence accelerated mouse，SAM）[27]，这些小鼠的骨骼机械性能与鼠龄相当的对照组有明显不同[28]，一种常出现自发性骨折的小鼠[29]体内缺少一种维生素 C 加工酶，它是胶原合成中的一个辅酶。随着生长，SAM 小鼠体内高达 60%的骨质会流失掉[30]。有趣的是，这些小鼠的长骨虽然在机械性能上变弱，椎骨中的骨小梁数量、厚度及体积减小，但却未出现其他动物模型或人体中与骨量减少相关联的机械强度降低的现象[28,31]。SAM 小鼠骨骼脆而弱，基质中胶原含量低，胶原纤丝组织得也不是很好。然而，拉曼分析显示其在矿物性质上与对照并无不同[32]。

基因敲除、插入或其他形式修饰（转基因）小鼠的骨骼虽不会骨折，但常出现骨密度降低的表型，这些模型小鼠为人们提供了解矿化过程的机会。例如，骨粘连蛋白缺失小鼠的骨小梁随鼠龄增长而流失，皮质部分不断变薄[33]。骨粘连蛋白是一种尤其在胶原纤维生成调节方面起着重要作用的基质糖蛋白。这些动物在早期会有白内障表现[34]。随着小鼠的生长，相较于野生型，其骨骼扭力变弱（如更易骨折），矿物含量增加，矿物晶体大小及胶原成熟度增大[35]。晶体大小及基质成熟度增大与骨质疏松症患者中看到的情况类似，却与骨质疏松症患者骨骼中矿物含量减少的情况相反[36]。

双链糖蛋白聚糖敲除小鼠的骨骼也随生长而出现骨流失[37]。双链糖蛋白聚糖是一种富亮氨酸的小分子蛋白聚糖，其对胶原纤维生成有调节作用，且能与基质中的生长因子结合。体外，在无纤维性胶原存在时，双链糖蛋白聚糖起着骨骼矿物（羟基磷灰石）成核剂的作用[38]。双链糖蛋白聚糖缺失小鼠的骨骼相较于野生型要弱一些，骨小梁数量减少，矿物含量降低，矿物晶体变大[37]。此种情况与骨质疏松症患者非常相似。双链糖蛋白聚糖缺失表型情况依赖于此基因被敲除小鼠的背景[38]。

以上一些动物模型的结果表明，胶原的组织性对于骨骼的机械性能而言是非常重要的。患有骨发生不全（或称脆骨病，osteogenesis imperfecta，OI）的人和动物的情况则进一步说明了这一点。OI 是一种罕见的出生缺陷疾病，其原因大多是因为影响 I 型胶原形成的基因出现了各种各样的突变，此类胶原是骨骼基质的主要成分[39]。所有 OI 动物模型的骨骼脆性均有增加（骨骼弹性降低，骨折所需能量减少），自发性骨折数量及其严重性则取决于基因突变的方式[40-44]。OI 患者和动物模型骨骼中某些部位上的矿物晶体分布于胶原基质之外[45]。此外，在 OI 患者骨骼中，相较于同龄、同性的健康人群，其矿物晶体数量较少，一般来讲，晶体体积也会小一些，骨骼成分也明显不同于同龄组对照[41,46]。像 OI 患者一样，

OI 小鼠（如果不在围产期死亡的话）的骨折发生率随生长而降低，这与骨质疏松症的情况正相反。事实上，骨质疏松症患者在第一次骨折后一年内发生第二次或第三次骨折的可能性明显增大[47]。

一些骨质减少表型的转基因和基因敲除小鼠在骨骼矿物性质方面也有所表现，但报道中未提及，如白细胞介素-4（IL-4，一种多功能的细胞因子，对不同类型的细胞均有作用）过表达小鼠的成骨细胞的活力降低[48]。这些小鼠（无论雌雄）随着生长而出现"驼背"现象，这不禁使人联想到骨质疏松症妇女，但是，这些小鼠并未出现自发性骨折。小鼠长骨的皮质部分随生长而变厚，椎体的骨小梁也是如此。组织学研究显示，这些小鼠并无骨骼软化症或其他骨骼疾病的迹象，但这些转基因小鼠的骨骼的机械强度有所降低。

类似地，noggin（BMP 的一种拮抗物，在骨细胞中表达[49]）过表达小鼠的成骨细胞的活力随生长而降低。8 月龄小鼠骨骼的骨髓腔增大，骨矿物密度降低，骨骼形成速度下降，成骨细胞及破骨细胞活力减低[50]。当另一种 BMP 拮抗物——骨硬化蛋白（sclerostin，成骨细胞和骨细胞 SOST 基因表达产物）过表达（在一种骨骼特异性促进剂作用下）时，导致小鼠少骨，骨骼中矿物量降低，骨骼的机械承载变弱[51]。

正如其他综述中所讲，敲除高骨密度基因 LRP5 或与其发生作用的因子被破坏，也能导致小鼠骨质减少[52]。当一种干细胞表面抗原蛋白——Sca-1 缺失时，鼠龄长的小鼠会出现与成骨细胞补充不足而非与前成骨细胞成骨失败相关的骨质减少症状[53]。一些调节破骨细胞发生的蛋白因子如护骨因子（osteoprotegerin，OPG）缺失时，动物模型的骨骼会出现骨质疏松症状，骨密度降低[54]。另外，对一些有着骨骼石化性表型的小鼠的骨骼矿物性质则未曾有过分析讨论[55]。

5.2.1.2 非啮齿动物模型

从承载模拟上讲，个体稍大些的动物的骨骼可能与人的更接近，当其卵巢被切除时，这些动物可被用做骨质疏松症模型，因此，人们对一些卵巢切除犬[56]、羊[57]、小型猪[58]及非人灵长类[59]的骨骼进行了分析研究。实验中，这些动物的饮食受到人为控制，它们或卵巢切除或不切除以模拟人的骨质疏松症。在一项目前仍在继续的研究中，羊被分别进行了处理，有的通过饮食诱发其代谢性酸中毒，有的卵巢被切除，有的则既切除卵巢又通过饮食诱导酸中毒。研究结果显示，三种情况的成体羊的骨骼在矿物含量上与对照并无明显不同，但碳酸盐的含量增高，矿物晶体的结晶性更好，胶原的成熟度增大，与人的骨质疏松症情况类似。

非人灵长类动物是唯一一类在野生环境中会发生骨折的动物。这类动物也有月经周期，其骨骼哈弗斯系统与人的类似。在一些加勒比猴子的骨骼中，皮质骨部分的矿物密度和空隙度会随年龄增长而增大，椎体密度和皮质部分的面积随体重而增加[60]。相较于假手术对照组，卵巢切除的食蟹猴的骨流失会加快，骨更新增强，骨骼强度降低[59]。X 射线衍射分析显示，固位猴的颌骨骨密度及矿物性质有明显改变，其骨骼中高密度部分的占比远大于正常情况，矿物晶体尺寸变小[61]。卵巢切除和假手术的年轻食蟹猴的骨密度低于对照组，但晶体尺寸无改变[62]。利用显微红外光谱技术，人们发现卵巢切除猴的松质骨的矿物/基质比降低[63]，这个直接与灰分[64]相关联的参数的值为 5.8±0.2，而对照组为 6.2±0.2（$P \leqslant 0.05$），磷灰石晶体更大、更完美（结晶性更好），晶体中的碳酸/磷酸比更高。类似地，利用同步加速器显微红外光谱技术，Miller 等[65]发现，在卵巢切除后 2 年的猴子的骨骼中，酸性磷酸盐含量增大，胶原结构发生改变，矿化速度降低。即使将人口变化因素考虑进来，这些结果也与骨质疏松症患者的情况非常一致。

5.2.2　骨骼石化症

在人类中，骨骼石化症属于骨骼重塑疾病中的异质组别，其特点是骨密度增加，骨折发生概率增大，归因于骨骼重塑（破骨细胞吸收）缺陷[66]。这类疾病依据遗传、年龄、严重性及临床表现被分为几类，其中包括婴儿恶性常染色体隐性骨骼石化症、中间型常染色体隐性骨骼石化症、成人良性常染色体显性骨骼石化症Ⅰ型和Ⅱ型。

还有一些其他变化类型，如致密性成骨不全，这是一种因组织蛋白酶 K 活力存在缺陷的疾病，可能涉及破骨细胞形成受损，或活力受损，或二者皆有。人们曾利用自然发生和基因改造动物模型来模拟研究各种不同形式的骨骼石化症，以期弄清此类疾病的发病机制，并对一些潜在的处理方法进行科学评估。此外，人们还发现一些有阻断破骨作用的药物，这些药物能诱发动物和人产生骨骼石化性表型。

5.2.2.1　啮齿动物模型

首个得到人们公认的骨骼石化症动物模型由 Marks 及其同事[67]发现，是一个啮齿动物突变体。人们早期观察发现，这些突变动物的牙齿不能正常萌出，其原因是骨骼一出现就会被破骨细胞去除掉。当动物体内的破骨细胞的功能因各种原因而受到损害时，其骨骼表型极为相似，软骨持续矿化，相较于对照组，这些过度矿化组织中的矿物晶体尺寸也较小。例如，*tl/tl* 大鼠（toothless，无齿）[68]骨骼中的晶体大小低于对照，胶原基质的还原性交联略低于正常，稳定性交联、吡啶及脱氧吡啶含量增大，这反映了组织更为成熟。类似地，*ia/ia* 大鼠（incisor-absent，切齿缺失）的颅骨和长骨干骺端的矿物含量高于同龄的对照组[69]，矿化组织中的晶体尺寸也小一些。干骺端的氨基己糖含量增大，这些氨基己糖来自软骨蛋白聚体，进而证实了软骨的持续发生。

op/op 小鼠（osteopetrotic mouse，骨骼石化症小鼠）体内缺乏一种破骨细胞分化必需因子[70]。这些小鼠的骨骼形成能力（成骨细胞活力）减低，在 *tl/tl* 大鼠研究中，人们也注意到这种成骨细胞的变化[71]。研究数据表明，在这些动物模型中，成骨细胞及破骨细胞的活动或许均受到了干扰[72]。相较于对照，这些动物模型的骨骼矿物密度增大，横断面几何图形发生改变，骨骼更脆弱，皮质部分明显变薄[73]。一致死性骨骼石化症婴儿的尸检报告显示，其骨骼中的矿物晶体的尺寸同样也有变小[74]。

与以上这些动物模型相比，*gl/gl*（gray lethal，灰色致死）骨骼石化症小鼠的骨骼石化情况更严重[75,76]，大约 10% 的恶性骨骼石化症婴儿在氯-碳酸氢盐转运体系上存在缺陷[77,78]。氯离子的转运对于破骨细胞介导的胞外基质酸化非常重要，通过酸化过程以便将矿物去除，同时，对于一些溶酶体酶的活性发挥也至关重要。在这个严重变异的生物体中，破骨细胞活力受损，而成骨细胞活力维持正常，这使人们意识到或许可利用氯离子转运机制来治疗骨质疏松症[79]。

包括 *op/op* 小鼠在内的其他一些严重程度稍低的啮齿动物模型之所以出现骨吸收失败，是因为在巨噬细胞集落刺激因子方面存在缺陷[70]。先天性 *oc/oc* 小鼠（osteosclerotic mouse，骨硬化小鼠）的 H^+-ATP 酶 a3 功能亚基（对胞外基质的酸化很重要）缺失[80]，*mi/mi* 小鼠（microphthalmia mouse，小眼畸形小鼠）的也是如此[81]。*op/op* 小鼠的成骨细胞活力有缺陷，矿化受损[70]，而小眼球 *mi/mi* 小鼠则在小眼畸形关联转录因子（MITF）上存在缺陷。这些小鼠的破骨细胞形成能力下降[81]，而骨髓细胞则过表达核因子κB 受体激活剂（RANKL），当这个活化因子与受体发生结合时，激发破骨细胞生成[82]。

另一种骨骼石化症啮齿动物模型则可用来模拟致密性成骨不全症，这是一种与组织蛋白酶 K 缺乏相关联的疾病。在这种疾病中，活泼的破骨细胞内的一种溶酶体半胱氨酸蛋白酶活性有所提高[83]。在对一老一少患有此病的患者的骨骼进行分析时，人们发现，患者骨骼中的矿物颗粒变厚，胶原纤丝上的晶体排列变差，骨小梁结构变形[84]。组织蛋白酶 K 缺失小鼠[85]的基质演替（matrix turnover）不正常，但在矿物去除或矿物增长方面无明显变化。组织蛋白酶 K 缺失小鼠骨骼红外成像（由美国 Mount Sinai Medical School 的 Gelb 和 Schaffler 博士提供）显示，动物不仅在钙化软骨上持续性地高度矿化，而且，矿物晶体的结晶性变差，基质成熟度降低，与数量不多的人体组织活检情况类似，见图 5-2。此外，还有显示表明，这些小鼠的骨骼基质组织混乱，与破骨细胞募集关联的骨骼脆性增加[86]。

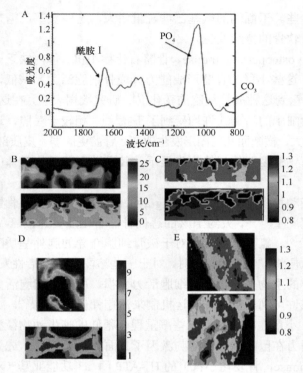

图 5-2　组织蛋白酶 K 去除（KO）小鼠及鼠龄和性别均匹配的野生型（WT）对照小鼠的骨骼傅里叶变换红外（FTIR）成像。（A）来自 WT 小鼠皮质骨中央斑点的红外光谱，示人们可能感兴趣的几个峰。斑点参数分别为矿物/基质比（磷酸盐/酰胺 I 带整体面积）、结晶度（1030 cm^{-1} 和 1020 cm^{-1} 两个亚带的峰高比）、胶原成熟度（1660 cm^{-1} 和 1690 cm^{-1} 两个亚带的峰高比）；（B）WT 型（上）和 KO 型（下）小鼠生长板内矿物/基质比高光谱成像。WT 型小鼠（宽度×高度=250μm×74μm），KO 小鼠（宽度×高度=250μm×50μm）；（C）同一个生长板切片内结晶度高光谱成像。WT 型小鼠（上），KO 小鼠（下）；（D）骨小梁内矿物/基质比高光谱成像。WT 型小鼠（上）（宽度×高度=2000μm×1395μm），KO 小鼠（下）（宽度×高度=370μm×155μm）；（E）皮质骨内结晶度高光谱成像。WT 型小鼠（上）（宽度×高度=310μm×250μm），KO 小鼠（下）。

（彩图请扫封底二维码）

5.2.2.2　其他骨骼石化症动物模型

有报道称，小牛也能患上骨骼石化症[87-89]，鸟类因病毒感染也能引发骨骼石化症样疾病[90,91]，但迄今只有小牛的骨骼力学性能有报道，其特点与人的情况类似[88]，可惜的是，有关矿物性质方面却无说明。

其他一些多与遗传改造而致破骨细胞活力受损的骨骼石化性表型动物模型见表 5-2。骨钙蛋白缺失[92]动物骨骼中矿物性质分析显示，矿物晶体尺寸变小，软骨钙化加大，骨量增加，与骨骼石化性模型相似。唯一一个对矿物性质有描述的

其他敲除是 *c-fos* 敲除模型[95]，在这种动物模型的骨骼中，骨容积增加 5 倍，矿物含量降低，但矿物分布更为均匀。

表 5-2　骨质疏松症与骨骼石化症动物模型

骨质疏松症	参考文献	骨骼石化症	参考文献
卵巢切除小鼠	[22]	天然 *tl/tl* 型大鼠	[68]
自发性骨折小鼠	[29]	天然 *ia/ia* 型大鼠	[69]
类固醇诱导啮齿动物	[25]		
固位啮齿动物	[24]		
快速老化小鼠	[27]	天然 *op/op* 型小鼠	[80]
		天然 *oc/oc* 型小鼠	[81]
		天然 *mi/mi* 型小鼠	[82，83]
		天然 *gl/gl* 型小鼠	[75，76]
卵巢切除猴	[58]	组织蛋白酶 K 去除	[85]
老年猴	[60]	PU.1 去除	[93]
卵巢切除母羊	[57]	c-src 去除	[94]
卵巢切除小型猪	[59]	c-FOS 去除	[95]
卵巢切除犬	[56]	Bcl-2 去除	[96]
双链糖蛋白聚糖敲除	[37]	骨钙素缺失	[98]
骨粘连蛋白去除	[33]	RANL 配体去除	[99]
LRP5 去除	[52]	Fra-1 转基因	[97]
Sca-1 去除	[53]	Klotho 突变小鼠	[100]
IL-4 转基因	[48]	TGF-β 结合蛋白去除	[101]
骨保护素去除	[55]		
Noggin 转基因	[49]	骨骼石化症牛	[87-89]
硬骨素转基因	[51]	骨骼石化症禽类	[90，91]
骨骼发生不全小鼠 Mov13	[40]	过量 BP 处理的 OI 小鼠	[102，103]
oim/oim	[41]		
Brtl	[43]		
fro/fro	[44]		
I 型转基因	[42]		

注：Klotho=生命之线衰老模型；BP=双磷酸盐。

除这些模型外，还有数量不多的几个因药物而引发的与破骨细胞活力抑制关联的石化症例子。有报道称，骨骼石化症与长期服用高剂量抗吸收的双磷酸盐（啮齿动物[102,103]及人[104]）及高剂量植物性雌激素（大鼠[105]）和过量氟化物有关[106]。

5.3 骨质疏松症和骨骼石化症的细胞与分子基础

5.3.1 骨质疏松症

当成骨细胞与破骨细胞间的活力平衡失去时，骨质疏松症就会发生。这种异质性疾病由多种因素诱发，其中包括环境、年龄、生活习惯、激素状态及遗传。遗传分离分析、家族及群体研究、同类系小鼠评价[107,108]确认，骨质疏松症的发生具有基因多态性，其中包括一些维生素 D 受体基因、Ⅰ型胶原基因、白细胞介素基因、Alox（花生四烯酸-脂加氧酶）基因、雌激素受体 α 基因及其他一些基因。同类系小鼠研究显示，其体内存在骨骼脆性及高密度连锁候选基因[108-111]、骨骼脆性关联候选基因[109]，但人体中这些基因只与约 5% 的遗传性骨质疏松症有关联[112]。许多已得到确认的基因参与了 WNT 途径（图 5-3）的调节，此途径影响着成骨细胞及破骨细胞的活力[113,114]。因骨质疏松症是一项复杂性状性疾病，因此，多数情况下，如果只从单遗传缺陷上进行分析是不可能的，也是无意义的。

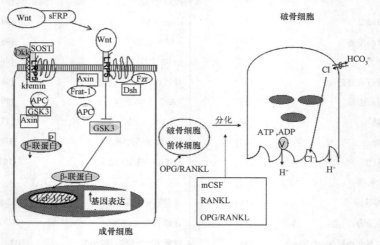

图 5-3 成骨细胞-破骨细胞偶联及经典 Wnt 信号途径。示意图所示的是串联起成骨细胞、破骨细胞活动的一些关键因子。在成骨细胞和前成骨细胞中，Wnt 蛋白结合至跨膜卷曲受体（fzR）和 LRP5/6（低密度脂蛋白受体相关蛋白 5/6）的共受体上，通过过磷酸化使松散蛋白（dsh）激活，进而使β-联蛋白磷酸化并导致糖原合成酶激酶 3（GSK3）、腺瘤性结肠息肉病蛋白（APC）及 Axin 的复合物降解。β-联蛋白的磷酸化（由 GSK3 作用）促进了复合物的降解。积累于胞质中的稳固的β-联蛋白转移至胞核（阴影部分）中，在那里，其与 T 细胞因子/淋巴样增强因子（TCF/LEF）的转录因子作用以调节基因的转录，生成成骨细胞，并抑制成骨细胞和破骨细胞凋亡，提高护骨因子（OPG）/RANKL 的比率，同时压制破骨细胞生成。LRP5/6 共受体的活性受到硬骨素（SOST 基因产物）和 Dkk（Dickkopf 蛋白家族）的抑制。Dkk/LRP 复合物与 kremin（一种蛋白质的名称）的相互作用使复合物内在化而更易降解。为此，为了便于信号转导，应尽量减少 Wnt 共受体的数量。

　　自然界中，虽然通过简单（孟德尔式）遗传突变而引发骨骼表型改变的情况不多，但还是有的，例如，引起单个氨基酸改变的错义突变（mis-sense mutation），这种突变可导致低密度脂蛋白受体关联蛋白 5（low-density lipoprotein receptor-related protein 5，LRP5）的氨基末端发生变化，虽能造成常染色体显性高骨量表型[115]，但无临床表现。然而，此基因敲除小鼠在临床上表现出严重的骨质疏松症，骨量减少，这意味着 LRP5 可能参与了其中[116]。LRP5 和 LRP6 缺失小鼠会出现严重的肢体畸形，骨量甚至更低[117]。最近，大规模的人骨质疏松性骨折研究表明，骨质疏松的发生与 LRP5 和 LRP6 的改变有关[118]。LRP5/6 的突变研究则进一步促进了 WNT/β-catenin 信号途径的分析，使人们对与骨质疏松症关联的遗传缺陷有了更多的了解。

　　不仅在基因敲除和转基因动物模型方面，而且从源自动物模型的成骨细胞及成骨细胞前的祖细胞研究上看，这些基因突变或改变的作用已得到了人们的确认。正如一些文献[119]中评述的那样，通过成骨细胞生成调节因子、调节因子异常情况及成骨细胞和破骨细胞偶联培养等方面的研究，使人们有机会从多个因素上了解骨质疏松症的发病机制。

5.3.2　骨骼石化症

　　研究表明，骨骼石化症的发生与几个基因有关联[66,120]。这些关联基因编码的蛋白质参与了破骨细胞的分化过程，动物模型中已确认的一些基因确实能影响破骨细胞的发生。这些与骨骼石化症有关联的基因见表 5-3。

　　这些基因对破骨细胞数量、活力和（或）功能有调节作用。破骨细胞的发生依赖于 RANKL（receptor activator of nuclear factor κB ligand，核因子 κB 受体活化因子配体）系统和巨噬细胞集落刺激因子[82]。成骨细胞产生 RANK 配体，这些配体通过与破骨形成细胞上的受体结合从而激活破骨细胞的形成与发育。成骨细胞同时还能分泌一种可溶性因子——OPG，通过 OPG 与上述受体结合以阻止破骨细胞的发生，这是成骨细胞、破骨细胞偶联的一部分。此外，骨骼中的一些基质蛋白对于骨骼表面破骨细胞的聚集也很重要。一旦聚集至骨骼表面，破骨细胞通过分泌盐酸和蛋白酶（组织蛋白酶、基质金属蛋白酶等）以降解骨骼矿物和骨骼有机基质[134]。骨骼矿物被盐酸溶解，通过碳酸氢盐/氯化物通道，经膜蛋白 OSM1 亲和及液泡 H^+-ATP 酶作用，矿物被移除。基质金属蛋白酶连同组织蛋白酶 K 一起作用将有机基质去除。这些蛋白质的释放对于骨骼表面上的成骨细胞的聚集与分化非常重要。这些聚集起来的成骨细胞随后进入破骨细胞形成的小坑中。因此，就出现了一个形成与吸收的"循环"，因破骨细胞作用而自基质中释放出来的一些因

表 5-3　各种不同类型骨骼石化症的分子基础

突变基因	描述	模型	疾病特征	参考文献
TCIRG1[a]	V 型 H^+-ATP 酶α_3亚基	人	隐性骨骼石化	121
Atp6 I[a]	液泡型质子泵 H^+转移（1 号）	小鼠	严重骨骼石化	122
116 kDa 的 V-ATP 酶基因[a]	116 kDa 破骨细胞特异性液泡型质子 ATP 酶亚基	小鼠、人	常染色体隐性致死	123，124
Syk	Syk 酪胺酸激酶	小鼠	骨骼石化	125
D11S1889	?还与肌肉功能有关	人	常染色体显性全身骨硬化，头盖骨最明显，无骨折	126
TRAP5b	破骨细胞源性血清抗酒石酸酸性磷酸酶 5b	人	Albers-Schonberg 病	127
CICN7	氯通道 7	人、小鼠	Albers-Schonberg 病（常染色体显性骨骼石化症 II）、大型无效破骨细胞灰色致死性小鼠	127，129
OSTM1	与骨骼石化症关联的跨膜蛋白 1	人、小鼠	Albers-Schonberg 病	128
CA II	碳酸酐酶 2	人	头盖骨增厚、远端肾小管酸中毒、骨折增多	130
CSF	巨噬细胞刺激因子	小鼠	巨噬细胞和破骨细胞缺乏	131
CATK	组织蛋白酶 K	小鼠、人	致密性骨发育不全	83-85，132，133
GL	灰色致死	小鼠、人	严重、幼年发作、干骺端增厚	78

a 破骨细胞液泡型 H^+-ATP 酶（V 型 H^+-ATP 酶）质子泵 116 kDa 亚基也指 ATP6i、TGIRGI、α_3。

子。例如，甲状旁腺素（parathyroid hormone，PTH）、甲状旁腺素关联多肽（parathyroid hormone-related peptide，PTHrP）、前列腺素、维生素 D 及各种各样的生长和转录因子激发成骨细胞前体细胞形成新的骨骼基质，这些骨骼基质随后再矿化。

5.4　骨质疏松症和骨骼石化症中的生物矿化

骨质疏松症及骨骼石化症临床前模型检查揭示，一般而言，患者骨骼的矿物（和力学）性（质）能与年龄、性别相当的对照组有明显不同。事实上，骨骼石化症是一种由破骨细胞活力缺陷主导的疾病，这使人们不由地产生出一种骨骼为何受损的想法。最有可能的答案是：成骨细胞活力与破骨细胞活力间存在偶联，当破骨细胞不能移除骨骼时，聚集成骨细胞以沉积形成新骨骼（胶原及矿物）的一些因子将不会被释放出来。因此，无论是成骨细胞还是破骨细胞的活力均有下降，但也有例外，如氯通道缺陷。组织培养研究显示，由这种缺陷中分离得到的成骨细胞或骨髓基质细胞仍能以一种正常方式形成骨骼。不过，即使当成骨细胞活力下降时，仍可能有一些额外骨骼形成，这些骨骼更多地沉积于钙化的软骨骨刺上而不是新形成的类骨质上，结果造成矿物晶体尺寸更小，且基质中富含软骨蛋白。

在骨质疏松症中，类似争议也有。人们很难断定出哪种情况先出现，已有的成骨细胞与重塑速度不匹配，重构速度跟不上移除速度，或者说，二次矿化完成前移除矿化不良新基质的破骨细胞的形成速度下降。无论是哪种情况，均形成了恶性循环，因为任何新形成的矿化组织均被迅速移除，而留下来的则是一些带有大颗粒的旧基质。

骨质疏松症和骨骼石化症中的矿物沉积机制可能与正常个体（其他章节中有论述）中的情况相同。成骨细胞沉积有机基质（主要是胶原），一些与胶原有关联的非胶原性蛋白为矿物晶体的首次沉积提供成核位点，其他一些蛋白质则对这些晶体的生长进行调节。细胞调控着局部位置上的钙、磷及氢氧离子的浓度，并决定何种比例下矿物晶体可以形成。正常情况下，矿物形成与移除之间是平衡的。只有当这些细胞的活力失衡时，如在骨质疏松症和骨骼石化症中，机制受到损害，骨骼性质也随之发生改变。

参 考 文 献

1　N.E. Lane, *Am. J. Obstet. Gynecol.* **2006**, *194*, S3–S11.

2　St. Jude's Hospital Web Site, **2005**, http://www.stjude.org/print/ 0,2510,404_2166_2944,00.html.

3　J. Bollerslev, *Clin. Genet.* **1987**, *31*, 86–90.

4　J. Bollerslev, P.E. Andersen, Jr., *Acta Orthop. Scand.* **1989**, *60*, 110–112.

5　J. Carolino, J.A. Perez, A. Popa, *Am. Fam. Physician.* **1998**, *57*, 1293–1296.

6　Y. Gong, M. Vikkula, L. Boon, J. Liu, P. Beighton, R. Ramesar, L. Peltonen, H. Somer, T. Hirose, B. Dallapiccola, A. De Paepe, W. Swoboda, B. Zabel, A. Superti-Furga, B. Steinmann, H.G. Brunner, A. Jans, R.G. Boles, W. Adkins, M.J. van den Boogaard, B.R. Olsen, M.L. Warman, *Am. J. Hum. Genet.* **1996**, *59*, 146–151.

7　H. Hartikka, O. Makitie, M. Mannikko, A.S. Doria, A. Daneman, W.G. Cole, L. Ala-Kokko, E.B. Sochett, *J. Bone Miner. Res.* **2005**, *20*, 783–789.

8　O. Makitie, A.S. Doria, F. Henriques, W.G. Cole, S. Compeyrot, E. Silverman, R. Laxer, A. Daneman, E.B. Sochett, *J. Pediatr.* **2005**, *146*, 395–401.

9　J. Dwyer, *Am. J. Clin. Nutr.* **2006**, *83*, 415S–420S.

10　F. Lazner, M. Gowen, D. Pavasovic, I. Kola, *Hum. Mol. Genet.* **1999**, *8*, 1839–1846.

11　H.C. Blair, L.J. Robinson, M. Zaidi, *Biochem. Biophys. Res. Commun.* **2005**, *328*, 728–738.

12　G. Russell, G. Mueller, C. Shipman, P. Croucher, *Novartis Found. Symp.* **2001**, *232*, 251–267.

13　C.G. Keith, *Arch. Ophthal.* **1968**, *79*, 234–241.

14　P. Maroteaux, M. Lamy, *JAMA* **1965**, *191*, 715–717.

15　A.L. Boskey, in: S.C. Cowin (Ed.), *Bone Biomechanics*, 3rd edn. CRC Press, Boca Raton, FL, **2001**, pp. 5.1–5.34.

16　M.C. van der Meulen, K.J. Jepsen, B. Mikic, *Bone* **2001**, *29*, 101–104.

17　A. Boskey, R. Mendelsohn, *J. Biomed. Opt.* **2005**, *10*, 031102–031105.

18　A.L. Boskey, R. Mendelsohn, *Vib. Spectrosc.* **2005**, *38*, 107–114.

19　A. Carden, M.D. Morris, *J. Biomed. Opt.* **2000**, *5*, 259–268.

20　L.P. Schot, A.H. Schuurs, *J. Steroid Biochem. Mol. Biol.* **1990**, *37*, 461–465.

21 D.N. Kalu, *Bone Miner.* **1991**, *15*, 175–191.

22 W.S. Jee, W. Yao, *J. Musculoskelet. Neuronal. Interact.* **2001**, *1*, 193–207.

23 C.M. Bagi, S.C. Miller, B.M. Bowman, G.L. Blomstrom, E.P. France, *Bone* **1992**, *13*, 35–40.

24 L. Vico, *J. Bone Miner. Res.* **2003**, *18*, 561–569.

25 S.C. Manolagas, R.S. Weinstein, *J. Bone Miner. Res.* **1999**, *14*, 1061–1066.

26 N.E. Lane, W. Yao, M. Balooch, R.K. Nalla, G. Balooch, S. Habelitz, J.H. Kinney, L.F. Bonewald, *J. Bone Miner. Res.* **2006**, *21*, 466–476.

27 T. Takeda, M. Hosokawa, K. Higuchi, M. Hosono, I. Akiguchi, H. Katoh, *Arch. Gerontol. Geriatr.* **1994**, *19*, 185–192.

28 M.J. Silva, M.D. Brodt, Z. Fan, J.Y. Rho, *J. Biomech.* **2004**, *37*, 1639–1646.

29 S. Mohan, A. Kapoor, A. Singgih, Z. Zhang, T. Taylor, H. Yu, R.B. Chadwick, Y.S. Chung, L.R. Donahue, C. Rosen, G.C. Crawford, J. Wergedal, D.J. Baylink, *J. Bone Miner. Res.* **2005**, *20*, 1597–1610.

30 B. Bar-Shira-Maymon, R. Coleman, A. Cohen, E. Steinhagen-Thiessen, M. Silbermann, *Calcif. Tissue Int.* **1989**, *44*, 36–45.

31 M.J. Silva, M.D. Brodt, M. Ko, Y. Abu-Amer, *J. Bone Miner. Res.* **2005**, *20*, 419–427.

32 M.J. Silva, M.D. Brodt, B. Wopenka, S. Thomopoulos, D. Williams, M.H. Wassen, M. Ko, N. Kusano, R.A. Bank, *J. Bone Miner. Res.* **2006**, *21*, 78–88.

33 A.M. Delany, M. Amling, M. Priemel, C. Howe, R. Baron, E. Canalis, *J. Clin. Invest.* **2000**, *105*, 915–923.

34 D.T. Gilmour, G.J. Lyon, M.B. Carlton, J.R. Sanes, J.M. Cunningham, J.R. Anderson, B.L. Hogan, M.J. Evans, W.H. Colledge, *EMBO J.* **1998**, *17*, 1860–1870.

35 A.L. Boskey, D.J. Moore, M. Amling, E. Canalis, A.M. Delany, *J. Bone Miner. Res.* **2003**, *18*, 1005–1011.

36 D. Faibish, S.M. Ott, A.L. Boskey, *Clin. Orthop. Relat. Res.* **2006**, *443*, 28–38.

37 T. Xu, P. Bianco, L.W. Fisher, G. Longenecker, E. Smith, S. Goldstein, J. Bonadio, A. Boskey, A.M. Heegaard, B. Sommer, K. Satomura, P. Dominguez, C. Zhao, A.B. Kulkarni, P.G. Robey, M.F. Young, *Nat. Genet.* **1998**, *20*, 78–82.

38 A.L. Boskey, M.F. Young, T. Kilts, K. Verdelis, *Cells Tissues Organs.* **2005**, *181*, 144–153.

39 S. Viguet-Carrin, P. Garnero, P.D. Delmas, *Osteoporosis Int.* **2006**, *17*, 319–336.

40 K.J. Jepsen, M.B. Schaffler, J.L. Kuhn, R.W. Goulet, J. Bonadio, S.A. Goldstein, *J. Biomech.* **1997**, *30*, 1141–1147.

41 N.P. Camacho, L. Hou, T.R. Toledano, W.A. Ilg, C.F. Brayton, C.L. Raggio, L. Root, A.L. Boskey, *J. Bone Miner. Res.* **1999**, *14*, 264–272.

42 R. Pereira, J.S. Khillan, H.J. Helminen, E.L. Hume, D.J. Prockop, *J. Clin. Invest.* **1993**, *91*, 709–716.

43 K.M. Kozloff, A. Carden, C. Bergwitz, A. Forlino, T.E. Uveges, M.D. Morris, J.C. Marini, S.A. Goldstein, *J. Bone Miner. Res.* **2004**, *19*, 614–622.

44 D.O. Sillence, H.E. Ritchie, T. Dibbayawan, D. Eteson, K. Brown, *Am. J. Med. Genet.* **1993**, *45*, 276–283.

45 W. Traub, T. Arad, U. Vetter, S. Weiner, *Matrix Biol.* **1994**, *14*, 337–345.

46 U. Vetter, E.D. Eanes, J.B. Kopp, J.D. Termine, P.G. Robey, *Calcif. Tissue Int.* **1991**, *49*, 248–250.

47 J.Y. Reginster, N. Burlet, *Bone* **2006**, *38*, S4–S9.

48 D.B. Lewis, H.D. Liggitt, E.L. Effmann, S.T. Motley, S.L. Teitelbaum, K.J. Jepsen, S.A. Goldstein, J. Bonadio, J. Carpenter, R.M. Perlmutter, *Proc. Natl. Acad. Sci. USA* **1993**, *90*, 11618–11622.

49 E. Abe, *J. Bone Miner. Res.* **2000**, *15*, 663–673.

50 X.B. Wu, Y. Li, A. Schneider, W. Yu, G. Rajendren, J. Iqbal, M. Yamamoto, M. Alam, L.J. Brunet, H.C. Blair, M. Zaidi, E. Abe, *J. Clin. Invest.* **2003**, *112*, 924–934.

51 D.G. Winkler, M.K. Sutherland, J.C.

Geoghegan, C. Yu, T. Hayes, J.E. Skonier, D. Shpektor, M. Jonas, B.R. Kovacevich, K. Staehling-Hampton, M. Appleby, M.E. Brunkow, J.A. Latham, *EMBO J.* **2003**, *22*, 6267–6276.

52 S.L. Ferrari, S. Deutsch, S.E. Antonarakis, *Curr. Opin. Lipidol.* **2005**, *16*, 207–214.

53 M. Bonyadi, S.D. Waldman, D. Liu, J.E. Aubin, M.D. Grynpas, W.L. Stanford, *Proc. Natl. Acad. Sci. USA* **2003**, *100*, 5840–5845.

54 N. Bucay, I. Sarosi, C.R. Dunstan, S. Morony, J. Tarpley, C. Capparelli, S. Scully, H.L. Tan, W. Xu, L.D. Lacey, W.J. Boyle, W.S. Simonet, *Genes Dev.* **1998**, *12*, 1260–1268.

55 P. Pogoda, M. Priemel, A.F. Schilling, M. Gebauer, P. Catala-Lehnen, F. Barvencik, F.T. Beil, C. Munch, M. Rupprecht, C. Muldner, J.M. Rueger, T. Schinke, M. Amling, *J. Bone Miner. Metab.* **2005**, *23*(Suppl.), 97–102.

56 M.C. Monier-Faugere, Z. Geng, Q. Qi, I. Arnala, H.H. Malluche, *J. Bone Miner. Res.* **1996**, *11*, 446–455.

57 A.S. Turner, *Vet. J.* **2002**, *163*, 232–239.

58 L. Mosekilde, S.E. Weisbrode, J.A. Safron, H.F. Stills, M.L. Jankowsky, D.C. Ebert, C.C. Danielsen, C.H. Sogaard, A.F. Franks, M.L. Stevens, *Bone* **1993**, *14*, 379–382.

59 C.P. Jerome, P.E. Peterson, *Bone* **2001**, *29*, 1–6.

60 M.D. Grynpas, B. Huckell, K.P. Pritzker, R.G. Hancock, M.J. Kessler, *P. R. Health Sci. J.* **1989**, *8*, 197–204.

61 M.D. Grynpas, P. Patterson-Allen, D.J. Simmons, *Calcif. Tissue Int.* **1986**, *39*, 57–62.

62 K. Lundon, M. Dumitriu, M. Grynpas, *Bone Miner.* **1994**, *24*, 135–149.

63 S.J. Gadeleta, A.L. Boskey, E. Paschalis, C. Carlson, F. Menschik, T. Baldini, M. Peterson, C.M. Rimnac, *Bone* **2000**, *27*, 541–550.

64 D. Pienkowski, T.M. Doers, M.C. Monier-Faugere, Z. Geng, N.P. Camacho, A.L. Boskey, H.H. Malluche, *J. Bone Miner. Res.* **1997**, *12*, 1936–1943.

65 L.M. Miller, J. Tibrewala, C.S. Carlson, *Cell Mol. Biol. (Noisy-le-grand)* **2000**, *46*, 1035–1044.

66 W. Balemans, L. Van Wesenbeeck, W. Van Hul, *Calcif. Tissue Int.* **2005**, *77*, 263–274.

67 S.C. Marks, Jr., *Clin. Orthop. Relat. Res.* **1984**, *189*, 239–263.

68 A. Wojtowicz, A. Dziedzic-Goclawska, A. Kaminski, W. Stachowicz, K. Wojtowicz, S.C. Marks, Jr., M. Yamauchi, *Bone* **1997**, *20*, 127–132.

69 A.L. Boskey, S.C. Marks, Jr., *Calcif Tissue Int.* **1985**, *37*, 287–292.

70 N. Sakagami, N. Amizuka, M. Li, K. Takeuchi, M. Hoshino, M. Nakamura, K. Nozawa-Inoue, N. Udagawa, T. Maeda, *Micron* **2005**, *36*, 688–695.

71 M.E. Jackson, V. Shalhoub, J.B. Lian, G.S. Stein, S.C. Marks, Jr., *J. Cell Biochem.* **1994**, *55*, 366–372.

72 T.J. Martin, N.A. Sims, *Trends Mol. Med.* **2005**, *11*, 76–81.

73 J. Tuukkanen, A. Koivukangas, T. Jamsa, K. Sundquist, C.A. Mackay, S.C. Marks, Jr., *J. Bone Miner. Res.* **2000**, *15*, 1905–1911.

74 A. Boskey, *Crit. Rev. Eukaryot. Gene Expr.* **2003**, *13*, 109–116.

75 U. Kornak, D. Kasper, M.R. Bösl, E. Kaiser, M. Schweizer, A. Schulz, W. Friedrich, G. Delling, T.J. Jentsch, *Cell* **2001**, *104*, 205–215.

76 N. Chalhoub, N. Benachenhou, V. Rajapurohitam, M. Pata, M. Ferron, A. Frattini, A. Villa, J. Vacher, *Nat. Med.* **2003**, *9*, 399–406.

77 A. Ramirez, J. Faupel, I. Goebel, A. Stiller, S. Beyer, C. Stockle, C. Hasan, U. Bode, U. Kornak, C. Kubisch, *Hum. Mutat.* **2004**, *23*, 471–476.

78 P. Quarello, M. Forni, L. Barberis, C. Defilippi, M.F. Campagnoli, L. Silvestro, A. Frattini, N. Chalhoub, J. Vacher, U. Ramenghi, *J. Bone Miner. Res.* **2004**, *19*, 1194–1199.

79 S. Schaller, K. Henriksen, M.G. Sorensen, M.A. Karsdal, *Drug News Perspect.* **2005**, *18*, 489–495.

80 J.C. Scimeca, A. Franchi, C. Trojani, H. Parrinello, J. Grosgeorge, C. Robert, O. Jaillon, C. Poirier, P. Gaudray, G.F. Carle, *Bone* **2000**, *26*, 207–213.

81 K. Roundy, R. Smith, J.J. Weis, J.H. Weis. *I. Bone Miner. Res.* **2003**. *18*.

278–288.

82 T. Wada, T. Nakashima, N. Hiroshi, J.M. Penninger, *Trends Mol. Med.* **2006**, *12*, 17–25.

83 W.S. Hou, D. Bromme, Y. Zhao, E. Mehler, C. Dushey, H. Weinstein, C.S. Miranda, C. Fraga, F. Greig, J. Carey, D.L. Rimoin, R.J. Desnick, B.D. Gelb, *J. Clin. Invest.* **1999**, *103*, 731–738.

84 N. Fratzl-Zelman, A. Valenta, P. Roschger, A. Nader, B.D. Gelb, P. Fratzl, K. Klaushofer, *J. Clin. Endocrinol. Metab.* **2004**, *89*, 1538–1547.

85 M. Gowen, F. Lazner, R. Dodds, R. Kapadia, J. Feild, M. Tavaria, I. Bertoncello, F. Drake, S. Zavarselk, I. Tellis, P. Hertzog, C. Debouck, I. Kola, *J. Bone Miner. Res.* **1999**, *14*, 1654–1663.

86 C.Y. Li, K.J. Jepsen, R.J. Majeska, J. Zhang, R. Ni, B.D. Gelb, M.B. Schaffler, *J. Bone Miner. Res.* **2006**, *21*, 865–875.

87 H.W. Leipold, J.E. Cook, *Am. J. Pathol.* **1977**, *86*, 745–748.

88 R.B. Ashman, W.C. Van Buskirk, S.C. Cowin, P.M. Sandborn, M.K. Wells, J.C. Rice, *Calcif. Tissue Int.* **1985**, *37*, 73–76.

89 D.C. Wolf, W.G. Van Alstine, *J. Vet. Diagn. Invest.* **1989**, *1*, 262–264.

90 E.V. Schmidt, R.E. Smith, *Am. J. Pathol.* **1982**, *106*, 297–299.

91 R.E. Smith, *Curr. Top Microbiol. Immunol.* **1982**, *101*, 75–94.

92 R. Michael McClain, E. Wolz, A. Davidovich, F. Pfannkuch, J.A. Edwards, J. Bausch, *Food Chem. Toxicol.* **2006**, *44*, 56–80.

93 M.M. Tondravi, S.R. McKercher, K. Anderson, J.M. Erdmann, M. Quiroz, R. Maki, S.L. Teitelbaum, *Nature* **1997**, *386*, 81–84.

94 P. Soriano, C. Montgomery, R. Geske, A. Bradley, *Cell* **1991**, *64*, 693–702.

95 O. Jacenko, *BioEssays* **1995**, *17*, 277–281.

96 G.G. McGill, M. Horstmann, H.R. Widlund, J. Du, G. Motyckova, E.K. Nishimura, Y.L. Lin, S. Ramaswamy, W. Avery, H.F. Ding, S.A. Jordan, I.J. Jackson, S.J. Korsmeyer, T.R. Golub, D.E. Fisher, *Cell* **2002**, *109*, 707–718.

97 P. Roschger, K. Matsuo, B.M. Misof, W. Tesch, W. Jochum, E.F. Wagner, P. Fratzl, K. Klaushofer, *Bone* **2004**, *34*, 776–782.

98 A.L. Boskey, S. Gadaleta, C. Gundberg, S.B. Doty, P. Ducy, G. Karsenty, *Bone* **1998**, *23*, 187–196.

99 Y.Y. Kong, H. Yoshida, I. Sarosi, H.L. Tan, E. Timms, C. Capparelli, S. Morony, A.J. Oliveira-dos-Santos, G. Van, A. Itie, W. Khoo, A. Wakeham, C.R. Dunstan, D.L. Lacey, T.W. Mak, W.J. Boyle, J.M. Penninger, *Nature* **1999**, *397*, 315–323.

100 T. Yamashita, I. Sekiya, N. Kawaguchi, K. Kashimada, A. Nifuji, Y.I. Nabeshima, M. Noda, *J. Endocrinol.* **2001**, *168*, 347–351.

101 B. Dabovic, R. Levasseur, L. Zambuto, Y. Chen, G. Karsenty, D.B. Rifkin, *Bone* **2005**, *37*, 25–31.

102 R. Schenk, W.A. Merz, R. Muhlbauer, R.G. Russell, H. Fleisch, *Calcif. Tissue Res.* **1973**, *11*, 196–214.

103 N.P. Camacho, C.L. Raggio, S.B. Doty, L. Root, V. Zraick, W.A. Ilg, T.R. Toledano, A.L. Boskey, *Calcif. Tissue Int.* **2001**, *69*, 94–101.

104 M.P. Whyte, D. Wenkert, K.L. Clements, W.H. McAlister, S. Mumm, *N. Engl. J. Med.* **2003**, *349*, 457–463.

105 R. Michael McClain, E. Wolz, A. Davidovich, F. Pfannkuch, J.A. Edwards, J. Bausch, *Food Chem. Toxicol.* **2006**, *44*, 56–80.

106 M. Grynpas, *Calcif. Tissue Int.* **1993**, *Suppl. 1*, S57–S64.

107 Q.Y. Huang, R.R. Recker, H.W. Deng, *Osteoporos. Int.* **2003**, *14*, 701–715.

108 R.F. Klein, J. Allard, Z. Avnur, T. Nikolcheva, D. Rotstein, A.S. Carlos, M. Shea, R.V. Waters, J.K. Belknap, G. Peltz, E.S. Orwoll, *Science* **2004**, *303*, 229–232.

109 Y. Yershov, T.H. Baldini, S. Villagomez, T. Young, M.L. Martin, R.S. Bockman, M.G. Peterson, R.D. Blank, *J. Bone Miner. Res.* **2001**, *16*, 992–1003.

110 M. Shimizu, K. Higuchi, S. Kasai, T. Tsuboyama, M. Matsushita, T. Matsumura, S. Okudaira, M. Mori, A. Koizumi, T. Nakamura, M. Hosokawa, *Mamm. Genome* **2002**, *13*,

335–340.

111 W. Gu, X. Li, K.H. Lau, B. Edderkaoui, L.R. Donahae, C.J. Rosen, W.G. Beamer, K.L. Shultz, A. Srivastava, S. Mohan, D.J. Baylink, *Funct. Integr. Genomics* **2002**, *1*, 375–386.

112 F.M. Williams, T.D. Spector, *J. Musculoskelet. Neuronal Interact.* **2006**, *6*, 27–35.

113 D.A. Glass, II, P. Bialek, J.D. Ahn, M. Starbuck, M.S. Patel, H. Clevers, M.M. Taketo, F. Long, A.P. McMahon, R.A. Lang, G. Karsenty, *Dev. Cell* **2005**, *8*, 751–764.

114 V. Krishnan, H.U. Bryant, O.A. Macdougald, *J. Clin. Invest.* **2006**, *116*, 1202–1209.

115 L. Van Wesenbeeck, E. Cleiren, J. Gram, R.K. Beals, O. Benichou, D. Scopelliti, L. Key, T. Renton, C. Bartels, Y. Gong, M.L. Warman, M.C. De Vernejoul, J. Bollerslev, W. Van Hul, *Am. J. Hum. Genet.* **2003**, *72*, 763–771.

116 M. Kato, M.S. Patel, R. Levasseur, I. Lobov, B.H. Chang, D.A. Glass, II, C. Hartmann, L. Li, T.H. Hwang, C.F. Brayton, R.A. Lang, G. Karsenty, L. Chan, *J. Cell Biol.* **2002**, *157*, 303–314.

117 S.L. Holmen, T.A. Giambernardi, C.R. Zylstra, B.D. Buckner-Berghuis, J.H. Resau, J.F. Hess, V. Glatt, M.L. Bouxsein, M. Ai, M.L. Warman, B.O. Williams, *J. Bone Miner. Res.* **2004**, *19*, 2033–2040.

118 J.B. van Meurs, F. Rivadeneira, M. Jhamai, W. Hugens, A. Hofman, J.P. van Leeuwen, H.A. Pols, U.A. Gitterlinden, *J. Bone Miner. Res.* **2006**, *21*, 141–150.

119 D. Rowe, A. Lichtler, *Endocrine* **2002**, *17*, 67–75.

120 C. Sobacchi, A. Frattini, P. Orchard, O. Porras, I. Tezcan, M. Andolina, R. Babul-Hirji, I. Baric, N. Canham, D. Chitayat, S. Dupuis-Girod, I. Ellis, A. Etzioni, A. Fasth, A. Fisher, B. Gerritsen, V. Gulino, E. Horwitz, V. Klamroth, E. Lanino, M. Mirolo, A. Musio, G. Matthijs, S. Nonomaya, L.D. Notarangelo, H.D. Ochs, A. Superti Furga, J. Valiaho, J.L. van Hove, M. Vihinen, D. Vujic, P.

Vezzoni, A. Villa, *Hum. Mol. Genet.* **2001**, *10*, 1767–1777.

121 A. Frattini, P.J. Orchard, C. Sobacchi, S. Giliani, M. Abinun, J.P. Mattsson, D.J. Keeling, A.K. Andersson, P. Wallbrandt, L. Zecca, L.D. Notarangelo, P. Vezzoni, A. Villa, *Nat. Genet.* **2000**, *25*, 343–346.

122 Y.P. Li, W. Chen, Y. Liang, E. Li, P. Stashenko, *Nat. Genet.* **1999**, *23*, 447–451.

123 J.C. Scimeca, A. Franchi, C. Trojani, H. Parrinello, J. Grosgeorge, C. Robert, O. Jaillon, C. Poirier, P. Gaudray, G.F. Carle, *Bone* **2000**, *26*, 207–213.

124 K.U. Ogbureke, Q. Zhao, Y.P. Li, *Front. Biosci.* **2005**, *10*, 2940–2954.

125 A. Mocsai, M.B. Humphrey, J.A. Van Ziffle, Y. Hu, A. Burghardt, S.C. Spusta, S. Majumdar, L.L. Lanier, C.A. Lowell, M.C. Nakamura, *Proc. Natl. Acad. Sci. USA* **2004**, *101*, 6158–6163.

126 E. Van Hul, J. Gram, J. Bollerslev, L. Van Wesenbeeck, D. Mathysen, P.E. Andersen, F. Vanhoenacker, W. Van Hul, *J. Bone Miner. Res.* **2002**, *17*, 1111–1117.

127 S.L. Alatalo, K.K. Ivaska, S.G. Waguespack, M.J. Econs, H.K. Vaananen, J.M. Halleen, *Clin. Chem.* **2004**, *50*, 883–890.

128 P.F. Lange, L. Wartosch, T.J. Jentsch, J.C. Fuhrmann, *Nature* **2006**, *440*, 220–223.

129 U. Kornak, A. Ostertag, S. Branger, O. Benichou, M.C. de Vernejoul, *J. Clin. Endocrinol. Metab.* **2006**, *91*, 995–1000.

130 K.J. Borthwick, N. Kandemir, R. Topaloglu, U. Kornak, A. Bakkaloglu, N. Yordam, S. Ozen, H. Mocan, G.N. Shah, W.S. Sly, F.E. Karet, *J. Med. Genet.* **2003**, *40*, 115–121.

131 W. Wiktor-Jedrzejczak, A. Bartocci, A.W. Ferrante, Jr., A. Ahmed-Ansari, K.W. Sell, J.W. Pollard, E.R. Stanley, *Proc. Natl. Acad. Sci. USA* **1990**, *87*, 4828–4832.

132 G. Motyckova, D.E. Fisher, *Curr. Mol. Med.* **2002**, *2*, 407–421.

133 P. Saftig, E. Hunziker, O. Wehmeyer, S. Jones, A. Boyde, W. Rommer-

skirch, J.D. Moritz, P. Schu, K. von
Figura, *Proc. Natl. Acad. Sci. USA*
1998, *95*, 13453–13458.
134 K. Henriksen, M.G. Sorensen, R.H.

Nielsen, J. Gram, S. Schaller, M.H.
Dziegiel, V. Everts, J. Bollerslev, M.A.
Karsdal, *J. Bone Miner. Res.* **2006**, *21*,
58–66.

第6章   仿生性骨骼替代材料

6.1   临床需求的骨骼替代材料

很多情况下缺损的骨骼在临床上必须更换替代,最典型的情况为复杂性骨折、骨肿瘤外植、假体周围骨丢失、掉牙或拔牙致颌骨周围骨丢失的时候[1-5]。在所有这些情况下,骨缺损必须用一些机械性能足够稳定的适合材料填补,且不能有不良的化学性反应(如酸或有毒金属释放)和不良的生物性反应(如发炎或过敏)。最理想的情况是替代材料可自然降解,由新长成的骨骼取代,缺损的地方最终完全恢复。需注意的是,作为活组织的骨骼会经历一个持续矿化过程,即所谓的重塑过程,也就是说,破骨细胞不断吸收旧骨骼,成骨细胞则同时形成新骨骼[6]。因此,这个新骨取代植体的过程必建立在一个如同健康骨骼中那般矿化的基础上。

因此,最直截了当的方法是患者自体移植,从原部位(供体部位)取出再植入缺损部位。通常,这样的移植身体很容易接受,且能快速地与周围的骨骼组织整合为一体。因此,这个自体骨移植在临床医学上常被称为"黄金标准"。然而,事实上人体中没有多余的骨骼备用(通常,临床上多用髂骨取骨),而且,有时移植骨会被快速吸收(快于新骨的生长),因此这种方法的使用也受到一定限制,与此同时,移植需要手术,必给患者带来疼痛,这也是另一个不可避免的限制因素。

因临床上的高需求,各种不同的合成或半合成材料被用于了骨缺损治疗。来自其他供体的骨骼(骨库,即所谓的同种异体移植)也可被移植,但因不良免疫反应的抑制需求及防止传染病传播使其应用也受到限制。不过,同种异体移植在临床上一直占有相当大的比例,因为,事实上常有一些"备用骨骼"可用,例如,人工髋关节植入时留下的一些股骨头。

另一种方法是从动物身上移植骨骼,即所谓的异种异体移植,这种潜在供体供应是无限的。然而,如果考虑到免疫反应及传染问题(这种情况更加严重),因此,异种骨骼只有在经过了广泛的化学和(或)热处理后方能使用,以排除所有有害生物物质带来的危害。因此,全合成生物材料骨骼替代品的潜力巨大,其能满足所有力学、化学及生物学方面的要求。如此对经济利好的机会使得许多不同的生物材料被研发应用。

6.2　用于骨骼替代的合成材料

材料科学是一门发展势头良好的学科领域，在最近的几年中，许多材料被作为骨骼替代品，这些材料或多或少地与原材料——骨骼间有着某种生物学上的联系。作为骨骼替代品的材料必须具备以下主要特点：

1）足够的机械稳定性，理想情况下，需与骨骼一致。稳定性低的材料可导致植入点崩裂和不期望的失稳。反之，高稳定性材料，其高刚性（高弹性模量）会造成植体周围的骨骼出现应力遮蔽（stress-shielding）效应，并有潜在的骨丢失风险。

2）适合于生物要求的生物降解性，即材料允许新骨骼足够快地生长至植入点内，但还不能过快至形成一些机械上的弱点。理想情况是，植入体和内生骨骼的联合机械强度最好能在整个再生过程中保持不变。

3）很高的空隙率，允许骨组织在再生过程中从内部生长。这就要求孔眼大小在几百微米之内，非常适合于细胞侵入[7]。为了便于骨骼内生，孔眼最好是相互连接的（而不是各自孤立），如同自然骨一般。

4）因腐蚀或降解而释放的物质不会产生任何化学或生物性刺激。一些典型的化学不良反应包括聚乳酸降解释放乳酸和镍材料释放免疫原性金属离子。

5）无生物性不良物质释放，例如免疫原性物质（蛋白质）、感染物（病毒、细菌）或有毒物质。

6）为满足外科医生的要求，手术中，植入体应尽可能地调整形状。基于骨骼缺损几何形状预分析（通过 micro CT），手术之前应尽可能地对植入体形状有一个预判。

7）具有良好的灭菌性、保存性及加工性。

8）价格低至允许临床应用。

显然，这些要求是多方面的，任何一种材料要全部满足这些要求是不可能的，因此，这或许解释了为何骨骼自体移植仍是"黄金标准"，以及为何合成材料需尽可能地模拟原骨骼。一些商用全合成骨骼替代材料见图 6-1。

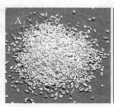
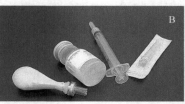

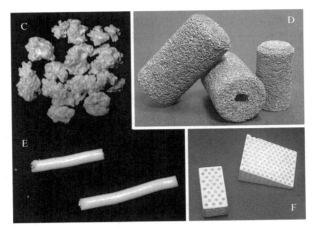

图 6-1　一些商用全合成骨骼替代材料。（A）羟基磷灰石——$Ca_{10}(PO_4)_6(OH)_2$ 颗粒，常用于骨缺损充填，有时与血或骨片混合后使用。（B）骨水泥，由从左到右依次为骨水泥制备用弹性小球中的磷酸钙、氯化钠水溶液及注射器。用注射器将氯化钠溶液添加至小球内的磷酸钙粉末中，使其短暂溶解，随后出现沉淀。此分散法可用于骨缺损原位硬化治疗；（C）β磷酸三钙——$Ca_3(PO_4)_2$ 颗粒，即β-TCP，如同（A）情况的应用。（D）圆筒状镍钛（NiTi）材料，其作为可负重的非生物降解性植入物被用于脊椎中。（E）一种高矿物含量的纳米羟基磷灰石膏，其可直接注入骨缺损处。注意：在此情况下其不会硬化，因为无沉淀出现，且在"潮湿"的生物环境下其不会变干。（F）β-TCP 多孔模块，其可单独加工并作为一种有三维结构的缺损填充材料而被使用。

6.3　陶瓷和骨水泥

　　骨骼及牙本质的矿物成分是碳酸羟基磷灰石纳米晶，其分子式大致可简单地以 $Ca_{10-x}(PO_4)_{6-x}(CO_3)_x(OH)_2$ 来表示，有时，还可表示为碳酸磷灰石[8,9]。有趣的是，动脉粥样硬化病变[10]中也发现了组分及晶体大小上与之完全一样的矿物，这意味着其形成途径类似。一系列各种不同的磷酸钙被确认[9,11-13]，总体上讲，由于其与骨骼及牙齿矿物相似，因此这些磷酸钙盐都是生物相容性的。所以，人们已多次尝试着利用磷酸钙作为骨骼替代材料，而且，国际上已有很多各种不同的产品出现，尽管多数产品以羟基磷灰石[HAP 或 HA，$Ca_{10}(PO_4)_6(OH)_2$]或β磷酸三钙[β-TCP，$Ca_3(PO_4)_2$][14]为基础。目前，人们面临的问题是陶瓷品的固有脆性，因为，这或许会导致手术位置出现机械性故障，有时生物降解上的不足（常常很慢）也要考虑。这些材料的脆性问题可通过烧结工艺来解决，以提高其机械硬度。可惜的是，这反过来又降低了其生物降解速度[15-18]。

　　当考虑到磷酸钙的生物降解机制时，其降解慢的原因还是可以理解的。骨组织始终在不断地进行着重塑的过程[19]，也就是说，旧骨被破骨细胞吸收，新骨由成骨细胞形成[5,20]。破骨细胞还负责磷酸钙植入体的生物降解[18,21]，并在细胞与骨骼间形成一隔离性结构——破骨细胞"皱褶缘"。在有质子-氯泵[22-25]形成的盐酸情况下，会产生 pH 约为 4 的酸性环境，使纳米大小的骨骼矿物晶体得以溶解，因为所有磷酸盐在酸性条件下均可溶[9,26]。由于煅烧后的陶瓷由微晶组成，而非纳米晶，因此，其溶解性降低，破骨细胞吸收下的溶解速度很慢（相较于图 6-3、图 6-4 中情况），体外试验[16,27-32]结果也是如此。由此可知，无论是通过高溶解磷酸盐选择[如β-TCP[33]、磷酸八钙（OCP）[34]或碳酸羟基磷灰石[22,35-38]]还是通过颗粒大小维持（在纳米尺寸范围上）[38-42]，在破骨细胞溶解的情况下使磷酸钙具有良好的溶解性都非常重要[18]。如果同样位置上又出现了进一步的创伤性骨折，缓慢降解的陶瓷植体或许会带来一些新问题[43]。

由碳酸羟基磷灰石构成的骨水泥可通过碳酸羟基磷灰石粉与溶液混合后注入骨骼缺损处以原位沉积[44-46]。这样的骨水泥已得到一些临床上的认可，且呈现出良好的生物降解性[31]。基于 $CaO \cdot P_2O_5 \cdot SiO_2$ 成分的玻璃陶瓷（或称"生物玻璃"）也被用作骨替代材料。依据材料组分，其性能可在一定范围内调整[47,48]。

总之，看似与生物样品极其接近的纳米级碳酸羟基磷灰石更具优势。可惜的是，尽管有可能制备出骨骼矿物样的磷酸钙纳米粒[40,49,50]，但通过合成方式模拟出结构精细的胶原-磷酸钙复合物是不可能的，不管人们的尝试是多么有希望[51-58]。归根结底，骨骼分级式的结构形式正是其不同寻常的机械性能之所在[6,59,60]。

尽管，磷酸钙至今仍是骨替代材料中的一类最重要的化合物，但临床上硫酸钙[61]或碳酸钙[62,63]也有着同样的作用。可惜的是，这两种物质的生物降解速度太快。因为无论是在一般情况（硫酸钙）还是酸性条件下（碳酸钙），二者的溶解性都很高。

6.4 多 聚 物

相较于陶瓷，聚合物的弹性更大，而且可通过改变聚合物的类型、链长、结晶性，和（或）通过共聚物制备及两种或多种聚物的混合[64-66]在很大的范围内来对其性能进行调节，尤其是在材料的机械性能和生物降解速度方面[67]。但生物降解性[68]聚合物想被应用，必须确保降解后的产物即聚物的单体和寡聚体不会引起任何不良反应。因此，临床上使用的聚合物的数量非常有限。在骨替代上，有两类主要材料被应用，分别是聚甲基丙烯酸甲酯（polymethylmethacrylate，PMMA）及其衍生物和各种聚羟基羧酸酯[67]。

6.4.1 PMMA 基材料

基于 PMMA 的骨水泥是以一种单体液态糊糊与寡聚体固态颗粒连同引发剂

一起被用于临床[69,70]。在植入处，这种材料聚合起来形成一种坚硬且极稳固的植体，常被用在股骨全髋关节假体的固定上。

PMMA 的缺点是聚合过程中会散热，可能会引起周围骨骼坏死，同时还释放出少量的寡聚体至周围组织。PMMA 不能生物降解，且不能诱导骨骼整合生长。

6.4.2 聚酯基材料

聚酯，如聚乙醇酸（polyglycolic acid，PGA）、聚乳酸（polylactic acid，PLA）及其共聚酯，因其生物降解性而被广泛用于医学领域[67,71-74]，作为骨替代材料[75-80]和组织工程架构[81-85]，其得到深入研究。这些材料有着良好的机械性能（比陶瓷的弹性更好），且能降解为相应的羟基羧酸，降解产物易代谢[71]。

有时，酸性降解产物积累也能引起严重的炎症并对周围组织造成损害[86,87]，这种缺陷可通过添加碱性盐（如碳酸钙或碳酸羟基磷灰石）来解决[88-91]，这也使得这些材料在生物相容性上更具优势。

6.5 金　　属

作为外科手术材料的金属常以板子、钉子或螺钉的形式被应用。作为骨替代品，金属材料（常常是有孔隙的[92]）用得不多，包括有孔隙的钛金属[93]、钛-镍合金[94-97]、钽[98]、镁合金[99]。当然，这些金属从化学成分上讲，全无仿生性，它们虽然不是人体的基本金属元素成分，但与骨骼的生物相容性却很好，尤其是在其表面覆有磷酸钙（骨骼矿物，见第 7 章）涂层后[100-106]。通常，从降解或腐蚀方面上讲，这些金属植体不是很理想。尽管最近几年有一些体内能降解的镁合金被采用，其降解后可便于骨骼生长[99]。

6.6 复　合　物

骨骼是一种主要由胶原（弹性聚合物）和磷酸钙（刚性陶瓷）组成的复合材料。其非同一般的兼有刚性和弹性[6,107]的机械性能使人们认为，如果仅从材料取代上看，现有的各种替代材料还远不能满足骨骼替代的要求。因此，人们一直在不断进行着研究，以期能从聚合物和陶瓷中模拟研发出一些与天然骨骼性能较一致的复合材料。人们将不同类型的聚合物与作为陶瓷填料的磷酸钙一起联合起来使用。之所以选择磷酸钙作为添加材料，是因为其优良的生物相容性、生物降解性及良好的机械性能。想要对骨替代应用中的聚合物/磷酸钙复合材料有全面了解，请参阅文献[108]。

6.7   生物性来源的骨替代

　　植入的珍珠层很容易被人体所接受，这或许是因为其内含有一些骨诱导性物质[62,109,110]。其他生物性材料还有珊瑚骨骼[111-113]、化学或热处理后的骨骼异种移植体[114]及水热处理后的钙质藻类[14,115]。钙质藻类由碳酸钙构成，经磷酸铵水热处理后可转化为羟基磷灰石或β-磷酸三钙[115]，其外表形状和内部空隙度被很好地保留了下来，见图 6-2。这种材料已在临床上得到成功应用，尤其是在口腔外科临床上，通过与自体植骨骨骼碎片混合，其性能还可进一步提高[116,117]。据称，桧木也可用作骨替代材料[118]。但有一点非常重要，因为存在感染风险，所有生物性原料在移植之前必须经过适当的处理，处理方法有化学和（或）热处理。

　　一种经化学和热处理后的源自牛骨的骨替代材料[14]，见图 6-3。需特别注意

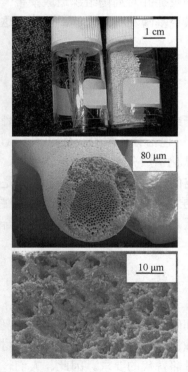 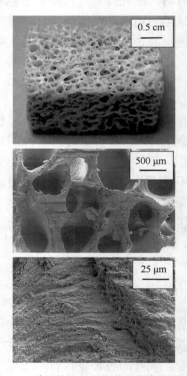

图 6-2　一种通过水热转化将红藻钙质骨骼变为羟基磷灰石的骨替代材料，注意观察产品中红藻骨骼的多孔结构。

图 6-3　一种经热处理和化学处理法处理（所有感染性成分均被去除）的牛骨骨替代材料。从化学成分上看，样品由胶原和磷酸钙纳米晶组成，从形态上看，原骨中互连的孔结构仍有保留。

的是，材料的孔结构及高倍显微镜下的微结构，从
图中可以看到，其形态与原骨极为相近，但看不到
单个晶体。这种材料样品仍由胶原和磷酸钙纳米晶
组成。

一种由牛骨煅烧而得到的骨替代材料[14]显示
于图 6-4 中。原骨中互连的孔结构虽依然存在，但原
有的纳米晶已被烧结成微晶（高倍放大下清晰可见）。
这类材料研发的动力在于其化学成分（矿物）上的相
似及形态上的相似，这使移植后的骨骼很容易生长。
对于骨替代材料生产而言，需要考虑骨骼的等级特
点，例如，皮质骨和松质骨，不仅要从机械性能上加
以控制，而且，还需在空间的生物降解速度上进行调
节[119,120]。

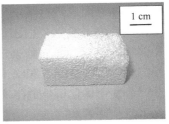
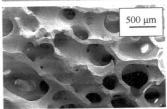
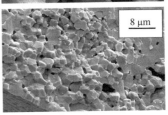

6.8　合成材料的生物功能

除化学、结构或形态方面的变化外，合成生物材
料还涉及一个观念，那就是材料对生物活性分子的功
能化。这些活性分子既可以是增进骨骼生长的物质，
如形态发生蛋白[121-123]（见第 2 章），也可以是一些
利用特异识别序列吸引细胞至植体表面的物质，如整
合素配体[124,125]（见第 8 章）。从基本概念上讲，这些
方法间必有区别，第一种方法可通过在植体周围释放
药物以诱导骨骼形成，而第二种方法则只能通过表面

图 6-4　一种由牛骨煅烧而来的
骨替代材料。其基本上由无机化
学成分组成，主要成分为羟基磷
灰石，并保留有原骨中相互联络
的天然空隙。从微观尺度上看，
原有的磷酸钙纳米晶被烧结成
微晶。

修饰来完成，即在一定空间范围内发挥作用。合成骨替代材料可作为生物分子载
体使用，伴随着生物分子于植体周围的释放而诱导骨骼不断生长[112,116,126-130]。

6.9　一种仿生合成骨替代材料

从一般概念上讲，仿生合成骨替代材料必须是可降解的、有着骨样的孔结构
且与骨骼的机械性能相仿。如果撇开材料的生物功能化，一些合成材料或生物来
源性材料是完全可以满足人们的要求的，在接下来的章节中将以这样的一种产品
进行详细阐述。

经化学家、工程人员及临床医师们的共同努力，一种个体化的颅骨植体被研
发出来，此植体的成分是聚乳酸和磷酸钙/碳酸钙复合物（可降解），并按植入位

置的生物性要求进行组织处理[79,80,131]。这个植体模拟了骨的松质与皮质结构，如同天然骨骼一般[6]，见图 6-5。"松质骨部分"的孔眼由可快速降解的 DL-聚乳酸和碳酸钙组成，面向脑膜，允许骨骼生长。密致的外部"皮质骨"部分则由降解慢的聚（L-丙交酯）和纳米大小的碳酸羟基磷灰石组成。micro CT/计算机辅助制造[79,80]使个体化植体的生产成为可能。动物实验显示，植体的生物相容性非常好，几乎完全降解和（或）由新生长出的骨骼替代[80]。

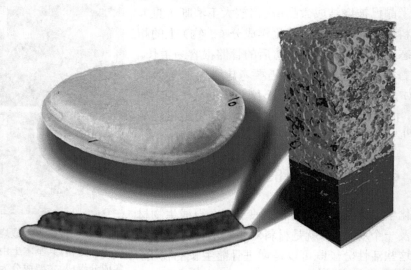

图 6-5 一种仿生的颅骨缺损替代植体，面向脑的部分（上）由多孔的 DL-聚乳酸和碳酸钙组成，面向皮肤的部分（下）则由 L-聚乳酸和纳米级磷酸钙组成。

6.10 结论及未来发展

不管人们已付出了多么大的努力（见第 10 章），目前，通过组织工程法体外制备新骨仍处于早期发展阶段，临床上外科医生还在不断采用自体移植或合成材料。在这个骨替代材料的发展过程中，人们利用从自然中所能获悉到的一些策略，从材料的生物降解性、机械性能和形态及纳米结构上不断优化，以期生产出最理想的骨替代材料。尽管合成材料的使用在临床上已达到了一定目的，但于未来，植体的生物功能化将引起人们越来越多的关注。这种功能化不仅仅限于使植体表面与周围的组织和细胞取得联系，而且，还要使药物和生物分子从内部释放出来以提高骨骼的愈合并诱导骨骼不断生长。显然，这些修饰将使制备上的花费更多，且毫无疑问，今后在生物优化植体的设计与研发上的竞争也将更加激烈，但是，产品的临床花费还不能超过社会保障的额度。

参 考 文 献

1 R.A. Kenley, K. Yim, J. Abrams, E. Ron, T. Turek, L.J. Marden, J.O. Hollinger, *Pharmaceut. Res.* **1993**, *10*, 1393–1401.

2 J.M. Rueger, *Orthopäde* **1998**, *27*, 72–79.

3 A.S. Greenwald, S.D. Boden, V.M. Goldberg, Y. Khan, C.T. Laurencin, R.N. Rosier, *J. Bone Joint Surg.* **2001**, *83A*, 98–103.

4 S.V. Dorozhkin, M. Epple, *Angew. Chem.* **2002**, *114*, 3260–3277.

5 M. Amling, A.F. Schilling, P. Pogoda, M. Priemel, J.M. Rueger, *Eur. J. Trauma* **2006**, *32*, 102–106.

6 S. Weiner, H.D. Wagner, *Annu. Rev. Mater. Sci.* **1998**, *28*, 271–298.

7 S.L. Ishaug, G.M. Crane, M.J. Miller, A.W. Yasko, M.J. Yaszemski, A.G. Mikos, *J. Biomed. Mater. Res* **1997**, *36*, 17–28.

8 U. Akiva, H.D. Wagner, S. Weiner, *J. Mater. Sci.* **1998**, *33*, 1497–1509.

9 S.V. Dorozhkin, M. Epple, *Angew. Chem. Int. Ed.* **2002**, *41*, 3130–3146.

10 A. Becker, M. Epple, K.M. Müller, I. Schmitz, *J. Biol. Inorg. Chem.* **2004**, *98*, 2032–2038.

11 R.Z. LeGeros, *Calcium phosphates in oral biology and medicine.* Karger, Basel, **1991**.

12 J.C. Elliot, *Structure and chemistry of the apatites and other calcium orthophosphates, Vol. 18.* Elsevier, Amsterdam, **1994**.

13 R.Z. LeGeros, *Clin. Orthop. Rel. Res.* **2002**, *395*, 81–98.

14 D. Tadic, M. Epple, *Biomaterials* **2004**, *25*, 987–994.

15 J.M. Rueger, W. Linhart, D. Sommerfeldt, *Orthopäde* **1998**, *27*, 89–95.

16 Y. Doi, H. Iwanaga, T. Shibutani, Y. Morikawa, Y. Iwayama, *J. Biomed. Mater. Res.* **1999**, *47*, 424–433.

17 D. Briem, W. Linhart, W. Lehmann, N.M. Meenen, J.M. Rueger, *Unfallchirurg* **2002**, *105*, 128–133.

18 A.F. Schilling, W. Linhart, S. Filke, M. Gebauer, T. Schinke, J.M. Rueger, M. Amling, *Biomaterials* **2004**, *25*, 3963–3972.

19 R. Weinkamer, M.A. Hartmann, Y. Brechet, P. Fratzl, *Phys. Rev. Lett.* **2004**, *93*, 228102.

20 P. Ducy, M. Amling, S. Takeda, M. Priemel, A.F. Schilling, F.T. Beil, J. Shen, C. Vinson, J.M. Rueger, G. Karsenty, *Cell* **2000**, *100*, 197–207.

21 A.F. Schilling, S. Filke, S. Brink, H. Korbmacher, M. Amling, J.M. Rueger, *Eur. J. Trauma* **2006**, *32*, 107–113.

22 Y. Doi, T. Shibutani, Y. Moriwaki, T. Kajimoto, Y. Iwayama, *J. Biomed. Mater. Res.* **1998**, *39*, 603–610.

23 G. Vaes, *Clin. Orthoped. Rel. Res.* **1988**, *231*, 239–271.

24 S.L. Teitelbaum, M.M. Tondravi, F.P. Ross, *J. Leucocyte Biol.* **1997**, *61*, 381–388.

25 S.L. Teitelbaum, *Science* **2000**, *289*, 1504–1508.

26 P. Koutsoukos, Z. Amjad, M.B. Tomson, G.H. Nancollas, *J. Am. Chem. Soc.* **1980**, *102*, 1553–1557.

27 S. Yamada, D. Heymann, J.M. Bouler, G. Daculsi, *Biomaterials* **1997**, *18*, 1037–1041.

28 R.P. Shellis, A.R. Lee, R.M. Wilson, *J. Coll. Interface Sci.* **1999**, *218*, 351–358.

29 A. Leeuwenburgh, P. Layrolle, F. Barrère, J.D. de Bruijn, J. Schoonman, C.A. van Blitterswijk, K. de Groot, *J. Biomed. Mater. Res.* **2001**, *56*, 208–215.

30 D. Tadic, M. Epple, *Eur. J. Trauma* **2002**, *28*, 136–137.

31 C.R. Hankermeyer, K.L. Ohashi, D.C. Delaney, J. Ross, B.R. Constantz, *Biomaterials* **2002**, *23*, 743–750.

32 M.T. Fulmer, I.C. Ison, C.R. Hankermayer, B.R. Constantz, J. Ross, *Biomaterials* **2002**, *23*, 751–755.

33 F. Peters, D. Reif, *Mat.-wiss. u. Werkstofftech.* **2004**, *35*, 203–207.

34 S. Kamakura, Y. Sasano, T. Shimizu, K. Hatori, O. Suzuki, M. Kagayama, K. Motegi, *J. Biomed. Mater. Res.* 2002, *59*, 29–34.

35 J.C. Merry, I.R. Gibson, S.M. Best, W. Bonfield, *J. Mater. Sci. Mater. Med.* 1998, *9*, 779–783.

36 I.R. Gibson, W. Bonfield, *J. Biomed. Mater. Res.* 2002, *59*, 697–708.

37 W. Suchanek, P. Shuk, K. Byrappa, R.E. Riman, K.S. TenHuisen, V.F. Janas, *Biomaterials* 2002, *23*, 699–710.

38 D. Tadic, F. Peters, M. Epple, *Biomaterials* 2002, *23*, 2553–2559.

39 L.M. Rodriguez-Lorenzo, M. Vallet-Regi, J.M.F. Ferreira, *Biomaterials* 2001, *22*, 583–588.

40 D. Tadic, M. Epple, *Biomaterials* 2003, *24*, 4565–4571.

41 D. Tadic, A. Veresov, V.I. Putlayev, M. Epple, *Mat.-wiss. u. Werkstofftech.* 2003, *34*, 1048–1051.

42 D. Tadic, F. Beckmann, K. Schwarz, M. Epple, *Biomaterials* 2004, *25*, 3335–3340.

43 W. Linhart, D. Briem, M. Amling, J.M. Rueger, J. Windolf, *Unfallchirurg* 2004, *107*, 154–157.

44 B.R. Constantz, I.C. Ison, M.T. Fulmer, R.D. Poser, S.T. Smith, M. VanWagoner, J. Ross, S.A. Goldstein, J.B. Jupiter, D.I. Rosenthal, *Science* 1995, *267*, 1796–1799.

45 E. Fernandez, F.J. Gil, M.P. Ginebra, F.C.M. Driessens, J.A. Planell, S.M. Best, *J. Mater. Sci. Mater. Med.* 1999, *10*, 169–176.

46 E. Fernandez, F.J. Gil, M.P. Ginebra, F.C.M. Driessens, J.A. Planell, S.M. Best, *J. Mater. Sci. Mater. Med.* 1999, *10*, 177–183.

47 L.L. Hench, *J. Am. Ceram. Soc.* 1998, *81*, 1705–1728.

48 A.A. Ignatius, C. Schmidt, D. Kaspar, L.E. Claes, *J. Biomed. Mater. Res.* 2001, *55*, 285–294.

49 T. Welzel, W. Meyer-Zaika, M. Epple, *Chem. Commun.* 2004, 1204–1205.

50 A. Tampieri, G. Celotti, E. Landi, *Anal. Bioanal. Chem.* 2005, *381*, 568–576.

51 Y. Doi, T. Horiguchi, Y. Moriwaki, H. Kitago, T. Kajimoto, Y. Iwayama, *J. Biomed. Mater. Res.* 1996, *31*, 43–49.

52 C. Du, F.Z. Cui, Q.L. Feng, X.D. Zhu, K. de Groot, *J. Biomed. Mater. Res.* 1998, *42*, 540–548.

53 J.D. Hartgerink, E. Beniash, S.I. Stupp, *Science* 2001, *294*, 1684–1688.

54 D. Lickorish, J.A.M. Ramshaw, J.A. Werkmeister, V. Glattauer, C.R. Howlett, *J. Biomed. Mater. Res.* 2004, *68A*, 19–27.

55 S. Liao, F. Watari, M. Uo, S. Ohkawa, K. Tamura, W. Wang, F.Z. Cui, *J. Biomed Mater. Res. Appl. Biomater.* 2005, *74B*, 817–821.

56 H. Ehrlich, T. Douglas, D. Scharnweber, T. Hanke, R. Born, S. Bierbaum, H. Worch, *Z. allg. anorg. Chem.* 2005, *631*, 1825–1830.

57 A. Yokoyama, M. Gelinsky, T. Kawasaki, T. Kohgo, U. Koenig, W. Pompe, F. Watari, *J. Biomed. Mater. Res. Appl. Biomater.* 2005, *75B*, 464–472.

58 E. Sachlos, D. Gotora, J.T. Czernuska, *Tissue Eng.* 2006, *12*, 2479–2487.

59 H. Peterlik, P. Roschger, K. Klaushofer, P. Fratzl, *Nature Mater.* 2006, *5*, 52–55.

60 H.S. Gupta, U. Stachewicz, W. Wagermaier, P. Roschger, H.D. Wagner, P. Fratzl, *J. Mater. Res.* 2006, *21*, 1913–1921.

61 M.A. Rauschmann, T.A. Wichelhaus, V. Stirnal, E. Dingeldein, L. Zichner, R. Schnettler, V. Alt, *Biomaterials* 2005, *26*, 2677–2684.

62 P. Westbrook, F. Marin, *Nature* 1998, *392*, 861–862.

63 Y.W. Kim, J.J. Kim, Y.H. Kim, J.Y. Rho, *Biomaterials* 2001, *23*, 2089–2096.

64 A.G. Mikos, A.J. Thorsen, L.A. Czerwonka, Y. Bao, R. Langer, D.N. Winslow, J.P. Vacanti, *Polymer* 1994, *35*, 1068–1077.

65 R. Langer, *Acc. Chem. Res.* 2000, *33*, 94–101.

66 R. Langer, N.A. Peppas, *A. I. Ch. E. J.* 2003, *49*, 2990–3006.

67 O. Böstman, H. Pihlajamäki, *Biomaterials* 2000, *21*, 2615–2621.

68 F. von Burkersroda, L. Schedl, A. Göpferich, *Biomaterials* 2002, *23*, 4221–4231.

69 K.D. Kühn, *Bone cements.* Springer, Berlin, 2000.

70 B.D. Ratner, A.S. Hoffman, F.J. Schoen, *Biomaterials Science. An Introduction to Materials in Medicine*. Academic Press, **2004**.

71 M. Vert, G. Schwarch, J. Coudane, *J. Macromol. Sci. Pure Appl. Chem.* **1995**, *A32*, 787–796.

72 N.A. Ashammakhi, *J. Biomed. Mater. Res.* **1996**, *33*, 297–303.

73 O.M. Böstman, *Clin. Orthop. Rel. Res.* **1996**, *329*, 233–239.

74 E. Chiellini, R. Solaro, *Adv. Mater.* **1996**, *8*, 305–313.

75 N. Ashammakhi, P. Rokkanen, *Biomaterials* **1997**, *18*, 3–9.

76 S.L. Ishaug-Riley, G.M. Crane, A. Gurlek, M.J. Miller, A.W. Yasko, M.J. Yaszemski, A.G. Mikos, *J. Biomed. Mater. Res.* **1997**, *36*, 1–8.

77 K. Schwarz, M. Epple, *Macromol. Rapid Commun.* **1998**, *19*, 613–617.

78 L. Lu, S.J. Peter, M.D. Lyman, H.L. Lai, S.M. Leite, J.A. Tamada, J.P. Vacanti, R. Langer, A.G. Mikos, *Biomaterials* **2000**, *21*, 1595–1605.

79 C. Schiller, C. Rasche, M. Wehmöller, F. Beckmann, H. Eufinger, M. Epple, S. Weihe, *Biomaterials* **2004**, *25*, 1239–1247.

80 H. Eufinger, C. Rasche, J. Lehmbrock, M. Wehmöller, S. Weihe, I. Schmitz, C. Schiller, M. Epple, *Biomaterials* **2007**, *28*, 475–485.

81 C.K. Breuer, T. Shin'oka, R.E. Tanel, G. Zund, D.J. Mooney, P.X. Ma, T. Miura, S. Colan, R. Langer, J.E. Mayer, J.P. Vacanti, *Biotechn. Bioeng.* **1996**, *50*, 562–567.

82 K.C. Dee, R. Bizios, *Biotechn. Bioeng.* **1996**, *50*, 438–442.

83 L.E. Niklason, J. Gao, W.M. Abbott, K.K. Hirschi, S. Houser, R. Marini, R. Langer, *Science* **1999**, *284*, 489–493.

84 Q.Q. Qiu, P. Ducheyne, P.S. Ayyaswamy, *J. Biomed. Mater. Res.* **2000**, *52*, 66–76.

85 R. Zhang, P.X. Ma, *J. Biomed. Mater. Res.* **2000**, *52*, 430–438.

86 C. Martin, H. Winet, J.Y. Bao, *Biomaterials* **1996**, *17*, 2373–2380.

87 H. Winet, J.Y. Bao, *J. Biomater. Sci. Polymer Edn.* **1997**, *8*, 517–532.

88 C.M. Agrawal, K.A. Athanasiou, *J. Biomed. Mater. Res.* **1997**, *38*, 105–114.

89 W. Linhart, F. Peters, W. Lehmann, A.F. Schilling, K. Schwarz, M. Amling, J.M. Rueger, M. Epple, *J. Biomed. Mater. Res.* **2001**, *54*, 162–171.

90 C. Schiller, M. Epple, *Biomaterials* **2003**, *24*, 2037–2043.

91 W. Linhart, W. Lehmann, M. Siedler, F. Peters, A.F. Schilling, K. Schwarz, M. Amling, J.M. Rueger, M. Epple, *J. Mater. Sci.* **2006**, *41*, 4806–4813.

92 G. Ryan, A. Pandit, D.P. Apatsidis, *Biomaterials* **2006**, *27*, 2651–2670.

93 M. Bram, A. Laptev, H.P. Buchkremer, D. Stöver, *Mat.-wiss. u. Werkstofftech.* **2004**, *35*, 213–218.

94 M. Assad, P. Jarzem, M.A. Leroux, C. Coillard, A.V. Chernyshov, S. Charette, C.H. Rivard, *J. Biomed. Mater. Res. Appl. Biomater.* **2003**, *64B*, 107–120.

95 M. Assad, A.V. Chernyshov, P. Jarzem, M.A. Leroux, C. Coillard, S. Charette, C.H. Rivard, *J. Biomed. Mater. Res. Appl. Biomater.* **2003**, *64B*, 121–129.

96 M. Assad, F. Likibi, P. Jarzem, M.A. Leroux, C. Coillard, C.H. Rivard, *Mat.-wiss. u. Werkstofftech.* **2004**, *35*, 219–223.

97 O. Prymak, D. Bogdanski, M. Köller, S.A. Esenwein, G. Muhr, F. Beckmann, T. Donath, M. Assad, M. Epple, *Biomaterials* **2005**, *26*, 5801–5807.

98 H. Matsuno, A. Yokoyama, F. Watari, M. Uo, T. Kawasaki, *Biomaterials* **2001**, *22*, 1253–1262.

99 F. Witte, J. Reifenrath, P.P. Müller, H.A. Crostack, J. Nellesen, F.W. Bach, D. Bormann, M. Rudert, *Mat.-wiss. u. Werkstofftech.* **2006**, *37*, 504–508.

100 T. Kokubo, *Acta Mater.* **1998**, *46*, 2519–2527.

101 P. Habibovic, F. Barrère, C.A. van Blitterswijk, K. de Groot, P. Layrolle, *J. Am. Ceram. Soc.* **2002**, *85*, 517–522.

102 Y. Han, K. Xu, G. Montay, T. Fu, J.

Lu, *J. Biomed. Mater. Res.* **2002**, *60*, 511–516.

103 L. Sun, C.C. Berndt, K.A. Khor, H.N. Cheang, K.A. Gross, *J. Biomed. Mater. Res.* **2002**, *62*, 228–236.

104 J. Choi, D. Bogdanski, M. Köller, S.A. Esenwein, D. Müller, G. Muhr, M. Epple, *Biomaterials* **2003**, *24*, 3689–3696.

105 H. Schliephake, D. Scharnweber, M. Dard, S. Rößler, A. Sewing, C. Hüttmann, *J. Biomed. Mater. Res.* **2003**, *64A*, 225–234.

106 J.W.M. Vehof, J. van den Dolder, J.E. de Ruijter, P.H.M. Spauwen, J.A. Jansen, *J. Biomed. Mater. Res.* **2003**, *64A*, 417–426.

107 S. Weiner, L. Addadi, H.D. Wagner, *Mater. Sci. Eng.* **2000**, *C11*, 1–8.

108 M. Neumann, M. Epple, *Eur. J. Trauma* **2006**, *32*, 125–131.

109 H. Liao, H. Mutvei, L. Hammarström, T. Wurtz, J. Li, *Biomaterials* **2002**, *23*, 2693–2701.

110 M. Ni, B.D. Ratner, *Biomaterials* **2003**, *24*, 4323–4331.

111 U. Ripamonti, S. Ma, A.H. Reddi, *Matrix* **1992**, *12*, 202–212.

112 J. Vuola, T. Böhling, H. Göransson, P. Puolakkainen, *J. Biomed. Mater. Res.* **2002**, *59*, 152–159.

113 C.N. Demers, M. Tabrizian, A. Petit, R.C. Hamdy, H. L'Yahia, *J. Biomed. Mater. Res.* **2002**, *59*, 403–410.

114 Y. Acil, I.N.G. Springer, V. Broek, H. Terheyden, S. Jepsen, *J. Cell. Biochem.* **2002**, *86*, 90–98.

115 D. Turhani, E. Watzinger, M. Weißenböck, B. Cvikl, D. Thurnher, G. Wittwer, K. Yerit, R. Ewers, *J. Oral Maxillofac. Surg.* **2005**, *63*, 673–681.

116 R. Ewers, *J. Oral Maxillofac. Surg.* **2005**, *63*, 1712–1723.

117 F. Wanschitz, M. Figl, A. Wagner, R. Ewers, *Int. J. Oral Maxillofac. Surg.* **2006**, *21*, 433–438.

118 K.A. Gross, E. Ezerietis, *J. Biomed. Mater. Res.* **2003**, *64A*, 672–683.

119 A. Tampieri, G. Celotti, S. Sprio, A. Delcogliano, S. Franzese, *Biomaterials* **2001**, *22*, 1365–1370.

120 W. Pompe, H. Worch, M. Epple, W. Friess, M. Gelinsky, P. Greil, U. Hempel, D. Scharnweber, K. Schulte, *Mater. Sci. Eng.* **2003**, *A362*, 40–60.

121 A.H. Reddi, *Nature Biotechnol.* **1998**, *16*, 247–252.

122 E.H.J. Groeneveld, E.H. Burger, *Eur. J. Endocrinol.* **2000**, *142*, 9–21.

123 P.H. Warnke, I.N. Springer, J. Wiltfang, Y. Acil, H. Eufinger, M. Wehmöller, P.A.J. Russo, H. Bolte, E. Sherry, E. Behrens, H. Terheyden, *Lancet* **2004**, *364*, 766–770.

124 M. Kantlehner, D. Finsinger, J. Meyer, P. Schaffner, A. Jonczyk, B. Diefenbach, B. Nies, H. Kessler, *Angew. Chem.* **1999**, *111*, 587–590.

125 J.A. Rowley, Z. Sun, D. Goldman, D.J. Mooney, *Adv. Mater.* **2002**, *14*, 886–889.

126 J. Gille, B. Dorn, J. Kekow, J. Bruns, P. Behrens, *Int. Orthopaed.* **2002**, *26*, 203–206.

127 L. Meseguer-Olmo, M.J. Ros-Nicolás, M. Clavel-Sainz, V. Vicente-Ortega, M. Alcaraz-Banos, A. Lax-Pérez, D. Arcos, C.V. Ragel, M. Vallet-Regi, *J. Biomed. Mater. Res.* **2002**, *61*, 458–465.

128 H.W. Kim, J.C. Knowles, H.E. Kim, *Biomaterials* **2004**, *25*, 1279–1287.

129 D. Tadic, T. Welzel, P. Seidel, E. Wüst, E. Dingeldein, M. Epple, *Mat.-wiss. u. Werkstofftech.* **2004**, *35*, 1001–1005.

130 M. Vallet-Regi, *Dalton Trans.* **2006**, 5211–5220.

131 M. Wehmöller, K. Neuking, M. Epple, T. Annen, H. Eufinger, *Mat.-wiss. u. Werkstofftech.* **2006**, 413–415.

第 7 章　植体生物活性检验标准——模拟体液法

7.1　引　　言

各种材料，包括生物玻璃[1]、烧结的羟基磷灰石[2]、烧结的β磷酸钙[3]、羟基磷灰石和磷酸钙双相陶瓷[4]、玻璃-陶瓷 A-W（A=磷灰石 $Ca_{10}(PO_4)_6$ $(F,Cl,OH)_2$，W=硅灰石 $CaO \cdot SiO_2$）[5]均可结合至活骨上。这些物质被人们称为"生物活性"材料，当前，许多已作为重要的骨替代品被应用于临床上。这些材料通过移植后形成于其表面的磷灰石矿物而结合至活骨上。在离子浓度与人的血浆几乎一致[6]的、没有任何有机质的非细胞模拟体液（simulated body fluid，SBF）中，这些材料的表面可形成一层磷灰石。这表明，在实施动物试验之前，可以此来进行材料的骨结合活性初步评判，即检验 SBF 中材料表面形成磷灰石的情况。由此，用于评判材料骨结合能力的动物数量就会减少许多。目前，很多实验室利用 SBF 作为标准来测试新研发材料的骨结合活性。在本章中，将阐明材料的骨结合活性与 SBF 中磷灰石形成能力间的关系、SBF 离子浓度、材料的磷灰石形成依赖性、磷灰石的特征、材料的骨结合机制及材料上的磷灰石形成机制。

7.2　SBF 中磷灰石的形成与骨结合活性间的关系

移植后表面上能形成磷灰石或磷酸钙层的骨结合材料有以下种类。

（1）Na_2O-CaO-SiO_2-P_2O_5 体系 45S5 型生物玻璃[7]。

（2）Na_2O-CaO-B_2O_3-Al_2O_3-P_2O_5 体系生物活性玻璃[8]。

（3）CaO-SiO_2 体系玻璃[9]。

（4）Na_2O-CaO-SiO_2-P_2O_5 体系含磷灰石晶体的 Ceravital 型玻璃-陶瓷[10]。

（5）MgO-CaO-SiO_2-P_2O_5 体系含磷灰石晶体和硅灰石的玻璃-陶瓷性 A-W[11]。

（6）Na_2O-MgO-CaO-Al_2O_3-SiO_2-P_2O_5-F 体系含磷灰石晶体和氟金云母的生物金云母型玻璃陶瓷[12]。

（7）经烧结的羟基磷灰石[13]。

（8）羟基磷灰石和β-磷酸钙的双相磷酸钙陶瓷。

（9）经烧结的硫酸钙[14]。

（10）玻璃-陶瓷 A-W 与聚乙烯复合物[15]。

（11）经 NaOH 和热处理过的钛金属[16]。

（12）经 NaOH 和热处理过的钽金属[17]。

玻璃-陶瓷 A-W 与活骨间界面见图 7-1。

除生物金云母型玻璃-陶瓷外（因未曾研究），所有骨结合生物活性玻璃、玻璃-陶瓷、烧结的结晶陶瓷、复合材料及金属已被证实，在 SBF 中 4 周之内其表面可形成一层磷灰石[4,6-8,10,14,18-23]。图 7-2 所示的是玻璃-陶瓷 A-W 于 SBF 中形成磷灰石的情况。

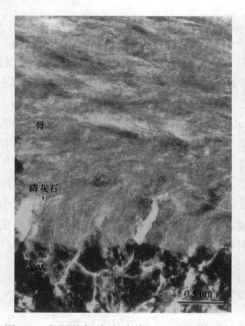

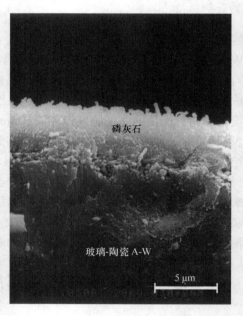

图 7-1　兔胫骨与玻璃-陶瓷 A-W 界面的透射　图 7-2　模拟体液中形成于玻璃-陶瓷 A-W 上
　　　　电镜图[13]。　　　　　　　　　　　　　　　　　的磷灰石层[19]。

当有少量 Al_2O_3 添至生物玻璃性玻璃[24]、CaO-SiO_2 玻璃[25]、玻璃-陶瓷 A-W[26] 的组分中时，形成的玻璃和玻璃-陶瓷的表面在活体中不再生成磷灰石层或磷酸钙层，也不再与邻近骨骼结合。此外，凡是添加过 Al_2O_3 的材料在 SBF 中 4 周之内，其表面均不能形成磷灰石[14,27,28]。

从这些结果中人们得出结论，即对于与活骨结合的材料而言，基本条件是在 SBF 中其表面能够形成一层磷灰石或磷酸钙，并以此来评估其骨结合生物活性。

然而，需要注意的是，少数情况下一些能与活骨结合的材料在其结合界面处并未形成磷灰石层。经烧结的β磷酸钙和天然碳酸钙就是例证[29,30]，在 SBF 中二者表面 4 周之内不会形成磷灰石层[31,32]。事实上，这些材料的骨结合性能很可能与其体内的高吸收有关。

有一种材料——鲍鱼壳比较特殊，尽管在体内其表面也能形成磷灰石或磷酸钙层，但却不能与骨结合。鲍鱼壳在 SBF 中其表面也能形成磷灰石层[32]，之所以与骨结合的生物活性被抑制，或许是因为壳中少量的蛋白质引发了免疫反应。

从以上发现中人们知道，SBF 中其表面能形成磷灰石层的材料可能是通过这个磷灰石层与骨结合，只要材料不释放任何引发周围组织产生有毒或异物反应的成分就行。基于这些发现，SBF 中磷灰石形成检测试验成为材料应用前骨结合生物活性预测的有效工具。实际上，利用这种方法不仅使骨结合生物活性评估所需的动物数量减少，且动物实验的持续时间也大大缩短。

7.3　骨结合活性与 SBF 中磷灰石形成能力间的定量关系

并非所有生物活性材料均显现出等同的骨结合能力，相反，材料在与骨结合所需时间、一定时间内材料周围所形成的骨骼量上变化很大，变化取决于所用材料的性质。置于 SBF 中的生物活性材料，其表面形成磷灰石所需的时间因材料的不同而不同。为研究 SBF 中磷灰石形成与体内骨骼生成之间的关系，实验中人们采用了一种股骨内填有 $Na_2O\text{-}CaO\text{-}SiO_2$ 玻璃颗粒（SiO_2 含量在 50%～70%摩尔比间变化，Na_2O/CaO 摩尔比含量始终不变）的骨骼形成上有缺损的兔子[33]。同样的玻璃材料 SBF 中形成完全覆盖的骨样磷灰石所需时间也被测试[34]。图 7-3 清楚显示，玻璃颗粒周围的骨形成随 SBF 中玻璃形成磷灰石能力的增大而增强。这相应

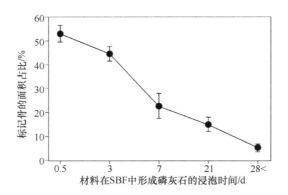

图 7-3　植入玻璃颗粒的骨缺损兔股骨 6 周时间内其断面上的骨形成速度[33]。这个面积占比是通过计算标记骨部分随时间推移其占有断面上磷灰石面积的多少来统计获得的，断面上新增磷灰石的面积以 SBF 中材料表面上形成的磷灰石面积来计入。

地表明，材料的骨结合生物活性不仅可从数量上而且也可在质量上进行评估，方法就是检测其 SBF 中的磷灰石形成能力。

7.4　SBF 中的离子浓度

1990 年 Kokubo 等[6]首次报道了不含任何有机物的无细胞 SBF 的离子浓度，在此基础上，1991 年人们又进行了一些修订[35]。然而，在离子浓度上这种 SBF 不可能完全等同于人血浆（表 7-1），相较于人血浆，SBF 中的氯离子更丰富一些，碳酸氢根离子较少[36]。2003 年，Oyane 等[37]对 SBF 进行了进一步的修订，修改后的 SBF（r-SBF）离子浓度与人的血浆基本一致，但是，r-SBF 很容易产生碳酸钙沉淀，因为就羟基磷灰石和碳酸钙而言，这个溶液是高度过饱和的[38]。

表 7-1　模拟体液（SBF）及人血浆中的离子浓度

离子浓度/（mmol/L）	Na^+	K^+	Mg^{2+}	Ca^{2+}	Cl^-	HCO_3^-	HPO_4^{2-}	SO_4^{2-}
血浆	142.0	5.0	1.5	2.5	103.0	27.0	1.0	0.5
SBF	142.0	5.0	1.5	2.5	147.8	4.2	1.0	0.5

2004 年，修改后的常规 SBF 的配方更加简单，配制起来更容易，经 10 个研究所循环测试[39]，这个修改后的 SBF 配方（详见文献[40]）已被作为体外监测移植材料磷灰石形成能力的标准溶液，且被推荐给了国际标准化组织。

一些有着更高离子浓度的 SBF，例如 1.5 倍或 4 倍浓度的 SBF 有时也被用于评价材料的骨结合能力或材料的骨样磷灰石层形成能力。然而，需注意的是，溶液中的磷灰石形成与骨结合能力间的关系并未得到确认，而且，溶液中形成的磷灰石在成分上与骨骼矿物也有所不同[41]。

7.5　能形成磷灰石的材料

尽管人的体液就磷灰石形成而言属高度过饱和，即使是在常规情况下[42]，磷灰石一般不会在体内形成沉淀，除骨组织中的某些位置，因为其成核能垒很高。这意味着，一旦磷灰石晶核形成于材料之上，其将通过消耗周围体液中的钙离子和磷酸根而自发地不断生长。

然而，有个问题始终存在，即何种类型的材料能诱导磷灰石成核？为回答这个问题，人们利用溶胶-凝胶法在 SBF 中制备了各种类型的胶状物，并对其磷灰石形成能力进行检测。尽管 SiO_2[43]、TiO_2[44]、ZrO_2[45]、Nb_2O_5[46]、Ta_2O_5[47]胶状物的表面上有磷灰石形成，但 Al₂O₃[44]胶状物上却不见磷灰石的踪影（图 7-4）。这表明，表面富含 Si-OH、Ti-OH、Nb-OH、Ta-OH 基团的胶状物能有效地诱导磷灰石成核。因此，Tanahashi 等[48]的自组装单层膜显示，COOH 和 PO₄H₂ 基团也能有效地诱导磷灰石成核。

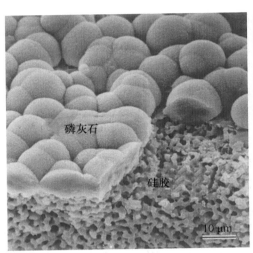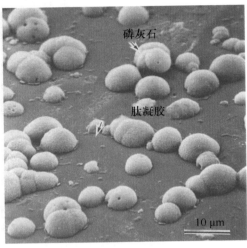

图 7-4　形成于模拟体液中的二氧化硅胶状物（左）和二氧化钛胶状物（右）上的磷灰石[44]。

　　基于这些发现，钛金属及其合金经 NaOH 和热处理后其表面会形成钛酸钠。人们发现，这些处理后的材料在体内时其表面会形成骨样磷灰石，并结合至活骨上[49]。因此，这种材料可应用于髋关节假体移植。

7.6　磷灰石的成分与结构

　　体内植入生物活性材料上形成的磷酸钙层经 X 射线衍射[50]和电子衍射[51]分析确认，其为纳米级磷灰石晶体。然而，遗憾的是，人们很难获得这些体内形成的磷酸钙层的详细结构。

　　更多的结构信息来自 SBF 中材料表面形成的磷灰石晶体。依照 TEM 下的观察，人们发现玻璃-陶瓷 A-W[52]、NaOH 和热处理的钛金属[53]SBF 中其表面上的磷灰石均呈细针状，长 100 nm、宽 10 nm，见图 7-5。这些磷灰石的 Ca/P 比为 1.65 左右，低于化学计量值 1.67，且除碳酸根离子外还含有少量的钠离子和镁离子[19,52,53]。正因为其特点与骨骼矿物类似，因此，其也被认作"骨样"磷灰石。

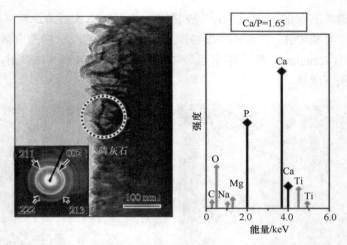

图 7-5 形成于模拟体液中氢氧化钠及热处理后的钛金属上的磷灰石透射电镜图（左）及 X 射线能谱分析图（右）[53]。

7.7 生物活性材料与骨结合机制

正如以上描述，多数生物活性材料在植入至体内时其表面可形成一层磷灰石。因为这些磷灰石在矿物成分、结构及形态上与骨骼矿物非常相似，因此，骨生成细胞（成骨细胞）可优先在其上增殖和分化以形成胶原和磷灰石，此行为与骨折表面情况有些类似[54]，见图 7-6。通过此种方式，材料上的磷灰石层与其环绕的骨骼直接连接起来。一旦此种情况发生，骨中的磷灰石则与材料表面的磷灰石之间形成牢固的化学结合，从而使界面能降低。

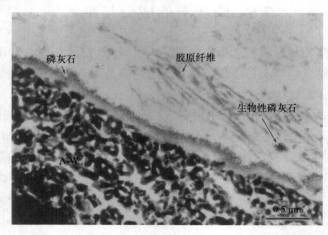

图 7-6 植入后的早期兔胫骨与玻璃-陶瓷 A-W 界面的透射电镜图[54]。

7.8 磷灰石形成机制

如果植入体内的生物活性材料上的磷灰石形成可于 SBF 中再现，那么，材料上的磷灰石形成机制或许就可通过材料表面结构的变化检测来揭示，这种变化可用材料于 SBF 中的浸泡时间函数表示。

基于 TEM 观察及 zeta 电位测量，烧结的羟基磷灰石在体内环境下的磷灰石形成机制得以解释[55]。烧结的羟基磷灰石的表面初始时带有负电荷，能与周围液体环境中的带有正电荷的钙离子结合，因此，烧结的羟基磷灰石上会形成一层富钙的非晶态磷酸钙。随着钙离子的不断积累，烧结的羟基磷灰石表面则带有了大量的正电荷，并与带有负电荷的磷酸根离子反应。反应的结果形成有钙缺失的非晶态磷酸钙，这种钙缺失的非晶态磷酸钙最终变为更加稳定的纳米大小的骨样磷灰石晶体。在含有蛋白质的液体中的反应机制也基本上如此[56]。

经 NaOH 和热处理的金属钛的体内磷灰石形成解释也基本类似[53,57]。处理后的金属钛通过与液体中的 H_3O^+ 交换而释放表面钛酸钠层中的钠离子以形成 Ti-OH 基团，见图 7-7。反应后的结果是，材料表面带有大量的负电荷，并与带有正电荷的钙离子作用，形成钛酸钙。随着钙离子的不断积累，带有正电荷的表面又与带有负电荷的磷酸根离子反应，形成非晶态磷酸钙。这种非晶态磷酸钙是一种亚稳态物质，其最终转化为纳米大小的骨样磷灰石晶体。

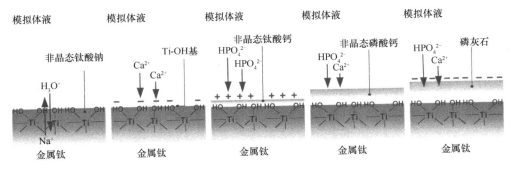

图 7-7 体外模拟体液中氢氧化钠及热处理后钛金属上的骨样磷灰石的形成机制[57]。

7.9 结 论

SBF，一种用来测试各种骨结合生物活性材料的无机液体，从离子浓度上讲，其与人血浆一致，但是，这种液体不含任何有机成分，如蛋白质。当将这些生物活性材料浸泡于 SBF 中时，其表面会形成一层磷灰石，当然，此磷灰石层与其植入体内时所见到的基本上一样。SBF 很容易配制，且体温下相对稳定。此外，SBF 在新材料的骨结合生物活性评估、磷灰石形成机制及材料的骨结合机制研究上非常有用。

参 考 文 献

1 L.L. Hench, R.J. Splinter, W.C. Allen, T.K. Greenlee, *J. Biomed. Mater. Res.* **1972**, *2*, 117–141.

2 M. Jarcho, J.I. Kay, R.H. Gummaer, H.P. Drobeck, *J. Bioeng.* **1977**, *1*, 79–92.

3 B.J. Rejda, J.G.J. Peelen, K. de Groot, *J. Bioeng.* **1977**, *1*, 93–97.

4 R.Z. Legeros, S. Lin, R. Rohanizadeh, D. Mijares, J.P. Legeros, *J. Mater. Sci. Mater. Med.* **2003**, *14*, 201–209.

5 T. Kokubo, M. Shigematsu, Y. Nagashima, M. Tashiro, T. Nakamura, T. Yamamuro, S. Higashi, *Bull. Inst. Chem. Res. Kyoto Univ.* **1982**, *60*, 260–268.

6 T. Kokubo, H. Kushitani, S. Sakka, T. Kitsugi, T. Yamamuro, *J. Biomed. Mater. Res.* **1990**, *24*, 721–734.

7 M. Ogino, F. Ohuchi, L.L. Hench, *J. Biomed. Mater. Res.* **1980**, *14*, 55–64.

8 Ö.H. Anderson, K.H. Karlsson, *J. Non-Cryst. Solids* **1991**, *129*, 145–151.

9 K. Ohura, T. Nakamura, T. Yamamuro, T. Kokubo, Y. Ebisawa, Y. Kotoura, M. Oka, *J. Biomed. Mater. Res.* **1991**, *25*, 357–365.

10 C. Ohtsuki, H. Kushitani, T. Kokubo, S. Kotani, T. Yamamuro, *J. Biomed. Mater. Res.* **1991**, *25*, 1363–1370.

11 T. Kitsugi, T. Nakamura, T. Yamamuro, T. Kokubo, T. Shibuya, M. Takagi, *J. Biomed. Mater. Res.* **1987**, *21*, 1255–1271.

12 W. Höland, W. Vogel, K. Naumann, *J. Biomed. Mater. Res.* **1985**, *19*, 303–312.

13 M. Neo, S. Kotani, T. Nakamura, T. Yamamuro, C. Ohtsuki, T. Kokubo, Y. Bando, *J. Biomed. Mater. Res.* **1992**, *26*, 1419–1432.

14 H. Chan, D. Mijares, J.L. Ricci, *Transactions of the Seventh World Biomaterials Congress*. Australian Society for Biomaterials Inc., Brunswick Lower, Victoria, Australia, **2004**, p. 627.

15 J.A. Juhasz, S. Ishii, S.M. Best, M. Kawashita, M. Neo, T. Kokubo, T. Nakamura, W. Bonfield, *Transactions of the Seventh World Biomaterials Congress*, Australian Society for Biomaterials Inc., Brunswick Lower, Victoria, Australia, **2004**, p. 665.

16 S. Nishiguchi, S. Fujibayashi, H.-M. Kim, T. Kokubo, T. Nakamura, *J. Biomed. Mater. Res.* **2003**, *67A*, 28–35.

17 H. Kato, T. Nakamura, S. Nishiguchi, Y. Matsusue, M. Kobayashi, T. Miyazaki, H.-M. Kim, T. Kokubo, *J. Biomed. Mater. Res. Appl. Biomater.* **2000**, *53*, 28–35.

18 C. Ohtsuki, T. Kokubo, T. Yamamuro, *J. Non-Cryst. Solids* **1992**, *143*, 84–92.

19 T. Kokubo, S. Ito, T. Huang, T. Hayashi, S. Sakka, T. Kitsugi, T. Yamamuro, *J. Biomed. Mater. Res.* **1990**, *24*, 331–343.

20 T. Kokubo, M. Kushiyani, Y. Ebisawa, T. Kitsugi, S. Kotani, K. Oura, T. Yamamuro, *Bioceramics, Volume 1.* Ishiyaku EuroAmerica, Tokyo, **1988**, pp. 157–162.

21 J.A. Judasz, S.M. Best, W. Bonfield, M. Kawashita, N. Miyata, T. Kokubo, T. Nakamura, *J. Mater. Sci. Mater. Med.* **2003**, *14*, 489–495.

22 H.-M. Kim, F. Miyaji, T. Kokubo, T. Nakamura, *J. Biomed. Mater. Res.* **1996**, *32*, 409–417.

23 T. Miyazaki, H.-M. Kim, F. Miyaji, T. Kokubo, T. Nakamura, *J. Biomed. Mater. Res.* **2000**, *50*, 35–42.

24 Ö.H. Andersson, G. Liu, K.H. Karlsson, L. Niemi, J. Miettinen, J. Juhanoja, *J. Mater. Sci. Mater. Med.* **1990**, *1*, 219–227.

25 K. Ohura, T. Nakamura, T. Yamamuro, Y. Ebisawa, T. Kokubo, Y. Kotoura, M. Oka, *J. Mater. Sci. Mater. Med.* **1992**, *3*, 95–100.

26 T. Kitsugi, T. Yamamuro, T. Nakamura, T. Kokubo, *Int. Orthop.* **1989**, *13*, 199–206.

27 Ö.H. Andersson, G. Liu, K. Kangasniemi, J. Juhanoja, *J. Mater. Sci. Mater. Med.* **1992**, *3*, 145–150.

28 Y. Ebisawa, T. Kokubo, K. Ohura, T. Yamamuro, *J. Mater. Sci. Mater. Med.* **1990**, *1*, 239–244.

29 S. Kotani, Y. Fujita, T. Kitsugi, T. Nakamura, T. Yamamuro, *J. Biomed. Mater. Res.* **1991**, *25*, 1303–1315.

30 Y. Fujita, T. Yamamuro, T. Nakamura, S. Kotani, *J. Biomed. Mater. Res.* **1991**, *25*, 991–1003.

31 C. Ohtsuki, T. Kokubo, M. Neo, S. Kotani, T. Yamamuro, T. Nakamura, Y. Bando, *Phos. Res. Bull.* **1991**, *1*, 191–196.

32 C. Ohtsuki, Y. Aoki, T. Kokubo, Y. Fujita, S. Kotani, T. Yamamuro, *Transactions of the 11th Annual Meeting of Japanese Society for Biomaterials.* Japanese Society for Biomaterials, Toshima-ku, Tokyo, Japan, **1989**, p. 12.

33 S. Fujibayashi, M. Neo, H.-M. Kim, T. Kokubo, T. Nakamura, *Biomaterials* **2003**, *24*, 1349–1356.

34 H.-M. Kim, F. Miyaji, T. Kokubo, C. Ohtsuki, T. Nakamura, *J. Am. Ceram. Soc.* **1995**, *78*, 2405–2411.

35 T. Kokubo, *Biomaterials* **1991**, *12*, 155–163.

36 J.E. Gamble, *Chemical Anatomy, Physiology and Pathology of Extracellular Fluid.* Harvard University Press, Cambridge, **1967**, pp. 1–17.

37 A. Oyane, H.-M. Kim, T. Furuya, T. Kokubo, T. Miyazaki, T. Nakamura, *J. Biomed. Mater. Res.* **2003**, *65A*, 188–195.

38 A. Oyane, K. Onuma, A. Ito, H.-M. Kim, T. Kokubo, T. Nakamura, *J. Biomed. Mater. Res.* **2003**, *64A*, 339–348.

39 H. Takadama, M. Hashimoto, M. Mizuno, T. Kokubo, *Phos. Res. Bull.* **2004**, *17*, 119–125.

40 T. Kokubo, H. Takadama, *Biomaterials* **2006**, *27*, 2907–2915.

41 H.-M. Kim, K. Kishimoto, F. Miyaji, T. Kokubo, T. Yao, Y. Suetsugu, J. Tanaka, T. Nakamura, *J. Biomed. Mater. Res.* **1999**, *46*, 228–235.

42 W. Neuman, M. Neuman, *The Chemical Dynamics of Bone Mineral.* University of Chicago, **1958**, p. 34.

43 P. Li, C. Ohtsuki, T. Kokubo, K. Nakanishi, N. Soga, T. Nakamura, *J. Am. Ceram. Soc.* **1992**, *75*, 2094–2097.

44 P. Li, C. Ohtsuki, T. Kokubo, K. Nakanishi, N. Soga, K. de Groot, *J. Biomed. Mater. Res.* **1994**, *28*, 7–15.

45 M. Uchida, H.-M. Kim, T. Kokubo, T. Nakamura, *J. Am. Ceram. Soc.* **2001**, *84*, 2041–2044.

46 T. Miyazaki, H.-M. Kim, T. Kokubo, C. Ohtsuki, H. Kato, T. Nakamura, *J. Ceram. Soc. Japan* **2001**, *109*, 929–933.

47 T. Miyazaki, H.-M. Kim, T. Kokubo, H. Kato, T. Nakamura, *J. Sol-Gel Sci. Technol.* **2001**, *21*, 83–88.

48 M. Tanahashi, T. Matsuda, *J. Biomed. Mater. Res.* **1997**, *34*, 305–315.

49 T. Kokubo, H.-M. Kim, M. Kawashita, T. Nakamura, *J. Mater. Sci. Mater. Med.* **2004**, *15*, 99–107.

50 T. Kokubo, C. Ohtsuki, S. Kotani, T. Kitsugi, T. Yamamuro, *Bioceramics, Volume 2.* German Ceramic Society, Cologne, **1990**, pp. 113–121.

51 M. Neo, S. Kotani, Y. Fujita, T. Nakamura, T. Yamamuro, Y. Bando,

C. Ohtsuki, T. Kokubo, *J. Biomed. Mater. Res.* **1992**, *26*, 255–267.

52 C. Ohtsuki, Y. Aoki, T. Kokubo, Y. Bando, M. Neo, T. Nakamura, *J. Ceram. Soc. Japan* **1995**, *103*, 449–454.

53 H. Takadama, H.-M. Kim, T. Kokubo, T. Nakamura, *J. Biomed. Mater. Res.* **2001**, *57*, 441–448.

54 M. Neo, T. Nakamura, C. Ohtsuki, T. Kokubo, T. Yamamuro, *J. Biomed. Mater. Res.* **1993**, *27*, 999–1006.

55 H.-M. Kim, T. Himeno, M. Kawashita, T. Kokubo, T. Nakamura, *J. R. Soc. Interface* **2004**, *1*, 17–22.

56 T. Kokubo, T. Himeno, H.-M. Kim, M. Kawashita, T. Nakamura, *Bioceramics, Volume 16*, Trans. Tech. Pub., Switzerland, **2004**, pp. 139–142.

57 H.-M. Kim, T. Himeno, M. Kawashita, J.H. Lee, T. Kokubo, T. Nakamura, *J. Biomed. Mater. Res.* **2003**, *67A*, 1305–1309.

第8章 植体上的骨生长模拟

8.1 引　　言

8.1.1 用于植入的仿生材料

生物材料被设计用来修复或替代体内受损部分和（或）其相应的功能。这些材料既可以是永久性的，也可作为临时性的细胞和组织支撑物，但无论是哪种情况，它们必须能与生物环境很好地相容[1]。多数商用材料（聚合物、陶瓷、金属等）均无毒，且有着足够的力学稳定性和弹性，面对酶解也很稳定。然而，材料的非生理性特点却常常引起一些不良后果，例如，移植排斥、发炎、感染、局部组织损耗、植体包裹（implant encapsulation）、血栓和栓塞[2]。这些生物性应激反应与植体植入后的不良整合有关，即人造材料与生物组织间的相互作用不充分。为避免移植排斥，可控的细胞-生物材料间的相互作用变得极为重要，且也有利于移植手术的成功。就骨植体而言，植体表面与周围组织间的强机械接触是骨整合所必需的。

在移植技术和组织工程中，植入材料表面的细胞快速而特异性定植的生物功能化成为人们越来越感兴趣的研究领域[3]。为避免植入材料在植体-组织间相互作用后出现一些不良反应，仿生性表面修饰在生物分子特异性识别上则具有很大优势。在过去的几十年中，从事材料科学、表面工程、化学、物理学、生物学、生物化学和医学研究领域的人们试图利用生物活性分子使植入材料表面功能化，以便其能与周围相邻的细胞发生信号联系，并获得良好的细胞应答。细胞-材料间的相互作用既可以是特异性的也可以是非特异性的，非特异性作用很难控制，因为这些作用均基于多个类型细胞的性能特点之上。仿生材料的设计得益于特异性相互作用，与明确的化学结构有关，例如，配体与细胞表面上的相应受体的作用[4]。实际工作中，人们最常采用的方法是增强结合有整合素受体的合成材料表面上的细胞黏附与增殖。

8.1.2 整合素与 RGD 序列

整合素家族是细胞黏附受体中数量最多、功能最多样的一组蛋白质，其在多细胞的生物体内起着调节细胞-细胞、细胞-细胞外基质间功能的作用[5]，这些作用影响着细胞的许多基本功能，如细胞的移动、增殖、分化及凋亡。因此，整合素不仅起着锚定分子的作用，而且还参与到许多的生物过程中，如胚胎发生、血液凝固、免疫反应、止血及细胞增殖与凋亡间的平衡[6]。

整合素是一类由两个非共价结合的异质亚基（α和β）组成的跨膜蛋白。18 个α亚基和 8 个β亚基相互组合形成了 24 种在配体特异性上[7]有差异的异质二聚体，见图 8-1。

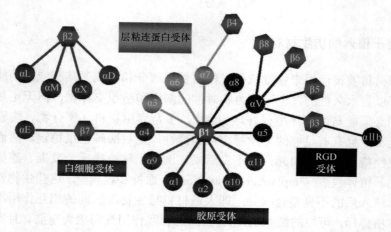

图 8-1　整合素家族：24 个已知的异质二聚体。

现已确认，Arg-Gly-Asp 三肽（RGD 序列）为纤黏蛋白的一个最小必需序列[8]，因为细胞黏附性 RGD 模体在许多其他 ECM 蛋白中均有发现，包括玻连蛋白（vitronectin）、纤维蛋白原（fibrinogen）、胶原、层粘连蛋白（laminin）及骨桥蛋白（osteopontin）[9]。研究显示，24 种整合素中大约有一半的蛋白质是以 RGD 依赖方式结合至 ECM 分子上[9]。

RGD 是最有效也是最常被用来促进合成表面细胞黏附的多肽序列，这是基于RGD 在生物中的广泛分布和使用，以及它处理多种细胞粘附受体的能力及其对细胞锚定、行为和生存的影响。

8.1.3　作为细胞黏附分子的天然蛋白或合成多肽

在早期研究中，植入材料表面涂有天然细胞黏附性 ECM 蛋白，这些蛋白质结构中均含有 RGD 序列[10]。然而，此类蛋白质的使用也带来了一些不利影响，见表8-1，这些不利影响使其医学上的应用大受限制。其中多数问题可通过分子配体简化为很小的识别序列得以解决，例如，一个小的合成 RGD 多肽[11]。RGD 序列及其结构与构象在配体-受体反应和（或）反应稳定性上起着重要的作用。有时，线型多肽的酶解速度很慢[11a,12]，而小的环状多肽则有着良好的稳定性[13]和更高的选择性。相较于线型 RGD 多肽，其环状衍生物可与整合素更好地相互作用，这是因为环化作用后构象更稳定，且优先促进与受体作用的3D 结构形成。但环化作用也常造成活性丧失或降低，只有在生物活性构象匹配时，人们才能看到分子的超活性及亚型受体的选择性。就 RGD 多肽而言，人们通过一个"空间筛选"过程来优化结构-活性间的关系[14]。当 RGD 两侧氨基酸序列有修正或3D 结构发生变化时，配体的选择性也随之改变[15]，例如，环(-RGDfK-)多肽中的 f（D-苯丙氨酸残基）的存在使 α_v 选择性增强（对血小板受体 $\alpha_{IIb}\beta_3$ 而言），诱导成骨细胞优先黏附而不是血小板。环化作用也使蛋白质更不易水解。这两个因素对于植体体内的良好骨整合非常重要。

因其令人渴望的特殊性能[16]，最近，人们将特异性整合素拮抗剂的设计放到了非肽类整合素选择性模拟物的研发上来。

表 8-1　不同涂层方法的演进及优缺点

整合素配体	优点	缺点
蛋白质（一代）	特异性、与自然黏附分子相似	酶性不稳定、有免疫原性、成本高，有感染和发炎风险，锚定困难
多肽（二代）	无污染风险、无免疫原性，高温和高 pH 下稳定，可于表面上高密度填充，成本效益好	酶性不稳定，缺乏选择性（例如，对成骨细胞和血小板无选择）
环肽（三代）	高选择性，酶活性稳定	成本适中
拟肽（四代）	成本极低，可高特异性、体内及灭菌过程高度稳定	—

8.1.4　整合素介导的细胞黏附

整合素介导的细胞黏附过程分为 4 个步骤，其中可能有部分重叠[17]：细胞附着、延展、肌动蛋白细胞骨架的组织和黏附斑形成。在起始的附着中，细胞与表面接触，一些配体开始结合，使细胞能抵御一些较温和的剪切力。随后，细胞开始变为扁平，细胞质膜沿基底面延展开来。需注意的是，在第三步中，肌动蛋白组织而成的微丝形成肌动蛋白细胞骨架，有时也称为"应力纤维"。第四步，黏附斑形成，将 ECM 分子与肌动蛋白细胞骨架成分连接了起来。在这 4 步过程中，整合素介导着细胞的物质性锚定和跨膜信号的转导[5,7]。

整合素的结构使其能以双向细胞信号转导者身份发挥作用[18]。因配体结合整合素而引发的构象变化可导致细胞内信号级联性放大，使基因表达、激酶激活及细胞骨架的组织定向（由外到内信号联系）受到调节[5]。或者，细胞内激活使构象发生改变，整合素的多个亚基聚合成簇，使其与配体、ECM 成分及其他细胞间形成非连续性结合（由内至外信号联系）[19]。信号类型及其强度取决于配体的性质与构象，并受结合到整合素受体上金属离子依赖性黏附位点（metal ion-dependent adhesion site，MIDAS）上的二价阳离子的调节。

目前，大量伴随着黏附斑形成的细胞信号已为人们所知。这些信号包括黏附斑激酶（focal adhesion kinase，FAK）、胞外信号调节激酶（extracellular signal-regulated kinase，ERK）、小 Rho GTP 酶、4-磷酸磷脂酰肌醇 5-激酶（phosphatidyl inositol 4-phosphate 5-kinase，PIP 5-激酶）及促分裂原活化蛋白激酶（mitogen-activated protein kinase，MAPK）途径的一些成分[5,20]，尽管目前仍有许多细节不明了。但是，人们已明确知道，整合素介导的细胞延展和黏附斑形成能够诱导锚定依赖性细胞的存活与增殖[21]。基于模拟生物环境并促进细胞特异性定植，人们一直致力于植体表面生物功能化，见图 8-2A。相反，对于许多类型的细胞而言，不附着就意味着凋亡，这种情况也被称为"失巢凋亡"[22]。即使在有固化 ECM 分子存在情况下，当一些非固化的可溶性配体如 RGD 多肽被添加进来时，失巢凋亡仍会发生，见图 8-2B。基于这一原则，人们开展了各种抑制试验研究，例如，RGD 多肽及多肽模拟物在骨质疏松症、肾衰竭、癌症和血管生成方面的医疗应用[23]。最近，也有人就 RGD 多肽诱导细胞凋亡和血管生成抑制的失巢凋亡模型提出异议[22b,24]。

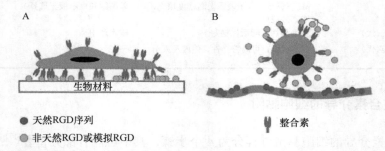

图 8-2　整合素配体的两种对抗作用。（A）固化配体，配体以胞外基质（ECM）激动剂形式发挥作用，引起细胞黏附并存活；（B）非固化配体，配体以 ECM 拮抗剂形式发挥作用，引起细胞分离并凋亡。

细胞的增殖与凋亡是两个截然相反的生物过程，无论是哪个过程，均为整合素依赖。延展开来的细胞相对于圆形细胞而言更容易存活，也更容易形成黏附斑并不断增殖[25]。细胞贴附于表面时有 4 种形态，见图 8-3。随着表面上的整合素受体浓度不断提升（0.1 fmol/cm²、1 fmol/cm²、10 fmol/cm²、100 fmol/cm²），多数细胞的形态也由 A 变为 D[26]。因此，生物材料上的细胞黏附可通过提高材料表面上的整合素配体浓度来改善。细胞的附着随 RGD 浓度呈 S 曲线增长[27]。这意味着，对于细胞应答而言，有一个最小的临界浓度，这个临界值的大小取决于材料性质和细胞类型。

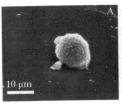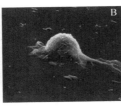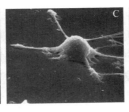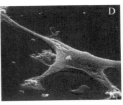

图 8-3 黏附于含共价交联多肽（GRGDY）基底上的细胞的扫描电镜图。（A）无丝状伸展伪足
（filapodial extensions）的球形细胞；（B）有一到两个丝状伸展伪足的球形细胞；（C）有两个以上
丝状伸展伪足的球形细胞；（D）分散良好的扁平状细胞，图来自文献[26]。（彩图请扫封底二维码）

对于细胞黏附比较研究而言，了解材料表面上的 RGD 多肽密度是很重要的。
材料表面结合的 RGD 多肽数量可通过整合素特异性抗体测定来确认，尽管最近
有报道称，含酪氨酸的 RGD 多肽 ^{125}I 放射性标记法更有效[28]。结合于表面的 RGD
多肽的数量取决于材料及涂层溶液中的多肽浓度，尽管所有被检测过的（PMMA、
钛、硅）表面上的 RGD 浓度均在 pmol/cm^2 范围内。

最近，人们利用嵌段共聚物胶束纳米光刻法设计生产出的图案化表面来解决黏
附斑分子拓扑学问题[29]。这一系统由一个涂有环（-RGDfK-）硫醇多肽的细胞黏附性
六边形金纳米点刚性模板和间隔开的非黏附性区域组成。纳米金直径（<8 nm）小到
每个点只有一个整合素分子结合，且结合精准，结合位置的间隔为 28 nm、58 nm、
73 nm、85 nm。只有在两点间间距小于 65 nm 时细胞黏附才能稳定。当然，材料表
面的分布情况也至关重要。当可利用的点的总数很小时，如果这些点聚集成簇，细
胞也能黏附上去。因此，细胞的稳定黏附需有一定的整合素空间集群以形成黏附斑，
且细胞内也能由此形成应力纤维。这些特点在不同的培养细胞中均有显现，这些细
胞包括 MC3T3 成骨细胞、B16 黑色素细胞、REF52 成纤维细胞和 3T3 成纤维细胞。

8.2 经整合素配体表面修饰以改善植体的骨性整合

8.2.1 骨移植机制

骨骼的形成是一个次序性发生系列事件的结果，这个过程始于来自周围组织
的骨祖细胞的聚集与增殖，然后是成骨细胞分化、基质形成并矿化。

在骨移植中，存在着三个基本的有利于骨骼再生的生物机制：骨发生、骨传
导和骨诱导[30]。

1）骨发生时，活的成骨细胞被从身体的某一部分移植至新骨所需位置，骨松
质或骨髓移植可提供这样的细胞。

2）骨传导指的是起架构作用的一些物质能使骨骼细胞在其上附着、迁移、生

长和分裂。通过这种方式，骨愈合应答穿过移植位置而"传导"。当成骨细胞有了可附着的骨传导基质时，其功能会发挥得更好。因为只有活细胞才能形成新骨，因此，骨移植手术的成功与否取决于区域内是否有足够的成骨细胞。在某些情况下，周围组织中的成骨细胞数量有限（瘢痕区域、以前手术或感染过的区域、骨间隙区、放射治疗过的区域等），此时，骨发生或许还需结合着骨传导刺激才行。

3）骨诱导指的是体内的一些天然物质能刺激原始"干细胞"或不成熟的骨骼细胞生长和成熟，形成健康的骨骼组织。这些物质多为"多肽性生长因子"或"细胞因子"类的蛋白质。目前，人们已研究出几种制备骨骼基质的方法，这些方法能使天然生长因子一直保持生物活性。

8.2.2 植体表面修饰以改善骨性整合

当新生骨骼与植体表面发生直接接触时，仿生材料与骨组织的骨性整合就开始了。这个过程由初始细胞-植体表面间的相互作用决定，且很受骨传导架构的青睐[31]。在伤愈早期阶段，生物材料的骨祖细胞黏附与迁移能力对于后期的骨骼形成级联反应至关重要。大量的实验研究显示，就骨骼形成速度和强度而言，骨-植体间的接触可通过植体表面的修饰而加强。

这些修饰多集中于通过天然组织结构模拟以达到架构优化的力学性能。研究显示，植体的表面形貌（包括微形貌、粗糙度）与骨骼固定的成功与否有着很大的关联[32]。成骨细胞展现出粗糙度依赖表型特点，其更趋向于附着到粗糙的表面上，而纤维性结缔组织则常见于光滑的植体表面[33]。例如，当植体涂有羟基磷灰石时，骨-植体表面间的接触则得以加速和增强[34]。

然而，如果植体表面被一些生物配体，如多肽、黏附蛋白、酶或生长因子修饰时，其结果或许更好。在这方面，最常采用的是整合素特异性配体（主要是 RGD 多肽及其模拟物），这些物质能向邻近的细胞发出信号[17,35]。这一方法（图 8-4）使骨移植技术得以大大改善，且效果较好。

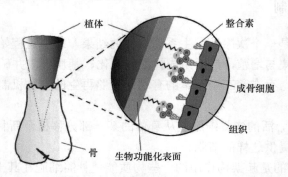

图 8-4 因整合素配体而得以增强的骨-植体间的相互作用。

特异性配体修饰界面的整合素介导细胞黏附的好坏取决于多个因素，包括配体与整合素的亲和性和特异性、配体载体的机械强度、间隔物长度、所有配体的浓度、表面形貌及配体密度。通过整合素配体来改善植体的骨性整合与使用寿命的目的是借由对所有参数的控制以促进骨骼直接于植体表面上生长。在骨-植体不直接接触的情况下，植体锚定可借助于纤维性结缔组织的中间层（厚达 10 μm）来完成。因这种纤维性组织力学上极不稳定，因此，对于植体固定及骨内植体的长期稳定是不利的。

8.2.3　涂层分子的结构

一般来讲，表面涂层体系由 4 个主要部分构成，见图 8-5，对于成功的仿生材料设计而言，这些部分需要细致优化，4 个主要部分分别如下。

1）植入材料，无毒、有骨传导性，在蛋白质水解和力学上稳定。

2）锚定物，能与植体表面结合，其取决于植体材料性质。图 8-5 中所示的是实际工作中最常采用的植体-锚定物体系。生物材料的表面化学修饰可通过共价结合或自组装技术来完成。具体情况在下节中讲述。

3）间隔物，为 RGD 结合序列和锚定物间提供最小的必要间距，以利于整合素介导细胞黏附于植体表面。其亲水性的变化对细胞附着没有显著影响[36]。例如，6-氨基己酸、聚乙二醇衍生物（如 20-amino-3,6,9,12,15,18- hexaoxaeicosanoic acid，HEGAS，20-氨基-3,6,9,12,15,18-六氧杂二十烷酸）。

4）特异性整合素配体，见 8.1.3 节。

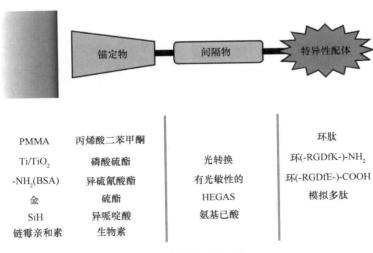

图 8-5　涂层分子的结构。

8.2.4　植体上整合素配体的成骨细胞黏附与增殖刺激

在这里，通过体内外的事例来阐明不同涂层体系中特异性 RGD 多肽及其多肽模拟物的诱导细胞黏附与增殖。

8.2.4.1　聚甲基丙烯酸甲酯（PMMA）

体外，人们以丙烯酰胺为锚定物在涂有环(-RGDfK-)肽的 PMMA 圆盘上获得了成骨细胞的黏附与增殖[36]，而且，环肽对 $\alpha_v\beta_3$ 和 $\alpha_v\beta_5$ 整合素受体具有选择性[13a,14,23e,37]，这些受体表达于成骨细胞上。多肽中的赖氨酸残基（如果需要，也可以是谷氨酸残基）可允许 RGD 多肽与不同的间隔物-锚定物体系偶联，为获得良好的植体-骨整合，人们研发出了各种间隔物-锚定物体系。RGD 结合序列与锚定物间的间距对于细胞黏附而言是至关重要的参数。对于 PMMA 表面上的细胞有效黏附来说，间隔物的最小长度应在 3.5 nm 左右。带有优化间隔物的 RGD 多肽可通过丙烯酰胺锚定物共价连接于 PMMA 表面上，本质上讲，是聚合至 PMMA 上。这个带有涂层的表面能有效地与鼠和人的成骨细胞结合，且细胞的黏附率随表面上的配体密度的提升而增大。即使在悬浮细胞数量相对较高（50 000 个/cm²）的情况下，RGD 功能化的 PMMA 上的细胞黏附率也能达到 100%，见图 8-6。黏附于带有涂层表面上的细胞可形成附着斑，并在表面上延伸，而附着于无未涂层表面上的细胞则呈圆形形状。结合至 RGD 涂层的 PMMA 上的成骨细胞 22 天后观察显示，细胞有增殖，数量增长 10 倍，且在材料表面形成一同质的细胞层。然而，附着于无涂层的 PMMA 上的成骨细胞在几天后就死亡了。

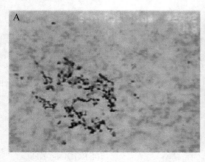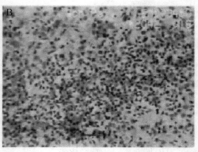

图 8-6　附着于无涂层聚甲基丙烯酸甲酯（PMMA）表面（A）及涂有环（-RGDfK-）多肽的 PMMA 骨水泥表面（B）上的 MC3T3H1 小鼠成骨细胞（黑色）的光镜显微图。涂液中环肽浓度为 100μmol/L。（A）有少量细胞附着的无涂层 PMMA；（B）有大量细胞附着的涂层 PMMA 表面。经 Wiley-VCH Verlag GmbH& Co.KGaA 许可，图片复制自文献[36]。（彩图请扫封底二维码）

功能化 PMMA 粒状圆筒植入兔髋骨沟的体内效果[利用环(-RGDfK-)肽]也得到了研究[27a,38]。相较于无涂层的 PMMA 胶囊物，RGD 涂层的 PMMA 胶囊物可快速而强烈地与兔子的再生骨组织整合在一起，见图 8-7。新生成的骨骼可直接与修饰过的植体表面接触（在骨组织与植体间未见纤维性的层结构），且能清楚地看到，骨组织向着有孔的植体中央方向生长，见图 8-7A。相反，无涂层的植体与新生骨组织间有纤维性层间隔开来，见图 8-7B，这层间隔结构阻止了植体-骨间的直接交互作用。因此，相对于无涂层的粒状圆筒而言，α_v 整合素特异性 RGD 多肽涂层的植体可快速地与骨整合。

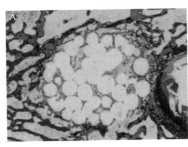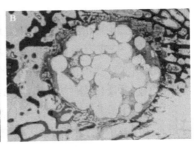

图 8-7　聚甲基丙烯酸甲酯（PMMA）植体横切（放大 16 倍）。（A）有 RGD 涂层的 PMMA 植体；（B）无涂层的 PMMA 植体。色彩指数：白色=PMMA 珠；蓝绿色=已有骨骼及新生骨骼[（A）中 PMMA 珠周围]；浅棕色=新生类骨质（骨骼前体）；深棕色=纤维性组织。经 Wiley-VCH Verlag GmbH & Co.KGaA 许可，图复制自文献[27a]。（彩图请扫封底二维码）

8.2.4.2　丝

　　基于丝的独特机械性能，如高强度、高弹性、高抗压等，其也很有可能成为由丝蛋白及其变体构成的生物性架构材料。之所以说有可能，是因为这些丝蛋白的结构、功能及其生物相容性均可借助于现代遗传技术量身定制。丝膜可通过整合素识别序列（RGD）及其他参与骨骼生成的生物活性配体来修饰改良[39]。成骨细胞对于这种丝膜的应答有力地支持了这一观点，即这些丝蛋白很适合作为骨诱导基质，对于刺激过的成骨细胞体外矿化（钙沉积及结节形成）而言，RGD 修饰的丝的意义尤为重大。

8.2.4.3　金属钛

　　钛及其合金是骨骼重建中最常采用的架构材料，这缘于其良好的机械性能和绝佳的生物相容性[40]。然而，遗憾的是，这种材料的骨传导性不足，使其不能充分地骨性整合[41]。人们采用各种不同策略以改善金属钛的临床应用效果，在其表面由 RGD 多肽功能化修饰后，人们得到了目前被认为最好的效果。

　　修饰性钛棒体内应用（大鼠股骨）新骨形成评估工作（质量与数量两个方面）已经开展。这种金属钛棒表面涂有一层线型 RGDC 多肽（经半胱氨酸的巯基作用）[42]。尽管这种多肽对于成骨细胞缺少特异性，但组织形态分析显示，相较于无涂层的植体而言，2 周后在 RGD 修饰过的植体周围有一层相当厚度的新骨形成[(26.2±1.9) μm vs (20.5±2.9) μm，$P<0.01$]。更值得注意的是，4 周后观察发现，涂层植体周围的新骨厚度相较于对照又有了增加[(32.7±4.6) μm vs (22.6±4.0) μm，$P<0.02$]，对照变化不大。然而，此时的机械拉拔测试结果显示，多肽修饰过的钛棒的平均界面剪切强度在统计学上并未显现出明显的差异，或许，这归因于平滑的植体模型、不稳定的巯基固化或线型多肽的降解。

也曾有人做过类似的体内研究。研究中，人们将钛性植体（Ti_6Al_4V）表面涂上胶原，并在胶原上再共价结合环(-RGDfK[3-巯基丙酰基]-)肽。在被植入比格犬牙槽嵴 3 个月后，人们观察发现，RGD 功能化植体的骨结合率两倍于只涂有胶原的植体[43]。当同样的多肽被涂抹到压配的孔性 Ti_6Al_4V 植体上时，再将这一植体插入到犬胫骨的松质骨部分[44]，组织形态测量及机械拉拔测试结果非常令人振奋，结果显示，RGD 涂层植体的骨生长是对照的两倍，且纤维性组织固着减少。植体周围骨量明显增加，骨层厚度从 0 增加到 100 μm。机械固着性中度增长，剪切强度极限中值及断裂能也有描述。当把 RGD 涂层的多孔钛纤维网状植体植入兔子颅骨时，人们也观察到了积极的效果[45]。

在涂有线型和环状 RGD 多肽的钛金属表面（Ti_6Al_4V）上，有关人骨祖细胞随细胞整合素表达而进行的黏附已有研究[46]。观察发现，环（-RGDfK-）肽不仅能促进人骨髓间质细胞（human bone marrow stromal cell，HBMSC）在生物材料上黏附，而且在酪氨酸激酶、黏附斑激酶（p125FAK）和促分裂原活化蛋白（mitogen-activated protein，MAP）激酶的激发下，细胞的分化和矿化也有增强。在这一研究中，线型多肽并无增强成骨细胞分化的能力。这些研究数据对于人的骨组织工程临床应用有着重大影响。人们认为，环（-RGDfK-）肽是一个很好的候选物，当其被用于功能化的材料上时，它不仅能提升细胞的黏附，而且还能促进骨特异性基质的产生与生长。总之，所有的研究结果显示，RGD 涂层对不同类型的钛植体的骨性整合均有提高。

8.2.4.4 RGD 类似物

另一个颇有前景的控制材料表面与黏附细胞间相互作用的策略是，将特异性多肽共价连接到聚合物上，这样一来，一些非特异性的细胞黏附（如蛋白质吸附）就基本上被抑制住。因此，基于聚(乙二醇)-聚(D，L-乳酸)单胺(H_2N-PEG-PLA)基础上的双嵌段共聚物用 $\alpha_v\beta_3/\alpha_v\beta_5$ 整合素特异性环 RGD 多肽来功能化修饰以提高人成骨细胞的黏附。这些细胞黏附试验显示，RGD 修饰表面上的细胞数量及延展情况均有很大提高[47]。

当然，植体表面涂以 RGD 类似物以促进成骨细胞黏附也是一种引人注目的方法。一些非多肽的 α_v 选择性 RGD 类似物已被人们研发出来[16,48]，它们可作为癌症、骨质疏松症、急性肾衰竭、术后再狭窄、关节炎及视网膜病变治疗的潜在药物。然而，其用于增强细胞黏附的研究最近才有报道[49]。锚定基团的位置是否合适对于 RGD 类似物附着于植体表面非常关键，位置合适则不会影响整合素的结合。在非肽类 $\alpha_v\beta_3$ 配体模型研究的基础上，人们已将基团的位置确认了下来[50]，经 X 射线分析发现，$\alpha_v\beta_3$ 的头部结构[51]中含一环状多肽 Cilengitide（西仑吉肽）[52]。因为配体的胍基及羧基对于整合素亚基 α 和 β 的分别结合极为重要[18b]，因此，$\alpha_v\beta_3$ 高选择性的二酰肼架构[16]芳香环就成为锚定基团所要选择的位置（R^1 和 R^2）[49b]，见图 8-8。1～3 位置上的基团可由巯基不可逆地锚定于钛金属（Ti$_6$Al$_4$V）的表面上，因不同基团的连接效果不一样，因此，人们可以此来评估细胞的黏附性能，见图 8-8。平板接种时植板率增加到 42.9%（涂液中复合物 2 浓度为 100 μmol/L），而未修饰对照的效率只有 9.4%。复合物 2 对细胞黏附的促进效果如同环(-RGDfK[3-巯基丙酰基]-)肽[27b]。复合物 1 的效果则稍差一些，很可能是因为连接物较短，使整合素配体与整合素不易接近。尽管复合物 3 的 $\alpha_v\beta_3$ 结合活性也相当不错，但将其结合至钛金属表面时，成骨细胞黏附的促进作用不大，这或许可归因于整合素结合时的取向不好。

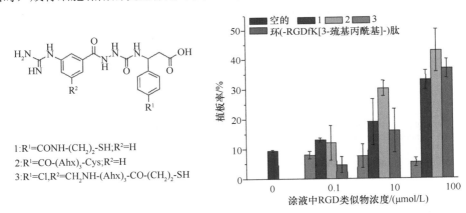

1:R^1=CONH-(CH$_2$)$_2$-SH;R^2=H
2:R^1=CO-(Ahx)$_3$-Cys;R^2=H
3:R^1=Cl,R^2=CH$_2$NH-(Ahx)$_3$-CO-(CH$_2$)$_2$-SH

图 8-8 MC3T3E1 小鼠成骨细胞于无涂层、RGD 类似物涂层的钛表面上的黏附情况。

总之，RGD 类似物 1、2 为表面涂层 α_v 的选择性整合素配体，当这些物质被涂层于钛金属表面时，其有促进成骨细胞黏附的能力，作用类似于环形 RGD 多肽。相较于 RGD 多肽，类似物的优势在于其对酶降解、pH 变化及高温有更好的稳定性，且价格低廉。

为了使植体 α_v 选择性整合素配体涂层更容易且更有可操作性，人们对一些新的锚定物体系也开展了研究。最近有报道称，一种简单而有效的方法被用于钛金属表面的功能化处理上，其方法是利用 α_v 特异性环(-RGDfK-)肽，以分支的膦酸锚定[53]。这个锚定体系由 4 个磷酰基丙酸组成，它们由一个有着 3 个赖氨酸残基的分枝单元连接，这样一来，钛金属表面上的连接因多聚效应而有加强。相较于巯基锚定，这种锚定结合得更紧，固定住的多肽数量也更大[44]。显然，同样的涂层复合物也可用于细胞在磷灰石或其他磷酸钾盐上的附着刺激。

通过改变整合素配体与材料表面间的距离及取向可以达到细胞黏附的光化学控制目的。最近有报道称，这种光化学控制可经由光诱导的 *E、Z* 异构来完成[54]。

在最近一项有关整合素配体骨整合的体外研究中，人们对新切除并清洗后的人骨骨片表面涂层（以环形 RGD 多肽涂层，磷酸盐锚固）效果进行了检测[55]。人成骨细胞被种植于 RGD 涂层的骨片上，然后，对细胞的黏附与生长情况进行分析。RGD 多肽涂层骨片上的成骨细胞样细胞的黏附率虽未得到明显提高，但细胞在附着后 8 天内的生长速度显著加快，生长速度提高 40%。因此，人们不由地猜想，如果对再植术前的植体实施 RGD 多肽涂层，这或许不失为一种加速骨植体生长与愈合的新方法。

8.3 结 论

在骨科和颅面移植领域，具有α_v特异性整合素配体的生物功能化材料大有前途，这类材料不仅能增强细胞的黏附力，而且还能提高细胞的分化与矿化能力，从而明显减少植体周围纤维性组织的形成，并由此改善体内植体的骨整合性，这将对临床上有效骨移植生物材料的发展产生极大的影响。

参 考 文 献

1 (a) R. Langer, L.G. Cima, J.A. Tamada, E. Wintermantel, *Biomaterials* **1990**, *11*, 738–745; (b) H. Shin, S. Jo, A.G. Mikos, *Biomaterials* **2003**, *24*, 4353–4364.
2 (a) M. Epple, J.M. Rueger, *Chem. Tech. Lab.* **1999**, *47*, 1405–1410; (b) R. Thull, *Materialwiss. Werkst.* **2001**, *32*, 949–952.
3 L.G. Griffith, G. Naughton, *Science* **2002**, *295*, 1009–1014.
4 (a) T. Blunk, A. Gopferich, J. Tessmar, *Biomaterials* **2003**, *24*, 4335–4335; (b) H. Sinn, S. Jo, A.G. Mikos, *Biomaterials* **2003**, *24*, 4335–4335; (c) S. Drotleff, U. Lungwitz, M. Breunig, A. Dennis, T. Blunk, J. Tessmar, A. Göpferich, *Eur. J. Pharm. Biopharm.* **2004**, *58*, 385–407.
5 R.O. Hynes, *Cell* **1992**, *69*, 11–25.
6 (a) E. Ruoslahti, M.D. Pierschbacher, *Science* **1987**, *238*, 491–497; (b) S.M. Albelda, C.A. Buck, *FASEB J.* **1990**, *4*, 2868–2880; (c) J. Travis, *Science* **1993**, *260*, 906–908.
7 A. van der Flier, A. Sonnenberg, *Cell Tissue Res.* **2001**, *305*, 285–298.
8 M.D. Pierschbacher, E. Ruoslahti, *Nature* **1984**, *309*, 30–33.
9 M. Pfaff, Recognition sites of RGD-dependent integrins, in: J.A. Eble (Ed.), *Integrin-Ligand Interaction*. Springer-Verlag, Heidelberg, **1997**, pp. 101–121.
10 (a) J.M. Li, M.J. Menconi, H.B. Wheeler, M.J. Rohrer, V.A. Klassen, J.E. Ansell, M.C. Appel, *J. Vasc. Surg.* **1992**, *15*, 1010–1017; (b) T. Miyata, M.S. Conte, L.A. Trudell, D. Mason, A.D. Whittemore, L.K. Birinyi, *J. Surg. Res.* **1991**, *50*, 485–493; (c) R. Vohra, G.J. Thomson, H.M. Carr, H. Sharma, M.G. Walker, *Br. J. Surg.* **1991**, *78*, 417–420; (d) G.J. Thomson, R.K. Vohra, M.H. Carr, M.G. Walker, *Surgery* **1991**, *109*, 20–27; (e) J. Kaehler, P. Zilla, R. Fasol, M. Deutsch, M. Kadletz, *J. Vasc. Surg.* **1989**, *9*, 535–541; (f) J.M. Sentissi, K. Ramberg, Jr., T.F. O'Donnell, R.J.

Connolly, A.D. Callow, *Surgery* **1986**, 99, 337–343; (g) J.M. Seeger, N. Klingman, *J. Surg. Res.* **1985**, 38, 641–647.

11 (a) N. Weix, D. Klee, H. Hocker, *Biomaterials* **2001**, 2, 81–86; (b) Y. Ito, M. Kajihara, Y. Imanishi, *J. Biomed. Mater. Res.* **1991**, 25, 1325–1337; (c) T. Boxus, R. Touillaux, G. Dive, J. Marchand-Brynaert, *Bioorg. Med. Chem.* **1998**, 6, 1577–1595; (d) J.A. Neff, K.D. Caldwell, P.A. Tresco, *J. Biomed. Mater. Res.* **1998**, 40, 511–519.

12 (a) G.B. Fields, J.L. Lauer, Y. Dori, P. Forns, Y.-C. Yu, M. Tirrell, *Biopolymers* **1998**, 47, 143–151.

13 (a) M. Aumailley, M. Gurrath, G. Muller, J. Calvete, R. Timpl, H. Kessler, *FEBS Lett.* **1991**, 291, 50–54; (b) M. Gurrath, G. Müller, H. Kessler, M. Aumailley, R. Timpl, *Eur. J. Biochem.* **1992**, 210, 911–921; (c) B. Ivanov, W. Grzesik, F.A. Robey, *Bioconjug. Chem.* **1995**, 6, 269–277.

14 R. Haubner, D. Finsinger, H. Kessler, *Angew. Chem. Int. Ed.* **1997**, 36, 1374–1389.

15 (a) U. Hersel, C. Dahmen, H. Kessler, *Biomaterials* **2003**, 24, 4385–4415; (b) P. Shaffner, D. Dard, *Cell Mol. Life Sci.* **2003**, 60, 119–132.

16 G.A.G. Sulyok, C. Gibson, S.L. Goodman, G. Hölzemann, M. Wiesner, H. Kessler, *J. Med. Chem.* **2001**, 44, 1938–1950.

17 R.G. Lebaron, K.A. Athanasiou, *Tissue Eng.* **2000**, 6, 85–103.

18 (a) M.A. Arnaout, *Immunol. Rev.* **2002**, 186, 141–163; (b) K.-E. Gottschalk, H. Kessler, *Angew. Chem. Int. Ed.* **2002**, 41, 3767–3774.

19 A.R. Horwitz, J.T. Parsons, *Science* **1999**, 286, 1102–1103.

20 (a) A. van der Flier, A. Sonnenberg, *Cell Tissue Res.* **2001**, 305, 285–298; (b) B. Geiger, A. Bershadsky, *Curr. Opin. Cell Biol.* **2001**, 13, 584–592; (c) N.J. Boudreau, P.L. Jones, *Biochem. J.* **1999**, 339, 481–488; (d) M.A. Schwartz, *Trends Cell Biol.* **2001**, 11, 466–470.

21 (a) F.G. Giancotti, *Nat. Cell Biol.* **2000**, 2, E13–E14; (b) C.S. Chen, M.

Mrksich, S. Huang, G.M. Whitesides, D.E. Ingber, *Science* **1997**, 276, 1425–1428.

22 (a) E. Ruoslahti, M.D. Pierschbacher, V.L. Woods, *Bull. Inst. Pasteur* **1994**, 92, 242–247; (b) D.G. Stupack, X.S. Puente, S. Boutsaboualoy, C.M. Storgard, D.A. Cheresh, *J. Cell Biol.* **2001**, 155, 459–470.

23 (a) M. Grano, P. Zigrino, S. Colucci, G. Zambonin, L. Trusolino, M. Serra, N. Baldini, A. Teti, P.C. Marchisio, A.Z. Zallone, *Exp. Cell Res.* **1994**, 212, 209–218; (b) E. Noiri, J. Gailit, D. Sheth, H. Magazine, M. Gurrath, G. Muller, H. Kessler, M.S. Goligorsky, *Kidney Int.* **1994**, 46, 1050–1058; (c) S. Stromblad, J.C. Becker, M. Yebra, P.C. Brooks, D.A. Cheresh, *J. Clin. Invest.* **1996**, 98, 426–433; (d) S. Cheng, W.S. Craig, D. Mullen, J.F. Tschopp, D. Dixon, M.D. Pierschbacher, *J. Med. Chem.* **1994**, 37, 1–8; (e) R. Haubner, R. Gratias, B. Diefenbach, S.L. Goodman, A. Jonczyk, H. Kessler, *J. Am. Chem. Soc.* **1996**, 118, 7461–7472.

24 (a) C.D. Buckley, D. Pilling, N.V. Henriquez, G. Parsonage, K. Threlfall, D. Scheel-Toellner, D.L. Simmons, A.N. Albar, J.M. Lord, M. Salmon, *Nature* **1999**, 397, 534–539; (b) R.O. Hynes, *Nat. Med.* **2002**, 8, 918–921.

25 C.S. Chen, M. Mrksich, S. Huang, G.M. Whitesides, D.E. Ingber, *Science* **1997**, 276, 1425–1428.

26 S.P. Massia, J.A. Hubbell, *J. Cell. Biol.* **1991**, 114, 1089–1100.

27 (a) M. Kantlehner, P. Schaffner, D. Finsinger, J. Meyer, A. Jonczyk, B. Diefenbach, B. Nies, G. Hölze-mann, S.L. Goodman, H. Kessler, *ChemBioChem* **2000**, 1, 107–114; (b) B. Jeschke, J. Meyer, A. Jonczyk, H. Kessler, P. Adamietz, N.M. Meenen, M. Kantlehner, C. Goepfert, B. Nies, *Biomaterials* **2002**, 23, 3455–3463.

28 J. Auernheimer, R. Haubner, M. Schottelius, H.-J. Wester, H. Kessler, *Helv. Chim. Acta* **2006**, 89, 833–840.

29 M. Arnold, E.A. Cavalcanti-Adam, R. Glass, J. Blümmel, W. Eck, M.

Kantlehner, H. Kessler, J.P. Spatz, *ChemPhysChem.* **2004**, *5*, 383–388.

30 J. Glowacki, J.B. Mulliken, *Clin. Plast. Surg.* **1985**, *12*, 233–241.

31 (a) D.A. Puleo, A. Nanci, *Biomaterials* **1999**, *20*, 2311–2321; (b) K. Anselme, *Biomaterials* **2000**, *21*, 667–681.

32 K. Thomas, S.D. Cook, *J. Biomed. Mater. Res.* **1985**, *19*, 875–901.

33 J. Lincks, B.D. Boyan, C.R. Blanchard, C.H. Lohmann, Y. Liu, D.L. Cochran, D.D. Dean, Z. Schwartz, *Biomaterials* **1998**, *19*, 2219–2232.

34 (a) M. Rocca, M. Fini, G. Giavaresi, N. Nicoli Aldini, R. Giardin, *Int. J. Artif. Organs* **2001**, *24*, 649–654; (b) G. Balasundaram, M. Sato, T.J. Webster, *Biomaterials* **2006**, *27*, 2798–2805.

35 (a) M.D. Pierschbacher, E. Ruoslahti, *J. Biol. Chem.* **1987**, *262*, 17294–17298; (b) A. Rezania, K.E. Healy, *Biotechnol. Prog.* **1999**, *15*, 19–32; (c) T. Matsuura, R. Hosokawa, K. Okamoto, T. Kimoto, Y. Akagawa, *Biomaterials* **2000**, *21*, 1121–1127.

36 M. Kantlehner, D. Finsinger, J. Meyer, P. Schaffner, A. Jonczyk, B. Diefenbach, B. Nies, H. Kessler, *Angew. Chem. Int. Ed.* **1999**, *38*, 560–562.

37 (a) M. Pfaff, K. Tangemann, B. Müller, M. Gurrath, G. Müller, H. Kessler, R. Timpl, J. Engel, *J. Biol. Chem.* **1994**, *269*, 20233–20238; (b) M. Friedlander, P.C. Brooks, R.W. Shaffer, C.M. Kincaid, J.A. Varner, D.A. Cheresh, *Science* **1995**, *270*, 1500–1502.

38 P. Schaffner, J. Meyer, M. Dard, R. Wenz, B. Nies, S. Verrier, H. Kessler, M. Kantlehner, *J. Mater. Sci.* **1999**, *10*, 837–839.

39 (a) S. Sofia, M.B. McCarthy, G. Gronowicz, D.L. Kaplan, *J. Biomed. Mater. Res.* **2001**, *54*, 139–148; (b) J. Chen, G.H. Altman, V. Karageorgiou, R. Horan, A. Collette, V. Volloch, T. Colabro, D.L. Kaplan, *J. Biomed. Mater. Res.* **2003**, *67A*, 559–570.

40 (a) D.M. Brunette, P. Tengvall, M. Textor, P. Thomsen (Eds.), *Titanium in medicine.* Springer-Verlag, Berlin, 2001; (b) O.E. Pohler, *Injury* **2000**, *S4(31)*, D7–D13; (c) J.A. Jansen, A.F. von Recum, J.P. van der Waerden, K. de Groot, *Biomaterials* **1992**, *13*, 959–968.

41 J. van den Dolder, E. Farber, P.H.M. Spauwen, J.A. Jansen, *Biomaterials* **2003**, *24*, 1745–1750.

42 D.M. Ferris, G.D. Moodie, P.M. Dimond, C.W.D. Gioranni, M.G. Ehrlich, R.F. Valentini, *Biomaterials* **1999**, *20*, 2323–2331.

43 H. Schliephake, D. Scharnweber, M. Dard, S. Rößler, A. Sewing, J. Meyer, D. Hoogestraat, *Clin. Oral Impl. Res.* **2002**, *13*, 312–319.

44 B. Elmengaard, J.E. Bechtold, K. Søballe, *Biomaterials* **2005**, *26*, 3521–3526.

45 H.C. Kroese-Deutman, J. Van den Dolder, P.H.M. Spauwen, J.A. Jansen, *Tissue Eng.* **2005**, *11*, 1867–1875.

46 (a) S. Verrier, S. Pallu, R. Bareille, A. Jonczyk, J. Meyerc, M. Dard, J. Amédée, *Biomaterials* **2002**, *23*, 585–596; (b) S. Pallu, R. Bareille, M. Dard, H. Kessler, A. Jonczyk, M. Vernizeau, J. Amédée-Vilamitjana, *Peptides* **2003**, *24*, 1349–1357; (c) M.C. Porté-Durrieu, F. Guillemot, S. Pallu, C. Labrugère, B. Brouillaud, R. Bareille, J. Amédée, N. Barthe, M. Dard, Ch. Baquey, *Biomaterials* **2004**, *25*, 4837–4846.

47 E. Lieb, M. Hacker, J. Tessmar, L.A. Kunz-Schughart, J. Fiedler, C. Dahmen, U. Hersel, H. Kessler, M.B. Schulza, A. Göpferich, *Biomaterials* **2005**, *26*, 2333–2341.

48 (a) C. Gibson, G.A.G. Sulyok, D. Hahn, S.L. Goodman, G. Hölzemann, H. Kessler, *Angew. Chem. Int. Ed.* **2001**, *40*, 165–169; (b) G. Hölzemann, *Drugs* **2001**, *4*, 72–81; (c) J.S. Kerr, A.M. Slee, S.A. Mousa, *Expert Opin. Invest. Drugs* **2000**, *9*, 1271–1279; (d) R. Dayam, F. Aiello, J. Deng, Y. Wu, A. Garofalo, X. Chen, N. Neamati, *J. Med. Chem.* **2006**, *49*, 4526–4534.

49 (a) S. Biltresse, M. Attolini, G. Dive, A. Cordi, G.C. Tucker, J. Marchand-Brynaert, *Bioorg. Med. Chem.* **2004**, *12*, 5379–5393; (b) C. Damen, J.

Auernheimer, A. Meyer, A. Enderle, S.L. Goodman, H. Kessler, *Angew. Chem. Int. Ed.* **2004**, *43*, 6649–6652.

50 L. Marinelli, A. Lavecchia, K.-E. Gottschalk, E. Novellino, H. Kessler, *J. Med. Chem.* **2003**, *46*, 4393–4404.

51 J.-P. Xiong, T. Stehle, R. Zhang, A. Joachimiak, M. Frech, S.L. Goodman, M.A. Arnaout, *Science* **2002**, *296*, 151–155.

52 M.A. Dechantsreiter, E. Planker, B. MathI, E. Lohof, G. Hölzemann, A. Jonczyk, S.L. Goodman, H. Kessler, *J. Med. Chem.* **1999**, *42*, 3033–3040.

53 (a) J. Auernheimer, D. Zukowski, C. Dahmen, M. Kantlehner, A. Enderle, S.L. Goodman, H. Kessler, *ChemBioChem.* **2005**, *6*, 2034–2040; (b) J. Auernheimer, H. Kessler, *Bioorg. Med. Chem. Lett.* **2006**, *16*, 271–273.

54 J. Auernheimer, C. Dahmen, U. Hersel, A. Bausch, H. Kessler, *J. Am. Chem. Soc.* **2005**, *127*, 16107–16110.

55 U. Magdolen, J. Auernheimer, C. Dahmen, J. Schauwecker, H. Gollwitzer, J. Tübel, R. Gradinger, H. Kessler, M. Schmitt, P. Diehl, *Int. J. Mol. Med.* **2006**, *17*, 1017–1021.

第9章　细胞及组织对微米和纳米级粒性钛金属及其他材料的生化与病理学反应

9.1　引　　言

钛是一种高抗腐蚀金属，这主要缘于其表面上形成的一层薄而稳定的氧化物保护层。此外，其也是已知的最有生物相容性（对人体而言）的金属[1,2]。因此，人们视钛金属为最近乎理想的植入材料，其也被广泛应用于矫形术和牙科中，然而，可惜的是，钛金属有一个弱点，即不耐磨损[3,4]，在人工关节使用中，滑动部位磨损下来的细颗粒常会引起周围组织产生炎症。

钛金属因颗粒大小而呈现出的不同行为的原因仍不明朗。另一种材料——石棉（一种硅质性黏土型矿物）在长时间和高水平暴露下会引发间皮瘤（mesothelioma）。或许，这些现象不仅源于材料的生物性能，如毒性或生物相容性，而且还可能来自颗粒效应，如颗粒的大小和形貌。

最近，在抗癌药给予及基因转染传送药物传递体系（DDS）研究上又有了很大的进展。当这些生物医学应用工作开展时，人们很有必要对涉及的一些原则及微米/纳米级颗粒的生物反应性有一个基本的了解。

在本章中，将就颗粒大小对体外细胞毒性及体内生物相容性的影响的研究进行一些详细阐述。这些研究包括以人中性粒细胞为探针，对移植后的动物进行生化功能分析和组织学观察[5-7]。通过这种方式，钛、铁、镍及氧化钛的颗粒效应可直接比较。

因中性粒细胞在与外来物接触时产生炎症的初期阶段非常重要，且是非特异性的，因此常被用作研究中的探针。一些比中性粒细胞小一些（0.5～3 μm）或大一些（10 μm、50 μm、150 μm）的移植材料颗粒均被人们用于颗粒大小与细胞毒性间关系的测试。

9.2　材料与方法

9.2.1　样品

各种大小（直径 300 nm 至 150 μm）的钛、铁、镍及氧化钛颗粒（纯度 99.9%

以上）被用于这些研究中。为确保测试条件的统一性，0.5 μm、3 μm 及 10 μm 大小的颗粒经沉淀被分别分离出来，小于 300 nm 的颗粒由超滤去除。此外，富勒烯（C_{60}）、多壁碳纳米管（carbon nanotube，CNT）和帽堆状碳纳米纤维（carbon nanofiber，CNF，一种碳纳米管衍生物）也被用于一些附加测试研究中。

9.2.2　钛颗粒溶解试验

在钛颗粒被浸于 37℃ Hank's 平衡盐溶液（Hank's balanced salt solution，HBSS）一个月之后，悬液用孔大小 0.45 μm 的滤膜过滤以去除钛颗粒。然后，采用电感耦合等离子体原子吸收光谱（inductively coupled plasma-atomic emission spectrometry，ICP-AES）法对上清液进行元素分析，仪器型号 ICPS-8100（Shimazu，Tokyo，Japan）。

9.2.3　探针细胞

利用含羟乙基淀粉的 6%等渗氯化钠液和淋巴细胞分离液（Ficoll-Hypaque^{TM}，Amersham Pharmacia，Biotech AB，Sweden）从健康志愿者外周血中将中性粒细胞分离出来，然后在混有颗粒的 HBSS 液中加入中性粒细胞并保存于 37℃下备用，这个混合物可用于各种细胞毒性测试。有时，人急性单核细胞白血病细胞系 THP-1 细胞株也被用于一些附加实验。

9.2.4　细胞对于材料反应的生化分析

每 10^6 个中性粒细胞的过氧阴离子（O^{2-}）产量、细胞存活率及乳酸脱氢酶（lactate dehydrogenase，LDH）活性被测定。同时，利用 ELISA 试剂盒对肿瘤坏死因子α（tumor necrosis factor-α，TNF-α）的细胞因子及白细胞介素 1β（interleukin-1β，IL-1β）进行检测。此外，在光学显微镜（Zeiss，Axioskop，Germany）和扫描电镜（Hitachi S-4300，Tokyo，Japan）下对 HBSS（含各种不同颗粒）中的中性粒细胞的形态变化进行观察。

9.2.5　动物实验

实验中，将颗粒嵌入 Wistar 大鼠（鼠龄 11～12 周，体重 350～380 g）的腹部皮下结缔组织中。组织样品常规固定、包埋、切片并 HE 染色，然后组织学观察。与此同时，进行二氧化钛颗粒（30 nm）强制曝光测试，利用 X 射线扫描显微分析技术（X-ray scanning analytical microscopy，XSAM，Horiba XGT-2000V，Tokyo，

Japan），对钛纳米颗粒组织内的扩散进行观察，切片无须固定、脱水预处理。

9.3 结　果

9.3.1 材料的宏观大小对体内组织反应的影响

宏观大小（1 mm×10 mm）的镍、钛、铁及银在大鼠胸背部移植一周后的组织反应比较见图 9-1。在每一种情况下，植体最初均位于组织上部。因镍具有毛细血管扩张能力，远端组织由此坏死和退化。在铁、钛植体植入后的早期阶段，植体周围会形成纤维性结缔组织，银材料的植体也是如此。这样的比较则充分说明，这些金属材料在生物相容性敏感上存在不同[5]。

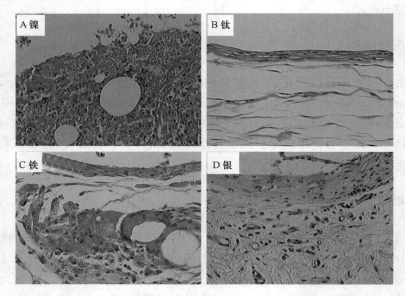

图 9-1　植入镍、钛、铁、银颗粒（1 mm×10 mm）一周后的大鼠软组织切片图。

9.3.2 颗粒大小对生物相容性的影响

9.3.2.1 刮擦颗粒的大小分布

由钛材料刮擦下来（用气动涡轮牙钻打磨）的颗粒的大小分布情况见图 9-2。这些颗粒的大小多数在 5 μm 左右，接下来是 0.8 μm、0.2 μm 和 0.07 μm。基于这般大小的颗粒的生物敏感性，人们在后续研究中对其进行了进一步的探讨。

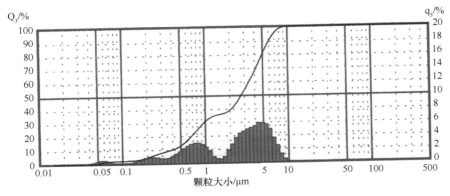

图 9-2　牙科钻研磨形成的钛颗粒的大小分布图。

9.3.2.2　颗粒的体外大小依赖

人中性粒细胞在含有钛颗粒的 HBSS 中的存活情况见图 9-3，对照为 HBSS 液。从图中可以看到，中性粒细胞的平均存活率随颗粒大小的变小而直线下降，尤其是 0.5 μm 和 3 μm 大小的颗粒。ICP 元素分析显示，钛颗粒的溶解几乎可忽略不计（低于检测限）[6]。

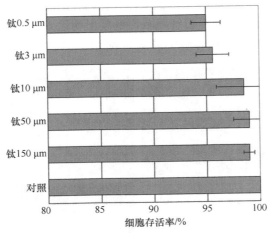

图 9-3　细胞在各种大小钛颗粒上的存活情况[6]。

对于每一种颗粒溶液来说，其 LDH 活性与细胞存活率成反比，尤其是 0.5 μm 和 3 μm 两种大小的颗粒。过氧化物产量也随颗粒大小的降低而增大，在颗粒大小低于 10 μm 时情况更为明显。

含有钛颗粒的 HBSS 中的弥漫性的白细胞介素-1β（IL-1β）释放情况见图 9-4，从图中可以看出，随颗粒大小变小，白细胞介素-1β 的释放量增加，且最明显的提高发生在 0.5 μm 和 3 μm 时。细胞因子 TNF-α的释放情况与 IL-1β类似。

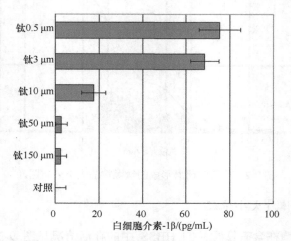

图 9-4　中性粒细胞在各种大小钛颗粒上的白细胞介素-1β释放情况[6]。

　　暴露于 HBSS 液中钛、氧化钛及镍颗粒下的人中性粒细胞扫描电镜和光学显微镜影像见图 9-5，对照 HBSS 液中的中性粒细胞的形态变化取决于刺激程度，见图 9-5A。在有 0.5 μm 或 3 μm 大小钛颗粒存在时，细胞表面因膜变形而变得起伏不平或呈光滑状。此外，中性粒细胞或许延展出伪足以吞噬钛或氧化钛颗粒，见图 9-5C 和图 9-5D，已被吞噬的颗粒在细胞中清晰可见，见图 9-5D。对于

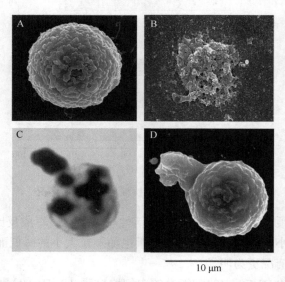

图 9-5　暴露于各种颗粒下的人中性粒细胞，A、B、D 为扫描电镜下的细胞；C 为光学显微镜下的细胞[6]。(A) 对照，HBSS 中；(B) 镍 (500 nm)；(C) 二氧化钛 (300 nm)；(D) 钛 (500 nm)。

镍颗粒而言，细胞形态发生变形或完全破坏，见图 9-5B。在钛颗粒大于 10 μm 时，细胞吞噬现象消失，中性粒细胞的形态变化很小。从这些现象中可以看出，10 μm 以下颗粒的细胞生化反应（图 9-3 和图 9-4）与细胞吞噬（图 9-5）行为间有着密切联系。

9.3.2.3　颗粒的体内大小依赖

体内的一系列测试结果显示，大于 100 μm 的钛颗粒会被纤维性结缔组织层包围，这是动物对于一些像大颗粒钛植体这样的生物相容性材料的正常反应。当颗粒变小时，常出现炎症。然而，小于 10 μm（与细胞大小相当）的颗粒会被巨噬细胞吞噬。此时，大量的炎症细胞出现于钛颗粒周围，巨噬细胞和中性粒细胞在形态上均呈现出退行性改变[7]。

大鼠软组织嵌入 3 μm 和 10 μm 钛颗粒后 5 天的组织学影像见图 9-6。对于 3 μm 大小的颗粒而言，以巨噬细胞为基础的吞噬行为出现，细胞内的钛颗粒清晰可见，炎症细胞胞质中含大量的小黑色颗粒。然而，在钛颗粒大小为 10 μm 时，颗粒均位于细胞外围，很少看到有吞噬行为发生，组织炎症程度也低了许多。

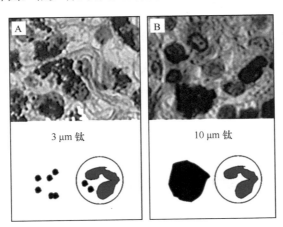

图 9-6　组织对植入 5 天后的钛颗粒的反应。（A）3 μm 钛颗粒；（B）10 μm 钛颗粒。
（彩图请扫封底二维码）

9.3.2.4　体内颗粒大小影响的材料依赖

钛、铁、镍颗粒的 TNF-α 释放情况比较见图 9-7。对于钛和铁颗粒而言，TNF-α 的释放量随颗粒变小而增大，而镍的情况则不同，释放量与颗粒大小间的相关性相对较低。需要注意的是，从数量上看，铁的行为几乎与钛的一样，尽管这两种材料的化学性质有所不同。从 IL-1β、超氧阴离子及 LDH 产量上看，无论是钛还是铁，其趋势是类似的，即随颗粒大小的降低，产量不断增大。

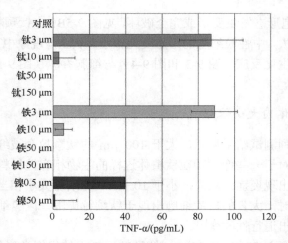

图 9-7　中性粒细胞在各种大小的钛、铁、镍颗粒上的 TNF-α 释放情况。

镍的细胞功能测试结果也说明，其作用存在着颗粒大小依赖性，尽管在数量上与钛、铁的表现有所差异。细胞的存活率明显低于对照，但 LDH 活性却很高。然而，从超氧阴离子和 IL-1β 的产量上看，其低于钛和铁的情况。

9.3.2.5　体内颗粒组织反应的材料依赖

大鼠软组织植入 3 μm 大小的钛、铁、镍颗粒 5 天后的组织学观察见图 9-8。在钛、镍颗粒时，发生以巨噬细胞为基础的细胞吞噬行为；而在镍颗粒时，细胞则出现坏死现象。

9.3.3　形状的影响

一系列长度与直径大致相等（约 10 μm）的块状和针状（长约 10 μm）二氧化钛颗粒的扫描电镜影像见图 9-9。中性粒细胞 IL-1β 释放的氧化钛颗粒大小依赖关系见图 9-10。无论是块状还是针状，与细胞吞噬行为关联的 TNF-α 的释放显示，释放行为有颗粒大小依赖性，但对于 IL-1β 的释放而言，似乎块状颗粒下的行为与 TNF-α 时的颗粒大小依赖关系有些类似，且释放量在 10 μm 以下时明显增大，大于 10 μm 时则减少，见图 9-10。然而，对于针状颗粒而言，IL-1β 释放水平始终保持在颗粒 10 μm 大小时的数量上。这表明，相较于块状颗粒，针状颗粒有着更大的刺激作用。需要注意的是，尽管 IL-1β 和 TNF-α 均为炎症指示物，但前者呈现出的刺激和炎症类型与后者明显不同。

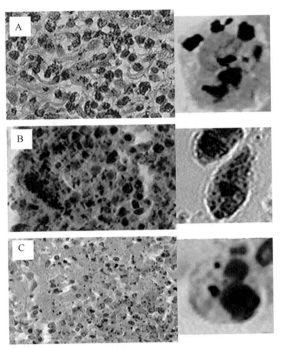

图 9-8　3 μm 大小的钛、铁、镍颗粒体内反应的组织学观察。（A）钛；（B）铁；（C）镍。
（彩图请扫封底二维码）

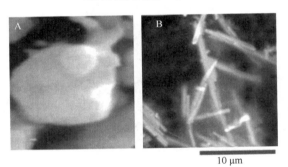

10 μm

图 9-9　直径与长度大致相等的块状及针状二氧化钛颗粒的扫描电镜图。（A）块状；（B）针状。

9.3.4　颗粒大小影响的根源

对于同一种材料而言，细胞及组织对大块和细颗粒的反应是不同的。无论是体外细胞生化功能测试还是体内检测结果均显示，当采用大块材料时，即使是生物相容性材料，如钛和氧化钛，随着材料大小的降低，其也变得有刺激性，尤其是当颗粒大小小于 10 μm 时，细胞吞噬行为发生。细胞/组织与颗粒大小间

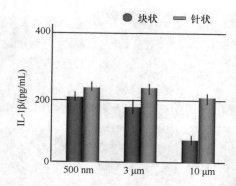

图 9-10　各种大小块状和针状二氧化钛颗粒下的中性粒细胞的 IL-1β 释放情况。

关系见图 9-11。如上所述，颗粒的细胞-刺激、组织-炎症特点的根源在于颗粒与细胞/组织的相对大小。以往，这些现象被描述为源于物理大小效应的非特异性细胞毒性，与化学毒性效应不同，这个基于离子性溶解的效应在大块材料中常常占有主导地位。

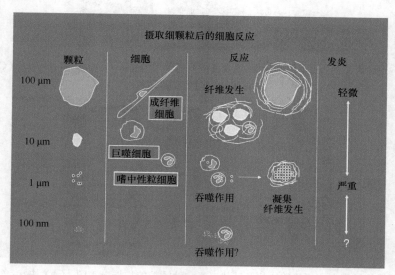

图 9-11　细胞/组织与颗粒大小间的关系。

9.3.5　生物活性及惰性材料颗粒大小的细胞毒性水平

采用富勒烯（C_{60}）、碳纳米纤维（CNF）及脂肽治疗时 THP-1 细胞内 TNF-α 的产量比较见图 9-12。显然，对于各种 CNF 而言，其 TNF-α 的释放量也有差异，这取决于 CNF 的处理情况（酸处理还是 CHAPS 处理）[8]。CNF 是一种 CNT（碳纳米管）的衍生物，其晶体中的石墨烯薄片可形成一圆锥形结构，几个圆锥向着针轴方向密集堆砌在一起。C_{60}、CNF、CNT 均为生物惰性材料[9-17]，其在细胞功能测试及大小依赖性、体内组织炎症行为上与钛或二氧化钛类似[18-22]。

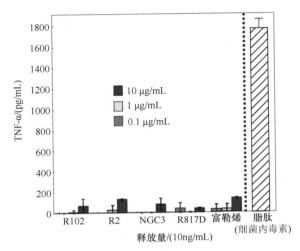

图 9-12 碳纳米纤维脂肽（细菌内霉素）的细胞 TNF-α 释放量比较[8]。R102、R2、NGC3、R817D 均为碳纳米纤维型号。

研究中，以双酰化脂肽 FSL-1 为阳性对照，这是因为其可诱导巨噬细胞产生 TNF-α。C_{60} 和 CNF 浓度从 0.1 μg/mL 至 10 μg/mL，脂肽浓度为 10 ng/mL。尽管脂肽浓度很低，其在 THP-1 细胞的激活能力上却远高于 C_{60} 和 CNF。这表明，相较于微生物脂肽的毒性水平，生物活性和惰性材料的刺激能力要低得多，或许，只是脂肽的 1/1000～1/10 000 水平，脂肽是一种典型的微生物内毒素。但要承认，微米/纳米颗粒仍能引起吞噬和炎症。

9.3.6 纳米毒理学

9.3.6.1 纳米大小的尺寸依赖刺激

中性粒细胞 TNF-α 释放的颗粒大小（纳米级）依赖情况见图 9-13。当颗粒大小低于 0.5 μm 时，钛则变得很难处理，因为其在空气中极易氧化，且生成的二氧化钛又常产生出更小的颗粒。钛及二氧化钛颗粒因大小而引发的非特异性刺激在质和量上表现出类似的依赖性。这种刺激从 TNF-α 释放量上看，当颗粒大小低于 10 μm 时效果明显，当颗粒大小为 2～0.5 μm 时，TNF-α 的释放量最大，小于 0.2 μm 时释放量减少。尽管 50 nm 时的释放量很低，但此时或许是因为纳米颗粒的生物性利用，刺激由此而降低。在此情况下，生物防御系统的作用可能已不足以抵抗纳米颗粒的入侵。

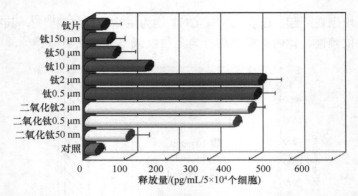

图 9-13　各种大小的钛和二氧化钛颗粒下的中性粒细胞的 TNF-α 释放情况。

9.3.6.2　纳米颗粒的内部扩散

　　纳米颗粒尤其是小于 50 nm 的颗粒可经由呼吸或消化系统侵入至身体内部。人们通过强制吸入，利用 XSAM 对 30 nm 大小二氧化钛的大鼠体内分布情况进行了研究，分布情况见图 9-14。从图中可以看出，氧化钛颗粒多集中于呼吸系统和膀胱中，这缘于由肺吸入后进入血管，然后经心血管系统蔓延至整个身体，并最终积累于膀胱中。

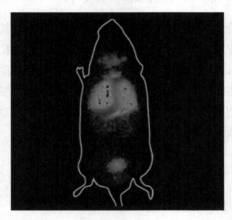

图 9-14　30 nm 大小二氧化钛颗粒强制吸入后大鼠体内分布情况的 X 射线显微扫描分析。
（彩图请扫封底二维码）

　　在纳米大小颗粒的情况下，这些颗粒很有可能不为身体防御系统所识别，如将其用于体内有效的药物传递系统，这一做法则很容易被人们所理解。因此，如果以这种方式来利用纳米颗粒，颗粒的内在动力学测定将变得重要起来。

9.3.6.3　纳米化生物刺激性材料的毒性增强效应

　　在 0.5 μm 大小镍颗粒植入一年后，人们观察发现，大鼠皮下组织中出现了肿瘤，见图 9-15。尽管已知宏观形式的镍有毒性（图 9-1），但其细颗粒状态下的毒性则更强。这种随颗粒变小而使比表面增大的效应会带来一些化学和毒理学上的不利结果。

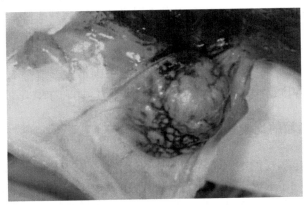

图 9-15　0.5 μm 镍颗粒植入一年后诱发肿瘤。（彩图请扫封底二维码）

9.4　讨　　论

9.4.1　颗粒的大小依赖性毒性

生化分析及显微形态观察显示，当钛颗粒大小从 150 μm 降至 0.5 μm 时，细胞的存活率下降（图 9-3），与此同时，LDH 活性（细胞破碎指示物）上升。超氧阴离子及细胞因子（IL-1β 和 TNF-α）的释放量随颗粒变小而增加，尤其是 0.5 μm 和 3 μm 时。当受到刺激时，细胞膜及细胞器会释放出超氧阴离子；在嗜中性粒细胞受到外来物质刺激时，细胞会释放 IL-1β，并引发炎症反应。TNF-α 的释放与细胞的吞噬行为密切关联。光学显微镜及扫描电镜观察（图 9-2）显示，只有 0.5 μm 和 3 μm 大小的钛颗粒才会被嗜中性粒细胞（自身直径 5～10 μm）吞噬，而 10 μm、50 μm、150 μm 大小的钛颗粒则难以被细胞吞噬。

细胞存活（图 9-3）、LDH 活性、超氧阴离子产生及 IL-1β（图 9-4）和 TNF-α（图 9-5）的释放均呈现出颗粒大小依赖性，当颗粒的大小变小时，其效果更明显，尤其是在颗粒大小低于细胞的大小时。ICP 元素分析证实，钛颗粒的溶解浓度远低于分析检测限，可忽略不计。因此，生物功能性变化结果表明，目前人们所从事的研究内容的引发原因则更多地是来自钛颗粒的大小效应（物理效应），而非钛离子的化学效应。

9.4.2　软组织中的颗粒大小依赖性

大鼠软组织内各种大小的钛颗粒体内植入显示，大于 100 μm 的颗粒被纤维性结缔组织层包围，对于钛这样的生物相容性植入体而言，这是一种很常见的现象。小于 100 μm 的颗粒会引发炎症，尤其是那些大小更小一些的颗粒。小于 10 μm 的颗粒（细胞大小约为 10 μm）会引发大量炎症细胞出现于颗粒团周围，并由此引起以巨噬细胞为基础的细胞吞噬行为，0.5 μm 和 3 μm 大小的颗粒可导致长时间的炎症反应。因体外检测不出来自颗粒的溶解，因此，大鼠中钛金属的效应看似主要来自颗粒本身而非钛离子。至于体内效果则可完全解释为软组织中嵌入钛颗粒的细胞毒性刺激及不断增大的超氧阴离子、IL-1β 和 TNF-α 的释放。

9.4.3 钛铁镍颗粒的比较

为进一步确定颗粒的细胞毒性是源自溶解的离子还是颗粒本身，人们对含钛颗粒的 HBSS 液进行了 ICP 元素分析。因钛颗粒的溶解低于检测限而忽略不计，人们由此断定，钛在化学上稳定且不溶，而铁则更易溶解[23-26]。相比之下，镍看似会有一些溶解，因此其具有较高的毒性。从 TNF-α 的释放（图 9-7）情况上看，钛、铁两种材料是生物相容性的，或者说，当其以宏观形式存在时，细胞的毒性很小（图 9-1）。二者在 TNF-α 的释放量上均表现出颗粒大小依赖性，且有些相似，尽管钛在 HBSS 中不溶而铁有溶解。由于钛和铁无细胞毒性（或毒性极小），且钛又不溶解，因此，人们坚定地认为，任何与钛和铁颗粒有关的细胞毒性均来自颗粒大小的物理效应而非其溶解的离子。镍也呈现类似的颗粒大小依赖性，尽管其细胞存活率、超氧阴离子及细胞因子的释放量很低。极低的细胞存活率和很高的 LDH 活性使人们认为，当细胞暴露于镍颗粒下时，细胞很有可能会出现结构破坏，这或许抑制了镍的细胞刺激效应，降低了超氧阴离子及 IL-1β 的释放量。软组织宏观镍嵌入结果显示，就像 XSAM 法[23-26]分析的那样，坏死和炎症的发生取决于组织与镍表面间的距离及溶解镍离子的浓度。研究证据表明，镍的细胞毒性来自溶解的镍离子。

9.4.4 材料的微米/纳米化对生物反应的影响

一般上讲，材料的生物相容性取决于其离子的化学可溶性以及组织和细胞对材料的吸收。对于生物材料而言，抗腐蚀是其必需的一个条件，这适用于大多数宏观大小的材料[27]。

人们常从比表面积方面对材料的微米/纳米化效应进行解释，颗粒大小与比表面积间呈反比关系，颗粒越小，比表面积越大。通过这种效应，人们更容易理解基于离子溶解基础上的化学反应性的增强，以镍为材料的植体的毒性（图 9-15）就是一个例子，在 0.5 μm 大小颗粒长期植入后，大鼠的皮下组织中出现肿瘤，而短期植入则表现为组织坏死。纳米化后材料性能改变的影响还包括量子尺寸效应和表面效应（表面原子占比随颗粒变小而急剧增大引发的性质改变），而所有的这些效应均可归类于材料本身的影响。

微米/纳米化效应还取决于颗粒与细胞/组织间的大小比例关系。对于许多材料而言，颗粒的物理尺寸和形状影响是非特异性的，不受表面积效应的影响。在生物活性和惰性材料中，这种效应很常见，其很少受化学溶解的影响，且在宏观尺寸时，材料的生物相容性很好（如钛、铁，见图 9-1）。因此，其细胞毒性水平低于细菌内毒素 $10^3 \sim 10^4$ 倍。尽管在短期和小规模使用时可能不会带来严重的问题，虽然体外毒性不高，但在体内仍会引发炎症。当细颗粒的数量随时间而不断增大，且长时间保持这种状况时，情况或许会变得更糟，如人工关节，这些植体的使用年限因刮擦下来的颗粒引发的炎症而受到限制。类似的情况还有石棉，针状颗粒的长时间细胞吞噬会引起慢性炎症、过氧化物产生、DNA 缺陷及癌变。

9.4.5　有关纳米毒理学的专业术语

实际上，纳米毒理学这一术语并不能完全准确地反映出上述颗粒所引起的一些影响。从生物学角度看，生命的基本组织单位——细胞的大小近 10 μm，最有影响的颗粒的大小一般在 0.5～3 μm。但是，低于 50 nm 的颗粒则可能会通过呼吸或消化系统直接进入体内，而不激发生物防御体系产生反应。人们在这一尺寸范围的羟基磷灰石材料上看到了功能的改变，其不仅具有骨传导性，而且在宏观尺度上不吸收，因此，这种材料很适合用作生物结构性植体。因为磷灰石纳米颗粒可以与胶原形成复合物，所以磷灰石可作为医学上的骨骼替代品，诱导破骨细胞对复合物进行吸收。同时，诱导成骨细胞形成新骨[28,29]。因此，生物反应上的颗粒效应实际上也可被称为"微米/纳米毒理学"。

参 考 文 献

1 H. Matsuno, A. Yokoyama, F. Watari, M. Uo, T. Kawasaki, *Biomaterials* **2001**, *22*, 1253–1262.

2 M. Uo, K. Asakura, A. Yokoyama, K. Tamura, Y. Totsuka, T. Akasaka, F. Watari, *Chem. Lett.* **2005**, *34*, 776–777.

3 Y. Tamura, A. Yokoyama, F. Watari, M. Uo, T. Kawasaki, *Mater. Trans.* **2002**, *43*, 3043–3051.

4 Y. Tamura, A. Yokoyama, F. Watari, T. Kawasaki, *Dent. Mater. J.* **2002**, *21*, 355–372.

5 F. Watari, A. Yokoyama, M. Omori, T. Hirai, H. Kondo, M. Uo, T. Kawasaki,

Composites Sci. Tech. **2004**, *64*, 893–908.

6 K. Tamura, N. Takashi, R. Kumazawa, F. Watari, Y. Totsuka, *Mater. Trans.* **2002**, *43*, 3052–3057.

7 R. Kumazawa, F. Watari, N. Takashi, Y. Tanimura, M. Uo, Y. Totsuka, *Biomaterials* **2002**, *23*, 3757–3764.

8 K. Kiura, Y. Sato, M. Yasuda, B. Fugetsu, F. Watari, K. Tohji, K. Shibata, *J. Biomed. Nanotech.* **2005**, *1*, 359–364.

9 I.D. Rosca, F. Watari, M. Uo, T. Akasaka, *Carbon* **2005**, *43*, 3124–3131.

10 M. Ushiro, K. Uno, T. Fujikawa, Y. Sato, K. Tohji, F. Watari, W.J. Chun, Y. Koike, K. Asakura, *Phys. Rev. B* **2006**, *73*, 144103/1–11.

11 K. Asakura, W.J. Chun, K. Tohji, Y. Sato, F. Watari, *Chem. Lett.* **2005**, *34*, 382–383.

12 B. Fugetsu, S. Satoh, T. Shiba, T. Mizutani, Y. Lin, N. Terui, Y. Nodasaka, K. Sasa, K. Shimizu, T. Akasaka, M. Shindoh, K. Shibata, A. Yokoyama, M. Mori, K. Tanaka, Y. Sato, K. Tohji, S. Tanaka, N. Nishi, F. Watari, *Environ. Sci. Technol.* **2004**, *38*, 6890–6896.

13 B. Fugetsu, S. Satoh, A. Iles, K. Tanaka, N. Nishi, F. Watari, *The Analyst (London)* **2004**, *129*, 565–566.

14 T. Akasaka, F. Watari, *Chem. Lett.* **2005**, *34*, 826–827.

15 T. Akasaka, F. Watari, Y. Sato, K. Tohji, *Mater. Sci. Eng. C* **2005**, *26*, 675–678.

16 N. Aoki, A. Yokoyama, Y. Nodasaka, T. Akasaka, M. Uo, Y. Sato, K. Tohji, F. Watari, *Chem. Lett.* **2006**, *35*, 508–509.

17 N. Aoki, A. Yokoyama, Y. Nodasaka, T. Akasaka, M. Uo, Y. Sato, K. Tohji, F. Watari, *J. Biomed. Nanotechnol.* **2005**, *1*, 402–405.

18 A. Yokoyama, Y. Sato, Y. Nodasaka, S. Yamamoto, T. Kawasaki, M. Shindoh, T. Kohgo, T. Akasaka, M. Uo, F. Watari, K. Tohji, *Nano Lett.* **2005**, *5*, 157–161.

19 Y. Sato, A. Yokoyama, K. Shibata, Y. Akimoto, S. Ogino, Y. Nodasaka, T. Kohgo, K. Tamura, T. Akasaka, M. Uo, K. Motomiya, B. Jeyadevan, M. Ishiguro, R. Hatakeyama, F. Watari, K. Tohj, *Mol. BioSystems* **2005**, *1*, 176–182.

20 Y. Sato, T. Shibata, H. Kataoka, S. Ogino, B. Fugetsu, A. Yokoyama, K. Tamura, T. Akasaka, M. Uo, K. Motomiya, B. Jeyadevan, R. Hatakeyama, F. Watari, K. Tohji, *Mol. BioSystems* **2005**, *1*, 142–145.

21 W. Wang, M. Omori, F. Watari, A. Yokoyama, *Dent. Mater. J.* **2005**, *24*, 478–486.

22 M. Uo, K. Tamura, Y. Sato, A. Yokoyama, F. Watari, Y. Totsuka, K. Tohji, *Small* **2005**, *1*, 816–819.

23 M. Uo, F. Watari, A. Yokoyama, H. Matsuno, T. Kawasaki, *Biomaterials* **2001**, *21*, 677–685.

24 M. Uo, F. Watari, A. Yokoyama, H. Matsuno, T. Kawasaki, *Biomaterials* **2001**, *22*, 1787–1794.

25 M. Uo, F. Watari, A. Yokoyama, H. Matsuno, T. Kawasaki, *Biomaterials* **1999**, *20*, 747–755.

26 M. Uo, K. Asakura, T. Kohgo, F. Watari, *Chem. Lett.* **2006**, *35*, 66–67.

27 F. Watari, *J. Electron Microsc.* **2005**, *54*, 299–308.

28 A. Yokoyama, M. Gelinsky, T. Kawasaki, T. Kohgo, U. Konig, W. Pompe, F. Watari, *J. Biomed. Mater. Res. B: Appl. Biomater.* **2005**, *75B*, 464–472.

29 S. Liao, W. Wang, M. Uo, S. Ohkawa, T. Akasaka, K. Tamura, F. Cui, F. Watari, *Biomaterials* **2005**, *26*, 7564–7571.

第 10 章　骨骼组织工程

10.1　组织工程

组织工程并非一个定义明确的专业术语，其更像是一个结合了多个学科和研究领域的技术性概念。在组织工程领域，有两个或多或少已被人们所认可的定义，其分别由美国国家自然科学基金委员会和欧盟医疗产品与医疗器械科学委员会（Scientific Committee on Medical Products and Medical Devices，SCMPMD）给出。

1）美国国家自然科学基金委员会给出的定义是：运用生命科学与工程学原理及方法，在正确了解哺乳动物正常和病理状态下的组织结构与功能间关系的基础上，研发用于恢复、维持或促进损伤后组织或器官的功能与形态的生物替代品。

2）欧盟医疗产品与医疗器械科学委员会给出的定义是：借助于支持结构和/或生物分子，利用细胞以达到生物组织的再生。

美国国家自然科学基金委员会给出的组织工程定义内容包括体内工程技术以及不同来源细胞（自体、同种异体及异种异体）的利用，而欧盟给出的定义范围更窄，只将体外进行的此类技术称为组织工程。

在本章中，骨组织工程专指人和动物受损或缺失骨骼的构建、修复或替代，且更多地关注于生物和生物物理原理在体外骨组织工程中的应用，即欧盟给出的定义范围。

组织工程学是一门将各种不同研究领域，包括材料学、生物学及临床医学等多个学科交叉在一起的学科[1]。尽管在临床方面目前还只是刚刚起步，但骨组织工程的商业临床应用早有存在[2]，世界上只有少数几个公司一直专注于这个领域的研发应用。但这些公司的很多产品还不完全符合本章中提及的组织工程定义，其产品也只是细胞和生物材料的简单组合而已[3]。

在骨骼再生与替代研究领域，Lexer 是早期研究者中的代表性人物，早在 1908 年，他就利用刚截肢和去世的人的骨骼做关节异体移植[4]。20 世纪 60 年代，Urist 证实，基质移植后可通过自诱导来自宿主的细胞而自行生长[5]。从那以后，人们确认骨细胞分化是可以诱导的，随着新的骨组织工程策略的发展，一些多肽、脱矿化粉末及生物物理刺激被用于间充质组织的激发上。最近，细胞移植已开始用于异体移植以形成新骨，在这个过程中，人们将一些活细胞传递至植体中。通过这种新方法，人们将活细胞的生物性能与特别设计材料的物理性能结合了起来[6]。为达到这一设计目的，人们必须充分考虑到任何环境支持体系的重要性，只有这样才能保证移植细胞在植入后能存活下来。重建外科手术中利用的是生物材料、自体移植物或同种异体移植物，存在如移植物供体部位发病率或异体移植物的免疫障碍等限制因素，以及发生传染性疾病等风险。

骨组织工程的目的是为人们提供一种可能，以帮助受损组织（因疾病或创伤）再生，替换失能的组织，或甚至形成一些新"骨"，而这个新骨形成的多步骤工程的关键在于骨组织的生物矿化。

10.2　骨组织工程的一些要素

体外组织工程的三个构成要素是骨细胞、胞外架构及（有时）生长因子或其他一些刺激策略。用于此目的的细胞必须具备有体外增殖或分化的能力。骨装置中包含同种异体移植细胞或异种异体移植细胞或免疫原性自体细胞，将这些细胞以适宜的支持架构与生长因子组装在一起，最终形成三维（3D）的、可用于植入的复合组织。细胞介导的组织工程原理见图 10-1。迄今为止，事实已证明，人们不可能在体外建成一个较大的骨骼-矿物复合物。

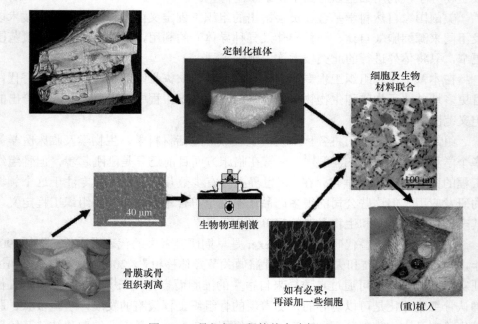

图 10-1　骨组织工程的基本路径。

10.2.1　成骨细胞

成骨细胞，一种能形成骨基质的立方细胞，其成熟过程经历 4 个阶段，分别是：前成骨细胞（前体细胞）、骨衬细胞、成骨细胞及骨细胞。成骨细胞起源于间充质祖细胞，经过不断分化成为成熟的成骨细胞。在这个分化过程中，编码细胞依赖性表型标志蛋白的基因按序表达。

幸运的是，成骨细胞或成骨细胞样细胞在体外可维持和增殖，这样的细胞可采自身体的不同部位，通过各种不同的移植操作步骤而移植至重建位置。各种类型的成骨细胞样细胞在体外可维持很长一段时间。在目前的临床实践中，成骨细胞样自体移植细胞最为常见，因为这种细胞移植不存在法律上的问题，且无任何免疫排斥风险。然而，就组织工程而言，成骨细胞样细胞可能也存在着一定的局限，即这些细胞对于在一合理时间内的损伤骨骼的重建还不是太有效。

10.2.2　骨髓细胞

一个健康成人的骨髓中有近 0.001% 的有核细胞是骨祖细胞。骨髓细胞体外移植成功与否高度依赖于骨祖细胞的数量，遗憾的是，这些细胞的数量会随着年龄的增长而减少，尤其是疾病会使细胞数量变得更低，当实施组织工程时，对这些具体情况必须有所了解。

除临床应用问题外，人们知道，骨髓中的骨祖细胞还可通过选择标记来分离富集[7,8]。临床前及临床研究显示，骨髓有引导骨骼再生的潜能[9-11]，为进一步提高前景实施的可能性，人们有必要发展一些新技术，以便能筛选、扩大并人工控制祖细胞所占的比例。

10.2.3　骨髓派生干细胞

间充质干细胞（mesenchymal stem cell，MSC）分离常采用骨髓穿刺后密度梯度离心，接着再细胞培养。研究显示，MSC 可不经过分化就实施分离和培养，这样的细胞在一定的时间内仍具有成骨性、成软骨性或成脂性的潜能[12,13]。

MSC 的应用有两个关键点：第一点是技术上的挑战，到目前为止，尚未有任何一种特异性标志物被确定下来，这种标志物可确保分离得到的细胞仍有再生能力；第二点则更为关键，即体外培养和分化的 MSC 看似还不能以一种骨样的方式进行生物矿化[14,15]，这就大大地限制了它们的应用，尤其是体外骨组织工程上的应用。除这一点外，MSC 的潜能毋庸置疑，随着新技术的发展以及基础研究的不断深入，这些细胞或许是体外组织工程中最有希望的一类细胞。

10.2.4 血管细胞

内皮祖细胞也是一类很好的可以与骨细胞一起被送至植体内的候选细胞。它们广布于身体各处，且有促进植入部位新血管生成。Muyarama 等[16]猜想，内皮祖细胞不仅能以新生内皮细胞的基底直接参与到新血管的生成中，而且一般而言，其还具有传递激发血管化的生长因子和/或细胞因子的能力。有关内皮祖细胞的进一步研究或许还有助于改进体外成熟骨结构的形成。人们应时刻牢记，血管生成是骨骼矿化的一个关键性起步点，内皮祖细胞在骨组织工程中的重要性变得显而易见[17]。

10.2.5 架构设计及细胞相容性

用于组织工程的骨骼架构应与植入处的骨骼形貌相似，且能随新骨取代而慢慢地被降解掉。为使移植细胞有一个良好的植入环境，植入材料的表面参数（如湿润性、传导性、形貌、元素组分及其体内释放）均至关重要。这几个方面对于细胞-架构间的体外组装非常重要，当然，对于那些环绕着植入部位的体内细胞来说也同样重要。有证据显示，材料的孔眼大小对于成骨细胞及微血管的生长也很重要，因为小孔（直径约 150 μm）看似不利于骨骼的形成和血管的侵入[2,18,19]。

对于临床应用上的架构而言，重要的一点是其能在足够长的时间里完全降解，但其他方面也需考虑，例如，合成聚物降解时的 pH 降低劣势、手术时的固定能力，以及材料本身的无毒或无免疫原性。在植入初始时，植体架构对植入部位的骨骼会产生一些影响，尽管身体本身对架构也会有一些各种各样的细胞性和非细胞性反应。为了对一些可能的反应进行评估，人们需确保这些架构能够重复生产，因此，基于计算机基础上的制造技术[如固体自由成型技术（solid free form，SFF）[20]]逐渐取代了一些现行的工艺流程。

迄今为止，有 4 种不同类型的材料常被用于架构制造。

1）天然的有机材料（如胶原或纤维蛋白原）。

2）天然的无机材料（如珊瑚羟基磷灰石）。

3）合成有机材料（如多聚物）。

4）合成无机材料（如玻璃-陶瓷）。

10.2.6 生物反应器

作为最简易形式的生物反应器，培养皿和培养瓶并非 3D 骨组织体外制作的实用工具。为避免培养皿或培养瓶培养中常出现的营养供应不足，旋转瓶是不错的选择，因为即使在有细胞种植于 3D 架构中的情况下，这种培养瓶也能确保有一个优良的连续性的营养供给。另一个类型的生物反应器是"旋转壁式反应器"，但最近有研究显示，生长于此种反应器中的骨细胞/聚合物结构体不利于细胞向着成骨细胞表型方向分化。当然，还有一种方法，那就是"流动小室"培养法，这种方法能将营养供给与生理应变完全结合起来。

对于细胞/架构结构物体外制备而言，封闭性的生物反应器体系远优于开放性的生物反应器体系，这主要是因为在前者中，各种参数（如温度、培养基及液体流）可以调节，以一种可控和可重复的方式来影响细胞/架构结构物的质量。

10.2.7　体外的细胞刺激

10.2.7.1　生物物理刺激

自然环境下，因肌肉的收缩和/或身体的运动，骨骼会连续受到机械力的影响，毫无疑问，这些也许对成骨细胞的增殖、取向、基因活性，以及其他细胞活动产生一些影响。当然，电场对成骨细胞的生理活动也会有影响。例如，有研究显示，长时间的电刺激会使成骨细胞的基因表达方式发生改变，细胞外基质（ECM）及生物矿物的合成增强[21,22]。在体内，脉冲电场也能增强骨缺损的再生，见图 10-2。因此，对于骨组织工程而言，生物物理刺激或许不失为一种有效的植入后促骨形成的方式[22]。

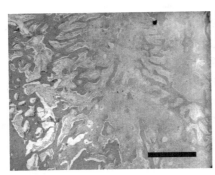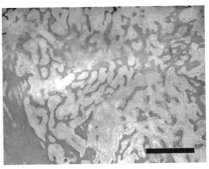

图 10-2　兔下颌骨极量缺损 3 周后的组织学情况。左：无刺激；右：电刺激。组织采用甲苯胺蓝和茜素红 S 染色。标尺=1 mm。

10.2.7.2　生化刺激

细胞因子和其他生物活性蛋白可作为增强骨骼体外生物矿化的有用补充[23]。在这些物质中，典型代表有转化生长因子β（TGF-β）、骨形态发生蛋白（BMP）、成纤维细胞生长因子（fibroblast growth factor，FGF）、血小板源性生长因子（platelet-derived growth factor，PDGF）及胰岛素样生长因子（insulin-like growth factor，IGF）。对于组织工程而言，最关键的一点是，不仅要将这些因子单个地以正确的剂量递送，而且还需要取得理想的效果，这就要有一个良好的递送体系，此体系能在较长的时间内将几种剂量明确的因子递送进去。只有在这样的情况下，植入部位才会出现足够且强烈的生物反应。目前，有几种重组性蛋白生长因子已被商业化应用，毫无疑问，未来会有更多的细胞因子被用于临床。

接下来要介绍的一个递送体系就是基因疗法递送体系，通过这一体系，细胞会被含有所需细胞因子 DNA 序列的 DNA 载体转染。如果植体中带有这样的一些编码载体，且又具备细胞生长的环境，那么带有所需细胞因子 DNA 序列的载体在被细胞吸入后会合成出有治疗效用的物质。这是一种被动式基因疗法，体外组织工程还可通过骨细胞体外主动转染方式来实施，并将这些细胞与架构一起植入体内。然而，遗憾的是，这样的基因疗法也带来一些技术和法律上的问题，这些问题必须在应用前充分考虑。

10.3　骨组织工程中的体内和体外骨骼矿化

10.3.1　ECM 生物矿化原理

在这个多步骤的骨骼矿化过程中，磷酸钙晶体的成核与生长是关键的一步。在晶体形成早期，不稳定的晶核不断生长直至大小稳定，随后胶原纤维表面开始矿化。初始时，大量的矿物质存在于胶原纤维的表面上（单位体积上），纤维内矿物则很少[24]。纤维表面上的晶体短而密集（参见无胶原的管周牙本质和管间牙本质）[25]。胶原与非胶原性蛋白间的复杂交互作用看似有助于早期的晶体形成和随后的晶体生长[26]。胶原的磷灰石矿化由平行结合于胶原纤维表面上的非胶原性蛋白诱导[27]。

早期形成的磷灰石由纳米大小的颗粒组成，呈多股链状结构，这些纳米颗粒以平行于磷灰石晶体 c 轴的方向排列着[15,28]。矿物链中纳米大小磷灰石晶体颗粒间的中心间距可能也是非胶原性基质蛋白上晶体成核位点间的距离[29]。因磷灰石晶体链状结构长度方向上的生长较迅速，因此，相邻近的链结构会融合形成针状物。晶体的这种厚度上的生长可导致胶原纤维纤丝内侧键断裂，邻近的晶体颗粒再相互融合形成盘状晶体。这样的晶体排布会产生一种在生物力学性能上有特点的结构，如高抗拉强度结构。

10.3.2　骨骼形成原理

在骨组织工程技术利用之前，有必要先来研究和了解一下骨的结构、功能及生成过程。骨骼本身是一种框架式的结构，其内有各种各样不同类型的细胞，包括血管细胞、骨髓细胞、前成骨细胞、骨细胞、成软骨细胞及破骨细胞。骨的其他主要成分为有机基质,胶原占比达 95%,余下的 5% 为蛋白聚糖和一些非胶原性蛋白。骨骼是一个高度动态变化的组织,其存在着一个明显的组装、降解和重塑过程。尽管上述所有细胞是"真骨"构建所必需的,但对于"骨样"结构的体外合成而言,有限的细胞来源可能已足够满足要求。

对"天然"骨形成来说,有两个显著的发展过程。第一个过程是软骨内骨化,形成所谓的"长骨",这些长骨构成面骨、脊椎、锁骨顶端及锁骨外侧,而颅骨和锁骨内侧则由膜内骨化的平骨组成。无论是哪种骨化,均始于间充质的初始凝结,软骨内骨化过程还涉及另外一个由软骨模板介导的调节步骤,但两个骨化过程最终均形成钙化的骨骼。

从形态和功能上看,骨骼有两种宏观结构上完全不同的形式。

1)皮质骨(密致骨),近 80% 的成熟骨是皮质骨,其功能是机械和/或保护作用。

2)松质骨(小梁骨),近 20% 的骨骼为松质骨,其功能更多地涉及代谢作用。

皮质骨的最显著特点是胶原纤维密集,这些密集的纤维形成同心的片层。相反,松质骨在组织结构上更为疏松,呈网眼状,由大量的板状和杆状骨组织构成,形成开放式有孔的泡沫结构。在皮质骨中,骨细胞和成熟的成骨细胞占多数,其周围是矿化的基质。成骨细胞,一种起源于 MSC 的细胞,负责有机基质(类骨质)的建造,在其功能完成后,这些细胞中的大部分演化为位于矿化骨内小窝中的骨细胞,而余下的则变为骨骼表面上的骨衬细胞。骨细胞间的通讯交流则由连接细胞的缝隙连接网完成,人们由此推测,骨细胞在面对外来刺激的适应中起着非常重要的作用。小梁骨的骨小梁上覆有成骨细胞和骨衬细胞,骨衬细胞此时处于不活跃状态,而成骨细胞则通过分泌胞外有机基质活跃地建构着骨组织。

10.3.3　体外生物矿化特点

对于体外骨组织工程而言,磷酸钙沉积和骨样磷灰石形成间的区分非常必要,为此,矿化过程和由此而成的晶体结构需要人们详细研究[22]。到目前为止,确切来说,对表面上的骨样矿物体外形成仍未有清晰说明,这对于体外骨组织工程而言仍将是一个长期存在的问题。

基质囊泡将骨基质的内矿化与细胞联系了起来[30,31],有研究显示,这样的一些膜性结构颗粒可能是钙化的初始位点。在体外,由成骨细胞分泌的基质可不经过骨形成过程而矿化。成骨细胞培养显示,当细胞培养于多层结构物中时开始只有类骨质样基质出现,几周后才会形成矿化结节[32]。然而,基质囊泡为球形,其矿化是无结构的,且彼此离得很远,因此,在体内胶原的生物矿化必须符合骨组织的一些力学和水动力学上的要求。胶原的内外矿化过程高度复杂,在此过程中,胶原外及其表面上的一些非胶原性蛋白一直存在。随着成核与矿化的进行，骨细胞会形成一种主要由胶原和羟基磷灰石构成的结构良好复合物。然而，在体外，因力学和水动力学脉冲的消失，胶原的矿化常常不是那么明显[22]。

10.4 临 床 要 求

体外骨组织工程的临床应用需要有能准确模拟出患者临床状况的模型，且这些动物模型（包括成熟动物模型）必须是可以允许人们在能与人比较的环境下对植入材料进行分析。然而，由于在人的临床研究上有严格的参数评价体系，因此在动物模型研究上也须有一些类似的测试项目。

在临床组织工程计划之前，必须对骨缺损的位置及解剖学特征有所了解。此外，还需对其他一些方面加以考虑，例如，相较于非生命性结构材料，细胞性骨结构的优势在哪里，以及骨组织工程再生临床应用动物模型是否早已存在。骨植入位置的生物力学及细胞/架构构建的免疫学反应也需纳入考虑范围。

一些新的体外骨组织工程策略已被引入到临床上，尤其是颅面外科[33]，所有的这些研究进展均得益于矫形外科医生们在修复和缺损重建的骨愈合技术上的不断探索[34-38]。

10.5 未 来 发 展

当前，体外骨组织工程技术前景广阔，在定制化组织重构、移植营养供应、干细胞研究及遗传工程领域上的新发展将毫无疑问地促进这些技术在未来的应用。

从定制化组织重构方面讲，在架构设计上，计算机断层扫描（CT）及磁共振成像（MRI）技术均能为人们提供详细而有效的解剖学信息。个性化架构的生产与准确植入可通过快速成型（rapid prototyping，RP）及计算机辅助设计/制造（computer-aided design/manufacturing，CAD/CAM）技术来实现。计算机辅助组织工程（CATE）领域[39]的兴起必将在某一天使个性化制造出的骨替代品成为临床实践中再寻常不过的事情。

在血管化和神经再生方面，植入位置的新血管形成被人们视为组织工程结构存活上的一个限制性因素。尽管实现植体体外血管精确构建还不太现实，但无论是从协助此过程的固有细胞的影响[如利用血管内皮生长因子（vascular endothelialgrowth factor，VEGF）[40]]上，还是从有类似于天然血管性质的架构的形成[41]上讲，这都是有可能的。在临床上人们还面临着另一种挑战，那就是长间隙周围神经的修复，目前这个问题仍未得到圆满解决。从这个角度上看，自体移植合成替代品的开展将更令人感兴趣[42]。

从遗传工程领域上讲，基因疗法涉及编码基因的特殊细胞导入，并以此使人们所希望的蛋白质能在体内可控表达。除基因疗法外，一些常规治疗方法，例如，基于蛋白质的一些疗法，在某些方面也均有不足之处，尤其是靶点上的蛋白质产量有限，而人们对此却无能为力。因此，能获得足够蛋白质的广泛重组表达技术成为必需。成功的基因疗法意味着有效的转染，接着就是重组基因的转录和翻译。遗传工程策略可分为细胞体外转染和局部或系统性递送体系两类，后一种方法有很多的局限性，局部基因疗法看似在骨愈合方面更有前途一些。转染既可以在体内也可以在体外进行，体内转染包括 DNA-载体直接导入宿主组织或通过含基因激活基质（gene-activated matrix，GAM）的 DNA-载体导入，而体外转染则需有一个细胞收集过程。两种方法的最大区别在于，相较于体内法，体外法的细胞转染率更高，因为体内细胞转染或多或少存在偶然性。需注意的是，基因疗法虽有优势，但风险也不可小觑，包括突变和肿瘤发生，这源于病毒载体与宿主细胞基因组的整合。因此，在基因疗法进入临床之前，必须有一套特殊的模型体系，以评价其可能存在的不足之处。

参 考 文 献

1　E. Lavik, R. Langer, *Appl. Microbiol. Biotechnol.* **2004**, *65*, 1.

2　U. Ripamonti, J.R. Tasker, *Curr. Pharm. Biotechnol.* **2000**, *1*, 47.

3　J.W. Calvert, L.E. Weiss, M.J. Sundine, *Clin. Plast. Surg.* **2003**, *30*, 641.

4　E. Lexer, *Arch. Klin. Chir.* **1908**, *86*, 939.

5　M.R. Urist, *Science* **1965**, *150*, 893.

6　J.M. Orban, K.G. Marra, J.O. Hollinger, *Tissue Eng.* **2002**, *8*, 529.

7　P.J. Simmons, B. Torok-Storb, *Blood* **1991**, *78*, 55.

8　K. Stewart, S. Walsh, J. Screen, C.M. Jefferiss, J. Chainey, G.R. Jordan, J.N. Beresford, *J. Bone Miner. Res.* **1999**, *14*, 1345.

9　I.T. Jackson, L.R. Scheker, J.G. Vandervord, J.G. McLennan, *Br. J. Plast. Surg.* **1981**, *34*, 422.

10　H. Ohgushi, V.M. Goldberg, A.I. Caplan, *Acta Orthop. Scand.* **1989**, *60*, 334.

11　H. Ohgushi, V.M. Goldberg, A.I. Caplan, *J. Orthop. Res.* **1989**, *7*, 568.

12　S.P. Bruder, N. Jaiswal, S.E. Haynesworth, *J. Cell. Biochem.* **1997**, *64*, 278.

13　M.F. Pittenger, A.M. Mackay, S.C. Beck, R.K. Jaiswal, R. Douglas, J.D. Mosca, M.A. Moorman, D.W. Simonetti, S. Craig, D.R. Marshak, *Science* **1999**, *284*, 143.

14　N. Jaiswal, S.E. Haynesworth, A.I. Caplan, S.P. Bruder, *J. Cell. Biochem.* **1997**, *64*, 295.

15　U. Plate, S. Arnold, U. Stratmann, H.P. Wiesmann, H.J. Höhling, *Connect. Tissue Res.* **1998**, *38*, 149.

16　T. Murayama, O.M. Tepper, M. Silver, H. Ma, D.W. Losordo, J.M. Isner, T. Asahara, C. Kalka, *Exp. Hematol.* **2002**, *30*, 967.

17　J. Kleinheinz, H.P. Wiesmann, U. Stratmann, U. Joos, *Mund Kiefer Gesichtschir.* **2002**, *6*, 175.

18　J.H. Kuhne, R. Bartl, B. Frisch, C. Hammer, V. Jansson, M. Zimmer, *Acta Orthop. Scand.* **1994**, *65*, 246.

19　O. Gauthier, J.M. Bouler, E. Aguado, P. Pilet, G. Daculsi, *Biomaterials* **1998**, *19*, 133.

20 P.S. D'Urso, W.J. Earwaker, T.M. Barker, M.J. Redmond, R.G. Thompson, D.J. Effeney, F.H. Tomlinson, *Br. J. Plast. Surg.* **2000**, *53*, 200.

21 H. Wiesmann, M. Hartig, U. Stratmann, U. Meyer, U. Joos, *Biochim. Biophys. Acta* **2001**, *1538*, 28.

22 H.P. Wiesmann, U. Joos, U. Meyer, *Int. J. Oral Maxillofac. Surg.* **2004**, *33*, 523.

23 H. Schliephake, *Int. J. Oral Maxillofac. Surg.* **2002**, *31*, 469.

24 H.J. Höhling, R.H. Barckhaus, E.R. Krefting, J. Althoff, P. Quint, in: *Ultrastructure of Skeletal Tissues.* Academic Press, **1990**, p. 41.

25 H.J. Höhling, in: *Handbook of Microscopic Anatomy*, Volume V/6. Springer-Verlag, Berlin, **1989**, p. 474.

26 U. Meyer, T. Meyer, J. Vosshans, U. Joos, *J. Cranio-Maxillofac. Surg.* **1999**, *27*, 222.

27 H.P. Wiesmann, U. Meyer, U. Plate, H.J. Höhling, *Int. Rev. Cytol.* **2005**, *242*, 121.

28 H.J. Höhling, T. Hake, R. Katterbach, *Adv. Fluorine Res.* **1966**, *4*, 201.

29 S. Arnold, U. Plate, H.P. Wiesmann, U. Stratmann, H. Kohl, H.J. Höhling, *J. Microsc.* **2001**, *202*, 488.

30 H.C. Anderson, *J. Cell Biol.* **1967**, *35*, 81.

31 E. Bonucci, *J. Ultrastruct. Res.* **1967**, *20*, 33.

32 H.P. Wiesmann, N. Nazer, C. Klatt, T. Szuwart, U. Meyer, *J. Oral Maxillofac. Surg.* **2003**, *61*, 1455.

33 E. Alsberg, E.E. Hill, D.J. Mooney, *Crit. Rev. Oral Biol. Med.* **2001**, *12*, 64.

34 G.M. Crane, S.L. Ishaug, A.G. Mikos, *Nat. Med.* **1995**, *1*, 1322.

35 H.J. Mankin, M.C. Gebhardt, W.W. Tomford, *Orthop. Clin. North Am.* **1987**, *18*, 275.

36 C. Perka, O. Schultz, R.S. Spitzer, K. Lindenhayn, G.R. Burmester, M. Sittinger, *Biomaterials* **2000**, *21*, 1145.

37 W.C. Puelacher, J.P. Vacanti, N.F. Ferraro, B. Schloo, C.A. Vacanti, *Int. J. Oral Maxillofac. Surg.* **1996**, *25*, 223.

38 C.A. Vacanti, L.J. Bonassar, *Clin. Orthop. Relat. Res.* **1999**, *367*, 375.

39 W. Sun, P. Lal, *Comput. Methods Programs Biomed.* **2002**, *67*, 85.

40 M. Nomi, A. Atala, P.D. Coppi, S. Soker, *Mol. Aspects Med.* **2002**, *23*, 463.

41 A. Ratcliffe, *Matrix Biol.* **2000**, *19*, 353.

42 R.V. Bellamkonda, *Biomaterials* **2006**, *27*, 3515.

第 2 部分　牙　　齿

第 11 章　牙齿的形成

11.1　引　　言

　　牙齿是唯一的一个由三种硬组织组成的器官，这三个部分分别是牙本质、牙釉质和牙骨质。三种成分组合起来形成一个基于羟基磷灰石基础上的复合结构。牙齿中由神经支配的软组织——牙髓被牙本质覆盖，是牙齿的中心。牙冠区牙本质的外面被牙釉质包裹，也是牙齿最硬和矿化最重的部位。在牙根区，牙本质的外面包裹着一层牙骨质，见图 11-1，通过桥髓纤维的插入使牙齿牢牢地固定于牙床中。只有牙齿的三个硬部分联合起来才可确保其能在大约 70 年的时间中始终以一个整体发挥作用。此外，这种联合或许使牙齿能承受住诸如高达 800 牛顿（N）的咀嚼压力、磨损和一些理化作用，如 pH 或温度的变化及细菌和毒素等生物性影响。尽管牙髓组织的作用目前还不是十分明了，但动物实验结果显示，神经信号能触发成牙本质细胞样细胞分化，且在这个过程中，诱导生成一些硬物质[1,2]。

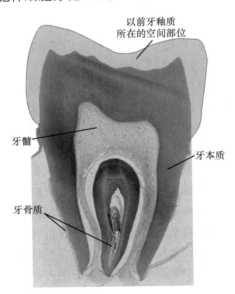

图 11-1　人的磨牙（牙根未完全发育）纵剖图。因制备中的脱钙处理，高度矿化的牙釉质部分被溶解掉，其留下的空间部位以黄色表示，切片苏木精-伊红染色。图由德国图宾根大学的 Claus Loest 提供。（彩图请扫封底二维码）

硬组织的发育可在牙髓中发生，且伴随着牙的终生。因此，在面对外部影响，如损伤、摩擦、磨损或龋齿时，可能会出现一些功能性（虽然有限）的细胞反应。就牙本质发生生物矿化模型而言，这是一项重要的前提条件，人们可由此了解羟基磷灰石的生物矿化过程[3]。

11.2　牙齿的发生

从胚胎发育结构上讲，牙齿硬物质形成组织的出现时间早于硬物质的实际形成和发育，见图 11-2A～C 和图 11-3A～E。牙釉质衍生自口腔上皮，而牙本质和牙骨质则来自外胚间充质细胞。

就人而言，牙齿的发育开始于排卵后 28～40 天，此时口腔上皮不断变厚，并逐步演化为牙板，而这一切均由口腔区域内的上皮下外胚间充质细胞引起。至于上皮细胞是如何深度生长并形成牙板的机制目前仍不十分清楚。口腔上皮下外胚间充质细胞是一群来自上下颌突神经嵴外胚间充质细胞的迁移细胞，在这里，存在一个口腔上皮细胞与其下方的外胚间充质细胞相互作用的过程[4]。

牙齿发生始于牙嵴，在排卵后第 7～10 周，形成密集的上皮细胞芽（蕾状期）。经芽缘的不断增生和细胞的不断分化，在排卵后第 8～10 周，牙齿形成进入"帽状期"。在这期间，成釉器分为 4 层，分别为外釉上皮层、星网状层、中间层、内釉上皮层。随后，牙胚进入钟状期，这标志着发育的完成及细胞增殖的终结，见图 11-2A～C、图 11-3A～E 和图 11-4。在排卵后第 12～16 周，前端的乳牙牙胚进入了这个发育阶段，而后端的乳牙牙胚一般则在排卵后第 15～21 周才达到此阶段。在钟状期内，来自外胚间充质组织的牙乳头被钟状的成釉器包围着。外釉上皮细胞位于牙胚的最外围，这些细胞在"钟"（所谓的颈环）结构边缘处下移至内釉上皮层。内釉上皮细胞形成"钟"的内表面，通过基膜与牙乳头分开。在内釉上皮单层细胞的顶端处，成釉细胞开始分化，它们紧靠着三到四层的星网状细胞。成釉器内部空间由星网状细胞占据，这些细胞深埋入黏多糖丰富的中间层之中。内釉上皮层基膜是初始牙本质建构的模板，代表着未来的牙本质-釉质界。沿此线下去就是诱导成牙本质细胞和成牙釉质细胞分化的位置，见图 11-4。因此，可以说是牙乳头引起了内釉上皮细胞的分化，进而诱导成牙本质细胞形成，并排列于内釉上皮细胞基膜之上，形成原发性牙本质。原发性牙本质一旦形成，其就成为牙釉质的形成基础，由前成釉细胞变为成釉细胞的内釉上皮细胞分化也开始了，见图 11-2E～G、图 11-3A～E 和图 11-4，由此可以看出，这些细胞的分化有一个时空上的变化过程。这个变化过程始于一个很小范围的钟形区，未来的齿尖矿化也发生于此。因颈环区内细胞的不断增殖，这个小小的钟形区变得越来越大，此时，牙本质和牙釉质已开始沉积，直至其外形最终达到未来牙本质核的大小[4-7]。

总的来说，人第一颗乳牙的萌出时间一般在出生后 6～12 月，尽管此时牙根还未完全长好。上颌前恒牙的矿化时间始于出生之时，大约 6 岁左右萌出，牙根发育完成一般在 9 岁时。

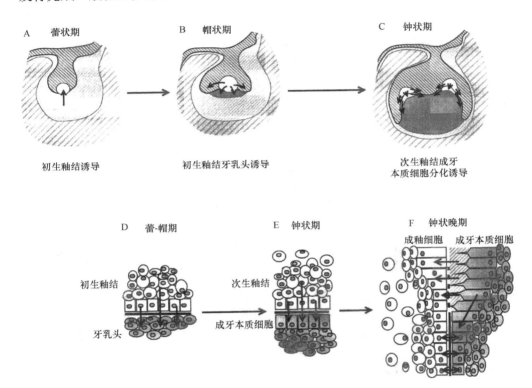

图 11-2　釉结信号与形态发生及成牙本质细胞分化间的关系。（A）蕾状期，密集的牙源性间充质诱导初生釉结形成于上皮细胞顶端；（B）帽状期，釉结表达一些信号分子，这些分子调节着牙乳头的形成和上皮颈环的生长；（C）钟状期，来自次生釉结的信号调节着牙尖的形成并诱导成牙本质细胞终末分化的启动；（D）图为（B）放大，示初生釉结下牙间充质内牙乳头细胞的诱导发生；（E）次生釉结形成时[比图（C）的时期稍提前一些]牙尖顶端放大，示次生釉结下牙乳头中的成牙本质细胞的分化诱导；（F）牙尖斜面处[（C）中左牙尖垂直箭头所指位置放大]，示成牙本质细胞的分化历程。当牙尖顶端的成牙本质细胞分化启动之后，这些细胞可能会释放出一些分化信号，这些分化信号使上皮中表达的几种釉结信号由左向右（箭头）扩散和（或）由正在分化的成牙本质细胞上下传接（箭头）。成牙本质细胞分泌牙本质并诱导成釉细胞终末分化（箭头由右向左）。经许可，图复制自文献[84]。

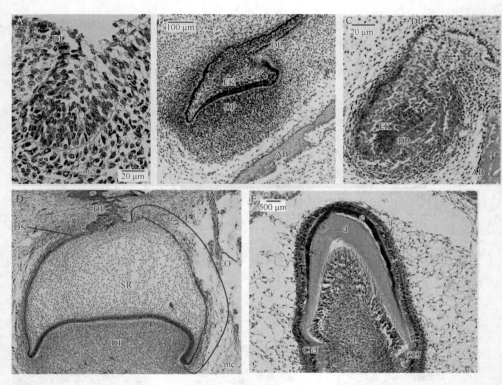

图 11-3　牙发育，产前颌骨上牙发生不同时期的组织切片情况。为跟踪发育中的牙齿，图中的一些牙胚的方向有扭转，如此一来来自上颌和下颌的牙胚均朝向同一个方向。（A）蕾状期，上颌突，孕期第 8 周，示上皮细胞（ec）由牙板（DL）向下方的外胚间充质细胞（mc）中内陷，箭头指向基膜；（B）帽状期，下颌，孕期第 9 周，示连有釉结（EK）和牙板（DL）的上皮帽形结构（成釉器）、由外胚间充质细胞密集而成的牙乳头（DP）及牙槽骨（AB）；（C）帽状晚期，上颌，孕期第 10 周，示作为成釉器信号中心的釉结（EK）、牙板（DL）、牙乳头（DP）及牙槽骨（AB）；（D）钟状期，下颌，恒牙牙胚，孕期第 22 周，示牙板（DL）、牙乳头（DP）、牙囊（DS）、成釉器（EO）、星网状层（SR）；（E）牙本质及牙釉质形成早期，下颌，磨牙乳牙牙胚，孕期第 22 周，示成釉细胞（a）、牙釉质（e）、成牙本质细胞（o）及牙本质（d）及未来变为牙髓（P）的牙乳头。切片苏木精-伊红染色，CEJ（牙骨质-釉质界）。图片由德国伯恩大学的 Werner Goetz 提供。（彩图请扫封底二维码）

11.2.1　牙齿发生中涉及的基因

在牙齿的发育过程中，现已知有以下一些基因如肌节同源盒基因 1（*Msx1*）、骨形态发生蛋白 4 基因（*Bmp4*）、配对盒基因 9（*Pax9*）及淋巴增强因子基因 1（*Lef1*）参与了其中。牙齿发育及牙尖矿化中的一个重要信号中心是釉结，见图 11-2 和图 11-3C。在一项有关于小鼠颅骨组织发育的研究中，人们发现，蕾状期至帽

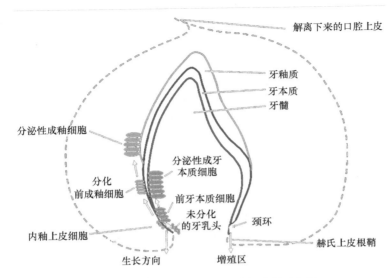

图 11-4　钟状晚期牙齿发育中的各过程示意图。

状期过渡阶段，在上皮细胞及间充质细胞信号的作用下，由 Lef1 诱导的上皮驱动的 FGF（成纤维细胞生长因子）通过 Msx1 诱导 Runx2 在牙间充质细胞中表达，Runx2 反过来又对间充质 FGF3 的表达进行调节。Runx2 的这个靶点及其他下游靶点又诱导 Shh（sonic hedgehog homolog）在釉结中表达。激活素的表达受 Runx2 的表达控制，Runx2 和激活素基因表达产物又交互作用于牙上皮细胞上，且由此激活 ectodysplasin A 受体（Edar）在釉结中表达[8]，Pax9 与 Masx1 间的相互作用及随后的 Bmp4 表达控制均有参与到由蕾状期过渡至帽状期的牙发育过程[9]。

11.2.2　干细胞

　　有关于牙髓干细胞在牙形成中的作用则是另一个要谈及的问题。牙髓组织起源于间充质，是一种具干细胞性质的多潜能细胞。通过对恒牙第三磨牙和一些乳牙的萌出研究，人们发现牙髓干细胞与骨髓干细胞有些相似[10,11]。

　　显然，在了解牙组织再生条件之前，人们在牙科治疗上仍有大量的工作要做。

11.3　牙本质发生

　　牙本质由成牙本质细胞形成，而这些成牙本质细胞则由与内釉上皮基膜相连的"牙乳头"处的外胚间充质细胞发育而来。长期以来人们一直认为，这种与内釉上皮和（或）其他上皮来源的胞外组织的连接是成牙本质细胞初始分化的驱动者。与此同时，人们已确认，一个纤连蛋白丰富的基底也是成牙本质细胞分化的至关重要的前提条件[15]。

按发育阶段，人们将牙本质分为原发性、继发性和修复性牙本质三类。原发性牙本质的量最大，其形成过程一直延续至牙根完成。从生理学角度看，继发性牙本质的量次之，但其形成量远小于原发性牙本质。修复性牙本质在某些刺激的作用下可终生生长[12-15]。当然，牙本质的分类也可从其形成机制上进行，有关内容将在接下来的章节中讲述。

11.3.1 罩牙本质和髓周牙本质

有证据表明，牙乳头中的外胚间充质细胞的分化受内釉上皮的影响。紧靠内釉质膜的细胞沿牙钟形区排成一行并极化，分裂能力消失，并形成一连接复合体。此时，这些前牙本质细胞开始分泌一种牙本质形成前胞外基质，这种基质由Ⅰ和Ⅲ型胶原、纤连蛋白及糖胺聚糖组成。在牙本质-釉质界处，由前牙本质细胞直接分泌的牙本质厚 10～30 μm，其一旦矿化完成，术语上则被称为了"罩牙本质"。这个罩牙本质与髓周牙本质的明显区别在于，后者是由分化的成牙本质细胞形成[5-7,13,16-18]。罩牙本质的矿化是通过成牙本质细胞突顶端出芽泡的方式进行的。出芽泡的过程属于一个极化过程，在这个过程中，细胞外膜的某些部位会生出一些基质囊泡[19]。随钙、磷酸根离子浓度的增加，羟基磷灰石在囊泡内膜上沉积并结晶。大鼠冻干基质囊泡元素分析显示，早期矿物沉积以点样晶核形式出现于囊泡内[20]。其过程大致如下：钙离子通过集结于囊泡结构中的钙结合分子被转至基质囊泡上，在活性增强的磷酸水解酶的作用下，泡内及其周围的磷酸根局部浓度也被提高。因为这种情况在基质膜中出现的频率非常高，人们由此认为，这些囊泡突起可能主要发生于基质膜内，例如，在这里可检测到碱性磷酸酶。当钙和磷酸根离子的产物溶解达到临界点时，第一个矿物沉积就会出现于囊泡膜的内表面上。当然，在那里钙和磷酸根离子浓缩分子也会同时出现[19]。

晶体的连续生长引发囊泡破裂，晶体随之被释放至泡外的基质中，这个过程可能有蛋白酶和磷脂酶的参与。释放出来的晶体作为矿化晶种在泡外液中继续发挥作用。当矿化以这种方式启动时，很显然，基质囊泡再无理由继续存在下去。独立于基质囊泡外的牙本质磷蛋白即可启动髓周牙本质的矿化历程。牙本质磷蛋白，一种产生于胞外基质（ECM）的大分子，可与钙离子高亲和结合，同时还能聚集胶原纤维于矿化前沿。对于罩牙本质和髓周牙本质而言，或许，磷蛋白分子中的羧基和磷酸基间的空间定位决定着晶体相对于胶原基底的空间取向。在这里，牙本质磷蛋白可能作为一种胶原纤维与晶体间的连接而起着作用[21]。随着牙基质的不断沉积，成牙本质细胞突也不断地延伸拉长，并深埋于矿化的组织中，如此一来，也就出现了牙本质管状结构。这些管状结构以"引导轨"的形式对来自外部的一些刺激，如细菌毒素、窝洞制备或牙修复材料的成分发挥着作用。至此，这就需又提及牙髓腔中的另一种硬组织，即修复性牙本质。最初，有研究和分析显示，神经信号能引发成牙本质细胞分化和随后的硬组织合成[1,2]，尽管神经只伸入至前期牙本质/牙本质中 50～70 μm[22]。为进一步了解，人们在随后的研究中又发现，在成牙本质细胞膜内的一个核上位置（supranuclear position）有纤毛结构，这些纤毛将管内的液体流动与成牙本质细胞/神经应答衔接起来[23]。然而，神经脉冲与硬组织合成间的关系还不十分明朗。

分化的成牙本质细胞是一些长 40～50 μm 的极化细胞，细胞直径在 7 μm 左右。成牙本质细胞的特点比较明显，其远端的细胞质突呈现微管和微丝样网络结构，这些突起始终保持原有长度，即使是在成牙本质细胞从牙骨质-釉质界回缩时，这也是牙本质的特点。成牙本质细胞分泌的前期牙本质由 I 型胶原纤维、糖蛋白和糖胺聚糖组成。在前期牙本质成熟为牙本质基质之前，成牙本质细胞前缘与矿化区之间有 5～20 μm 的空间距离，见图 11-5。人们由此推测，矿化可能首先出现于基质囊泡附近，随后各个矿化中心相互汇合连成一片，尽管其次序和路径仍不清楚。

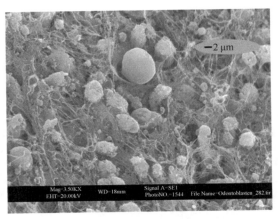

图 11-5　牙髓-牙本质界面处的成牙本质细胞，这些细胞因锚定于牙本质小管内而不易被拆开。

11.3.2　管间牙本质

管间牙本质是矿化髓周牙本质的最大部分，由前期牙本质矿化而来。管间牙本质基质中 I 型胶原纤维含量丰富，其中的羟基磷灰石晶体长约 40 nm，形成于管间牙本质胶原纤维丝内及其周围[14,16,17,24-32]。

11.3.3　管周牙本质

管间牙本质与管周牙本质的区别比较明显，管周牙本质占量较小，是髓周牙本质的另一种组织形式。其成分为黏多糖性基质，所在位置为成牙本质细胞突萎缩后留出的空间，几乎无胶原纤维成分。管周牙本质的矿化程度远高于管间牙本质，纤维含量为 50%左右。有证据表明，管周牙本质中局部存有骨涎蛋白和骨粘连蛋白[4]。管周牙本质因外部刺激而终生不断地形成，这也造成了牙本质小管宏观上的完全封闭[14,28,29,32]。

牙本质 ECM 90%的成分为Ⅰ型胶原，因其对羟基磷灰石矿化无启动作用[33]，因此，基质矿化的启动和控制任务落到了一些特异性大分子的身上。这些生物大分子多数为蛋白质分子，有时也被称为非胶原性基质蛋白（non-collagenous matrix protein，NCP）。

起初，人们只发现两种 NCP 存在于牙本质发生框架中，分别是牙本质涎蛋白（dentin sialoprotein，DSP）和牙本质磷蛋白（dentin phosphoprotein，DPP），二者皆为牙本质涎磷蛋白（dentin sialophosphoprotein，DSPP）的分解产物[34,35]。从人产前颌骨切片及人牙髓派生细胞培养上看，DSPP 及其他一些非胶原性蛋白均可由免疫组化方法显现出来，见图 11-6A 和图 11-6B 及图 11-7，其含量可通过 RT-PCR法来相对定量[36]。在大鼠中，人们发现，骨形态发生蛋白 1（BMP1）有水解 DSPP的功能，BMP1 是金属蛋白酶中的一种，除此之外，其还被赋予了胶原纤维合成功能[37]。小鼠骨骼中的 DSPP mRNA 已被提取检测，尽管其含量明显低于牙齿[38,39]。这已得到来自牛和人成牙本质细胞的研究验证（未公开发表）。在牙本质的矿化

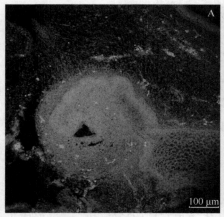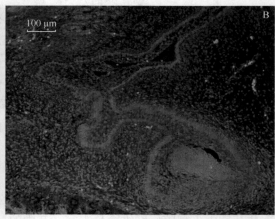

图 11-6　帽状期，孕期第 22 周时人产前颌骨组织切片免疫组化检测。（A）抗 Ca-ATP 酶 Alexa 488 染色（绿色），抗骨桥蛋白 Alexa 594 染色（红色）及核 DAPI 染色（蓝色）；（B）抗 DSPP Alexa 488 染色（绿色）。抗 DSPP 由 NIH 的 Larry Fisher 提供。（彩图请扫封底二维码）

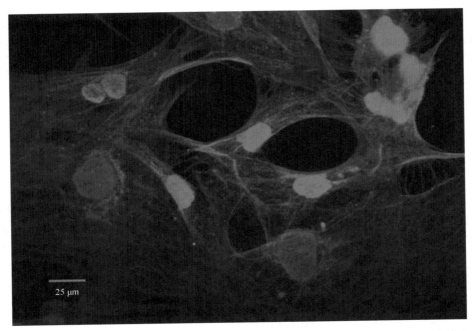

图 11-7 培养于 Thermanox™ 上 3 周的人牙髓源性细胞的牙本质涎磷蛋白（DSPP）表达免疫
组化染色。（彩图请扫封底二维码）

过程中，DSPP 在什么阶段裂解为 DSP 和 DPP、其功能又是什么，人们仍不得而知。据推测，在牙本质发生过程中，DPP 有加快和抑制矿物沉积的作用。有试验显示，相较于 DPP，去磷酸化的 DPP（在碱性磷酸酶作用下）与磷灰石的亲和力有所下降（当结合至胶原纤维上时），其单位时间内促羟基磷灰石晶体生长速度远低于 DPP[40]。

其实，牙本质中最为常见的蛋白质是牙本质磷蛋白——DPP。这个蛋白质可采用免疫定位法检测，其沿着紧靠矿化前缘的纤维空隙与重叠区间的一些空间排列。看来，胶原基质的结构在矿化之前有一个短暂变化过程，这个变化过程看似通过一些高离子化的非胶原性蛋白的加入及这些蛋白质与胶原间的作用来控制。或许，这种变化对有矿化能力的胶原网的形成有作用[41]。

当然，还有其他一些非胶原性蛋白也已被确认，其中就包括牙本质基质酸性磷蛋白（dentin matrix acidic phosphoprotein，DMP1），它是小整合素结合配体 N 连接糖蛋白（small integrin binding ligand N-linked glycoprotein，SIBLING）家族中的一员。DMP1 在牙和骨骼中高表达，是牙形态发生和矿化中的一个关键性物质[42,43]。在大鼠模型中，DMP1 以形态发生素的形式作用于牙本质-牙髓复合体的未分化间充质细胞。在这种情况下，细胞分化为成牙本质细胞样细胞，并生出牙本质样的组织[44]。

另外的一些非胶原性蛋白是胰岛素样生长因子（IGF）及其结合蛋白（insulin-like growth factor binding protein，IGFBP）和受体。有证据显示，IGF I 在牙发育过程中有表达，且在人牙髓派生细胞中的表达水平始终不变，而 IGF II 的表达水平却很低。IGFBP-3 的表达水平在人牙髓派生细胞的分化过程中有增加，而IGFBP-2 始终保持不变。令人惊奇的是，有证据表明，IGF I 受体（IGF I -IR）的数量上调可直接引发细胞活动，并通过这种方式来控制 IGF I 的活性[45]。

11.4　牙釉质发生

形成牙釉质的细胞被称为"成釉细胞"。就牙釉质形成而言，高等脊椎动物已演化出一整套精致的矿化程序，并形成了生物界中坚固的材料。矿物晶体形成起始时间、位置及晶体的结构、形状和取向均受制于遗传控制[46,47]。牙釉质一旦形成，其将不再重塑。相较于骨骼或牙本质，在釉质发生过程中，晶体可于整个釉质形成期间连续生长，因此，釉质矿物晶体也是牙组织中最大的矿物晶体。为使这种晶体生长方式成为可能，初始分泌的蛋白基质必须被吸收掉。在釉质发生过程中，可能存在以下几个发育阶段。

1）釉质基质形成与分泌。

2）釉质基质初始矿化。

3）晶体成核及晶体延展。

4）釉质基质再吸收。

5）釉质二次矿化（晶体成熟）。

釉质基质分泌自成釉细胞，其分泌过程中可以回缩，并由此形成釉质-牙骨界。

新分泌的釉质基的主要成分是非胶原性蛋白（90%是牙釉蛋白），碳酸盐和脂类只占 1%～2%。牙釉蛋白是一种牙釉质发生中的主要非胶原性结构蛋白质，此蛋白质中的两个结构域是其正确自组装为超分子结构纳米球所必需的，也是羟基磷灰石晶体形成控制所必需的[48]。

余下的一些非胶原性蛋白主要由脯氨酸、亮氨酸、组氨酸和谷氨酸组成，其作用是控制牙胚形成和调节牙胚生长（如成釉蛋白、釉蛋白）。尽管这些蛋白质的形成常受制于遗传控制，但有关于矿物的确切形成过程及矿化细节仍不明了。釉质中的初始矿化晶体细长，呈针状，约 1.5 nm 厚、30 nm 宽、80～120 nm 长。初始矿化的矿物量占总量的 30%～60%。此时，釉质相对柔软，呈胶冻状和玻璃状，其中含有一定量的液体[46,49-61]。之所以柔软，是因为星网状层中的糖胺聚糖发生了水化。这一成分的功能是分散均衡因牙乳头基质分泌和扩散而带来的压力。

当釉质层厚度达其预设计划时，釉质即可进入成熟阶段。首先，分泌的蛋白酶开始裂解有机基质，分解后的有机物被成釉细胞吸收。吸收后留下的孔洞由液体充填。正是因为有了有机基质的分解重吸收，才使得矿物含量达到如此之高（近98%）。有机基质的再吸收确保了矿物晶体能连续生长，而非另外形成晶体。晶体的生长条件由成釉细胞层控制，即通过对一些参数，如钙离子的有效性、pH，以及液体和脂类的重吸收影响来控制晶体生长[46,55,57-59,62-64]。

成熟釉质的 Vicker 硬度在 300～400，这与钢的硬度相当，但釉质则更脆一些。牙尖处釉质厚度高达 2.5 mm。在替牙期，成釉细胞层变为结合上皮（成为牙龈的一部分），因此不像骨骼，牙釉质是不再生的。如果发生釉质损伤，只能通过牙科干预修正[7,58]。

从横断面上看，釉质以釉柱形式排布，这使人们可从中了解到一些成釉细胞的早期状况。每一个拱廊样釉柱的周围是一些釉柱间釉质。成釉细胞形态描述如下："近端"即细胞末端紧靠牙胚中间层，在这里，釉柱由缝隙连接相连。"远端"即细胞顶端为细胞的分泌极，紧邻着釉质，细胞胞质强烈极化[4]。

细胞近端细胞质中含有很多的线粒体，以及一个与黏着小带有关联的胞质细丝"终端网节"。远端细胞质占细胞总量的一半多一点，其中含大量的粗面内质网（rough endoplasmic reticulum，RER）、潴泡和高度发达的高尔基体[65]。

11.5 牙骨质发生

牙骨质，一种很薄的异质性骨样钙化组织层，覆于牙根处的牙本质上，形成于牙根发育期及整个牙齿寿命期，其功能是作为牙周膜纤维的附着区。牙骨质在牙颈部与牙釉质相连，形成"牙骨质-釉质界"。

牙骨质有 4 种组织形式，分别是无细胞外源性纤维牙骨质（acellular extrinsic fiber cementum，AEFC）、无细胞固有纤维牙骨质（acellular intrinsic fiber cementum，AIFC）、有细胞固有纤维牙骨质（cellular intrinsic fiber cementum，CIFC）及有细胞混合性分层牙骨质（cellular mixed stratified cementum，CMSC）[66-69]。牙骨质的主要功能是通过牙周纤维（desmodontium）插至牙表面，从而将牙牢牢固定于牙槽中，对于牙槽中的牙齿而言，采用这种方式使弹性悬挂（牙周韧带）成为可能。

牙骨质还担负着牙骨质细胞库的作用，在一些特殊情况下，牙骨质细胞可分化为成牙骨质细胞。当牙根出现断裂或重吸收或出现腔隙（lacunes）时，成牙骨质细胞具有连续复原能力。牙骨质内的一些保护因子可阻止暴露在外的牙本质被破骨细胞吸收。成熟的成牙骨质细胞相对较大，胞质嗜碱性较强。在 CIFC 形成过程中，细胞分泌牙骨质的速度相对较快，随后以牙骨质细胞形式陷于基质中[66,68,70]。

人乳牙 IGF 组分免疫组化分析显示，破牙质细胞虽不表达 IGF 或 IGF-IR，但却含 IGFBP 和 IFG-ⅡR[71]。这些结果说明，相较于破骨细胞，破牙质细胞或许对

IGF 无反应，但却可能参与了重吸收过程中的牙骨质的 IGF 释放与捕获。与破牙质细胞所不同，成牙骨质细胞和牙周膜成纤维细胞表达 IGF-IR。

11.5.1 无细胞外源性纤维牙骨质（AEFC）

牙骨质发生过程中的第一步就是赫氏上皮根鞘（Hertwig's epithelial root sheath，HERS）的连续瓦解，这种瓦解由邻近细胞完成，见图 11-4。在小鼠中，前面提到的 Shh 看似也参与了其中[72]。HERS 是由成釉器顶端缘向顶部方向延伸的连续两层上皮细胞。牙根牙骨质的沉积正好始于牙颈部釉质顶端，人牙发育过程中，HERS 在成牙本质细胞分化后不再与牙根表面接触。在人牙发育的帽状期，成釉器顶端边缘成为根尖孔边缘。在 HERS 分离并解体后，当牙囊成纤维细胞与牙本质未矿化基质接触时，在生长的牙根上会形成 AEFC[4]。这些成纤维细胞面向同一个方向分泌，并将胶原纤维沉积于牙本质的表面上，形成一方向垂直于"条纹纤维"的薄层[73]。

当牙本质矿化前沿慢慢抵至罩牙本质外围时，即遭遇到"条纹纤维"时，经过缓慢的矿化，条纹纤维逐渐消失，此时，AEFC 形成过程完结。在牙齿整个寿命期中，AEFC 的厚度以每年 1.5～3.0 μm 的速度增长[4]。

在牙骨质初始形成中，有两个过程同时出现，一个是邻近牙囊细胞的外基板的失去；另一个是前成牙骨质细胞的分化开始。无论是从被动代谢还是主动代谢上讲，这些上皮细胞的功能远比那些成牙本质细胞分化中的内釉上皮细胞或内根鞘细胞复杂[74,75]。

无细胞外源性纤维牙骨质中细胞缺乏，由密集的条纹胶原纤维束组成，这些深埋于富含葡萄糖胺基质中的纤维又被称为"夏氏纤维"（Sharpey's fiber），其取向垂直于牙根表面。无细胞外源性纤维牙骨质位于牙根近冠方的 1/3 处，覆盖着 40%～70% 的牙根表面。其功能是使牙根贴到牙周膜上，即通过纤维将牙固定于牙槽中。牙骨质牙周表面一侧的特点是夏氏纤维插入及无钙化类骨质薄层[76]。类骨质中富含蛋白聚糖，其功能是作为 IGF 的载体。在牙骨质中，有几种 IGF 成分，作用是维持组织的动态平衡或附着[71]。AEFC 的生长速度较慢，每年不超过 0.1 μm，其形成与牙根发育平行。一旦颈环进入这个区域，牙根就变为双层细胞的 HERS 结构，并停止分化，虽不再有细胞分化，但其仍可诱发根鞘内成骨细胞产生反应。随后，这些细胞形成牙根牙本质。在前期牙本质开始形成不久后，HERS 细胞层就解体。一群特殊的成纤维细胞在暴露的前期牙本质上分泌形成一草坪样胶原纤维性结构，此结构方向与牙根表面垂直，而后，这些纤维在牙本质-牙骨质界的稳定推进下逐渐矿化[77-81]。

11.5.2　有细胞固有纤维牙骨质（CIFC）

有细胞固有纤维牙骨质的形成与牙齿的适应、修复相关联，而与固定牙齿无联系。CIFC 中含有牙骨质细胞，这些细胞深埋于胶原性基质内，常见于牙根断面和吸收腔隙中。CIFC 出现于牙萌出前后，主要形成于根分叉区域顶部。此类型的牙骨质由成牙骨质细胞分泌的胶原纤维束构成，取向与牙根平行，进入胶原性基质表面（固有纤维）。

这些分泌基质与牙根前期牙本质表面相对，环绕着成牙骨质细胞，也正因为基质的围绕使这些细胞最终成为牙骨质细胞。这个过程与成骨细胞/骨细胞形成骨骼有些类似[4,77-80]。

11.5.3　有细胞混合性分层牙骨质（CMSC）

除前面提及的牙骨质类型外，还有一种混合类型，这种混合型牙骨质就是"有细胞混合性分层牙骨质"，其由无规则次序沉积的 AEFC 和 CIFC/AIFC 层交互而成。CMSC 覆盖着整个牙尖、牙根的 1/3 及牙的分叉处。事实上，这只是一个临时性的分层，牙根表面或许因这一分层而不受夏氏纤维支持，目前人们已开始探讨这种分层的动力学原因。

有细胞混合性分层牙骨质的作用是重塑牙根表面以便能为牙槽中的牙齿生理性移动和非生理性漂移提供方便，同时，也为重吸收位置上的修复提供条件[66,69,82]。正因为 AEFC 分层的存在使与牙周膜的附着更容易一些[80]。

11.5.4　无细胞固有纤维牙骨质（AIFC）

这一类型的牙骨质由单极形式的牙骨质细胞分泌[79]，其形成于出牙前的一段很短时间内及出牙期间，以舌形或小岛的形式覆于牙本质之上。通过缓慢地仅从一个表面上分泌基质，成牙骨质细胞就避免了深陷基质之中而成为牙骨质细胞[4]。

参 考 文 献

1　M.R. Byers, M.V. Narhi, *Crit. Rev. Oral. Biol. Med.* **1999**, *10*, 4.

2　H.D. Rodd, F.M. Boissonade, *J. Dent. Res.* **2001**, *80*, 389.

3　E. Bäuerlein, *Biomineralization: Progress in Biology, Molecular Biology and Application.* Completely revised and extended edition, 2nd edn. Wiley-VCH, Weinheim, **2004**.

4　P.R. Garant, *Oral Cells and Tissues*, 1st edn. Quintessence Publishing Co., Inc., Illinois, **2003**.

5 J.V. Ruch, *Biochem. Cell Biol.* **1998**, *76*, 923.

6 J.V. Ruch, H. Lesot, C. Begue-Kirn, *Int. J. Dev. Biol.* **1995**, *39*, 51.

7 G.-H. Schuhmacher, H. Schmidt, H. Börning, W. Richter, in: G.-H. Schuhmacher, H. Schmidt, H. Börning, W. Richter (Eds.), *Anatomie und Biochemie der Zähne.* Gustav Fischer Verlag, Stuttgart, New York, **1990**, p. 55.

8 H.M. Ryoo, X.P. Wang, *Crit. Rev. Eukaryot. Gene Expr.* **2006**, *16*, 143.

9 T. Ogawa, H. Kapadia, J.Q. Feng, R. Raghow, H. Peters, R.N. D'Souza, *J. Biol. Chem.* **2006**, *281*, 18363.

10 S. Gronthos, M. Mankani, J. Brahim, P.G. Robey, S. Shi, *Proc. Natl. Acad. Sci. USA* **2000**, *97*, 13625.

11 S. Shi, P.M. Bartold, M. Miura, B.M. Seo, P.G. Robey, S. Gronthos, *Orthod. Craniofac. Res.* **2005**, *8*, 191.

12 D. Tziafas, *Int. J. Dev. Biol.* **1995**, *39*, 281.

13 D. Tziafas, *Int. Endod. J.* **1994**, *27*, 61.

14 A.J. Smith, N. Cassidy, H. Perry, C. Begue-Kirn, J.V. Ruch, H. Lesot, *Int. J. Dev. Biol.* **1995**, *39*, 273.

15 H. Lesot, S. Lisi, R. Peterkova, M. Peterka, V. Mitolo, J.V. Ruch, *Adv. Dent. Res.* **2001**, *15*, 8.

16 A. Linde, T. Lundgren, *Int. J. Dev. Biol.* **1995**, *39*, 213.

17 T. Sasaki, P.R. Garant, *Anat. Rec.* **1996**, *245*, 235.

18 H.E. Schroeder, in: H.E. Schroeder (Ed.), *Orale Strukturbiologie.* Georg Thieme Verlag, Stuttgart, New York, **2000**, p. 85.

19 H.C. Anderson, *Curr. Rheumatol. Rep.* **2003**, *5*, 222.

20 U. Stratmann, K. Schaarschmidt, H.P. Wiesmann, U. Plate, H.J. Hohling, *Cell Tissue Res.* **1996**, *284*, 223.

21 A. George, J. Hao, *Cells Tissues Organs* **2005**, *181*, 232.

22 T. Ibuki, M.A. Kido, T. Kiyoshima, Y. Terada, T. Tanaka, *J. Dent. Res.* **1996**, *75*, 1963.

23 H. Magloire, M.L. Couble, A. Romeas, F. Bleicher, *Cell. Biol. Int.* **2004**, *28*, 93.

24 M. Goldberg, M. Takagi, *Histochem. J.* **1993**, *25*, 781.

25 W.T. Butler, *Connect. Tissue Res.* **1995**, *33*, 59.

26 A. Linde, *Connect. Tissue Res.* **1995**, *33*, 163.

27 W.T. Butler, H. Ritchie, *Int. J. Dev. Biol.* **1995**, *39*, 169.

28 M. Goldberg, J.J. Lasfargues, *J. Dent.* **1995**, *23*, 15.

29 M. Goldberg, D. Septier, S. Lecolle, H. Chardin, M.A. Quintana, A.C. Acevedo, G. Gafni, D. Dillouya, L. Vermelin, B. Thonemann, *Int. J. Dev. Biol.* **1995**, *39*, 93.

30 M. Goldberg, D. Septier, S. Lecolle, L. Vermelin, P. Bissila-Mapahou, J.P. Carreau, A. Gritli, A. Bloch-Zupan, *Connect. Tissue Res.* **1995**, *33*, 105.

31 W.T. Butler, *Eur. J. Oral Sci.* **1998**, *106* Suppl. 1, 204.

32 I.A. Mjor, O.B. Sveen, K.J. Heyeraas, *Quintessence Int.* **2001**, *32*, 427.

33 Y. Chen, B.S. Bal, J.P. Gorski, *J. Biol. Chem.* **1992**, *267*, 24871.

34 M. MacDougall, D. Simmons, X. Luan, J. Nydegger, J. Feng, T.T. Gu, *J. Biol. Chem.* **1997**, *272*, 835.

35 C. Qin, R.G. Cook, R.S. Orkiszewski, W.T. Butler, *J. Biol. Chem.* **2001**, *276*, 904.

36 K.M. Reichenmiller, C. Klein, *Int. Endod. J.* **2005**, *38*, 941, abstract 67.

37 B.M. Steiglitz, M. Ayala, K. Nara-yanan, A. George, D.S. Greenspan, *J. Biol. Chem.* **2004**, *279*, 980.

38 C. Qin, J.C. Brunn, E. Cadena, A. Ridall, H. Tsujigiwa, H. Nagatsuka, N. Nagai, W.T. Butler, *J. Dent. Res.* **2002**, *81*, 392.

39 C. Qin, J.C. Brunn, E. Cadena, A. Ridall, W.T. Butler, *Connect. Tissue Res.* **2003**, *44* Suppl 1, 179.

40 A.M. Milan, R.V. Sugars, G. Embery, R.J. Waddington, *Eur. J. Oral Sci.* **2006**, *114*, 223.

41 E. Beniash, W. Traub, A. Veis, S. Weiner, *J. Struct. Biol.* **2000**, *132*, 212.

42 Y. Lu, S. Zhang, Y. Xie, Y. Pi, J.Q. Feng, *Cells Tissues Organs* **2005**, *181*, 241.

43 K.D. Moses, W.T. Butler, C. Qin, *Eur. J. Oral Sci.* **2006**, *114*, 216.

44 A. Almushayt, K. Narayanan, A.E. Zaki, A. George, *Gene Ther.* **2006**, *13*, 611.

45 K.M. Reichenmiller, C. Mattern, M.B. Ranke, M.W. Elmlinger, *Horm. Res.* **2004**, *62*, 33.

46 J.P. Simmer, A.G. Fincham, *Crit. Rev. Oral Biol. Med.* **1995**, *6*, 84.

47 J.C. Hu, Y. Yamakoshi, F. Yamakoshi, P.H. Krebsbach, J.P. Simmer, *Cells Tissues Organs* **2005**, *181*, 219.

48 M.L. Paine, M.L. Snead, *Orthod. Craniofac. Res.* **2005**, 8, 239.

49 D. Deutsch, J. Catalano-Sherman, L. Dafni, S. David, A. Palmon, *Connect. Tissue Res.* **1995**, *32*, 97.

50 A.G. Fincham, J. Moradian-Oldak, *Connect. Tissue Res.* **1995**, *32*, 119.

51 C. Robinson, J. Kirkham, S.J. Brookes, W.A. Bonass, R.C. Shore, *Int. J. Dev. Biol.* **1995**, *39*, 145.

52 A.G. Fincham, J.P. Simmer, *Ciba Found. Symp.* **1997**, *205*, 118.

53 T. Sasaki, M. Takagi, T. Yanagisawa, *Ciba Found. Symp.* **1997**, *205*, 32.

54 T. Aoba, H. Komatsu, Y. Shimazu, H. Yagishita, Y. Taya, *Connect. Tissue Res.* **1998**, *38*, 129.

55 C. Robinson, S.J. Brookes, R.C. Shore, J. Kirkham, *Eur. J. Oral Sci.* **1998**, *106* Suppl 1, 282.

56 A.G. Fincham, J. Moradian-Oldak, J.P. Simmer, *J. Struct. Biol.* **1999**, *126*, 270.

57 J.D. Bartlett, J.P. Simmer, *Crit. Rev. Oral Biol. Med.* **1999**, *10*, 425.

58 H.E. Schroeder, in: H.E. Schroeder (Ed.), *Orale Strukturbiologie.* Georg Thieme Verlag, Stuttgart, New York, **2000**, p. 37.

59 J. Moradian-Oldak, I. Jimenez, D. Maltby, A.G. Fincham, *Biopolymers* **2001**, *58*, 606.

60 M.L. Paine, S.N. White, W. Luo, H. Fong, M. Sarikaya, M.L. Snead, *Matrix Biol.* **2001**, *20*, 273.

61 S. Oida, T. Nagano, Y. Yamakoshi, H. Ando, M. Yamada, M. Fukae, *J. Dent. Res.* **2002**, *81*, 103.

62 A.R. do Espirito Santo, P.D. Novaes, S.R. Line, *Eur. J. Oral Sci.* **2006**, *114* Suppl 1, 333.

63 C.E. Smith, *Crit. Rev. Oral Biol. Med.* **1998**, *9*, 128.

64 J. Moradian-Oldak, *Matrix Biol.* **2001**, *20*, 293.

65 C.E. Smith, A. Nanci, *Int. J. Dev. Biol.* **1995**, *39*, 153.

66 H.E. Schroeder, in: A. Oschke (Ed.), *Handbook of Microscopic Anatomy.* Springer-Verlag, Berlin, Heidelberg, **1989**, p. 23.

67 D.D. Bosshardt, K.A. Selvig, *Periodontology 2000* **1997**, *13*, 41.

68 H.E. Schroeder, *Int. Rev. Cytol.* **1992**, *142*, 1.

69 T. Yamamoto, T. Domon, S. Takahashi, M. Wakita, *Anat. Embryol. (Berl)* **1996**, *193*, 495.

70 T. Yamamoto, T. Domon, S. Takahashi, M. Wakita, *Anat. Embryol. (Berl)* **1996**, *193*, 495.

71 W. Götz, U. Kruger, S. Ragotzki, S. Lossdorfer, A. Jager, *Connect. Tissue Res.* **2001**, *42*, 291.

72 M. Nakatomi, I. Morita, K. Eto, M.S. Ota, *J. Dent. Res.* **2006**, *85*, 427.

73 D.D. Bosshardt, H.E. Schroeder, *Cell Tissue Res.* **1992**, *267*, 321.

74 M.I. Cho, P.R. Garant, *J. Periodontal. Res.* **1988**, *23*, 268.

75 T.G. Diekwisch, *Connect. Tissue Res.* **2002**, *43*, 245.

76 B.K.B. Berkovitz, R. Holland, N. Nagai, *Oral Anatomy, Histology & Embryology*, 3rd edn. Mosby Ltd., Edinburgh, **2002**.

77 R.L. MacNeil, M.J. Somerman, *J. Periodontal. Res.* **1993**, *28*, 550.

78 H.F. Thomas, *Int. J. Dev. Biol.* **1995**, *39*, 231.

79 D.D. Bosshardt, H.E. Schroeder, *Anat. Rec.* **1996**, *245*, 267.

80 H.E. Schroeder, in: H.E. Schroeder (Ed.), *Orale Strukturbiologie.* Georg Thieme Verlag, Stuttgart, New York, **2000**, p. 144.

81 T.G. Diekwisch, *Int. J. Dev. Biol.* **2001**, *45*, 695.

82 H.E. Schroeder, *Schweiz Monatsschr. Zahnmed.* **1993**, *103*, 550.

第 12 章 牙结构：人的牙釉质晶体结构

12.1 引　　言

牙釉质晶体的发育及其详细结构，包括所有来自矿化组织的晶体，人们大多采用高分辨电镜观察检测。这类研究不仅为人们带来了有关晶体形貌方面的详细资料，而且在晶体学水平上也为人们提供了大量有关于晶体结构方面的信息。到目前为止，还没有另外一项技术能在如此高的分辨水平上为人们提供信息，但随着扫描显微技术的不断发展，尤其是原子力显微技术（atomic force microscopy，AFM）的发展，使人们有可能在原子水平上对晶体表面进行观测，并开展一些晶体表面化学方面的研究。

在本章中，我们将回顾并比较目前在牙釉质晶体上由高分辨透射电镜技术（high-resolution transmission electron microscopy，HRTEM）和原子力显微镜技术（AFM）所获得的数据。此外，结合这些数据，人们试图从中得到一些有关于晶体生长机制的有用建议。

研究数据均来自人和啮齿动物（大鼠和小鼠）。人牙釉质晶体收集自釉质形成分泌阶段，并于 HRTEM 下观察，同时，一些成熟牙釉质则置于 AFM 下观察。啮齿动物的牙釉质晶体收集自分泌和成熟阶段，并置于 AFM 和 CFM（chemical force microscopy，化学力显微镜技术）下观察。

12.2 HRTEM 观察

在人牙釉质分泌阶段，HRTEM 下人们看到两种形式的矿物，其分别是条带状晶体[1-3]和纳米大小的粗糙球颗粒[4]。从晶格条纹上判断，这个条带状晶体有着与羟基磷灰石极为接近的结构，见图 12-1。然而，从化学计量上看，这些晶体远不是这样的，其有许多结构缺陷，主要表现在位错和粒界方面[2,3]，或许，这些对于研究来说更为重要。条带状形貌可变，常呈现出相当大的弯曲[3]，在 AFM 下，常见到晶体表面有纳米级大小的台阶和一些不规则性结构[5]。无论是低倍还是高倍下，晶体在许多个晶带轴（zone axes）上有延展。

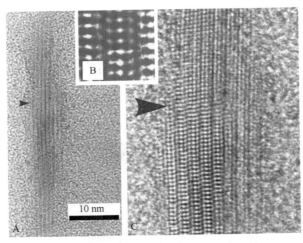

图 12-1　沿[103]晶带轴方向观察到的人牙釉质晶体。（A）全视图；（B）由计算而得的羟基磷灰石放大图；（C）粒界放大图。

图 12-1 显示的是沿[103]晶带轴方向延展的晶体。这个晶体由两颗晶粒组成，晶粒间有粒界（箭头标示），每一晶粒都有着规则且完美的晶学结构。两晶粒沿（100）晶面的长度分别为 25 nm 和 35 nm，厚度为 10 nm 和 20 nm。沿[001]晶带轴方向观察到的晶体见图 12-2。此晶体也由两颗晶粒组成，晶粒间有结合，尽管晶体很小，但每一晶粒均呈有特点的六边形形状。两晶粒间的结构区（双箭头标示）较复杂，几乎可以肯定的是，这缘于两晶粒间的高取向差（disorientation）。

在以上两种情况下，看似两晶粒融合而形成一个更长（图12-1）或更宽（图12-2）的晶体颗粒。这与骨骼和牙本质晶体生长中所观察到的颗粒融合情况有些相似[6-8]。

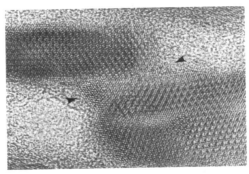

图 12-2　两个通过大角度晶界（黑色箭头指向）融合而成的晶体的 HRTEM 图。

除上述条带状晶体结构外，在发育中的人牙釉质中，HRTEM 下还能看到一些大约 2 nm 大小的颗粒，这些颗粒紧靠着条带状晶体[3]。这些平均直径在 2 nm

左右的颗粒在 AFM 下检测不到，因此，其未来发展情况及作用仍不明了。

12.3 AFM 观察

在 AFM 和 CFM 下，牙釉质晶体很可能呈现经典形态。此外，有研究显示，在低 pH 下，大鼠和人的牙釉质晶体为直径 20～30 nm 大小的颗粒，见图 12-3。人

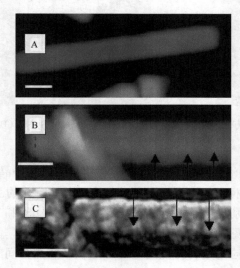

图 12-3 （A）一大鼠成熟阶段切齿晶体的高度影像，从其光滑的表面上可以看到一些条带；（B）在 pH 4 环境条件下，可较清晰地看到条带宽度 30～50 nm，每个条带似乎是由直径 30～40 nm 的球形晶畴组成，箭头指向条带和球形晶畴；（C）图为（B）中晶体的侧向力/摩擦图像，球形晶畴呈浅色，也就是说，这种高摩擦也代表着高正极性，箭头指向球形正极性晶畴。

（彩图请扫封底二维码）

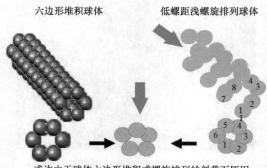

图 12-4 一牙釉质晶体内球形晶畴的设想排布。球形晶畴既可以是多边形（六边形）堆积，也可以是浅螺旋排列。

们推测，这些颗粒很可能是因粒界处的选择性刻蚀或抛光而留下的[9]，这也意味着，这些颗粒间结构上（非化学上）不连续。颗粒看似形成一些六元的六边形簇或一个浅螺旋，人们认为，这些颗粒或许融合以形成发育中的牙釉质晶体，见图 12-4[10]。它们看似与 HRTEM 研究中已确认的那些颗粒相当，虽然颗粒有些大，这可能是因 AFM 时的侧向测量卷积伪影造成。

12.4　讨　　论

无论是 HRTEM 还是 AFM/CFM 下得到的数据均支持这样的一个观点，即牙釉质晶体由一些小的亚单位融合而来，这些小的亚单位可能是初始的矿物晶核，其上有调节蛋白特异性结合位点[9]。分泌阶段的牙釉质晶体颗粒在 HRTEM 下并未显现出 AFM 下的粗糙球状形貌，这种差异可能因尖端卷积（tip convolution）算法造成。事实上，只有颗粒的外表面可通过成像显现出来。在此情况下，或许比较球形颗粒（直径约 25 nm）间的等距线间隔及 HRTEM 下测量的颗粒空间尺度才会更有效。为证实颗粒的确更大一些，人们发现，用 AFM 和 CFM 观察到的小鼠的牙釉质晶体平均宽度确实是在 50 nm 左右。晶体的形貌变化还可能受到一些调节蛋白的影响。例如，牙釉蛋白可对氟磷灰石（fluoroapatite，FAP）上的磷酸钙晶体生长产生影响，使其不能形成直径 50 nm 的球形结构[11]。

从严格的晶体学点（crystallographic point）角度看，球形颗粒（AFM 下观察）生长机制是最不可能的，因为在六边形体系中，羟基磷灰石晶体会形成柱状晶体。HRTEM 下看到的盘状或条带状形貌很可能缘于离子替换，例如，胞外的有机基质成分通过吸附或络合对晶体形貌进行修饰。然而，人们始终未曾在 HRTEM 下看到球形晶体，这很可能是因为初始矿物颗粒的真正形貌更接近于 HRTEM 下的形态而已（图 12-2），不排除在短暂时间内前晶体颗粒以近球形结构形式存在。

小晶体融合机制或许可用来解释釉质晶体形成中的一些自相矛盾的问题，早期透射电镜研究显示，先看到的晶体实际上呈条带状。然而，有可能因显微分辨率低的原因，一些小晶体（20～30 nm）此时根本看不到，只有当其融合后才能被人们发现。

12.5　结　　论

无论是 HRTEM 还是 AFM/CFM 下，均显示釉质晶体中有规则的、大小相当的纳米级亚结构单位，不仅在成熟组织中，即使是在发育中的组织中也是如此。晶体形成看似涉及这些亚结构融合以产生更长的条带状釉质晶体。或许，它们代表着矿物沉积的原始起点。从专业术语上讲，生物晶体发育通过一些小的亚单位融合以达到矿物最终的大小、形貌、沉积位置/定位的控制，对晶体发育而言，由溶液中获取离子是极其不容易的。

参 考 文 献

1 F.J.G. Cuisinier, P. Steuer, J.C. Voegel, R.M. Frank, *J. Biol. Buccale* **1990**, *8*, 149–154.

2 F.J.G. Cuisinier, J.C. Voegel, J. Yacaman, R.M. Frank, *J. Cryst. Growth* **1992**, *116*, 314–318.

3 F.J.G. Cuisinier, P. Steuer, B. Senger, J.C. Voegel, R.M. Frank, *Calcif. Tissue Int.* **1992**, *51*, 259–268.

4 F.J.G. Cuisinier, P. Steuer, B. Senger, J.C. Voegel, R.M. Frank, *Cell Tissue Res.* **1993**, *273*, 175–182.

5 J. Kirkham, S.J. Brookes, R.C. Shore, W.A. Bonass, D.A. Smith, M.L. Wallwork, C. Robinson, *Connect. Tissue Res.* **1998**, *38*, 89–100.

6 P. Houlle, J.C. Voegel, P. Sschultz, F.J.G. Cuisinier, *J. Dental Res.* **1997**, *76*, 895–904.

7 F.J.G. Cuisinier, P. Steuer, A. Brisson, J.C. Voegel, *J. Cryst. Growth* **1995**, *156*, 443–453.

8 F.J.G. Cuisinier, *Curr. Opinion Sol. State Mater. Sci.* **1996**, *1*, 436–439.

9 C. Robinson, K. Yamamoto, S.D. Connell, J. Kirkham, H. Nakagaki, A.D. Smith, *Eur. J. Oral Sci.* **2005**, *114*, 99–104.

10 C. Robinson, S. Connell, J. Kirkham, R.C. Shore, A. Smith, *J. Mater. Chem.* **2004**, *14*, 2242–2248.

11 S. Habelitz, A. Kullar, S.J. Marshall, P.K. DenBesten, M. Balooch, G.W. Marshall, W. Li, *J. Dent. Res.* **2004**, *83*, 698–702.

第13章 人牙的设计策略：生物力学适应

13.1 引　　言

许多动物长有以某种方式使作业面得以硬化的牙齿，硬化使牙齿有了必要的强度支持[1]。尽管不是所有牙齿都矿化，但对许多脊椎和无脊椎动物而言，牙齿还是有着一些基本的设计策略。人们普遍认为，人牙结构的复杂设计特点使其具备了更完美的功能[2]。这样的一些设计特点是结构适应的结果，使人的牙齿能反复而可靠地多年执行功能。这种适应表现在两个方面，即材料性能和三维（3D）结构设计上，尽管这些细节的重要性在很大程度上仍未知。实际上，还有很多问题有待于人们解密，其中就包括牙齿通过何种方式应对每天的生理负荷。

在本章中，讨论的主要问题是人牙的生物力学适应原则。人牙是一个有着分级与分层结构[3,4]的有效咀嚼工具[5]，其远胜于当前所有人造的牙科替代品，如修复产品、牙冠或种植体。按其在颌骨中的位置，牙的形状及大小有所差别，通常其功能无非是切割和研磨[6]。首先，牙齿要满足动物的生存功能，即对食物的获取与加工[7]。其次，演化压力迫使牙齿进行一些细微调整。对人类而言，牙结构-功能间的关系[8]既重要也很吸引人。

20 世纪 50 年代，人们首次报道了牙釉质与牙本质机械性能上的分级变化。牙釉质外表面至牙本质的微硬度测试显示，牙釉质硬度先是增加，然后降低，接着是一更明显的牙本质硬度下降，这个位置正好位于牙本质-釉质界（dentino-enamel junction，DEJ）之下[9]。有关于牙齿硬度及弹性和塑性特点（如刚性、强度及断裂韧性等）在过去的几十年中已有了广泛的研究[8,10]。早期研究多就材料的某一具体性能展开，如模量、比例限制等。然而，牙齿中的各材料间是分级的，通过一系列的测定人们可更准确地了解到牙釉质[4]与牙本质[11]的性能特点。最新研究结果显示，牙釉质的模量为 50～120 GPa，而牙本质的模量则为 5～30 GPa，这样的结果或许更加可靠。因此，从本质上讲，牙釉质或牙本质并无什么独一无二的弹性常数，如模量。性能上的大改变与微结构的渐进而实质性的变化有关，这种变化发生于几百微米之内。因此，结构的复杂性与小样品分析上的挑战使牙齿研究一直以来都是一个不好解决的问题。

牙功能研究的所有方法或大部分方法一直都遵循着传统上的材料学研究方法，即测定材料的性能，然后利用数学模型模拟以了解牙齿的行为。随着牙齿研究数值模拟技术的发展[12]，弹性性能（模量及泊松比）常被用于有限元和类似方法的模型化研究中。尽管这些研究为人们对于牙功能的理解有所帮助，但这些模拟法的作用还非常有限，因为简化模型并不能完全代表结构复杂的牙齿。因此，很有必要直接测量载力下的牙变形，以提高人们对于整颗牙齿精致设计上的理解。在接下来的章节中，介绍的是一些有关于人牙齿测量方面的相对不太常见的数据。

13.2 承载下的牙齿变形

在咀嚼食物或与其他牙齿相接触的过程中，牙齿因力而发生变形。这种作用力并非一成不变，其取决于被咀嚼食物的性质[7]，尽管轴向压缩占有主导地位。有关于牙齿功能的多项研究报道称，应力或应变来自垂直切面方向的载力。Anderson[13]曾直接将应变计安装于患者的修复牙齿中，并为患者提供不同类型的食物，成功获得不同类型食物下的齿内载力。研究者对牙齿咬合力测量的精准校正程序非常关注，人们在研究中发现，牙齿的应力并不大（150 N 以下），低于早前的测量。Neumann 和 DiSalvo[14]也曾测试过不同载力下的牙齿效果，方法是测量受压下牙齿的变短情况。牙齿的测量工作均在体外进行，测试仪安置于牙的上、下两平面上。人们发现，低载力下牙的压缩性不断提高，由应力-应变曲线，人们推导出牙冠的模量值在 80～110 GPa 的范围内。有意思的是，此值落入分离的牙釉质的模量范围。Neumann 和 DiSalvo[14]推定，低载力下釉帽发生了变形，并主张，牙釉质组织中的某些物质在生理载荷下有改变。因此，研究人员认为，整颗牙齿的行为与矿物/有机成分间的相互作用直接关联，尽管是以一种尚未明确的方式进行。

Haines、Berry 和 Poole[15]认为，在整颗牙齿受压时，牙本质与牙釉质间的相互作用非常重要。利用引伸计，人们对顺着和穿过整个牙冠的釉帽变形进行了研究。研究结果再现了 Neumann 和 DiSalvo[14]的发现，即牙齿变短现象，同时还证实，釉帽以一种非线性的方式发生变形。Haines 等[15]重申，釉帽在小的载荷下似乎更具压缩性，并认为之所以如此是因为环绕着矿化晶体的环境出现了改变。研究人员推测，无论是顺着还是穿过牙冠的釉帽体积收缩看似均以变形呈现。

利用 Mahler 和 Peyton[16]的光弹性应力可视法，Hood[17]将光弹性活性牙齿充填物置于牙的 V 类腔内。这类齿腔的修复通常是位于牙冠下颊缘附近，远离牙的咀嚼缘，见图 13-1。研究显示，当牙尖有载荷时，随着釉帽外下缘应力的发展，牙冠会出现实质性的变形。在这些研究的过程中，牙齿被实施了干燥和加热处理（大于 100℃）。作为对照的非受压牙齿证实，这些发现均非实验伪影导致。Hood 后来又采用其他方法对牙冠的变形进行了研究。研究中，研究者对牙齿采取了修复和不修复两种措施[18]，观察发现，当前磨牙在轴向方向上受到压迫时，其颊舌径方向（横向）上有延展。同时，研究者还注意到，在有载力的情况下，整个牙冠缩短[19]，与早前的研究报道[14]一致。

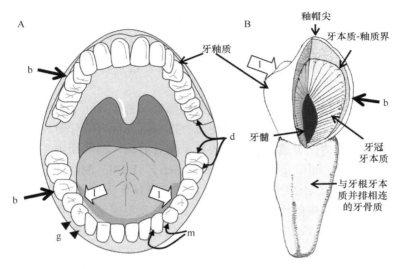

图 13-1　约定俗成的牙齿命名。（A）人口腔中的牙齿关系；（B）牙齿各部分的名称。上下颌上生长着相同数量和类型的牙齿：4 颗切齿、2 颗犬齿、4 颗前磨牙、6 颗磨牙（包括智齿），所有牙齿的脸颊/嘴唇一侧（黑色箭头）术语上称为面部、唇部或颊部（b），向下延至牙龈（g，箭头）。接近中线的相邻牙齿间的接触面术语上称为近中面（m），牙齿背离中线的一面称为远端（d）。靠近舌头一侧的齿面称为舌面（l，下颌）或腭面（上颌）。牙本质，即人们熟知的室小管，自牙髓室/管向外辐射，形成牙齿主体。在牙根内，其与牙骨质并排相连；在牙冠内，其上覆有一层釉帽。在牙冠中，牙本质与牙釉质间形成一界面，即牙本质-釉质界（DEJ）。

　　Sakaguchi 及其同事[20]的研究显示，牙齿的颊向齿尖和舌向齿尖在变形程度上差异很大，这取决于载荷施加的作业面位置。研究人员推断，牙尖各自独立变形，且在离开载荷牙尖只有几毫米远的牙冠外表面上就已经探测不到一点变形。这一观念或许只在一定程度上是正确的，因为完好无损的牙尖看似仍彼此支持。当整个牙冠受损时，变形会更明显。如同 Hood 研究发现的那样，当完好无损的牙齿中产生空腔，且空腔逐渐扩大时，牙尖的弯曲性会有增大[18]。Popowics 等[21]也曾强调过结构完整的重要性，其对施有载荷的人和猪的牙齿进行过研究。研究人员认为，就变形响应表征而言，断裂实验非常重要，从这些结果中人们知道，牙尖间的确存在着差异。人们认为，牙釉质中的垂直裂纹看似是齿中高载荷作用于微结构后的结果。

　　显然，水是牙齿功能发挥中的一关键成分[8]。Fox[22]曾重复过 Haines 等[15]的牙齿变形实验，并强调水在釉帽中的作用。研究人员称，在进行施加和不施加载力的循环测量时，牙齿展现出一种滞后回线（hysteresis loop）现象。人们推测，在釉帽被压缩的过程中，水分含量发生变化，并由此影响牙齿的韧性。人们认为，牙冠的作用就如同一个硬海绵。Paphangkorakit 和 Osborn[23]观察发现，当施加的载力较低（小于 120 N）时，水从牙冠中流出，牙根管中流出的水量还可直接测量。人们推断，当牙齿受到压迫时，牙髓腔的体积发生变化，且在载力的作用下，牙冠缩短。实际情况可能是，牙齿的主要成分——牙本质发生黏弹性变形。在牙冠变形和恢复方面，牙本质的黏弹性[11,24]或许起着很重要的作用，但到目前为止，水的作用仍不明了[8]。

　　为了能对载力下的牙冠变形有一个全面而透彻的了解，人们对机械载力下的人前磨牙的表面变形进行了测量，以便可直接与生理性咀嚼行为相比较[25]。牙冠表面上多点的位移情况可通过光学测绘技术同时监测，即利用电子相移散斑干涉仪（electronic phase shifting speckle interferometry，ESPI）测量牙冠表面上一些点的位移，见图 13-2A。由激光束间干涉而生的光斑从牙齿表面上的点反射出来[26]，见图 13-2B。浸于水中的所有牙齿由三个干涉仪反复照射，干涉仪上的激光束由单激光光源发出，沿 X、Y 或 Z 轴方向以一定的角度对称地照射到牙冠表面[27]，面向牙齿的照相机记录下表面上的光斑图案（详见文献 [28]）。因光程缩短或拉长而产生的表面位移可以强度变化来表示，光程的改变导致了光斑相移。牙冠表面上所有点的相移均可数字量化处理[28]，并由此获得点的位移图，见图 13-2C。通过这种方法，三个垂直方向上的亚微米级表面变形均可通过光斑追踪。X、Y 轴方向上的垂直位移见图 13-2D。

　　为测得前磨牙牙冠日常咀嚼过程载荷下的应答情况，人们以两种方式对其施加应力，以模拟咀嚼软硬食物时主牙尖顶端周围或牙尖上部大部分结构所遭受的载荷情况。当施加的应力慢慢变大时，人们得到了每次增加后的垂直位移图（3D），即牙冠随载荷增大的变形情况，见图 13-4，微米级的相对位移量（relative

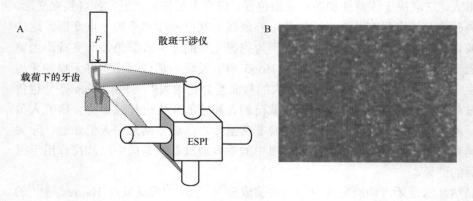

A　　載荷下的牙齿　　F　　散斑干涉仪

ESPI

B

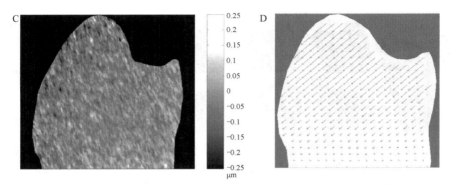

图 13-2　散斑干涉法变形测量。（A）散斑干涉仪结构示意图，用于机械压缩下牙齿 X、Y、Z 三个轴方向上的表面位移测定，F 为施加载力；（B）由亮点构成的散斑场被用于牙齿表面几个平方微米范围内的位移跟踪；（C）每个轴方向上的位移图，从灰色图中可看出，位移量在亚微米范围内。相对于变形表面上参照点的点位移值由电子相移散斑干涉法（ESPI）计算获得，从而避免了整体性的刚体运动；（D）X、Y 轴方向上的联合表面位移矢量图。因为矢量大小与方向为参照点位置的函数，因此，尽管信息量丰富，但这样的矢量图对于整个牙齿变形的诠释还是有问题的。从示意图 13-3 中可以看出，一理想压缩矩形在利用两个不同参照点时却产生了两个相同的位移场矢量图。为使每一点都有一个单一的空间位移，其 X、Y、Z 轴三方向上的位移值均被减去了一些，其方法是将各分量（三个正交方向）上的位移平均值的平方数相加并计算方根。这样得来的新值则代表着每一个点的相对位移量（RDM）且不再具矢量性[25]。更准确地说，这样一来就形成了一些新的 RDM 图，显示着牙齿表面不同区域的变形状况，而不再依赖于参照点。RDM 就成了一个仅表示每个点在空间上相对于牙冠上其他所有点的平均值的移动标量。

displacement magnitude，RDM）图可由此而得：每个点上的 RDM 代表的是来自三个方向上的平均位移，见图 13-4 和图 13-5（详情见图 13-2[25]和图 13-3）。为比较形貌及结构上的变化，人们以类似方式在亚克力（PMMA，聚甲基丙烯酸甲酯）制品上进行了测试[25]。

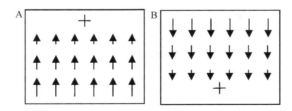

图 13-3　因参照点位置而受到影响的矢量上的相对位移。（A）压缩矩形的表面位移被表示为相对于物体顶端附近点（标记为"十"）的矢量；（B）与图（A）中一样的位移，但参照点是物体下方的一个点。注意：尽管位移场相同，但矢量场看似不同（如图 13-2 中所述的一样）。

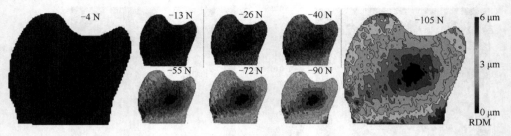

图 13-4　相对位移量（RDM）图，示一前磨牙在载荷不断增大情况下的变形。在分析不同水平载荷（标注以力的大小）下的位移时，测量的是牙冠表面在 X、Y、Z 三个方向上的相对移动，并最终结合到 RDM 图中去[25]。RDM 变化呈现的是整个牙冠各位置上的微米级变形情况。本次测试的最终载荷为 105 N，此图也从最高水平的细节上显示出一些牙齿变形特点。（彩图请扫封底二维码）

　　下颌第一前磨牙的 RDM 见图 13-5，载力施加于主牙尖顶端。从图中可以看出，牙尖（载力施加位置）相对于牙齿的大部分结构有移位。RDM 值以两种不同形式发生着改变，第一种变化是从牙尖顶端到牙冠中央，整体上看 RDM 值是逐步降低的。这表明，釉帽相对于牙冠中央大部分结构有扭转（向图 13-5 中的下方和左方向扭转），颊向和舌向最外两个点间的中央处（图 13-5 中的 B、L 两点间的中央处）的 RDM 值接近中值，正在牙釉质边缘下方的牙冠下缘的 RDM 值较高。这也意味着，釉帽相对于牙根有一定程度上的扭转[25]。由此可以看出，釉帽对施加于牙尖上的载力进行了再分配，这导致牙根相对于牙齿主轴有了一定程度的扭转，釉帽相对于牙根也有一定的弯曲。

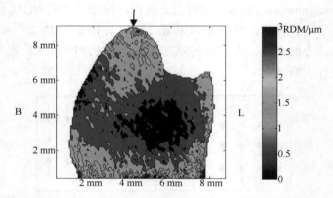

图 13-5　下颌前磨牙载荷下变形时的 RDM 图。载力施加于齿尖处（箭头），从图中可以看出，相对于牙冠中央[牙齿的颊侧面（B）与舌侧（L）面间的中央处]，齿尖有变形。正因为如此，釉帽发生了变形，牙冠也有了一些扭转。离牙冠中央越远的地方，其 RDM 值越高（RDM 图的上、下两边的 RDM 值较高）。需注意的是，相对位移测量时使用的单位是微米，牙齿三维结构测量时使用的是毫米。（彩图请扫封底二维码）

第二种变化是牙冠主体及颊面方向 RDM 值的相对分布。当仔细观察主牙尖上部的颊向移动时（这种移动很小，几乎看不出）人们发现，釉帽有一些实质性的变形。RDM 值很小（图 13-5 中的 B 附近），与牙冠中央处的 RDM 值大小相似，这也意味着相对移动量很小。因此可以看出，变形主要发生于距载荷牙尖 3～4 mm 处。RDM 数据显示，在中等载力下釉帽发生扭转和变形。这种天然变形或许可揭开 Haines 等[15]及其他研究者关注到的一些现象的面纱。这些研究发现与观察结果一致，即当完好牙齿工作面上的不同点被施加于载荷时，颊向和舌向上的牙尖会有不同程度的移位与变形[20]。

需要注意的是，釉帽下牙本质表面上的颊向区域的变形虽较明显，但舌向一侧的变形则更严重。釉帽可以一种非对称方式将部分施加应力转移至这个区域。牙医都知道，V 型牙病变常发生于前磨牙的这一区域内[29]。这个与应力有关联的病变在术语上被称为非龋性颈部缺损或"内部碎裂"[30]。这些结果或许可成为此类病变形成动力学上的一种可视性和定量分析手段。

RDM 图能让人们很容易地辨认出牙表面位移点的位置，哪怕这个点的位移量很小。RDM 最小值之处总是前磨牙上的那个与邻近牙齿接触的位置。相比之下，亚克力制品中，这个 RDM 值最小之处是紧靠牙冠中央的一个位置。因此，牙齿的实际结构使得 RDM 最小值的位置发生了偏移。如果是前磨牙和其他牙齿最小变形发生在牙齿中央或与邻近牙齿接触的远端上（图 13-1 中的 m 区和 d 区），那么变形就很可能是沿着舌-颊轴方向传递的。因此，为减轻施加于邻近牙齿上的作用力，牙齿完全可被设计成在其邻近方向上只产生最小变形的结构模式。这种设计可降低咀嚼时的潜在损伤，如裂纹或断裂，因为牙齿本身就是咀嚼过程中遭遇到的最硬物体[7]。

这些发现究竟能在多大程度上代表除前磨牙外其他牙齿对载荷的应答是一个必须仔细思考的问题。上颌第三磨牙的测试显示，牙冠的扭转取决于载力施加的位置。在生理载荷下，牙冠内变形很小或无变形发生。这明显不同于前磨牙中看到的情况，这一结果使人们不禁想到这样的一个问题，即两种类型的牙齿间是否在微结构上存在不同。

人前磨牙 ESPI 研究结果突出强调了以下两种范例：①釉帽是一刚性且可变形的硬物体；②施加于釉帽上的总载荷可以一种非对称方式传至牙本质上。此外，从牙的整体表现上看，还另有一个问题需要考虑，那就是在载荷的分配上，牙根的贡献在哪里？在接下来的章节中，将就范例中的几个重点方面进行详细介绍，并就牙齿表现展开更广泛的讨论。

13.3 釉帽的机械行为

由于牙釉质质地坚硬，因此，其遭受的变形很小，同时能将部分载荷传至其下的牙本质。牙釉质不同寻常性能的关键在于其独特的结构，结构中成束的、极长的碳酸磷灰石（dahllite，磷酸钙石）晶体排列在一起。随结构分级水平提升，晶体束间的交错也逐步加深[31]。

Craig 和 Peyton[32]认为，釉帽的各部分的硬度也不同，而 Haines 等[15]则声称，釉帽也并非一坚硬的刚性结构，其在功能发挥期间必有变形。在过去四十年的研究中，众多研究人员对牙釉质的性能展开了探究。一些结果清楚地表明，釉帽在载力的作用下确有明显变形，正如 Zaslansky 等[25]测量的那样。然而，迄今为止未曾有人对釉质性能的逐步改变的意义进行过报道或讨论。一些高分辨压痕技术在牙釉质上的应用[33-35]使弹性和塑性精准测量成为可能，但这些新技术似乎只能提供刚性、硬度和韧性的单个或平均值。

牙釉质不同方向上的结构是不同的，也就是说，其结构各向异性。Xu 等[35]曾通过压痕法对釉质中的力学各向异性与微结构间的关系进行过研究。研究人员报道称，釉杆横向上的韧性值是釉杆取向方向上的三倍还多。但 Habelitz 等[33]通过高分辨纳米压痕技术测量发现，牙釉质只是中等程度上的各向异性，釉杆取向方向的模量为（87.5±2.2）GPa，而横向方向上的模量则为（72.2±4.5）GPa。White 等[36]发现，釉杆横向和垂直向上的韧性比也存在类似的比率（1:1.4），并强调蛋白质和水分对于牙釉质的塑性与韧性很重要性。总之，研究人员的观点是，其各向异性的重要性远没有人们原想象的那么重要[37]。

力学上的各向异性以及硬度上的测试梯度均指向这样的一个事实，即对于牙釉质机械性能而言，没有任何一单个"正确"值。相反，其本身变化就可能是一重要特性，这种变化使其结构能长年很好地发挥作用。在牙齿变形计算模拟中，单值的运用使简单模型构建成为可能，模型的建立为人们提供了有关釉帽作用的一些重要观点。Yettram 等[38]及 Goel 等[39]通过不同约束与边界条件设定建立起一些不同的数值模型，但研究后发现，高应力皆出现于牙冠边缘，这缘于应力总是绕釉帽游走进入牙本质。绕牙本质的牙釉质结构形式及牙釉质的塑性被人们视为这些研究的关键。Rees 和 Jacobsen[40]通过有限元建模以进一步提炼在 Hood[18]报道中公开的牙釉质和牙本质模量值（由牙尖变形数值再现测量法测得）。事实上，数字模拟的目的是确认出与牙齿自然载荷下相似位移的牙尖颊向和舌向移位的模拟模量到底有多大[41]。模拟研究中，人们通过改变材料密度和性能参数以模拟再现牙齿载荷下的反应，以解释牙釉质结构各向异性的原因[41,42]。例如，Spears 等[41]的各向异性模拟模型研究显示，牙釉质的取向或许能够对文献中报道的模量变化进行解释。然而，研究人员也注意到，密度（矿物中有机基质的体积百分比）变化对材料刚性结果的影响非常大。因此，单从各向异性上看，即使采用一些比 Habelitz[33] 和 White[36] 报道中更大的值也不足以解释不同测试中所出现的性能差异。模拟研究结果清楚地表明，获得的数值结果与模型中微结构细节的级别水平有很大关联。迄今为止，没有任何一种模拟能完全再现釉帽的复杂结构，尽管结构细节设计上的水平在不断提高[43,44]。釉帽变形模型建模有着积极的临床意义，人们认为，高水平应力必出现于牙齿颈部一带[45]。建模的意义还在于能够对牙齿取向进行解释，上颌上的磨牙排列方式看似能使牙釉质中的拉伸应力最小化。其结果是，上颌远端上的磨牙相较于前端上的磨牙可以最佳的近中颊部取向排列于颌骨中[46]。

　　Cuy 等[4] 的研究使人们在釉帽的理解上有了巨大进步，研究人员在分级设计背景下对釉帽的结构及材料性能进行了测试。研究者称，牙釉质的刚性及硬度上的变化是局部的，刚性和硬度值与牙釉质的元素组成有很大关联。人们同时指出，上磨牙腭侧和颊侧间在结构上存在着不对称，有釉帽的腭侧的刚性更强。Cuy 等[46] 解释道，这定是此类型牙齿釉帽微结构特异性适应的结果，因为通常情况下上颌磨牙的最内侧牙尖承担着载荷。人们认为，这样的结构适应能使牙齿腭侧牙尖经受住更大的应力，因为在日常咀嚼过程中，这些牙尖起着支撑性的作用[6]。此外，这也是牙齿腭侧上钙和磷盐浓度更高的结果[4]。这些研究结果与牙齿变形的 ESPI 测试情况相一致，在变形测试中，下颌前磨牙颊侧的变形会更严重一些。舌侧 RDM 值（图 13-5）的均匀分布情况表明，其移位均匀一致，由此应变也很小。因此，在釉帽结构的不对称上看似有一些微调，使各区域的刚性有变化。这或许是牙齿作为一种高性能长时间切磨工具的一个理由。

　　ESPI 观察预测，当釉帽发生变形时，其坚硬到足以能将施加于牙尖上的载荷转递至整个牙本质上，同时，还柔韧到足以不出现非可逆性损伤才行。Wood 等[47] 的研究显示，牙釉质的确能以这种方式限制和约束牙本质使其紧紧贴附于牙釉质上。为此，人们对牙冠进行了横切及纵切。横切观察显示，牙釉质绕中央的牙本质形成了一密闭的环。切片经水合和脱水处理后，Moiré 干涉法测量显示，牙本质被牙釉质环全部约束于其中。当此环有损而不完整时，牙本质将可自由伸缩。这表明，釉帽可"紧紧箍住"牙本质，在咀嚼的过程中，当牙釉质受到压迫时，载荷经这种紧密结构而被传送了出去。

　　Lucas[7] 认为，牙齿作为能精细调节的食物切磨工具，其在咀嚼过程中定会有撕裂或断裂情况发生。其理由是，牙齿在受到压迫时会自身优化以便产生内部拉伸应力，并使损伤降到最小。因此，牙齿虽非很尖但却被设计成拥有支撑牙尖，这样一来，在牙齿寿命/动物终生中，牙齿可一直执行研碎食物的任务而不遭受非可逆性损伤。施加于牙冠上的载力被分配给了牙釉质和牙本质，牙釉质在弹性或黏弹性条件下，将载力再分配至牙的主体结构中，从而可经受住一定的变形。釉帽虽然非常坚硬，但却不会出现不可逆性变形，当然，这需要有牙本质支持才行。有关于牙本质中的载荷转递将在下节中讲解。

13.4　承载下牙冠牙本质的作用

釉帽着落于牙主体的牙本质之上。在牙冠牙本质中，至少有三种不同类型的结构性物质，见图 13-6。这三种结构性物质分别是：①高度矿化的坚硬管周牙本质[48]，这些牙本质主要由碳酸磷灰石晶体组成[49]；②管间牙本质，由 20%（wt%）的胶原及约 65%（wt%）的碳酸磷灰石和水组成；③其他组织成分，这些物质不直接承载载荷，如管腔、各种组织成分及充满水的空隙等。在牙根牙本质中，管周牙本质缺失。

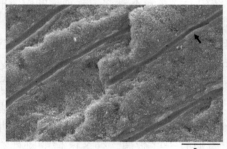

5 μm

图 13-6　牙冠牙本质的微结构。脱水后牙冠牙本质的一断面的扫描电镜图。所有牙本质在结构上基本各向异性，只有牙冠牙本质还另有一相态，绕牙本质小管形成一高度矿化的管周衬层（黑色箭头）。从功能上讲，各向异性造成的性能差别很小，似乎最多只有 10%左右[11,56]。这种力学上的各向异性程度对于天然和修复牙齿的寿命的重要性仍有待于进一步探讨。

牙釉质经由 DEJ 与牙冠牙本质贴附在一起。目前，人们已经知道，这种连接远不是两种物质间的一种简单界面结构[50]。DEJ 带是一复杂的中间相，在这里，各种牙釉质和牙本质的结构特点均有呈现[51]。此区域内的牙本质在晶体组织、胶原纤维排列和取向上与牙冠其他处的牙本质有着明显的不同，非胶原性蛋白的数量和类型也有变化，而且，缺少管周牙本质。硬度测量显示，邻近界面处的硬度极小，越靠近牙本质，硬度越大[32]。从背散射电子显微信号强度上看，随着硬度下降，信号强度也随之降低[52]。同样情况也出现于健康牙齿的定量扫描显微照相中，紧邻 DEJ 之下的结构中的矿物密度最低[53]。

事实上，这个中间相所在区域在载荷中的作用非常重要，这一点已由 Wang

和 Weiner[52]的研究证实。研究人员通过 Moiré 干涉测量法得知，牙釉质下 200～300 μm 处的应变会逐渐增大。Craig 和 Peyton[32]报道称，此处正对应着软的牙本质区。尽管 Hood[17,18]在这一带的边缘上也看到了一些高应变，但人们将其认定为假象而放弃掉，与牙釉质和其下的牙本质间的变形差异无关。Moiré 干涉测量法还被用于牙本质切片的应变绘图分析[52]，Wang 和 Weiner 的研究显示，与牙齿颊侧和舌侧相比较，DEJ 下的应变存在着不对称性。Wood 等[47]利用高分辨 Moiré 投射干涉法在测量脱水后的应变时又一次再现了上述的一些现象。研究人员发现，高水平应变正好出现于牙釉质之下的 DEJ 转换区内。而且，颊侧和舌侧间的不对称性依然存在。Zaslansky 等[54]利用 ESPI 直接测量了 DEJ 下软区内的牙本质硬度。结果显示，上颌前磨牙颊侧牙釉质下的牙本质的硬度明显低于 300 μm 处的牙主体的牙本质，平均模量在 4 GPa 左右，而舌侧的模量大约为 10 GPa。因此，很显然，人前磨牙牙本质结构的不对称设计是一个重要的特征。

　　有关于牙冠牙本质主体的研究开展得比较广泛。其特点是 DEJ 下几百微米处行走着无数的管周内衬小管，这些小管一直伸入至牙髓处。一般来讲，管周牙本质的模量要高于管间牙本质，其刚度值在 15~30 GPa[11]。DEJ 区内多数情况下无管周牙本质，或许这是其作为缓冲垫或缓冲"弹簧"的一个原因。因牙冠牙本质主体的载荷分配设计策略使其很难实行试验测量，迄今为止，各种模型的主要用途是用来提供应力分布信息，而始终不变的是，牙冠牙本质一直被人们作为支撑釉帽的各向同性材料来建模，是釉帽的一种背衬基板，其特点是功能同质性能各向同性。人们有理由预见，牙冠牙本质的实验分析可能会显示，其与柔软的 DEJ 下牙本质及环绕的釉帽在结构及性能上相互匹配，且从舌侧和颊侧上的比较来看，牙冠牙本质有着不对称的微结构和材料性能。

　　的确，小管及关联的管周牙本质使材料本身表现出结构上的各向异性。胶原纤维看似以近乎垂直于小管的方向排列着，并将管间的牙本质桥接起来，有助于辐射向外形成牙髓的高度有向性小管的交叉稳定[55]。尽管与一些报道有冲突，但在早期的测试中确实有称，牙冠牙本质为各向同性[8]。Palamara 等[56]对牙齿表面变形进行过测量。研究中发现，无论是牙冠牙本质的弹性能还是断裂特性，沿小管方向和垂直于小管方向是不同的，两者相差 10%左右，模量值看似也不大，沿小管方向的模量为 10.7 GPa，垂直于小管方向为 11.9 GPa。然而，Kinney 等[11]的模量测定值则大了许多，并解释称，这是因为以往的印痕测量法对这般小程度的各向异性是无法检测的。随后，人们又采用超声共振频谱法[57]进行模量测定，并报道称，模量上的各向异性差别的确不大，沿小管方向的模量为 23.2 GPa，而垂直于小管方向的模量为 25.0 GPa。有趣的是，这般各向异性看似极为匹配并与牙釉质的各向异性相抗衡。沿釉杆方向且垂直于 DEJ 方向上的牙本质[35]低断裂韧性似乎因牙本质而得以加强，在平行于 DEJ 且垂直于小管的方向上变得更刚性一些[11]。然而，牙冠牙本质各向异性对于牙齿功能的意义仍不十分清楚。

当将牙冠牙本质的结构变化纳入到数值模拟模型中时，Moiré干涉法测得的结果[52]与应力-应变场计算结果[58]间则变得更为一致些，这种一致性在二维（2D）模型中有所体现，在运算速度更快的计算机及更先进的模拟软件的帮助下，更加细化的有限元模拟结果与实验数据拟合得也越来越好[43]。通过高分辨光弹性法[59]，人们有望在光弹性模拟与真实测量结果间建立起更好的匹配关系。

牙冠牙本质从实体上讲，与牙根牙本质是连续的一体。后者由牙骨质环绕，并通过牙周膜纤维附于周围的骨骼上。在接下来的章节中将就这些重要的特点展开讨论。

13.5　牙根及其支持结构的作用

尽管结构上与牙冠牙本质相连，但牙根牙本质看似却有着明显不同的特点。从内部结构上看，牙根牙本质中无使结构变硬的管周牙本质，从外部结构上看，其又无坚硬的牙釉质以支持。牙根牙本质仅由管间牙本质和小管组成。牙根中的管间牙本质与牙冠中的管间牙本质的结构一样，即矿化胶原纤维以垂直于小管取向的方向排列[60]，这些纤维沿牙齿主轴在垂直于小管的平面上择优取向。因此，无论是在载荷压迫还是拉伸情况下，牙根的最刚性结构取向始终与载荷方向匹配，即沿牙根长轴方向取向。需要注意的是，牙根牙本质周围环绕着牙骨质，这种环绕形成一种软附着，通过牙周膜（periodontal ligament，PDL）纤维附于颌骨（牙槽骨）上。

在实验及模拟中人们发现，应力总是绕釉帽游走并下行至牙根中[12,17,38,39,52,58,59]。因此，研究人员总结到，在有施加载力的情况下，应力集中于牙冠颈缘以下，这样的集中或许是一种存有争议的实验假象，因为在生理条件下这种情况不会出现于牙齿中。然而，从另一个角度来看，这也很清楚地表明支持结构的重要性，即其有应力再分配的作用。Atmaram 和 Mohammed[61]称，牙齿中的应力不受 PDL 性能的影响，然而，如果是 PDL 和骨骼具生物功能的话，牙齿功能模拟似乎还需有支持性 PDL 和良好建模的骨骼[62]条件才行。当前的建模理念是牙齿与骨骼间的 PDL 会产生刚性移位[63]，这种移动事实上定是一种高度非线性的。因此，新形式的建模需对 PDL 的表现及其对于牙齿功能的意义有所阐明[63]。

与周围环境隔离的牙根在有载荷时会承受到巨大的应变。然而，由于 PDL 的低刚性（0.05 GPa）[64]，因此，高水平的应变在口腔中几乎不会出现。当有低载力（小于 20 N）施加时[65]，牙齿会被推入凹槽并对牙槽骨产生挤压。当施加的载力更大时，牙根牙本质会将载荷直接分配至周围的骨骼上去。

有关牙根牙本质各向异性的问题已有论述。通过平行于牙齿生长线平面及其他两个垂直平面的牙本质切片观察，Wang 和 Weiner[60]得到一项令人吃惊的结果，即牙根的管间牙本质为各向同性，至少是压痕表现上如此。这个观察结果与其他的一些研究结果非常一致，如 Kinney 及其同事[66]的研究。研究人员曾利用纳米压痕技术对牙冠中的管间和管周牙本质进行过研究，并在研究中发现管间牙本质各向同性。但需注意的是，牙本质断裂时却非各向同性[55]。管间牙本质各向同性的弹性特点或许更有益于应力的再分配。多个应力分配方向是可能的，应力在不同的方向上进行再分配，从而使牙齿的整体性不受影响。尽管纤维沿牙根轴向择优取向[60]，但这对于 Vickers 压痕测定值几乎没什么影响。引起管间牙本质各向同性的关键性结构特点是纤维束或多或少地自由排列在垂直于小管的平面上，以及绕纤维轴的非择优性取向[60]。因此，很有可能牙根牙本质能沿着整个牙根长度对应力进行再分配。牙根被一层中间牙骨质环绕着，看似一有等级的中间相[67]附着于这层牙骨质上，这个有等级的中间相或许有着应力中断器或弹簧的作用。

有报道称，矿物含量绕牙根轴不对称分布[68]。这表明，相较于牙根中远端，牙根的颊、舌侧有着更多的矿物分布。至于牙根长度上的矿物不对称分布情况还需进一步的研究，这是因为人们发现，与牙根中远端相比，牙根颊侧和舌侧的牙本质更软一些[28]。牙根颊侧、舌侧、中远端上的高灵敏应变数据可通过 ESPI 法获得。牙根看似被设计成垂直于牙弓线沿颊-舌方向弯曲是有道理的。这种弯曲看起来有些不对称且向颊侧倾斜。如此一来，人们通常就会看到牙齿间彼此邻近。对前磨牙而言，外侧（颊侧）一般会较软些[28]，在下切齿中，颊侧则比舌侧更坚硬[59]。至于周围的 PDL 及骨组织内是否也存在这样的差异目前还不清楚。但是，牙根的不对称性与整个牙齿的不对称变形特点很好地对应着，且与釉帽及支撑性DEJ 区相匹配。

大量有关于 PDL 功能的解答依赖于牙齿松动度研究，这与口腔中牙齿的正常位置相关[65,69]。人们通过模拟再现牙齿的移动情况，并从中测得 PDL 的性能[64]。研究人员非常清楚 PDL 建模对于有限元精准研究的意义有多大[62,70]。但 PDL 是否真的只有在小载荷的情况下[23]才有意义，且就牙齿功能而言，其重要性到底有多大还有待于研究。需要注意的是，牙种植体中没有 PDL。从人工植体的长期使用上讲，一种设计良好且择优匹配与骨骼靠近的软性中间相层是关键的一点吗？这个问题迄今尚无答案。对于当前及未来的许多牙病患者而言，临床上仍有很多影响人们口腔健康的问题。

13.6 广泛应用及总结

有关于牙齿作用过程中的变形问题还有很多细节尚未解决。在这里，我们将对完好牙齿精美适应的一些重要特点进行描述。有关牙齿应对载力时的机制总结见图 13-7，除有据可查的向下侵入（图 13-7A）外，无论是变形（图 13-7B）还是牙冠向外扭转（图 13-7C）均有说明。显然，非对称是一关键性的设计策略，颊侧及舌侧上的牙本质和牙釉质的微结构差异设计是如此的巧妙而重要。在所有长度尺度上的材料安排方面，从矿物和有机成分的纳米尺度到釉柱晶体取向的微米尺度，从管周牙本质到管间牙本质，再到软性 DEJ 下牙本质的亚微米中尺度，这所有的一切都看起来与牙齿载荷应答是那么的完美相配。

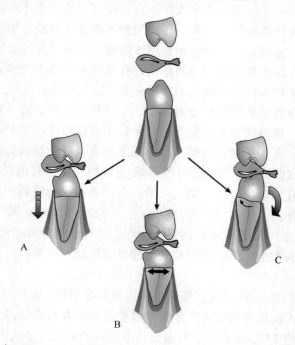

图 13-7　可能的牙变形反应。（A）整体（向下）移动；（B）压缩；（C）牙冠弯曲/扭转。当面对可能的载力时，牙齿通过以上几种变形联合而发挥作用。

目前，几乎所有研究的重点都放在牙齿硬材料的组分上，牙中软一些的组分的重要性常被人们忽视。然而，牙髓腔被认为对载荷分布[71]不重要的观念或许需重新考虑一下。这个软组织充填的空隙的大小及位置变化对于整个牙齿结构的影响是什么？牙髓中的一些变化，例如，修复性牙本质的形成对于牙齿功能的影响又是怎样的？与年龄关联的牙髓腔高度及体积比降低[72]的重要性是什么？这是否对年老者和年轻者的牙齿治疗有影响？

有关于牙齿对载荷的应答程度与病理之间是否关联的问题人们一直争论不休[73]。人们对引发牙颈病变的病因学及应力形成条件仍不清楚。什么时间及怎样修复因内部碎裂而坏损的牙齿目前也只有部分答案，无论是从经济上还是从道义上，牙科医生都有义务让患者尽可能长时间地保留住其牙齿。

牙齿看似以一个复杂单元在发挥着作用，其所有组织成分均对应力的分布有着贡献。对于载荷的反应看起来是非线性的和不对称性的，在牙冠出现变形的同时，结构也发生扭转。牙内一些成分在低载荷和高载荷时的功能完全不同，如釉帽、DEJ 软组织区、牙根牙本质及 PDL，这些结构在牙齿软组织与矿物间展现出错综复杂的作用。

致谢

The authors wish to thank Prof. John Currey, Prof. Peter Fratzl, Prof. Asher A. Friesem, Dr. Ron Shahar, Dr. Meir Barak, and Dr. Netta Lev-Tov Chattah for helpful suggestions and discussions. S.W. is the incumbent of the Dr. Walter and Dr. Trude Burchardt Professorial Chair of Structural Biology. Support for this research was provided from grant RO1 DE006954 from the National Institute of Dental and Craniofacial Research to Dr. S. Weiner, Weizmann Institute of Science.

参 考 文 献

1 S. Weiner, P. Zaslansky, in: R.L. Reis, S. Weiner (Eds.), *Learning From Nature How to Design New Implantable Biomaterials: From Biomineralization Fundamentals to Biomimetic Materials and Processing Routes*, Vol. 171. Kluwer Academic, Dodrecht, **2004**, pp. 3–13.

2 A.R. Ten Cate, *Oral Histology: Development, Structure and Function*. Mosby-Year Book, Inc., St. Louis, **1994**.

3 W. Tesch, N. Eidelman, P. Roschger, F. Goldenberg, K. Klaushofer, P. Fratzl, *Calcif. Tissue Int.* **2001**, 69, 147–157.

4 J.L. Cuy, A.B. Mann, K.J. Livi, M.F. Teaford, T.P. Weihs, *Arch. Oral Biol.* **2002**, 47, 281–291.

5 P. Dechow, D.S. Carlson, in: C. McNeill (Ed.), *Science and Practice of Occlusion*. Quintessence Publishing, Chicago, **1997**, pp. 3–22.

6 G.D. Douglas, R.T. DeVreugd, in: C. McNeill (Ed.), *Science and Practice of Occlusion*. Quintessence Publishing, Chicago, **1997**, pp. 69–78.

7 P.W. Lucas, *Dental Functional Morphology: How Teeth Work*. Cambridge University Press, Cambridge, **2004**.

8 N. Waters, in: *Symposia of the Society for Experimental Biology. Mechanical Properties of Biological Materials*, Vol. 34. Cambridge University Press, London, **1980**, pp. 99–135.

9 R. Craig, P. Gehring, F. Peyton, *J. Dent. Res.* **1959**, 38, 624–630.

10 M. Braden, in: Y. Kawamura (Ed.),
   Physiology of Oral Tissues, Vol. 2.
   S. Karger, Basel, New York, **1976**,
   pp. 1–37.

11 J. Kinney, S. Marshall, G. Marshall,
   Crit. Rev. Oral Biol. Med. **2003**, *14*,
   13–29.

12 R.W. Thresher, G.E. Saito, *J. Biomech.*
   1973, *6*, 443–449.

13 D.J. Anderson, *J. Dent. Res.* **1956**, *35*,
   671–673.

14 H.H. Neumann, N.A. DiSalvo, *J. Dent.
   Res.* **1957**, *36*, 286–290.

15 D.J. Haines, D.C. Berry, D.F.G. Poole,
   J. Dent. Res. **1963**, *42*, 885–888.

16 D.B. Mahler, F.A. Peyton, *J. Dent. Res.*
   1955, *34*, 831–838.

17 J.A. Hood, *N. Z. Dent. J.* **1972**, *68*,
   116–131.

18 J.A. Hood, *Int. Dent. J.* **1991**, *41*, 25–
   32.

19 J.A. Hood, *J. Dent. Res.* **1968**, *47*, 1030.

20 R.L. Sakaguchi, E.W. Brust, M. Cross,
   R. Delong, W.H. Douglas, *Dent.
   Mater.* **1991**, *7*, 186–190.

21 (a) T.E. Popowics, J.M. Rensberger,
   S.W. Herring, *Arch. Oral Biol.* **2004**,
   49, 595–605; (b) T.E. Popowics, J.M.
   Rensberger, S.W. Herring, *Arch. Oral
   Biol.* **2001**, *46*, 1–12.

22 P.G. Fox, *J. Mater. Sci.* **1980**, *15*,
   3113–3121.

23 J. Paphangkorakit, J.W. Osborn, *Arch.
   Oral Biol.* **2000**, *45*, 1033–1041.

24 M.G. Duncanson, E. Korostoff,
   J. Dent. Res. **1975**, *54*, 1207–1212.

25 P. Zaslansky, R. Shahar, A.A.
   Friesem, S. Weiner, *Adv. Funct. Mater.*
   2006, *16*, 1925.

26 R. Jones, C. Wykes, in: P.L. Knight,
   W.J. Firth, S.D. Smith (Eds.),
   *Electronic Speckle Pattern Correlation
   Interferometry*, 2nd edn. Cambridge
   University Press, Cambridge, **1989**,
   pp. 1–63.

27 R. Jones, C. Wykes, in: P.L. Knight,
   W.J. Firth, S.D. Smith (Eds.),
   *Electronic Speckle Pattern Correlation
   Interferometry*, 2nd edn. Cambridge
   University Press, Cambridge, **1989**,
   pp. 165–196.

28 P. Zaslansky, J.D. Currey, A.A.
   Friesem, S. Weiner, *J. Biomed. Opt.*
   2005, *10*, 024020.

29 W.C. Lee, W.S. Eakle, *J. Prosthet. Dent.*
   1996, *75*, 487–494.

30 (a) J.O. Grippo, *J. Esthet. Dent.* **1991**,
   3, 14–19; (b) J.O. Grippo, M. Siming,
   S. Schreiner, *J. Am. Dent. Assoc.* **2004**,
   135, 1109–1118.

31 A. Boyde, in: M. Stack, R. Fearnhead
   (Eds.), *Tooth Enamel*. J. Wright &
   Sons, Bristol, **1965**, pp. 163–167.

32 R.G. Craig, F.A. Peyton, *J. Dent. Res.*
   1958, *37*, 661–668.

33 S. Habelitz, S.J. Marshall, G.W.
   Marshall, M. Balooch, *Arch. Oral Biol.*
   2001, *46*, 173–183.

34 R. Hassan, A.A. Caputo, R.F.
   Bunshah, *J. Dent. Res.* **1981**, *60*, 820–
   827.

35 H.H.H. Xu, D.T. Smith, S. Jahanmir,
   E. Romberg, J.R. Kelly, V.P.
   Thompson, E.D. Rekow, *J. Dent. Res.*
   1998, *77*, 472–480.

36 S.N. White, W. Luo, M.L. Paine, H.
   Fong, M. Sarikaya, M.L. Snead,
   J. Dent. Res. **2001**, *80*, 321–326.

37 S. Lees, F.R. Rollins, *J. Biomech.*
   1972, *15*, 557–566.

38 A.L. Yettram, K.W.J. Wright, H.M.
   Pickard, *J. Dent. Res.* **1976**, *55*, 1004–
   1011.

39 V.K. Goel, S.C. Khera, K. Singh,
   J. Prosthet. Dent. **1990**, *64*, 446–454.

40 J.S. Rees, P.H. Jacobsen, *Clin. Mater.*
   1993, *14*, 35–39.

41 I.R. Spears, R. Vannoort, R.H.
   Crompton, G.E. Cardew, I.C. Howard,
   J. Dent. Res. **1993**, *72*, 1526–1531.

42 J.S. Rees, P.H. Jacobsen, *J. Oral
   Rehabil.* **1995**, *22*, 451–454.

43 B. Dejak, A. Mlotkowski, M.
   Romanowicz, *J. Prosthet. Dent.* **2005**,
   94, 520–529.

44 G.A. Macho, Y. Jiang, I.R. Spears,
   J. Hum. Evol. **2003**, *45*, 81–90.

45 D. Palamara, J.E.A. Palamara, M.J.
   Tyas, H.H. Messer, *Dent. Mater.* **2000**,
   16, 412–419.

46 I.R. Spears, G.A. Macho, *Am. J. Phys.
   Anthropol.* **1998**, *106*, 467–482.

47 J.D. Wood, R.Z. Wang, S. Weiner,
   D.H. Pashley, *Dent. Mater.* **2003**, *19*,
   159–166.

48 J. Kinney, M. Balooch, S. Marshall, G.
   Marshall, T. Weihs, *Arch. Oral Biol.*
   1996, *41*, 9–13.

49 S.J. Jones, A. Boyde, in: A. Linde (Ed.), *Dentin and Dentinogenesis*, Vol. 1. CRC Press, Boca Raton, **1984**, pp. 81–134.

50 S.N. White, M.L. Paine, W. Lou, M. Sarikaya, H. Fong, Z. Yu, Z.C. Li, M.L. Snead, *J. Am. Chem. Soc.* **2000**, *83*, 238–240.

51 S. Weiner, F. Nudelman, E. Sone, P. Zaslansky, L. Addadi, *Biointerphases* **2006**, *1*, 12–14.

52 R. Wang, S. Weiner, *J. Biomech.* **1998**, *31*, 135–141.

53 J.C. Elliott, P. Anderson, X.J. Gao, F.S.L. Wong, G.R. Davis, S.E.P. Dowker, *J. X-Ray Sci. Technol.* **1994**, *4*, 102–117.

54 P. Zaslansky, A.A. Friesem, S. Weiner, *J. Struct. Biol.* **2006**, *153*, 188–199.

55 R.Z. Wang, *Dent. Mater.* **2005**, *21*, 429–436.

56 J.E.A. Palamara, P.R. Wilson, C.D.L. Thomas, H.H. Messer, *J. Dent.* **2000**, *28*, 141–146.

57 J.H. Kinney, J.R. Gladden, G.W. Marshall, S.J. Marshall, J.H. So, J.D. Maynard, *J. Biomech.* **2004**, *37*, 437–441.

58 B. Huo, *J. Biomech.* **2005**, *38*, 587–594.

59 A. Kishen, A. Asundi, *J. Biomed. Opt.* **2005**, *10*, 034010.

60 R.Z. Wang, S. Weiner, *Connect. Tissue Res.* **1998**, *39*, 269–279.

61 G.H. Atmaram, H. Mohammed, *J. Dent. Res.* **1981**, *60*, 873–877.

62 T. Kuroe, H. Itoh, A.A. Caputo, *J. Dent. Res.* **1998**, *77*, 498.

63 E.B. DeLaCasas, T.P.M. Cornacchia, P.H. Guouvea, C.A. Cimin, *Comput. Methods Biomech. Biomed. Eng.* **2003**, *6*, 65–73.

64 J.S. Rees, P.H. Jacobsen, *Biomaterials* **1997**, *18*, 995–999.

65 D.C.A. Picton, *Arch. Oral Biol.* **1963**, *8*, 109–118.

66 J. Kinney, M. Balooch, G.W. Marshall, S.J. Marshall, *Arch. Oral Biol.* **1999**, *44*, 813–822.

67 S.P. Ho, M. Balooch, S.J. Marshall, G.W. Marshall, *J. Biomed. Mater. Res. Part A* **2004**, *70A*, 480–489.

68 A. Kishen, U. Ramamurty, A. Asundi, *J. Biomed. Mater. Res.* **2000**, *51*, 650–659.

69 G.J. Parfitt, *J. Dent. Res.* **1960**, *39*, 608–618.

70 J.S. Rees, *J. Oral. Rehabil.* **2001**, *28*, 425–432.

71 C. Rubin, N. Krishnamurthy, E. Capilouto, H. Yi, *J. Dent. Res.* **1983**, *62*, 82–86.

72 T. Oi, H. Saka, Y. Ide, *Int. Endod. J.* **2004**, *37*, 46–51.

73 L.A. Litonjua, S. Andreana, A.K. Patra, R.E. Cohen, *Biomed. Mater. Eng.* **2004**, *14*, 311–321.

第14章 临床上的牙疾病及其治疗

14.1 引 言

根据最新的化石记录，牙齿演化自牙形石或早期无颌脊索动物齿型刺突，其出现时间早于鱼类演化中的皮质甲片和牙样盾鳞[1,2]。这比人们原来想象的进化起源还要早5000万年以上[3]。因此，在基于牙原性分离自潜在的骨性和软骨性神经嵴的基础之上，人们提出了一种新的发育模式[4]。按照这种模式，每一个交互作用的形态发生单位均能形成软骨、骨或牙齿。

从这一演化角度看，牙齿及后来的牙周附着为脊椎动物最早的生物矿化结构之一。从釉质、类釉质、牙本质、前期牙本质、牙周及骨骼附着结构差异与矿化过程上看，演化进程千差万别，见图14-1。

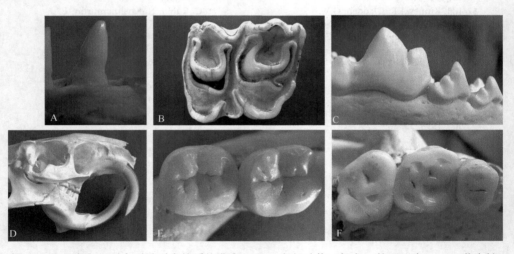

图14-1 牙齿由同型齿到异型齿的系统发育。（A）爬行动物（鳄鱼）的牙形齿；（B）草食性哺乳动物（马）的异型磨牙（功能性磨损），示外露的牙本质、深裂隙的牙釉质及牙冠牙骨质；（C）肉食性哺乳动物（狼）的异型磨牙（无功能性磨损），牙本质无暴露，牙髓腔非常小；（D）啮齿类哺乳动物（海狸）永久性生长的切齿和生长缓慢却可持续萌出的磨牙；（E）杂食性哺乳动物（人，青少年）的异型磨牙（无磨损）；（F）杂食性哺乳动物（人，成年）的异型前磨牙和磨牙（磨损）。

实际上，牙齿极其独特，其不同于脊椎动物体内任何其他的生物矿化结构，这一点既反映于特化的人牙及其牙周的发生上，也反映在一些异常发育和临床症状上，以及对感染性疾病的敏感性上，例如，龋齿和牙周炎，甚至外伤后的牙齿再生方式上[5]。虽然有"系统发生记忆"及基因遗传信息的相对稳定，但矿化组织交互作用的波动也能引起一些基因表达上的改变。因此，在龋齿和牙周疾病的发展过程中，其所有的病理性特点及再生方式均为矿化组织固有活动模式的波动显现。就感染及外伤而言，宿主结缔组织病理性应答（软组织矿化）从本质上讲并没有发生新的改变，只是简单性地"重复"着早前的系统发生模式而已，即从人类的祖先，从鱼到两栖类再到哺乳动物，这是一种正常的生物矿化现象。由此，牙齿疾病及其临床治疗的特点如下。

1）生物矿化，半-双齿列牙形成及附着（牙及牙周发生）的正常或异常发育过程。

2）异位矿化，作为一种正常的宿主反应，生物膜（斑）积累于牙表面上形成牙石，且有替代性牙冠牙骨质形成。

3）脱矿化，因生物膜中的细菌代谢使矿物发生可逆或不可逆流失。

4）再矿化，以钙、磷离子吸收为代表，主要发生于脱矿化的牙釉质损伤性表面上，小部分地出现于牙本质和牙骨质中。

5）再吸收，因碎屑性细胞活动（破牙本质细胞、破牙骨质细胞、破骨细胞及外部肉芽肿）使牙釉质、牙本质、牙骨质及牙槽骨等矿化结构发生再吸收。

6）合并与重塑，以继发性牙本质、牙骨质合并及连续而缓慢出牙的牙槽骨重塑为代表。合并发生于刺激性牙本质形成期间，此时，牙骨质及牙槽骨再生，出现牙骨质增厚（hypercementosis）和牙槽骨粘连（ankylosis）现象[5,6]。

可进一步归因于细胞来源的矿化牙及牙周硬组织的结构和特点如下。

1）牙齿萌出期间，成釉细胞形成的牙釉质消失，此刻无细胞再生。

2）成牙本质细胞，唯一一类在整个牙齿矿化过程中始终起作用的细胞，一种向心分泌基质的单极细胞，产生牙本质。

3）刺激性牙本质，由少量"永恒"的初生成牙本质细胞或转为次生成牙本质的干细胞产生，造成牙髓腔矿化以应答磨损和缓慢而连续萌出。

4）牙骨质，分为无细胞无纤维性牙骨质（牙冠牙骨质）、无细胞纤维性牙骨质及有细胞纤维性牙骨质。

5）牙槽骨，按咬合和咀嚼功能，其有一个正常的重塑比率。

因遗传信息丰富和矿化复合结构的细胞来源不同（外胚层、外胚间充质层及中胚层），先天性和后天性龋齿及牙周炎细菌性感染多数情况下其疾病停滞期及暴发期的临床表现是不同的，而这些临床特点的认定则取决于人们如何界定停滞和发展的概念[7]。洞化的牙釉质和牙本质的再生缺失使人工合成生物材料成为修复上的选择。然而，迄今为止，这些材料还远不是天然生物材料的理想替代品。理想的修复材料应是一种能从过饱和唾液中捕获钙及磷酸根离子的可模拟羟基磷灰石矿化的复合基质捕获器。

14.2 牙齿发育及发育异常

牙齿发育是一个极为复杂的生物矿化过程，且与脊椎动物中任何其他的矿物形成不同。牙齿能承受细胞介导的吸收或脱矿化，并且稳定直至脱落（乳牙）或终生发挥作用（恒牙）。

14.2.1 早期矿化的发育特点及元素分析

牙齿发育始于口腔上皮内折至外胚间充质，形成带有牙蕾的牙板。上皮和间充质细胞因诱导机制上的不同而使得间充质细胞聚集到一起，接着牙蕾上皮内翻并形成内釉上皮和外釉上皮，见图 14-2A～C[8]，牙本质是成牙本质细胞的产物，这些细胞派生自紧邻内釉上皮的间充质细胞。间充质细胞先分化为前牙本质细胞，并分泌前期牙质基质。基质蛋白有两种不同的类型，其分别是：①胶原性蛋白，主要成分是 Ⅰ 型胶原，在矿化组织中占比较大；②非胶原性蛋白，如蛋白聚糖和磷蛋白，这些蛋白质对生物矿化过程进行调节[9]。胶原性蛋白，由分化中的成牙本质细胞分泌，紧靠着细胞胞体，是羟基磷灰石结晶的架构主体。随着胶原的进一步分泌，细胞顶端的细胞突起不断延伸并最终形成成牙本质细胞的胞突，这些胞突在矿化中有着不同的作用。邻近胞体的胶原分泌会一直持续下去，然而，有所不同的是，中间部位的主要成分为蛋白聚糖，牙本质-磷蛋白及基质囊泡则分泌于细胞顶端的突起部位[10]。胞体周围的胶原只是一团无结构的胶原纤维网，而中间部位的蛋白聚糖则能使其中的胶原纤维转为有结构的三维（3D）网状结构，这样一来牙本质-磷蛋白便可结合上去。因带有负电荷，牙本质-磷蛋白与钙离子间有着很高的亲和性，从而羟基磷灰石可直接成核或以羟基磷灰石纳米晶的形式结合至胶原纤维上，当然，这一切均形成于基质囊泡内[11]。分泌于成牙本质细胞突顶端的基质囊泡的磷脂膜中含有 annexin V[12,13]，这是一种钙通道膜联蛋白，可提高基质囊泡中的钙离子浓度，且与钠依赖的磷酸盐转运体一道共同引发羟基磷灰石纳米晶成核于囊泡中[14]。纳米晶的进一步生长会引起磷脂膜结构破裂，其上的羟基磷灰石纳米晶由此而从囊泡中释放出来。这些纳米晶体附着于胶原纤维上，形成典型的含有机纤维和无机羟基磷灰石晶体的牙本质复合结构。这一分子机制解释了为何邻近成牙本质细胞胞体的前期牙本质中的钙、磷含量相对较低，而为何前期牙本质-牙本质界处的矿化带内的钙、磷含量相对较高，见图 14-2D 和图 14-2E[15]。

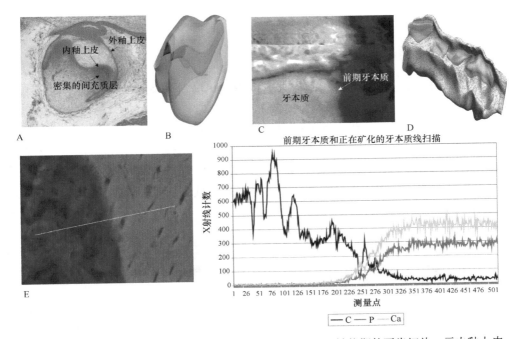

图 14-2　人牙发育的三维特征及矿化早期的元素分析。（A）钟状期的牙齿切片，示内釉上皮、外釉上皮及密集的间充质层，从这里，将分别形成牙釉质（来自内釉上皮和外釉上皮）、牙髓及成牙本质（来自密集的间充质层）；（B）前牙原基三维重构，示已矿化的牙釉质（蓝色）、牙釉质下的矿化牙本质（粉色）及延展中的成釉器（灰色透明）；（C）矿化的牙本质、前期牙本质及钙元素分布扫描电镜图叠加。从中可以看出，在前期牙本质向正在矿化的牙本质转化时，钙含量迅速增加；（D）下颌中的 4 个牙原基三维重构，示成釉器（灰色透明）、正在矿化的牙釉质（蓝色）及牙本质（粉色）；（E）牙蕾中前期牙本质及正在矿化的牙本质的 X 射线能谱图（EDX）。从图中可以看出，正在矿化的牙本质中的碳含量相对减少，而正在矿化的区域内的钙、磷含量却突然增大。（彩图请扫封底二维码）

　　牙釉质为成釉细胞的产物，这些细胞直接分泌基质蛋白，而不分泌胶原和基质囊泡。负责羟基磷灰石结晶的牙釉质基质蛋白的主要成分为釉原蛋白（amelogenin）和釉蛋白（enamelin）[16]。然而，因这些基质蛋白既能被成釉细胞分泌的蛋白酶裂解，也能被成釉质细胞的胞突重吸收[16,17]，因此，牙釉质的生产分为了两个不同的阶段，其分别是：①分泌阶段，釉原蛋白由金属蛋白酶加工处理，釉柱结晶启动；②成熟阶段，基质在丝氨酸蛋白酶的活化下迅速降解为一些小肽和氨基酸，并最终被成釉细胞吸收[18]，釉柱经由羟基磷灰石的进一步结晶而不断增长。这些基质蛋白一旦被降解，牙釉质晶体将不再重塑，晶体的取向也由成釉细胞的取向决定[19]。随着羟基磷灰石结晶的启动及基质蛋白的裂解和重吸收，釉柱数量不断增加并矿化成熟。牙釉质中无胶原纤维，羟基磷灰石晶体占比达 95%，水含量为 4%，有机物质含量只占 1%。

14.2.2 异常发育

依照牙齿的不同发育时期，临床上也表现出 4 种不同类型的异常，其分别如下。

1）第一类，异常牙齿出现的时间很早，且严格遗传。

2）第二类，异常牙齿出现的时间较晚，依照内陷理论[20]，这是因钟状期间的错乱折叠而致，见图 14-3，这些畸形牙齿会遗传。

3）第三类，这类牙齿异常有些较罕见（遗传性），有些则较常见，原因是矿化异常（代谢性或创伤性），见图 14-4。

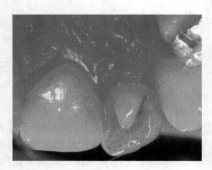

图 14-3 人切齿 12 前磨牙化，原因是钟状期间过度内陷。

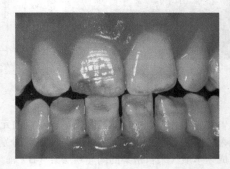

图 14-4 牙釉质发育不全并伴有再生障碍区和牙本质暴露，原因是新生儿恒切齿矿化过程中缺氧。

4）第四类，异常牙齿出现于牙齿萌出的最后阶段，这些位置异常牙齿缘于遗传或因局部因素所致。

除第四类异常外，其他三种异常均于牙齿萌出前很长时间就开始出现，且永不消失，见表 14-1。

表 14-1 按照形成阶段和临床表现的牙齿发育畸形分类

蕾状期 一类异常 （牙齿数量）	钟状期 二类异常 （牙齿形式）	矿化期 三类异常 （牙齿矿化）	萌出期 四类异常 （牙齿位置）
天性无齿症 （无牙，非常罕见）	不规则内陷 （钟状期折叠错误）	遗传性牙釉质发育不全（牙釉质发育不全、低成熟、低矿化）	相互挤在一起
多牙症（牙齿数目过多，多为畸形、楔形样，多达3.5%）	前磨牙化（尖齿和切齿）		异位

续表

蕾状期 一类异常 （牙齿数量）	钟状期 二类异常 （牙齿形式）	矿化期 三类异常 （牙齿矿化）	萌出期 四类异常 （牙齿位置）
	磨牙化（前磨牙）	遗传性牙本质发育不全（牙釉质发育不全、低成熟、低矿化）	不咬合
少牙症（牙齿数目少，主要是智齿，高达 35%，前磨牙及切齿达 5%）	加倍或融合（牙蕾）	牙本质发育不良	咀嚼障碍
	内部内陷或（罕见）外翻（牙内陷，齿外齿）	遗传性牙生成不全	脸变形
	牙根畸形	发育不良（极其常见，因矿物代谢紊乱、损伤、发炎、特异性感染、氟化物中毒）	功能不正常（口干、夜磨牙、颞下颌关节紊乱）

14.3　龋　　齿

　　龋齿是一种因多种细菌非特异性感染而引发的多因素作用下的营养性发生了改变的牙齿疾病，许多种生物膜性细菌可引发此类病变。其初始发作和后来长时间停滞期内的进一步发展以及最终的暴发（图 14-5）情况均取决于微生物间的相互作用及宿主的反应。从牙釉质和牙髓方面看，此类疾病的发展特点是绕着脱矿化和再矿化两者间不断地变换，见图 14-6。在生理环境下，钙及磷酸根离子的流失（从牙釉质、牙本质或牙骨质中流失）与获取（经由生物薄膜从过饱和唾液中

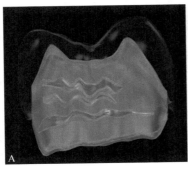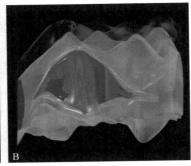

图 14-5　乳磨牙邻面龋损的三维重构。（A）三个各自分开的小波状早期龋损；（B）有一个小半透明区的大邻面龋损，这个龋损覆盖着大部分的表面。牙釉质=蓝色；牙本质=粉色；龋损主体=红色；半透明区=黄色透明。（彩图请扫封底二维码）

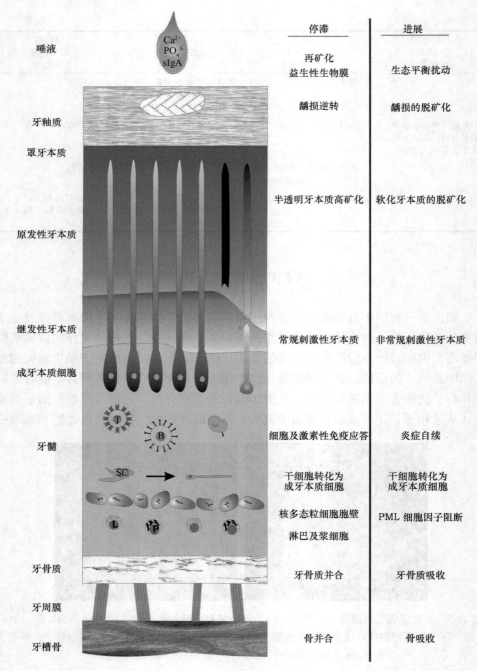

	停滞	进展
唾液	再矿化 益生性生物膜	生态平衡扰动
牙釉质	龋损逆转	龋损的脱矿化
罩牙本质		
	半透明牙本质高矿化	软化牙本质的脱矿化
原发性牙本质		
继发性牙本质	常规刺激性牙本质	非常规刺激性牙本质
成牙本质细胞		
牙髓	细胞及激素性免疫应答	炎症自续
	干细胞转化为 成牙本质细胞	干细胞转化为 成牙本质细胞
	核多态粒细胞胞壁 淋巴及浆细胞	PML 细胞因子阻断
牙骨质	牙骨质并合	牙骨质吸收
牙周膜		
牙槽骨	骨并合	骨吸收

图 14-6　按照龋齿的进展与停滞理论[7]，从发病机制的生物矿化结果上，人们对影响疾病迅速
　　　　发展或长期停滞的一些因素进行了比较。
　　　　SC=干细胞；T=T 淋巴细胞；B=B 淋巴细胞；P=浆细胞；L=淋巴细胞。

摄取）间存在一个平衡。如果 pH 降至无缓冲能力的 5.5 以下（因牙斑细菌的复杂代谢活动），此时可能脱矿化活动占有主导地位。这种肉眼不可见的矿物流失在临床上被称为"前龋变"，接下来的是表面下脱矿化，形成多孔状牙体，孔体积约为 25%，而正常情况下孔体积只有 0.1%。

　　这些早期龋损的再矿化在临床及试验上均得到很好的构建[21,22]。无空洞的龋齿逆转或表面下缺损停滞的无创治疗是当今临床牙医的主要目标[23]。龋齿性感染始于细菌定植于穿孔的缺损牙釉质中，面对感染及早期的牙本质损伤，牙髓成牙本质细胞形成一些矿物。这意味着，在无空洞的牙釉质缺损停滞期，也能引起管间、管周及管内牙本质的形成，且最终产生一半透明的高矿化区，见图 14-7 和图 14-8。这种宿主应答与许多动物中的牙本质磨损反应或无釉牙齿暗色牙本质（durodentin）形成很相像。

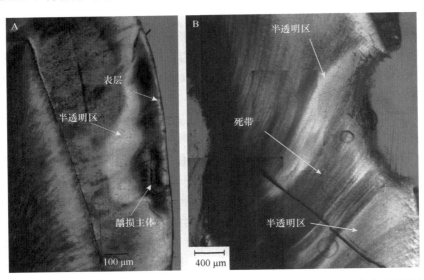

图 14-7　偏振光镜下的龋损。（A）牙釉质表面下的早期龋损，这种龋损带有典型的区域分布；（B）有着牙本质高矿化半透明区和死区的牙根龋损，其源于牙本质小管空化。（彩图请扫封底二维码）

　　如果此类疾病进一步发展下去就会形成浅表性空洞化龋齿，从牙髓一侧看，牙本质缺损明显，脱矿化和胶原基质蛋白水解造成外部的结构破坏，而在内部，则由细胞介导形成矿化的半透明区和后来的刺激性牙本质，见图 14-7B。深层龋损会使近牙髓腔的牙本质变软，此时，宿主将不可避免地出现慢性和急性炎症。在随后的几年或几十年中，因再生过程的不断重复，即牙本质矿化与退化不断地交替进行，最终导致牙髓坏死。

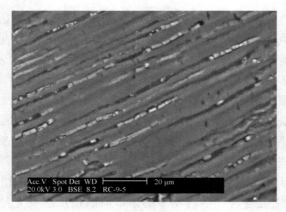

图 14-8　牙根龋损。扫描电镜下的半透明区及含管内牙本质的牙本质小管，这些牙本质由成牙本质细胞突产生。

从生物矿化角度看，临床上的治疗策略及成功与否的关键在于能否通过"简单堵塞"以便能在各种水平上阻止住生物膜的积累，避免进一步感染，方法如下。

1）菌斑控制以阻止前龋行为的发生，并对早期龋齿进行处理（主要依靠唾液中氟的持久性生物活性发挥）。

2）合成材料（alloplastic）牙齿修复以阻止牙本质表面上的生物膜成熟，并恢复其咀嚼和美容功能。

3）根管充填治疗以避免牙髓性生物膜的侵染，阻止根尖周炎的发生，防止骨骼及牙齿的进一步吸收，并帮助骨骼重塑和牙骨质发生。

总之，龋齿是一极好的生物矿化强度的例证，也是宿主应对环境的一个重要组成部分。牙釉质、牙本质和牙骨质外层（由口腔一侧看）的活性再矿化是牙本质、牙骨质和新生骨（由牙髓和牙周一侧看）细胞介导矿化的一个成功的持续性结果。龋齿防治一定要在基于临床安全和功能恢复上的个人风险评估后方可进行。

14.4　牙周疾病

最为常见的牙周病是牙龈炎和牙周炎。这些感染性疾病均由牙龈上和牙龈下生物膜细菌引起，一些革兰氏阴性厌氧菌成为致病菌，对宿主的应答形成压制。牙龈炎对牙齿的生物矿化没有影响，只是一种纯粹的软组织发炎（通常可逆转治愈）。然而，牙周炎则不同，患者面临着骨流失而致的牙脱落和牙骨质吸收，见图 14-9 和图 14-10，直到炎症停止或松动的牙齿脱落或拔掉。除早期的骨流失外，一般而言，牙周炎像龋齿损伤一样也是一种终生性疾病，尽管牙槽骨丢失只发生于破骨细胞吸收暴发的很短一段时间内，接着就是长时间的骨骼及牙骨质缺失自发性再生以及两种矿化组织间牙周膜重生的稳定期，见图 14-11。这一现象可以用数小时、数天及数周内的发展期和数月、数年或数十年内的停滞期来阐释，见图 14-12[7,24]。

　　未经处理的牙周炎牙齿的年平均骨骼丧失是 0.1 mm/年，个体间及个体内差异为 0.08 mm/年～2 mm 以上/年。因此，未经处理且不断发展的牙周炎能使牙齿在几年内脱落。一种极罕见的疾病是外肉芽肿，因碎屑细胞（clastic cell）活动使得牙釉质、牙本质、牙骨质及牙槽骨被快速吸收，迄今为止，人们对这些细胞的转化还没有很好地理解。然而，处于暴发期的牙周炎会使得破骨细胞及破牙骨质细胞因炎症因子的刺激而被激发。这一广为人知的炎症级联反应会受到各种不同致病性生物膜的影响，当然，也受系统和局部免疫的影响。

　　从系统发生上看，矿化的牙齿支持组织的丢失模拟了乳牙天然脱落及感染组织中的恒齿脱落。此外，骨骼及牙骨质间常见的粘连（图 14-11A）"重复"着大多数鱼及部分爬行动物中所存有的牙齿-骨骼附着形式（tooth-to-bone attachment）。

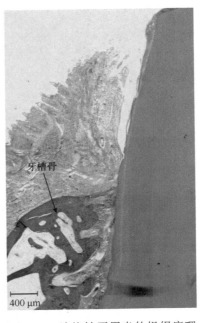

图 14-9　边缘性牙周炎的组织病理学，从图中可以清楚地看到骨流失的后果，因骨吸收活动造成大量的陷窝，完整的牙周膜及合并的牙骨质代表着牙支撑的减弱。（彩图请扫封底二维码）

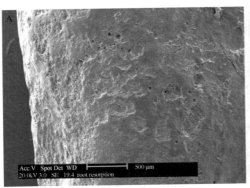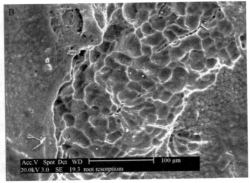

图 14-10　边缘性牙周炎的组织病理学，示扫描电镜下牙根的吸收陷窝。（A）牙根表面不规则的吸收陷窝；（B）陷窝放大，示深陷的碗状吸收模式。

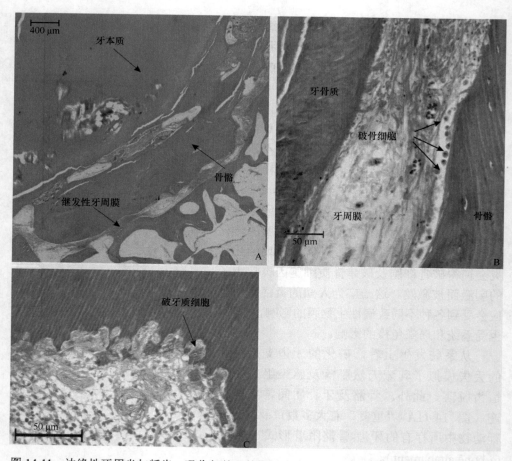

图 14-11　边缘性牙周炎与龋齿、吸收与并入的组织病理学。（A）骨并入牙根表面，造成牙和牙槽骨紧密相连（粘连），并引发次生牙周膜发育；（B）由牙周膜中的破骨细胞实施的牙槽骨吸收；（C）由破牙细胞实施的牙本质吸收。（彩图请扫封底二维码）

　　牙科治疗的主要目的是通过根除龈下生物膜及其生境条件从而停止疾病的发展。在深度垂直骨缺损情况下，通过阻止有着不同膜结构的牙龈上皮向下生长以引导组织再生的方法大有前途[25]，其策略是刺激一些特化的结缔组织重新形成，这些组织有牙骨质、牙槽骨及牙周膜。人们努力地通过骨替代材料以刺激骨的发生、骨的传导或骨的诱导。自体、同种异体和异种移植，例如，口内或口外活骨或人和牛的脱矿化冻干骨移植材料看似未来有一定的希望，然而迄今为止，合成生物材料（羟基磷灰石、β磷酸三钙、生物活性玻璃及多聚物）实验条件下未显现

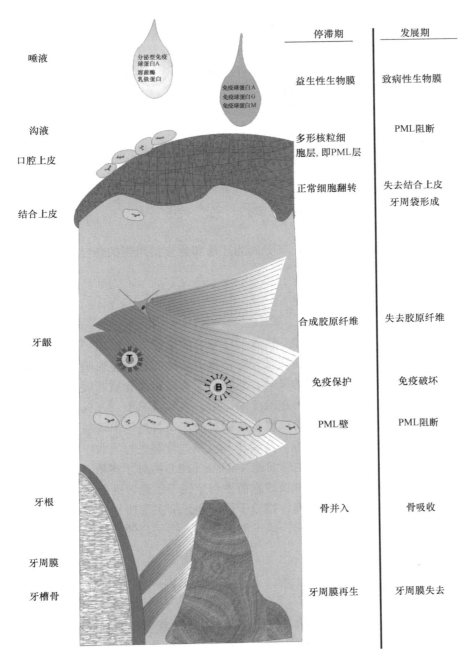

图 14-12 按照牙周病的发展与停滞理论[7],人们从发病机制的生物矿化结果上,对影响疾病发展(伴有牙周袋形成)或停滞的一些因素进行了比较。T=T 淋巴细胞;B=B 淋巴细胞。(彩图请扫封底二维码)

出任何模式的重复性再生。同样情况也出现在一些生长因子上，如血小板源性生长因子（PDGF）、胰岛素样生长因子（IGF）、骨形态发生蛋白（BMP）及巨噬细胞红细胞连接蛋白（erythroblast macrophage protein，EMP），这些因子已在有着自发性牙周炎的动物模型中开展过研究。

从这一点上看，牙周处理的一些生物原理似乎也理应考虑。很显然，人们的目的是阻止感染的牙组织从口腔环境中脱落。从骨替代材料及各种生长因子的再生能力上看，牙周炎牙齿则有着与体内任何其他骨结构完全不同的矿化结构。

14.5 牙 损 伤

牙齿的损伤大致分为两类，其分别为牙齿和骨支持组织的急性牙损伤及慢性牙损伤。

14.5.1 急性牙损伤

脊椎动物中，因为牙齿是唯一暴露于环境中的生物矿化结构，因此，急性牙损伤相当普遍。牙釉质缺损、断裂及牙震荡皆对牙髓的存活有影响，在损伤数年或几十年后面临着退化和坏死的风险。然而，牙本质和牙骨质断裂则不同，二者有着极高的再生能力，这一点可在治疗中运用。多数情况下，任何事件皆有明显的周期性，牙损伤也不例外，可以修复。面对损伤，首先是出现急性炎症，接着碎屑细胞（clastic cell）对牙本质、牙骨质和（或）骨骼进行吸收，吸收后的硬组织由肉芽肿细胞取代，最后，生成细胞（blastic cell）再对牙本质、牙骨质及骨骼进行修复。很有可能新的成牙本质细胞衍生自牙髓干细胞，而新的成牙骨质细胞及成骨细胞则衍生自骨髓干细胞。相较于龋齿和牙周炎等慢性感染性疾病，急性牙损伤的矿化组织再生能力更强。也正因为如此，损伤后的感染叠加将导致损伤修复力大大降低。

14.5.2 慢性牙损伤

杂食性动物的牙齿存在着两种损伤，其分别是摩擦（摩擦性损耗）和磨损（缘于磨蚀作用），即使是在幼年阶段，借助于继发性牙本质的形成，缓慢而连续的牙萌出足以应对上述两种磨伤。当必要时，继发性牙本质还可存储于髓室之内。磨损越轻，功能性萌出越少，龋齿及牙周炎损坏的概率也就大大降低[26]。

与终生磨损和萌出的自然现象相比，临床上常面临着磨牙症或酸侵蚀这样的巨大挑战。病理性磨损可致牙釉质断裂区扩大，甚至髓室暴露。一般上讲，被腐蚀的牙釉质表面会在几个小时或几天内再矿化。同样，面对酸侵蚀，牙根牙本质内开放性小管入口处的再矿化也会加强，在生物活性氟离子的作用下，几天之内牙齿的过敏性将减轻或被阻断。

关于牙齿的故事告诉人们，羟基磷灰石生物矿化是演化进程中的一个真正的大事情。在脊椎动物栖息的海洋和陆地环境的理化条件下，羟基磷灰石形成了无细胞的矿物结构（牙釉质）、向心生长的单极化细胞性矿化组织（牙本质）及不同形式的骨骼和牙骨质。羟基磷灰石可被视为一种能形成于胎儿、婴儿及成年期理想的生物矿物，必要时还能被吸收。这种高重塑性潜质不仅使其在疾病的初发和发展过程中，而且在疾病的治疗策略上均有着重大的作用。

参 考 文 献

1 R.J. Krejsa, H.C. Slavkin, *J. Dent. Res.* **1987**, 66, 144.

2 M.M. Smith, B.K. Hall, *Biol. Rev.* **1990**, 65, 277.

3 M.M. Smith, M.I. Coates, in: M.F. Teaford, M.M. Smith, M.W.J. Ferguson (Eds.), *Development, Function and Evolution of Teeth.* Cambridge University Press, Cambridge, **2000**, p. 133.

4 M.M. Smith, B.K. Hall, *Evolut. Biol.* **1993**, 27, 387.

5 P. Gängler, W.H. Arnold, in: P. Gängler, et al. (Eds.), *Konservierende Zahnheilkunde und Parodontologie.* Thieme, Stuttgart, New York, **2005**, p. 21.

6 P. Gängler, in: M.F. Teaford, M.M. Smith, M.W.J. Ferguson (Eds.), *Development, Function and Evolution of Teeth.* Cambridge University Press, Cambridge, **2000**, p. 173.

7 P. Gängler, *Zahn-Mund-Kieferheilkd.* **1985**, 73, 477.

8 B.K.B. Berkovitz, G.R. Holland, B.J. Moxham, in: B.K.B. Berkovitz, G.R. Holland, B.J. Moxham (Eds.), *Oral Anatomy, Histology and Embryology.* Mosby, Edinburgh, London, New York, **2002**, p. 290.

9 A.L. Boskey, *Connect. Tissue Res.* **1996**, 35, 357.

10 A. Linde, M. Goldberg, *Crit. Rev. Oral Biol. Med.* **1993**, 4, 679.

11 W.T. Butler, *Connect. Tissue Res.* **1995**, 33, 59.

12 B.R. Genge, L.N. Wu, R.E. Wuthier, *J. Biol. Chem.* **1990**, 265, 4703.

13 T. Kirsch, H.D. Nah, D.R. Demuth, G. Harrison, E.E. Golub, S.L. Adams, M. Pacifici, *Biochemistry* **1997**, 36, 3359.

14 C. Montessuit, J.P. Bonjour, J. Caverzasio, *J. Bone Miner. Res.* **1995**, 10, 625.

15 F. Neues, W.H. Arnold, F. Fischer, F. Beckmann, P. Gängler, M. Epple, *Mat. Wiss. Werkstofftech.* **2006**, 37, 426–431.

16 J.D. Bartlett, J.P. Simmer, *Crit. Rev. Oral Biol. Med.* **1999**, 10, 425.

17 C.E. Smith, J.R. Pompura, S. Borenstein, A. Fazel, A. Nanci, *Anat. Rec.* **1989**, 224, 292.

18 S.J. Brookes, J. Kirkham, R.C. Shore, W.A. Bonass, C. Robinson, *Connect. Tissue Res.* **1998**, 39, 89.

19 T. Aoba, *Anat. Rec.* **1996**, 245, 208–18.

20 P. Gängler, *Nova Acta Leopoldina NF262* **1986**, 85, 525.

21 O. Backer Dirks, *J. Dent. Res.* **1966**, *45*, 503.

22 T. Koulourides, H. Cueto, W. Pigman, *Nature* **1961**, *189*, 226.

23 O. Fejerskov, E. Kidd (Eds.), *Dental Caries: The Disease and its Clinical Management.* Blackwell Munksgaard, Oxford, **2003**.

24 S.S. Socransky, A.D. Haffajee, J.M. Goodson, J. Linde, *J. Clin. Periodontol.* **1984**, *11*, 21.

25 T. Karring, S. Nyman, J. Gottlow, L. Laurell, *Periodontology* **1993**, *1*, 26.

26 Z. Ugur, P. Gängler, A.O. Karababa, *Dtsch. Zahnärztl. Z.* **2001**, *56*, 172.

第15章　龋齿的矿物含量变化

15.1　引　　言

龋齿是一种感染性可传染的疾病，其特点是矿物能从牙硬组织中流失。龋齿的发病原因是多因素的，对龋齿发展中涉及的影响因素人们已有多年的了解，这些因素交互作用最终在临床上展现出来，它们与龋齿菌斑、唾液功能（数量和质量）、饮食、行为及生活方式有关联，各因素在足够时间下发挥作用最终出现临床症状。尽管龋齿病变可能对牙的各矿化组织均有影响，但研究的主要目的还是为了阐明釉质龋病的发展过程及预防措施的进展，从而减轻孩童时期牙损害带来的负担。为使老年人能更长时间地保留住天然牙齿，人们有必要去详细研究侵蚀到其他牙组织即牙骨质和牙本质的龋变进程。

15.2　牙釉质龋变

人的牙釉质是高度矿化的组织，其中磷酸钙晶体大多是羟基磷灰石，约占干重的 99%，釉质中的羟基磷灰石化学计量上并非很纯，晶内还含一些可影响其溶解度的碳酸根及氟离子。一般而言，牙表面上覆盖着一层源自唾液蛋白的薄膜，有时还有菌斑，它们与唾液相互作用。通常，唾液中的钙及磷酸根离子过饱和，这种稳定的状态有利于矿化组织内的羟基磷灰石晶体的完整性。

当从牙齿水平上考虑龋变的进展时，碳水化合物的细菌性发酵会引发各种有机酸的生成，这种发酵由菌斑中的细菌实施。当因生成酸而使 pH 降低时，口腔液对于羟基磷灰石而言则变得不再饱和。如遇适当的条件，釉质中的羟基磷灰石晶体就会发生溶解。这个脱矿化过程可以逆转，然而，只有当口腔液对于磷灰石再次变得过饱和时，再矿化才可以发生。因此，龋变是一个动态的过程，可被喻为如离子性的跷跷板，离子净获取或净流失的发生取决于前述因素间的相互作用情况。龋齿预防策略的目标是通过改善利于釉质晶体再矿化的条件以矫正矿物的流失。

从本质上讲，龋变过程就是一个涉及矿物变化的生物理化反应，许多研究调查的目的是弄清牙釉质的脱矿化和再矿化过程，这就必然涉及釉质中的矿物变化检测问题。传统上看，这些研究包括能定量测定变化情况的模型体系的体内外运用，并在此基础上对龋变及龋齿预防策略进行评估。

15.3　牙本质龋变

　　牙本质，像骨骼一样，被视为一种矿化的结缔组织，两种组织间既有相似之处，也有明显不同的地方。牙本质是高度组织化的复合性生物组织，这种组织中含羟基磷灰石晶体形式的矿物，这些晶体有序地排布于有机基质中，基质的主要成分为Ⅰ型胶原。有机相中还包括一些少量物质，如磷蛋白、蛋白聚糖及糖蛋白。这个复杂的水合化合物以弯曲的有向性导管形式排布着，管的周围环绕着高度矿化的管周有机基质，深埋于低矿化的管间基质中。从重量上分析，牙本质中约70%的物质为矿物，有机物占20%，余下的是水。相较于牙釉质，牙本质中的羟基磷灰石晶体尺寸更小，晶体的c轴与有机基质中胶原纤维的方向平行。

　　牙本质的活力来自与其密切联系的有活性的牙髓组织，这使得牙髓-牙本质复合体能通过进一步的矿物沉积对龋变过程做出反应，以免易损伤的牙髓受到破坏。

　　在牙冠内，因牙本质与釉牙本质界处上方的牙釉质相毗邻，因此，其很可能会受到釉质龋内龋变过程的影响。如果釉质内的净脱矿化一直继续下去，牙釉质终将彻底崩解并形成空洞。接着，牙本质晶体或许进一步脱矿化，结果可能是致龋变的细菌侵入牙本质，导致蛋白质降解。需注意的是，像牙釉质龋变一样，牙本质龋变过程也涉及羟基磷灰石晶体的矿物变化。

　　如上所述，牙齿固位在人们的生活中正变得越来越普遍，如伴有牙龈萎缩，牙根很可能会暴露在外。当有牙周组织包围时，牙根牙本质外会有一层厚30～50μm的牙骨质包裹着，这层组织也成为牙齿与颌骨上牙槽窝附着结构的一部分，胶原纤维由牙槽骨中穿出越过牙周膜并埋入牙骨质中。当牙龈组织萎缩、牙根暴露在外时，这个牙骨质薄层则常常会消失掉，只留下暴露的牙本质表面，这就使得牙根牙本质龋变成为可能。早期的牙根龋变与牙釉质龋变很像，在包括表面脱矿化的一些理化事件的发生次序上有着很多相似之处。

15.4　牙本质龋变中的矿物变化

　　因体内、体外分析方法的要求，人们需设计出一个牙釉质龋损的牙模型。这些缺损可面对各种不同条件下的体外测试或口腔内原位评估研究。为应对试验测试要求，人们在实验室内制备了各种牙釉质模型以用于定量分析牙釉质内矿物的变化情况。近几年来，人们采用各种不同方法来评估龋变过程中的矿物变化，包括显微放射照相[1]、显微硬度[2]、偏振光[3]、光散射[4]、碘吸光分析[5]、激光共聚焦扫描[6]、显微断层成像[7]及激光和光诱导荧光定量[8]。

　　显微放射照相通常被视为一项最实用且较为可靠的技术，这种方法可以直接测定牙硬组织中的矿物流失与获得。利用这一技术，矿物的变化可直接定量测定，并对矿物的分布进行分析，此方法可用于牙釉质、牙本质或牙骨质[9]。显微放射照相技术分为三种，分别是横向显微放射照相（transverse microradiography，TMR）[10]、纵向显微放射照相（longitudinal microradiography，LMR）[11]及波长依赖显微放射照相[12]。

　　在这些显微放射照相术中，TMR 被视为是最实用的一项技术，其结果也最可信。通常，其测定结果被认为是矿物变化定量分析"金标准"，且在实际中应用多年。当改用其他技术时，一定要参照 TMR 标准对测定结果进行评估，这一点非常重要。

　　基于牙釉质样品制备及测试特点，目前人们已基本排除了牙釉质溶解早期阶段矿物变化体内量化的可能，此外，牙釉质龋变矿物变化的纵向量化分析也基本上行不通。

　　龋齿模型原位发展研究已进行多年，最近在光诱导荧光定量（quantitative light-induced fluorescence，QLF）分析技术的帮助下，人们已能很好地得到体内牙釉质龋变中矿物变化的纵向量化结果。

　　在本章的剩余部分将重点介绍两种用于量化龋齿中矿物变化的技术。通常，这类研究的目的是为了让人们不仅从机制上对龋变过程有所了解，且更重要的一点是，对潜在的龋齿预防和恢复性治疗方法进行评估。

　　原则上讲，TMR 技术通常只用于体外研究且还是龋齿模型原位研究，而 QLF 技术则不同，其可直接用于体内及其他一些类型的研究中，从某些方面上看，此技术还可用来验证 TMR 的一些金标准是否切合实际。

15.4.1　横向显微放射照相术

　　TMR 技术的理论基础是牙齿断面 X 射线吸收测定，同时将测定结果与 X 射线吸收已知标准比较。牙齿平面-平行切片（牙釉质厚约 80 μm）已被用于分析测定中。这些切片被置于有着标准光楔（铝）的高分辨胶片上，用单色 X 射线照射。样品的 X 射线吸收及其梯度直接反映于胶片光密度上（显微放射照相），见图 15-1。矿物含量及其分析由 Angmar 公式[1]计算获得，通过软件得出与矿物流失（ΔZ，以 vol% μm 表示）、龋损深度（L_d，单位 μm）和广度（L_w，单位 μm）有关的矿物含量数据。ΔZ 为矿物流失样品与健康无损样品 X 射线显微照片间的积分差，L_d 和 L_w 由样品中矿物分布情况决定，见图 15-2。

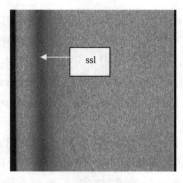

图 15-1　显微放射照相下的低矿化暗区，代表着表面下龋损（subsurface lesion，ssl）。

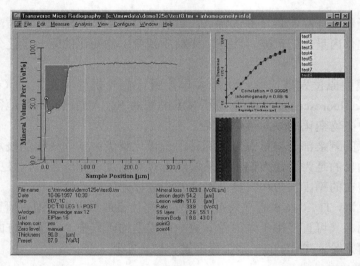

图 15-2　由横向显微放射照相软件导出的数据（来自荷兰 Inspektor BV 检测系统）。

15.4.2　TMR 研究

　　矿物流失的 TMR 量化为人们提供了极有价值的信息，由这些数据可以看到矿物的流失程度及缺损的深度和广度，但这一技术也有很大的缺陷，即它的破坏性，这大大限制了其在体外或原位测试上的应用。尽管体外研究能提供许多极有价值的信息，且高度可控，但与口腔内的实际情况还是相去甚远。虽然牙釉质缺损可体外人工制作、处置和分析，但原位测试体系优点很多，其优势在于这些磨损天然发生于志愿者口腔内，且面对的是各种不同的口腔环境。因此，原位测试为研究提供了更好的条件，这是因为相较于体外试验，其更接近于实际情况。在测试的过程中，无论是来自体外研究的还是原位研究的牙釉质，均采用了同样的TMR 测试条件。

众多的研究采用 TMR 法来量化牙组织中的矿物流失或获得，这些牙组织分别来自食用不同食品和饮品及使用不同配方牙膏或漱口液的人群。

有研究显示，饭后咀嚼添加有山梨（糖）醇增甜剂的口香糖后，牙釉质的再矿化会增强，其原因是咀嚼过程中唾液刺激增加[13]。再矿化效应还发生于咀嚼添加有蔗糖甜味剂口香糖时，尽管相较于无蔗糖口香糖的咀嚼时间要长出一些[14]。单独食用奶酪可明显降低脱矿化的效应[15]。不仅奶酪能刺激唾液分泌，一些日常饮食中的成分也具有龋损再矿化的潜在能力，这种再矿化通过流失的钙、磷取代来实现。当作为餐间小吃时，一份含蔗糖且含奶制品的快餐食品能使龋损中的矿物量大幅提高[16]。人们曾利用原位模型来研究氟与蔗糖消费频次间的关系[17]。从这类研究中人们可得到一项重要的讯息，即有关于净脱矿化发生前人们可消耗的碳水化合物的摄入量是多少。

尽管来自 TMR 研究的讯息有助于人们对牙釉质龋变过程有所了解，但最近，人们正试图弄清 TMR 在阐明牙本质早期龋变中矿物变化的一些潜在用途。这涉及检验各种因素在人工龋损体外及原位上的影响[18,19]，以及再矿化中各因素在矿物变化中的后续作用。尽管需特别留意一些实验因素的影响，但牙根牙本质人工龋损也有可能形成，只有这样的人工龋损才能真正适合于原位调查[18]。所有牙本质原位缺损模型的一个共同缺陷是，其不可能引起应答进而形成有生命的牙髓-牙本质复合体。

龋齿病变发生时牙本质体内行为研究能力将会有大踏步地前进。然而，目前的实际情况是利用牙本质原位龋齿模型来研究早期牙本质龋齿中的矿物变化仍不可想象[19]。

15.5　光诱导荧光量化分析

激光诱导荧光定量（QLF）技术利用的是牙釉质在某光线的照射下可自发荧光，见图 15-3。一旦牙齿有脱矿化现象发生，其荧光流失情况即可纵向观测并量

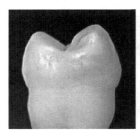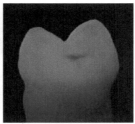

图 15-3　白光（左）和激光诱导荧光定量（QLF，右）下的牙齿，示早期的脱矿化区。因荧光减少产生黑点，这个黑点在 QLF 下清晰可见（荷兰 Inspektor BV 检测系统）。（彩图请扫封底二维码）

化。人们普遍认为，荧光的流失缘于龋损发展中的空隙率增大。一旦有水分进入缺损中，缺损处的折射率则降低，造成光散射增强，光径长度和光吸收下降，转而使牙齿的自发荧光降低[20]。

随着牙釉质矿物含量荧光量化软件[21]的进步，QLF 的体内应用有了更大的发展，这也为牙齿研究及临床医生的龋齿研究和管理提供了巨大帮助。

牙齿用波长 370 nm 的带有液体导光板的弧光灯照射。此外，将一波长 520 nm 的黄色滤光片置于微型相机前（CCD，电耦合器件）以捕获牙齿影像，见图 15-4。导光及相机被置于一大小与牙钻相当的手持装置中，其中装有小镜子，见图 15-5。

这种设计使其非常适合口腔内应用及牙齿表面影像捕获。这些影像资料可采用定制软件（荷兰 Inspektor BV 检测系统）存储和分析。矿物流失而致的荧光流

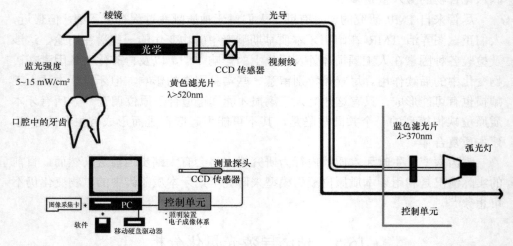

图 15-4　激光诱导荧光定量仪（QLF）机头，其中装有导光、摄像和反光镜（荷兰 Inspektor BV 检测系统）。

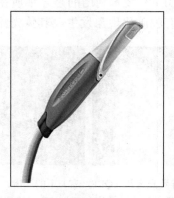

图 15-5　QLF 系统示意图（荷兰 Inspektor BV 检测系统）。

失形成了影像中的暗区，通过暗区拟合出近缺损处的牙釉质荧光辐射情况。荧光降低的绝对值以 ΔF 表示，荧光辐射流失对缺损面积（mm²）的参数以 ΔQ 表示，见图 15-6，再将这一参数与 ΔZ 比较，经 TMR 而测得总矿物流失情况[22]。

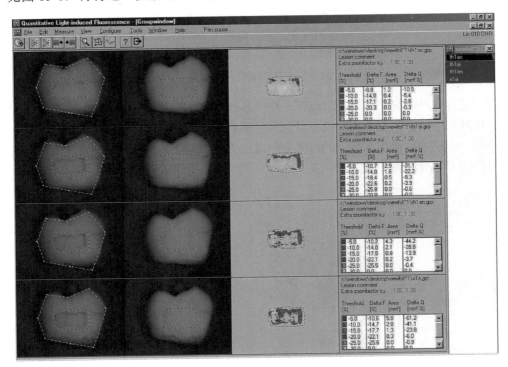

图 15-6　由 QLF 软件导出的数据，示纵向脱矿化测量情况（荷兰 Inspektor BV 检测系统）。
（彩图请扫封底二维码）

　　无论是体外还是体内研究，许多利用 QLF 技术的研究显示牙齿中的矿物含量确有变化。

15.5.1　QLF 体外研究

　　对于任何一项新技术而言，其最重要的一点是，系统评价是否可靠以及是否可检测其声称的所有测试内容。为此，人们开展了一系列卓有成效的研究，其结果也有评述[23,24]。同时，人们将 QLF 测试结果（齿内的矿物定量）与 TMR 法（人们已普遍接受的金标准）进行比较。一系列体外研究[25-27]显示，QLF 与 TMR 间有着良好的相关性（r=0.84），这表明 QLF 法是一项可靠且有效的技术，由此人们在实验室内开展了许多研究以确认 QLF 法的最佳使用条件，这其中就包括考察脱水效果（图 15-7）、污物及斑块存在、照明条件和焦距[31-33]对测试结果的影响。

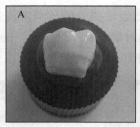
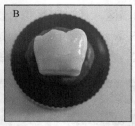

图 15-7   （A）经过 24 h 干燥后的龋齿；（B）经唾液浸没的同一龋齿。

通过体外研究[24-26]，人们得到一些样品处理建议。表面下龋齿样龋损产生于脱矿化时期中的暴露牙釉质区内，且这种缺损可采用 QLF 法量化分析。随后，牙齿经历一个矿物可量化水平上的再矿化阶段，见图 15-8 和图 15-9。这些研究结果表明，QLF 完全可用于拔掉的前磨牙邻近正畸托槽处牙釉质的脱矿化和再矿化监测。

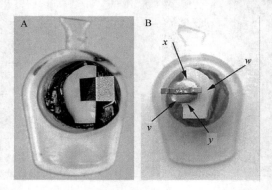

图 15-8   （A）用于牙表面贴附的双色胶带，以确保某特定区域的上漆与蚀刻；（B）附有托槽的一前磨牙，v 区为带有夹板的舌侧托槽，w 区为上漆区，x 区及 y 区为暴露区。

有报道称，人们可体外检测乳牙内的光滑表面龋变[5]。从这一点上讲，QLF 可完全精准量化出横齿中矿物变化情况，这表明，此项非侵入式技术很可能被用于儿童的临床检测，见图 15-10。

因牙本质与牙釉质光学性能上的差异，使得以 QLF 为基础的矿物变化评价很难用于牙本质，因此，人们不得不在测试中使用一些染料[34]，可惜的是，这些染料的体内应用效果并不理想。通过模型来研究牙根龋变还存在一定的问题（尽管在牙釉质龋变上的应用已很成功），因为已拔掉的牙的牙本质在行为上已经与活体的牙本质有很大的不同。牙根龋病的临床诊断也有问题，这缘于一些混杂在一起的因素的影响，如菌斑、相邻牙龈组织及很差的放射照相分辨率。鉴于以上这些困难，人们还需要研发出一些不同于 QLF 的新技术，以用于体内监测牙根龋病的发展。

尽管事实上年轻人群中的龋病发生率正在不断下降，但其仍是公共健康方面

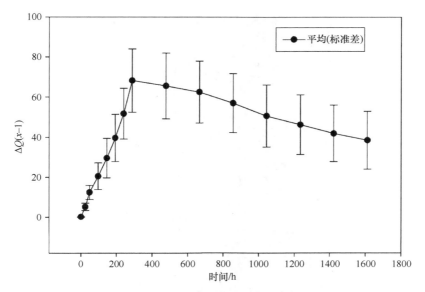

图 15-9　正畸托槽周围的脱矿化与再矿化。

的一个大问题。当人们患有龋变时，咬合面的衰败成为缺损的主要原因[35]。这些缺损常常是只有在发展到相对较晚的阶段时放射照相才能被清楚地看到，因此看似还需研发出一种新技术以便能在咬合面早期缺损时就可检测。临床医生通过咬合面龋病指数来推断 QLF 读数并作出诊断，以便于临床处置。这一方法已在拔掉的人牙的体外天然缺损检测上得到应用，缺损程度从有回声到严重空洞化[36]。除 QLF 成像外，每颗牙齿又采用了临床上广泛接受的原则[37]经过目测、放射照相及组织检查，见图 15-11。

从一些研究结果上看，QLF 成像数据与组织学数据间有着良好的关联性。人们认为，咬合面龋病指数或许对临床有潜在的意义，指导医生从牙齿某个特定缺损度上对龋病有更深的了解。

尽管人们将大量精力投放到原发性龋齿的早期诊断上，但更重要的一点是，如何检查出发生于修复牙周围的龋齿，目前已有人在此方面投入了大量精力。因此，在一项体外研究中，QLF 被用于了邻近修复材料处的纵向脱矿化情况检测[38]。

15.5.2　QLF 体内研究

上述众多的体外研究是用来验证和优化 QLF 中的一些条件，并发展技术以用于体内应用。在过去的几年中，有研究报道称，发现了体内监测龋齿发展或衰退的 QLF 应用。事实上，QLF 是一个比较灵敏的检测方法，其可纵向量化儿童牙齿

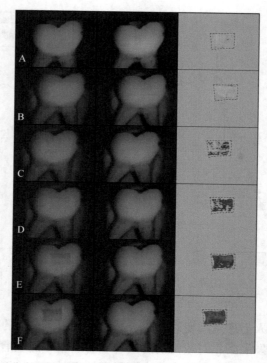

图 15-10　QLF 下一脱矿化水平不断提升（纵向观察）的乳齿及其缺损重构。（彩图请扫封底二维码）

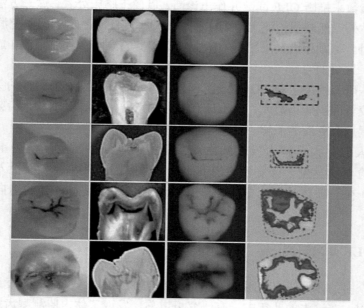

图 15-11　从左到右分别为龋变程度的白光、组织学、QLF 及重构分析影像。（彩图请扫封底二维码）

光滑面早期龋损的矿物含量[39]，相较于临床目检来说，其更灵敏一些。因此这项技术可以用于龋齿的早期检测[40]，甚至可检出只有基准线 20% 的矿物变化，且每组的实验样本量还相对较小（$n<40$）[41]。在临床上，QLF 尤为有用，其可以用来监测出现在正畸托槽周围的白斑缺损[40]，当预防措施起作用时，龋变逐渐退化。到目前为止，实验结果（未发表）表明，QLF 在儿童、成人口干症（图 15-12）及严重的继发性龋变（图 15-13）检测上极有应用前景。

很显然，QLF 在为人们提供灵敏且可靠的检测上有着极大的潜力，这种检测可在临床检查或常规放射技术检测前进行，即在龋变非常早的阶段就实施检测，其更大的优势还在于能为人们提供强有力的诊断影像，以便于临床医生能对临床上出现的各种各样的龋变进行检测与评估。

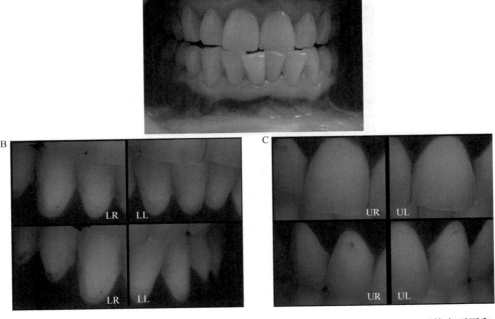

图 15-12　白光及 QLF 下的一口腔干燥症患者的牙齿。（A）白光下；（B）QLF 下的右下牙和左下牙；（C）QLF 下的右上牙和左上牙。注意：QLF 时白光下未曾看到暗区（脱矿化区）。（彩图请扫封底二维码）

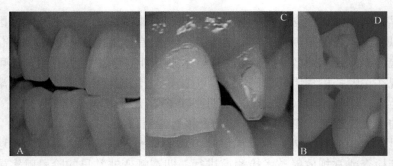

图 15-13　几个继发性龋齿病例。（A）白光下 43 齿的修复失败；（B）QLF 下修复失败的 43 齿；（C）白光下修复失败的 22 齿；（D）QLF 下修复失败的 22 齿。

参 考 文 献

1　B. Angmar, D. Carlström, J.-E. Glas, *J. Ultrastruct. Res.* **1963**, *8*, 12.

2　J. Arends, J. Schuthof, W.L. Jongebloed, *Caries Res.* **1980**, *14*, 190.

3　L.M. Silverstone, *Oral Sci. Rev.* **1973**, *3*, 100.

4　J.J. ten Bosch, H.C. van der Mei, P.C.F. Borsboom, *Caries Res.* **1984**, *18*, 540.

5　H. Almqvist, F. Lagerlof, *Caries Res.* **1993**, *27*, 100.

6　M. Fontana, Y. Li, A.J. Dunipace, T.W. Noblitt, G. Fischer, B.P. Katz, G.K. Stookey, *Caries Res.* **1996**, *30*, 317.

7　J.C. Elliot, F.S.L. Won, P. Anderson, G.R. Davis, S.E.P. Dowker, *Connect. Tiss. Res.* **1998**, *38*, 61.

8　M. van der Veen, E. de Josselin de Jong, *Monograph in Oral Sci.* **2000**, *17*, 144.

9　J.J.M. Damen, R.A.M. Extercate, J.M. ten Cate, *Adv. Dent. Res.* **1997**, *11*, 415.

10　E. de Josselin de Jong, J.J. ten Bosch, J. Noordmans, *Phys. Med. Biol.* **1987**, *32*, 887.

11　E. de Josselin de Jong, A.H.I.M. van der Linden, P.C.F. Borsboom, J.J. ten Bosch, *Caries Res.* **1988**, *22*, 153.

12　F.M. Herkströter, J. Noordsmans, J.J. ten Bosch, *Caries Res.* **1990**, *24*, 399.

13　S.A. Leach, G.T.R. Lee, W.M. Edgar, *J. Dent. Res.* **1986**, *68*, 1644.

14　R.H. Manning, W.M. Edgar, *J. Clin. Dent.* **1992**, *3*, 71.

15　M.F. da Silva, G.N. Jenkins, R.C. Burgess, H.J. Sandham, *Caries Res.* **1986**, *20*, 263.

16　S.M. Higham, P.W. Smith, P. Walsh, W.M. Edgar, *Caries Res.* **1991**, *25*, 233.

17　M.S. Duggal, K.J. Toumba, B.T. Amaechi, M.B. Kowash, S.M. Higham, *J. Dent. Res.* **2001**, *80*, 1721.

18　P.W. Smith, K.P. Preston, S.M. Higham, *J. Dent.* **2005**, *33*, 253.

19　P.W. Smith, K.P. Preston, S.M. Higham, *J. Dent.* **2005**, *33*, 269.

20　B. Angmar-Mansson, J.J. ten Bosch, *Adv. Dent. Res.* **1987**, *1*, 14.

21　E. de Josselin de Jong, F. Sundstrom, H. Westerling, S. Tranaeus, J.J. ten Bosch, B. Angmar-Mansson, *Caries Res.* **1995**, *29*, 2.

22　I.A. Pretty, W.M. Edgar, S.M. Higham, *Int. J. Paed. Dent.* **2002**, *12*, 158–167.

23　J.J. ten Bosch, in: G.K. Stookey (Ed.), *Early detection of dental caries II*. Indiana University School of Dentistry **1999**, 261.

24　I.A. Pretty, W.M. Edgar, S.M. Higham, in: G.K. Stookey (Ed.), *Early detection of dental caries III*. Indiana University School of Dentistry **2003**, p. 253.

25　S. Al-Khateeb, J.M. ten Cate, B. Angmar-Mansson, E. de Josselin de Jong, R.A.M. Exterkate, G. Sundstrom, A. Oliveby, *Adv. Dent. Res.* **1997**, *11*, 502.

26　S. Al-Khateeb, A. Oliveby, E. de Josselin de Jong, B. Angmar-Mansson, *Caries Res.* **1997**, *31*, 132.

27　S. Al-Khateeb, C.-M. Forsberg, E. de Josselin de Jong, B. Angmar-Mansson, G. Sundstrom, R.A.M. Exterkate, *Am. J. Orthod. Dentofacial Orthop.* **1998**, *113*, 595.

28　B.T. Amaechi, S.M. Higham, *J. Biomed. Optics* **2002**, *7*, 7.

29　I.A. Pretty, W.M. Edgar, S.M. Higham, *J. Oral Rehab.* **2002**, *29*, 369.

30　I.A. Pretty, W.M. Edgar, S.M. Higham, *J. Oral Rehab.* **2004**, *31*, 179.

31　P.E. Benson, N. Pender, S.M. Higham, *Eur. J. Orthod.* **2003**, *25*, 149.

32　P.E. Benson, N. Pender, S.M. Higham, *Eur. J. Orthod.* **2003**, *25*, 159.

33　I.A. Pretty, N. Pender, W.M. Edgar, S.M. Higham, *Eur. J. Orthod.* **2003**, *25*, 217.

34　I.A. Pretty, G.S. Ingram, E.A. Agalamanyi, W.M. Edgar, S.M. Higham, *J. Oral Rehab.* **2003**, *30*, 1151.

35　L.W. Ripa, G.S. Leske, A.O. Varma, *J. Public Health Dent.* **1988**, *48*, 8.

36　S.M. Higham, P.W. Smith, I.A. Pretty, in: G.K. Stookey (Ed.), *Early detection of dental caries III.* Indiana University School of Dentistry **2003**, p. 195.

37　K.R. Ekstrand, D.N. Ricketts, E.A.M. Kidd, *Caries Res.* **1997**, *31*, 224.

38　I.A. Pretty, P.W. Smith, W.M. Edgar, S.M. Higham, *Dent. Mater.* **2003**, *19*, 368.

39　S. Tranaeus, S. Al-Khateeb, S. Bjorkman, S. Twetman, B. Angmar-Mansson, *Eur. J. Oral Sci.* **2001**, *109*, 71.

40　J.G. Boersma, M.H. van der Veen, M.D. Lagerweij, B. Bokhort, B. Prahl-Anderson, *Caries Res.* **2005**, *39*, 41.

41　G.J. Eckert, B.P. Katz, S. Ofner, A.G. Ferreria Zandona, H. Eggertson, T. Doi, G.K. Stookey, J.S. Wefel, *Caries Res.* **2005**, *39*, 294.

第16章 牙周再生

16.1 定 义

在本章中，有以下几个名词会被用到。

1）再生，指失去或受损组织的再生或再建[1]。

2）牙周再生，指失去的牙周或支持组织的再复原，包括新的牙槽骨、新的牙骨质及新的牙周膜形成。

3）修复，指伤口愈合，但这种愈合不能使结构或功能完全恢复[1]。

4）新附着，指结缔或上皮组织与原已丧失掉的牙表面又连接在一起。这个新附着既可以是上皮黏附，也可以是结缔组织适应或附着，或许还包括新的牙骨质。

5）再附着，指上皮和结缔组织与牙表面再次连接[1]。

6）引导性组织再生（guided tissue regeneration，GTR），指已丧失掉的牙周结构通过不同的组织反应而再生，尤其是牙周附着结构的再生[1]。利用屏障技术将牙根与牙龈和结缔组织分离开来，因为这两种组织对再生有干扰[1]。

7）骨充填，指牙周缺陷中的骨组织临床修复。骨充填不涉及新结缔组织出现或新牙周膜形成[1]。

8）开窗探查，指再生后的组织再入查看[2]。这一术语不常用，因为临床附着在开放环境下不易被探查到。

16.2 牙周创伤愈合

16.2.1 创伤愈合原则

手术清创与切除是外科的传统处置方法，以此改进临床参数并阻止疾病发展[3-6]。附着结构再生不可能随这些处理而自然产生[7]，长结合上皮的形成使创伤经修复而愈合[8,9]。

牙周创伤愈合与身体其他部位的切口创伤愈合一样，也会经历一段炎症期，接着新肉芽组织形成，这种新生组织后来会再重塑[10,11]。初始愈合时，在牙根表面和瓣缘间会形成一纤维蛋白凝块，随后凝块由附着于牙根表面的结缔组织取代[11]。人们认为对于牙根表面的结缔组织附着来说，"纤维蛋白连接"至关重要。

当超过连接的抗拉强度时会形成撕裂，带有长结合上皮的愈合随之发生[12]。

牙周再生过程中涉及的因素有多种类型的特化细胞、基质细胞性作用、多样化微生物区系、跨膜环境及无血管牙根表面[13]。对于再生结果而言，或许人们希望的是能对牙周创伤过程有更深的了解。

16.2.2 隔室化

隔室化的概念首次由 Melcher 于 1976 年[14]提出。牙周组织中的结缔组织可分为 4 个隔室区，分别是牙龈固有层、牙周膜、牙骨质和牙槽骨。引导性组织再生（GTR）的基础是根除牙龈结缔组织细胞并阻止上皮细胞向下生长进入创伤中。GTR 操作程序及屏障膜常被用于细胞/组织的再建控制、空间维持及凝块稳定[15-17]。

16.2.3 再生评估

相比较而言，在临床附着水平改进、探诊深度降低及骨内和根分叉缺陷骨充填上，GTR 比 OFD（open-flap debridement，开放性皮瓣清创）的效果更好[18-22]。然而，牙根表面附着的真实情况只能通过组织学检查来评估，这是因为治疗后附着探诊水平的改善反映的也仅是探诊阻力增大而已[23,24]，此外，放射照相及临床再入探查既不能对新结缔组织的附着有揭示，也不能对根表面与骨骼间长结合上皮的形成有展现[15,25]。

一项针对骨修复评价方法检验的非人灵长类研究显示，新附着的显现不应基于再入探查、临床检测及放射照相之上，而应依赖于更具明确性的检测，如组织学评价[9]。另一需考虑的问题是，即使有组织学分析，治疗前的附着水平如何也需明确。牙垢最顶端上的 V 形刻痕就是一个较合适的标志物[26]，但显然，这要有牙垢才行。

16.3 再生中运用的技术

16.3.1 牙根表面矿化

16.3.1.1 牙根表面处理

作为再生程序的一部分，牙根表面处理常采用四环素、柠檬酸、乙二胺四乙酸（EDTA）来进行。研究人员称，牙根表面脱矿后新附着的结合力会有提升，其提升是通过以下几种作用来实现的。

1）细菌内毒素消除[27,28]。

2）胶原纤维暴露[12,29]。

3）上皮细胞迁移阻止[30]。

4）涂层移除[31]。

5）新牙骨质形成及处置后牙根表面上的成纤维性附着增加[32]。

尽管体外及动物研究结果表明，酸处理的脱矿化能增强结缔组织附着[12,33,34]，但从人的组织学报告上看，脱矿化后再生情况几乎不见[35,36]。各种牙根处理剂临床试验结果系统评价的结论是，慢性牙周炎患者组织再生的临床意义不明显[37]。相反，有报道称，脱矿化处理却带来了一些不良反应，如愈合延迟、炎症性牙髓损伤[38,39]。

16.3.2 植骨替代材料

骨移植就是通过传导性或诱导性过程以刺激丧失的牙周结构再生。

1）骨传导涉及作为架构的移植材料能支持新组织生长，并最终被宿主组织替代。

2）骨诱导涉及移植材料指引宿主组织再生失掉的结构。

3）成骨指的是通过移植体中的细胞来形成新骨或使其再发育。

牙周再生骨移植的临床目的有：①探诊深度降低；②临床附着获得；③缺陷骨充填；④新骨、牙骨质及牙周膜再生，通过组织学分析检测[40]。只有满足以上4个标准，才表明牙周再生的确已发生。移植材料的选择应遵循生物可接受性、可预测性、临床可行性、最小手术风险、最小术后后遗症及患者认可[40]的原则。

就骨内缺损处置而言，与 OFD 相比较，骨移植可增加骨充填，减少牙槽嵴的骨流失，获得临床附着，降低牙周探诊深度[18]，见表 16-1。对于根分叉缺陷处置而言，骨移植与 GTR 联合使用的临床效果远比 GTR 单独使用好很多[22]。

表 16-1　各种骨移植在缺陷充填及探诊深度降低上的效果

移植体	缺陷填充率/%	探诊深度降低程度/mm
自体移植	75～80	2.5～3.0
同种移植	60～70	1.7～2.0
合成材料移植	<50	1.0～1.5
开放式皮瓣清创	<50	1.0

16.3.2.1 自体移植

口腔内自体骨移植材料可来自愈合部位、无牙牙槽嵴、外生骨疣、（上下颌）

圆枕、上颌粗隆、下颌支或下巴。口腔外自体骨移植材料有髂骨、胫骨、头盖骨。自生性髂骨骨松质及骨髓是有高成骨能力的移植材料[40]，其既可以是新鲜的，也可以是冷冻的。有报道称，这些材料已成功地应用于根分叉、开裂及各种骨内缺陷的骨充填[41-44]。此外，另有报道称，骨内缺陷的平均骨充填在 3.3～3.6 mm，牙槽嵴增高 2.5 mm[45]。处置部位的组织学评估显示，有充分证据证实牙周确有再生[44]，尽管获取这些移植材料困难重重，对患者而言医疗成本也很高，且新移植体有被牙根吸收的可能，还潜在牙脱落的危险，同样，牙周病治疗中，与移植材料关联的疾病发生率也使得髂骨移植应用受到很大限制[46]。

　　有几种类型的自生骨移植可用在牙周再生上，这些自生骨包括皮质骨片、骨性凝结物（osseous coagulum）或皮质骨与松质骨混合结构物[47-49]。当前，皮质骨片偶尔会被用到，但其已被大量的骨性凝结物和骨混合结构物取代，因皮质骨片颗粒通常都很大（1559.6 μm×183 μm），被细胞捕获的潜在可能性很高[50]。有报道称，口腔内移植的平均骨充填一般为 1.2～3.4 mm（大于缺陷的 50%）[51,52]。经再生或长结合上皮形成或二者的联合作用，损伤愈合[25]。

16.3.2.2　同种移植

　　同种移植指的是将移植材料从一个人身上移植到另一个人的体内，主要有 4 种类型的同种异体移植，分别为冷冻髋骨骨松质、低温保存的股骨头骨髓、同种异体冻干骨材料（freeze-dried bone allograft，FDBA）及同种异体脱矿化冻干骨材料（demineralized freeze-dried bone allograft，DFDBA）。尽管临床上人们更喜欢使用冷冻的髋骨[53]，但需要进行广泛的交叉匹配以降低排斥和疾病传播，这就排除了其在牙周病治疗中被广泛使用的可能。FDBA 与 DFDBA 的不同之处见表 16-2。

表 16-2　同种异体冻干骨材料（FDBA）与同种异体脱矿化冻干骨材料（DFDBA）比较

FDBA	DFDBA
不脱矿化	脱矿化
牙齿空间维持较好	骨形态发生蛋白表达潜力更大
相较于 DFDBA，重吸收速度较慢	可能有骨诱导性
有骨传导性	有骨传导性
放射线下更不透明	放射线下更透明
与外来异物反应后破裂	重吸收快
主要指征：出现与移植治疗（例如，骨引导性再生、窦移植、牙槽嵴增高）关联的骨量增加	主要指征：出现与天然牙齿关联的牙周疾病

16.3.2.2.1　皮质骨性 FDBA

　　这种材料在 1976 年就已被用于牙周病的治疗中[54]。临床试验表明，采用

FDBA 后的骨充填为 1.3～2.6 mm，近缺陷的 63%左右，骨充填大于 50%[55-57]，但可惜的是，目前未曾见到再生组织学证据。

16.3.2.2.2 脱矿化的 FDBA——DFDBA

基于脱矿化皮质骨移植引起骨形态发生蛋白（BMP）释放，人们由此认为，DFDBA 有增强成骨的潜在能力[58]。然而，商业性骨库既未给出 BMP 的具体数额，也没有报道过出售后的移植材料的诱导能力[59,60]。比 FDBA 更高的骨诱导性及快速的转换能力使 DFDBA 在牙周缺陷治疗上更具优势[61]。研究中所用的 DFDBA 的颗粒大小通常为 250～1000 μm[26,62,63]。

组织学资料显示，当与非移植部位相比较时，DFDBA 移植部位上有更多的新牙骨质、新骨及新牙周膜形成[62,64]。骨内缺陷移植后的骨充填一般为 1.7～2.9 mm（达 60%～70%的骨缺陷）[19,55,65]。

有些遗憾的是，同种异体骨移植的疾病传染风险增大，例如，HIV/AIDS、BSE（bovine spongiform encephalopathy，牛海绵状脑病即疯牛病）及肝炎等，尽管严格的采购和处理工艺使这样的风险大大降低[66,67]，但 HIV 的传染概率仍在，大约为 1/8 000 000[68]。

16.3.2.2.3 人的矿化骨

人的矿化骨（Puros，Zimmer Dental，Carlsbad，CA，UAS）是一种经过独特工艺（Tutoplast 工艺）处理后的同种异体骨松质。工艺流程大致如下：①丙酮和超声波脱脂；②渗透处理；③过氧化氢氧化破坏不需要的蛋白；④丙酮脱水以保持胶原纤维的结构；⑤低剂量γ射线辐射。因 Tutoplast 工艺处理过的材料比冻干材料的骨小梁和矿物结构保存得更好，因此，其骨传导性也更高。最近，针对 Puros 用于牙周骨缺损的治疗有系列报道和评价：有 9 位患者进行了骨缺损移植，并在 6 个月后再次植入，平均而言，探诊深度提高了 3 mm，骨充填 2.5 mm[69]。此外，Puros 还被用于了Ⅱ级下颌骨缺损的临床研究，30 位患者随机分配，分别采用 OFD、Puros 或有生物可吸收性胶原膜的 Puros。研究结果显示，矿化的人松质骨移植体，无论有无胶原膜均能明显改善Ⅱ级下颌骨缺损的骨充填[70,71]。

16.3.2.3 异种移植

异种移植材料指的是材料来自异种供体。当前，市场上有两种类型的异种材料，其分别是来自珊瑚的碳酸钙（OsteoGraf N300/N700）和源自牛的羟基磷灰石（BioOss）。前者为海生珊瑚虫的外骨骼，多数报道称，珊瑚虫碳酸钙移植后有骨充填，尽管组织学检查显示其再生能力非常有限[72,73]。来自牛的羟基磷灰石比珊瑚碳酸钙的临床应用更广。BioOss 和 OsteoGraf 的化学组成有些相似，但从晶体结构上讲，有微孔的前者不如后者。临床试验结果显示，BioOss 可使牙周袋探诊深度降低，且有临床附着，其牙周缺损骨充填效果如同 DFDBA[74]。无论是人的组织学检查[72,75]还是动物实验结果[76]均表明，BioOss 在牙周骨缺损移植上有着潜在的应用价值。然而，多数研究则认为，这些材料虽有骨传导性，但吸收较慢[77]，因此，其更适合于骨充填或与移植有关的应用，例如，用于植体周围的引导性骨再生、上颌窦底提升及牙槽嵴增高[78,79]。疾病传染尤其是人们较关心的 BSE（疯牛病）则完全不可能发生[80]，世界卫生组织（WHO）将这种骨材料的朊病毒类疾病传染风险定为Ⅳ级，即无传染性[81]。

16.3.2.4 合成材料移植

合成移植材料指的是人工合成的、无机的、有生物相容性或生物活性的骨移植替代材料。当前，商业性合成移植材料有 6 种类型，分别为：①羟基磷灰石骨水泥；②无孔的羟基磷灰石；③有孔的羟基磷灰石；④β磷酸三钙；⑤聚甲基丙烯酸甲酯/甲基丙烯酸羟乙基酯（PMMA/HEMA）钙层聚合物；⑥生物活性玻璃。理想的合成移植材料应具备以下性能[82]：具有生物相容性，纤维化反应小，可经受重塑、支持新骨形成，具有与皮质骨/松质骨相当的机械强度，且有与骨类似的弹性模量以防反复承载下疲劳断裂。磷酸三钙及生物活性玻璃均具有可吸收性，而有孔的和无孔的羟基磷灰石材料及 PMMA/HEMA 聚合物则不被吸收。

一般来讲，与非移植的对照相比，合成移植材料用于牙周骨缺损治疗时的临床参数均有改善[83,84]。临床表明，合成材料的移植效果与异体移植类似[85,86]。然而，再入手术或组织学观察时常常看到一些颗粒被包裹于纤维结缔组织中[85,87,88]。

16.3.3 引导性组织再生

16.3.3.1 非吸收性膜

引导性组织再生被首次施行于人和动物的 Millipore 滤膜研究[15,89]，第一个商业性非吸收性膜是伸缩性聚四氟乙烯（expanded polytetrafluoroethylene，ePTFE），其由两部分组成，开放性的冠状领口结构利于结缔组织向内生长，阻止上皮细胞向顶端迁移，余下的闭合部分则用于防止牙龈组织干扰牙根表面处的愈合。因其长期的临床阳性效果[90-93]，由 ePTFE 制作而来的非吸收性膜被视为 GTR 程序的"金标准"，尽管可吸收性膜的临床效果及组织学结果与 ePTFE 相似[94-99]。临床上非吸收性膜的最大问题是膜的过早暴露，尤其是用于薄组织中时，这常常带来细菌污染，导致临床效果不佳[100-102]。

16.3.3.2　可吸收性膜

可吸收性膜的最大好处是其不需要进行二次手术。与非吸收性膜相比，可吸收性膜的优势见表 16-3。此外，与 ePTFE 膜相比，可吸收性膜过早暴露情况很少发生[103]。当前市场上主要有三种类型的可吸收性膜，其成分分别是：①胶原；②乙醇酸/聚乳酸聚合物；③无细胞的真皮基质。与其他膜相比，聚乳酸、聚乙醇酸可降解聚物或二者的混合物的临床效果相似[98,104-107]。聚乳酸-聚乙醇酸共聚物研究表明，与Ⅰ型胶原相比，两种膜的骨内缺损治疗效果相似[108]，各种不同类型的可吸收性膜的再生情况也得到了证实[109,110]。

表 16-3　生物可吸收性膜的优势

无须再入手术取回的屏障膜	手术时间及成本均降低
	整体治疗的发病率降低
	患者接受度增加
	因再入手术，再生性附着缺失风险降低
生物可吸收性材料的潜在优势	组织相容性更好
	加速伤口愈合
	抵制/阻止微生物定植

胶原膜通过交联以达到延长吸收时间、降低抗原性，见表 16-4。这种膜的耐受性和延展性都很好，能支持细胞增殖，促进伤口稳定与成熟，对成纤维细胞有趋化性，且能自然吸收[111-113]。胶原膜还具有抑制上皮细胞迁移和促进新结缔组织附着的功能[99,114-117]，有一定的止血功能，需特别注意的是，此膜能诱导血小板聚集（促进早期血凝）从而使伤口稳定。人们认为，这两种功效对于再生而言至关重要[118]。其他材料，如人真皮基质和包心膜在牙周病上的应用虽未得到充分的探究，但这一领域的进步必将到来。

表 16-4　一些当前常用的胶原膜

产品名	公司	来源	成分
BioMend	Zimmer（USA）	牛肌腱	Ⅰ型胶原
Bioguide	Geistlich（Swit）	猪真皮	Ⅰ型及Ⅲ型胶原
Ossix	3i（USA）	牛肌腱	Ⅰ型胶原
Regaurd	Ace Surgical（USA）	牛肌腱	Ⅰ型胶原
Neomen membrane	Citagenix Inc.（CAN）	牛肌腱	Ⅰ型胶原
AlloDerm	Biohorizons（USA）	人真皮	Ⅰ型胶原、弹性蛋白、ECM 成分
Pericardium	Zimmer（USA）	人心包膜	Ⅰ型胶原

注：ECM = 胞外基质。

16.3.4 生物改良剂

16.3.4.1 生长因子/细胞因子

生长因子是一类天然生物调节剂，调节细胞的增殖、迁移和（或）胞外基质的合成，当然也包括牙周组织细胞活动[119]。或许，具牙周再生潜能的生长因子有血小板源性生长因子（PDGF）、胰岛素样生长因子（IGF）、成纤维细胞生长因子（FGF）及转化生长因子β（TGF-β）[120]。研究显示，人纯化 PDGF-BB 与同种移植骨混合后使用对Ⅱ度根分叉和骨内缺损有明显的牙周再生效果[121]。在另一项研究中，PDGF 和 IGF 联合用于人的牙周骨缺损和根分叉治疗，效果良好[122]。

最近，人们通过大规模的随机对照临床试验对人重组 PDGF-BB 与合成β三磷酸钙（TCP-β）混合治疗晚期牙周骨缺损的安全性和有效性进行了评价。低剂量 PDGF 组结果显示，与对照（TCP-β单独使用）相比，临床附着水平（clinical attachment level，CAL）及 6 个月时的骨充填百分比均有很大提高[123]。但生长因子在增进牙周再生上的潜在能力还有待于进一步研究。

16.3.4.2 骨形态发生蛋白 BMP

BMP 隶属于转化生长因子β（TGF-β）超家族，是一类数量较大的蛋白质的总称，可诱导骨骼及软骨再生[58,124,125]。一项针对人的初期研究结果显示，成骨蛋白（osteogenin）与 DFDBA 联合使用可明显增进新附着结构的再生[126]，尽管随后的报道与此有些冲突[127]。影响治疗效果的因素有多个，其中包括牙根情况、咬合负载、BMP 剂量、载体释放特点及牙周病模型[128]。

重组 BMP-2、BMP-3 及 BMP-7 在动物上的研究最为广泛，其均有增进牙骨质和骨形成的能力[129,130]，但 BMP-2 的功能有向性 PDL 形成刺激能力受到人们的质疑，这可能与下颌关节强直有关[127,129]。最近有研究显示，人重组 BMP-12 在犬科模型上有促进牙槽骨和牙周附着再生的能力[131]。BMP 在牙周再生上的潜力还有待于进一步的研究证实。

16.3.4.3 Pep-Gen p-15

Pep-Gen p-15 是一种无机的牛骨移植材料，其促进再生的能力因合成的 15 肽（p-15）而增强。p-15 是一种胶原源性细胞结合多肽。有报道称，其能吸引并结合成纤维细胞和成骨细胞，促进细胞与无机的牛羟基磷灰石载体结合[132]。然而，临床及组织学检测结果成功的情况并不多[21,133,134]。在一项最新研究中，人们对橡皮泥状或颗粒形式移植材料于犬科模型中临界尺寸开窗式缺损的愈合情况进行了评估。相较于颗粒形式的移植体，腻子状移植体中有更多的新骨形成，但无论是哪种形式的移植材料，其效果均优于无移植的对照[135]。这种材料在牙周再生上的应用还需有更多的临床和组织学数据支持。

16.3.4.4 釉基质衍生物——EMD

EMD（enamel matrix derivative）是一种低分子质量的釉基质制备蛋白，其来自发育中的猪牙蕾的乙酸提取[136-138]，其中约 90%的成分为牙釉蛋白[139]，可溶于海藻酸丙二醇酯溶液。牙釉蛋白疏水性极强，易聚在一起并结晶，有刺激牙骨质形成的能力。EMD 商用产品名为 Emdogain，由 FDA 批准用于治疗牙周角形缺损[140]。有病例显示，其能提高临床附着水平，降低探诊深度并改善放射性骨充填[138,140,141]，但组织学报告显示，人体中的再生情况并非如此，上述状况可能仅限于这几个报告病例[142-144]。

最近，一项多中心随机对照临床试验对 EMD 及屏障膜在下颌 II 度根分叉治疗上的应用进行了比较[145]。在 EMD 组中，根分叉水平开叉深度（主要变化指标）明显降低，尽管两组间的一些次要变化指标统计学上无甚差异，如探诊深度、探诊时出血量及附着水平[146]。一篇针对人的研究综述对 EMD 提高牙周骨缺损附着水平、降低探诊深度持支持态度，尽管其长期稳定性仍有待于证实[147]。当 EMD 和 GTR 分别用于骨内缺损治疗时，4 年后的比较发现，二者间无明显差异[148]。因此，人们有必要对 EMD 的长期疗效进行深入研究。

16.4 影响 GTR 成功的因素

影响 GTR 治疗效果的因素见图 16-1。GTR 适应证与禁忌证见表 16-5。

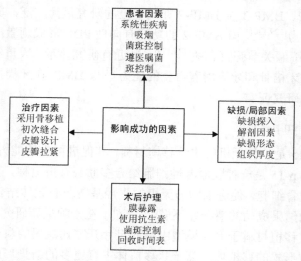

图 16-1 影响组织引导性再生（GTR）成功的一些因素。

表 16-5 组织引导再生的一些适应证及禁忌证

适应证

窄小的二或三壁性骨下缺损

环形缺损

Ⅱ级牙根分叉病变

衰退性缺陷

禁忌证

任何不适宜手术的医疗状况

缺损位置上有感染

口腔卫生情况不良

严重吸烟

牙齿松动>1 mm

缺损深度<4 mm

缺损位置附着牙龈宽度≤1 mm

缺损位置附着牙龈厚度≤0.5 mm

牙根（根干很短）分叉病变

全身性水平向骨质流失

晚期缺损（剩下的骨支撑很少）

多重缺损

16.4.1 患者因素

GTR 治疗中可能对愈合造成损害的患者因素有吸烟、糖尿病、免疫介导及口腔中其他位置上不受控的牙周疾病[149]。看似牙周病类型对再生疗法的效果无甚影响[150]。

吸烟与再生疗法临床疗效不佳有直接关联[151-153]，这或许是因为其对中性粒细胞功能有损害，改变了成纤维细胞的作用（如胶原的合成与附着），从而引发致病性更强的微生物大量繁殖，组织血管分布减少，尤其是重度吸烟者的附着水平不佳，探诊深度改善程度降低[154]。健康且不吸烟患者的良好效果表明，好的菌斑控制及实施口腔卫生措施对治疗效果有正影响[150,155]。

16.4.2 缺损/局部因素

病例选择对于成功的临床效果至关重要。缺损情况、牙根解剖、解剖注意事项及缺损形态是影响医生做出决策的重要因素。如果牙根分叉较窄，则难以完全依靠牙科刮匙来清创，实际工作中人们常采用超声波清洗以便处理牙根表面[156,157]。一般来讲，两壁及三壁缺损比一壁缺损治疗起来效果更好[158]。缺损深度，无论是水平还是垂直上的深度对骨充填均有影响，深缺损需要更多量的骨充填[92]。对于骨内缺损而言，深度大于 3 mm、宽度小于 2 mm 的缺失的成功率更高一些[152,153,159]。再生疗法后基线上下的临床附着水平也可接受[160]。人们发现，薄组织对临床改善及牙根覆盖率影响很小[161-164]。

Ⅱ度根分叉病变最适合采用骨移植。治疗成功的终极目标是再探时创口已闭合或探诊评估临床有改善。一般而言，下颌颊侧Ⅱ度根分叉病变最好采用再生法治疗[165]。然而，下颌Ⅲ度根分叉病变及上颌邻接近端（interproximal）Ⅱ度根分叉病变再生疗法的效果并不好，上颌Ⅲ级根分叉病变的效果则更差[165-167]。这里有一个关键因素需要考虑，即邻接近端的骨高度，当邻接近端骨的冠状面比根分叉口还高时，膜的覆盖与稳定将更容易，且更有可能使根分叉完全闭合[168]。

16.4.3 治疗因素

膜类型或许也能影响到临床效果。在过去，非吸收性的 ePTFE 膜被视为再生的"金标准"，但最近更多的临床试验显示，吸收性的胶原膜和 PLA/PGA 组织膜与 ePTFE 膜的临床指标相似[94,98,115,169]。吸收性膜的一个最大优点是不需要二次手术，但最近的一项研究也显示，牛源性交联膜的生物降解时间延长，且有异物排斥反应，组织整合及血管分布减弱[170]。

根分叉病变治疗中各种膜与骨移植联合使用的系统评价已明确指出，与膜单独使用相比，联合疗法（膜与骨移植联合使用）的骨充填增强，探诊深度降低，临床附着水平提高[22]。相比之下，骨内缺损治疗的联合使用效果不比单独采用 GTR 法更好[18,22]。

其他一些方面包括皮瓣组织保留以确保移植被覆盖住（沟状切口），尽可能地顺牙间扩展切口以保留住牙龈乳头，皮瓣组织扩展（从牙的近中和远端上看）离开移植位置至少一个牙位的距离，以防止皮瓣组织穿孔，剔除所有肉芽组织以保障移植材料有足够大的空间。对于成功移植而言，无张力的主瓣闭合至关重要。

16.4.4 术后护理

伤口愈合过程中膜暴露的结果是使临床附着不佳[100,103,150,171]。有报道称，非吸收性膜在临床上更容易出现膜暴露[103,172]。当膜暴露于口腔环境中时，其很快会被一些牙周病原菌占据，有人建议使用"洗必泰"（氯己定）洗液以限制污染[173]。虽然抗生素已普遍使用，但多来自经验，其使用的理论基础是感染被视为 GTR 治疗后不完全愈合的主要原因，且抗生素能提高移植的成功率[149,174]。

菌斑控制是再生成功的基本要求。良好的口腔卫生能明显改善各种牙周术后的骨内缺损再生[175]。此外，自行的菌斑控制及遵从维护计划是关键[150]。正是因为这一原因，一般倡议临床上施行三个月的回收计划以保持低菌斑和牙龈指数[176]。

16.5 手 术 原 则

临床上通常采用牙周再生疗法的有根分叉病变、骨内及退行性骨缺损。

16.5.1 牙根分叉病变

在根分叉病变治疗中，与 OFD 相比，GTR 在垂直探诊、附着水平上均表现得更好一些，垂直探诊深度降低，水平探诊深（宽）度有改善[22]。当 GTR 与骨替代移植联合使用时，效果更佳。对下颌颊侧及舌侧根分叉病变来说，GTR 疗法的效果最好[22,93,114]。下颌第一、第二磨牙的再生响应情况相似[150]。上颌颊侧根分叉病变 GTR 疗法有阳性效果，但邻接近端根分叉的治疗效果不可预测[166]。有着长牙根的磨牙的再生效果远好于牙根较短的磨牙[155]。无论是下颌还是上颌III度根分叉病变的 GTR 疗效均不太好[2,167]。

16.5.2 骨内缺损

对于骨内缺损而言，GTR 是一种有效的治疗方法，对于那些又深又窄的三壁缺损则更为适合[149,177]。在空间狭窄的骨内缺损治疗上，与膜单独使用相比，GTR 与膜的联合疗法无任何优势[22]。对骨内缺损来说，GTR 中再实施骨移植常常没有必要。

16.5.3 牙根覆盖

牙根覆盖可通过 GTR 或 GTR 联合骨移植的方式来完成。有报道称，牙根的平均覆盖率为（76.4±11.3）%，完全覆盖占比为（33.1±20.4）%[178]。GTR 牙根覆盖的优点是颜色匹配较好，无须供体提供组织。然而，可以预见的是，这样做出来的牙根覆盖会劣于实施过结缔组织移植的覆盖，且成功概率高度依赖于组织厚度[178]。薄组织的牙根覆盖明显不如厚组织[161-163]，尽管厚薄定义至今无定论，但通常是以 1 mm 的厚度为界。

16.5.4 手术技术[113,179,180]

牙周再生术中的手术技术，尤其是在 GTR 情况下，见图 16-2～图 16-4。

初切口：应远离缺损以便使缝合不直接在缺损之上。

黏骨膜瓣：将一全厚的黏骨膜瓣返折于缺损之上 2～3 mm（膜边缘超出缺损边缘 2～3 mm 后返折）。顶端连至膜龈联合处，通过钝式器械连续分离使部分厚度的膜瓣无张力。

肉芽组织：去除肉芽组织，用刮匙或牙钻平整暴露的牙根表面使其轮廓清晰可见。用刀片或针钻对牙间牙龈乳头实施适当的去皮手术以提供一出血的组织床。同样，用锐匙或针钻将膜瓣内表面上的上皮去除。

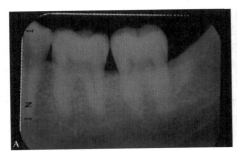
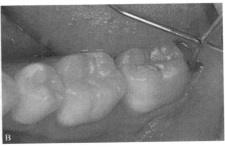

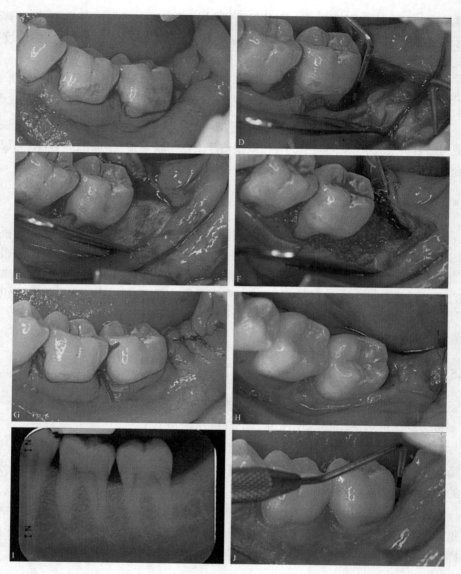

图 16-2 （A）术前放射照相下的牙齿，示右下颌第二磨牙远端的骨下（或称骨内）缺损；
（B）初步探测，示右下颌第二磨牙上一 9 mm 的牙周袋探诊深度；（C）初次沟内切口；（D）
皮瓣提升后一 8 mm 的骨缺损暴露出来；（E）混有患者自身血液的植骨（人同种矿化移植物，
Puros™，Zimmer Dental Inc.，Carlsbad，CA，USA）被置入缺损处；（F）边缘修剪好的胶原膜
（BioMend®，Zimmer Dental Inc.，Carlsbad，CA，USA）覆盖于缺损上；（G）4-0 Vicryl®缝合线
（Ethicon，Somerville，NJ，USA）皮瓣冠状复位缝合；（H）术后 2 周的平复愈合；（I）术后 1 年
放射照相，示骨的再生；（J）术后 1 年临床探诊检查，牙周袋探诊深度 4 mm，由此看出，探诊
深度减少了 5 mm。

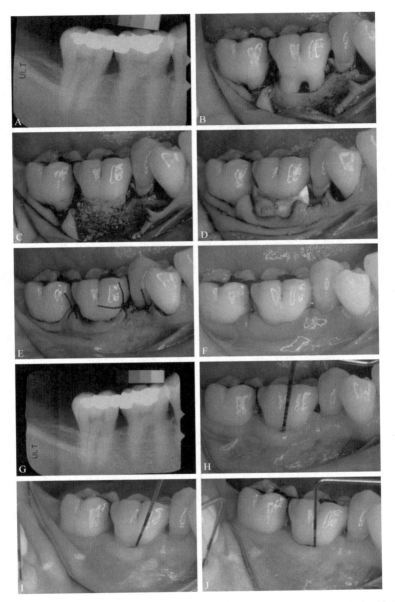

图 16-3　（A）术前放射照相下根分叉病变的左下颌第一磨牙；（B）一牙周袋水平探诊深（宽）度 5 mm 的 II 度根分叉病变手术观察；（C）同种脱矿化冻干移植骨在剔除皮质后被置于病变处；（D）边缘修剪好的胶原膜（BioMend®）被放置在根分叉病变上方 3 mm 处；（E）4-0 Vicryl® 缝合线皮瓣冠状复位缝合；（F）术后 1 周的平复愈合；（G）术后 1 年放射照相，示根分叉病变骨充填；（H）术后 1 年临床探诊检查，示一 3 mm 的牙周袋探诊深度；（I）术后 2 年临床探诊检查，牙周袋探诊深度仍为 3 mm；（J）术后 3 年临床探诊检查，牙周袋探诊深度仍稳定保持在 3 mm 上。

（彩图请扫封底二维码）

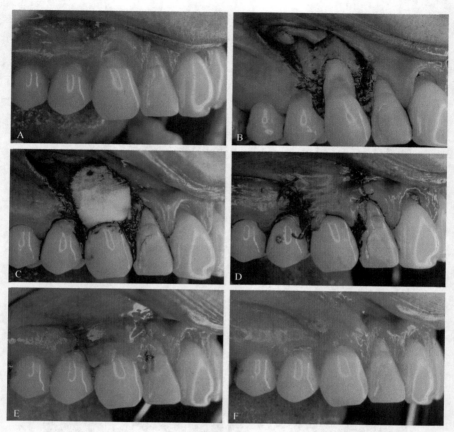

图16-4　（A）口腔内初步观测，示右上颌第1前磨牙上4 mm 的 Miller I 度退行性骨缺损；（B）在右上颌第1前磨牙的近中侧和远端侧分别实施两个垂直分流式释放切口，并皮瓣反折；（C）用刮匙和牙钻（低速和高速两种方式）对退行性缺损施行恰当处理，形成一凹型牙根表面，并用修剪好的胶原膜（BioMend®）准确地覆在缺损上（膜边缘超出缺损3 mm），然后5-0肠线缝合拴紧；（D）4-0 Vicryl®缝合线皮瓣冠状复位缝合；（E）术后2周的平复愈合；（F）术后6个月的愈合，示100%的牙根覆盖。（彩图请扫封底二维码）

　　屏障膜：膜大小应修整至使其边缘在缺损所有方向上均超出 2～3 mm。试验膜可作为最后一层膜的模板。

　　皮瓣：如需主瓣无张力闭合，皮瓣应修整过/释放。在缺损处用 1/2 的球钻皮质开孔形成出血点，以促进血供及祖细胞迁移。

　　移植材料或生物修饰剂：将其置于缺损部位上以形成空间或使膜支撑起来。随后将膜覆加至此位置上，如稳固，则不需要进行固定。如必须固定，可用别针、缝合线、骨螺钉或骨钉以稳固。

　　手术位置：手术部位无张力缝合，敷料使用当小心，因其可能在缺损位置上将移植材料替代掉，使膜塌陷。

术后护理应遵循以下原则。

1）至少使用 10 天的抗生素（"阿莫西林"）。

2）前 2～3 周用温盐水冲洗。

3）接下来的 3 周内用含 0.12%葡萄糖酸氯己定（"洗必泰"）的漱口水漱口。

4）10～14 天时拆线。

5）术后 3 周开始采用软牙刷轻柔地刷牙，1 个月后可以使用牙线。

6）2 个月内手术部位每 2 周检查一次。

16.6　结　论

牙周疾病治疗的终极目标不仅是阻止疾病的发展，而且是使缺损组织能再生。对于一些牙周缺损而言，引导组织再生（GTR）疗法是一种可预见性的治疗方案，尽管有关临床附着的新组织学猜想众多，但临床参数及长期的研究显示，其对于治疗有着积极的效果。欲想达到这一目的，对于 GTR 和移植材料而言，有几个选择可用。想手术成功，有几个关键因素必须考虑，其分别是病例选择、皮瓣管理、患者管理、技术及移植选择。临床医生应能准确地挑选出适合于再生疗法的病例，并能在必要时选出适合于手术的移植材料。作为新材料，如 BMP、生长因子及 EMD 已被研发了出来，但每一种材料的使用必须经过严格评估，目的是确保这些材料仅用于适合的情况下。

参 考 文 献

1　M.A. Cohen, M. Rethman, et al., *Glossary of Periodontal Terms*, 4th edn. American Academy of Periodontology, Chicago, **2001**.

2　W. Becker, B.E. Becker, L. Berg, J. Prichard, R. Caffesse, E. Rosenberg, *Int. J. Periodontics Restorative Dent.* **1988**, *8*, 8.

3　W. Becker, B.E. Becker, C. Ochsenbein, G. Kerry, R. Caffesse, E.C. Morrison, J. Prichard, *J. Periodontol.* **1988**, *59*, 351.

4　W.B. Kaldahl, K.L. Kalkwarf, K.D. Patil, M.P. Molvar, J.K. Dyer, *J. Periodontol.* **1996**, *67*, 93.

5　B.L. Pihlstrom, R.B. McHugh, T.H. Oliphant, C. Ortiz-Campos, *J. Clin. Periodontol.* **1983**, *10*, 524.

6　S.P. Ramfjord, R.G. Caffesse, E.C. Morrison, R.W. Hill, G.J. Kerry, E.A. Appleberry, R.R. Nissle, D.L. Stults, *J. Clin. Periodontol.* **1987**, *14*, 445.

7　A.M. Polson, L.C. Heijl, *J. Clin. Periodontol.* **1978**, *5*, 13.

8　J. Caton, S. Nyman, *J. Clin. Periodontol.* **1980**, *7*, 212.

9　J. Caton, S. Nyman, H. Zander, *J. Clin. Periodontol.* **1980**, *7*, 224.

10　U.M. Wikesjo, R.E. Nilveus, K.A. Selvig, *J. Periodontol.* **1992**, *63*, 158.

11　U.M. Wikesjo, M. Crigger, R. Nilveus, K.A. Selvig, *J. Periodontol.* **1991**, *62*, 5.

12　A.M. Polson, M.P. Proye, *J. Periodontol.* **1983**, *54*, 141.

13　C.A. McCulloch, *Periodontol. 2000* **1993**, *1*, 16.

14　A.H. Melcher, *J. Periodontol.* **1976**, *47*, 256.

15 S. Nyman, J. Lindhe, T. Karring, H. Rylander, *J. Clin. Periodontol.* **1982**, *9*, 290.

16 J.G. Caton, E.L. DeFuria, A.M. Polson, S. Nyman, *J. Periodontol.* **1987**, *58*, 546.

17 S. Nyman, J. Gottlow, J. Lindhe, T. Karring, J. Wennstrom, *J. Periodont. Res.* **1987**, *22*, 252.

18 M.A. Reynolds, M.E. Aichelmann-Reidy, G.L. Branch-Mays, J.C. Gunsolley, *Ann. Periodontol.* **2003**, *8*, 227.

19 J.T. Mellonig, *Int. J. Periodontics Restorative Dent.* **1984**, *4*, 40.

20 E.S. Rosenberg, G.K. Fox, C. Cohen, *J. Esthet. Dent.* **2000**, *12*, 248.

21 R.A. Yukna, D.P. Callan, J.T. Krauser, G.H. Evans, M.E. Aichelmann-Reidy, K. Moore, R. Cruz, J.B. Scott, *J. Periodontol.* **1998**, *69*, 655.

22 K.G. Murphy, J.C. Gunsolley, *Ann. Periodontol.* **2003**, *8*, 266.

23 G.C. Armitage, G.K. Svanberg, H. Loe, *J. Clin. Periodontol.* **1977**, *4*, 173.

24 M.A. Listgarten, R. Mao, P.J. Robinson, *J. Periodontol.* **1976**, *47*, 511.

25 M.A. Listgarten, M.M. Rosenberg, *J. Periodontol.* **1979**, *50*, 333.

26 G.M. Bowers, B. Chadroff, R. Carnevale, J. Mellonig, R. Corio, J. Emerson, M. Stevens, E. Romberg, *J. Periodontol.* **1989**, *60*, 683.

27 J.J. Aleo, F.A. De Renzis, P.A. Farber, *J. Periodontol.* **1975**, *46*, 639.

28 C.G. Daly, *J. Clin. Periodontol.* **1982**, *9*, 386.

29 A.M. Polson, M.P. Proye, *J. Clin. Periodontol.* **1982**, *9*, 441.

30 A.M. Polson, P.J. Hanes, *J. Clin. Periodontol.* **1987**, *14*, 357.

31 J.S. Garrett, M. Crigger, J. Egelberg, *J. Periodontal Res.* **1978**, *13*, 155.

32 A.A. Register, F.A. Burdick, *J. Periodontol.* **1976**, *47*, 497.

33 R.G. Caffesse, M.J. Holden, S. Kon, C.E. Nasjleti, *J. Clin. Periodontol.* **1985**, *12*, 578.

34 V.P. Terranova, L.C. Franzetti, S. Hic, R.M. DiFlorio, R.M. Lyall, U.M. Wikesjo, P.J. Baker, L.A. Christersson, R.J. Genco, *J. Periodontal Res.* **1986**, *21*, 330.

35 W.B. Albair, C.M. Cobb, W.J. Killoy, *J. Periodontol.* **1982**, *53*, 515.

36 R.M. Frank, G. Fiore-Donno, G. Cimasoni, *J. Periodontol.* **1983**, *54*, 389.

37 A. Mariotti, *Ann. Periodontol.* **2003**, *8*, 205.

38 E.C. Pettersson, I. Aukhil, *J. Periodontal Res.* **1986**, *21*, 543.

39 P.C. Ryan, G.M. Newcomb, G.J. Seymour, R.N. Powell, *J. Clin. Periodontol.* **1984**, *11*, 633.

40 R.G. Schallhorn, *J. Periodontol.* **1977**, *48*, 570.

41 R.G. Schallhorn, *Periodontal Abstr.* **1967**, *15*, 101.

42 R.G. Schallhorn, *J. Periodontol.* **1968**, *39*, 145.

43 R.G. Schallhorn, *Int. Dent. J.* **1980**, *30*, 101.

44 M.R. Dragoo, H.C. Sullivan, *J. Periodontol.* **1973**, *44*, 599.

45 R.G. Schallhorn, W.H. Hiatt, W. Boyce, *J. Periodontol.* **1970**, *41*, 566.

46 R.G. Schallhorn, W.H. Hiatt, *J. Periodontol.* **1972**, *43*, 67.

47 S.J. Froum, M. Ortiz, R.T. Witkin, R. Thaler, I.W. Scopp, S.S. Stahl, *J. Periodontol.* **1976**, *47*, 287.

48 C.L. Nabers, T.J. O'Leary, *J. Periodontol.* **1965**, *36*, 5.

49 D.J. Zaner, R.A. Yukna, *J. Periodontol.* **1984**, *55*, 406.

50 J.T. Mellonig, *Crit. Rev. Oral Biol. Med.* **1992**, *3*, 333.

51 W.H. Hiatt, R.G. Schallhorn, *J. Periodontol.* **1973**, *44*, 194.

52 M.M. Rosenberg, *J. Periodontol.* **1971**, *42*, 195.

53 W.H. Hiatt, R.G. Schallhorn, A.J. Aaronian, *J. Periodontol.* **1978**, *49*, 495.

54 J.T. Mellonig, G.M. Bowers, R.W. Bright, J.J. Lawrence, *J. Periodontol.* **1976**, *47*, 125.

55 J.M. Rummelhart, J.T. Mellonig, J.L. Gray, H.J. Towle, *J. Periodontol.* **1989**, *60*, 655.

56 N. Blumenthal, J. Steinberg, *J. Periodontol.* **1990**, *61*, 319.

57 J.T. Mellonig, *Dent. Clin. North Am.* **1991**, *35*, 505.

58 M.R. Urist, *Science* **1965**, *150*, 893.

59 Z. Schwartz, J.T. Mellonig, D.L. Carnes, Jr., J. de la Fontaine, D.L.

Cochran, D.D. Dean, B.D. Boyan, *J. Periodontol.* **1996**, *67*, 918.

60 Z. Schwartz, A. Somers, J.T. Mellonig, D.L. Carnes, Jr., D.D. Dean, D.L. Cochran, B.D. Boyan, *J. Periodontol.* **1998**, *69*, 470.

61 J.T. Mellonig, *Clin. Orthop. Relat. Res.* **1996**, 116.

62 G.M. Bowers, B. Chadroff, R. Carnevale, J. Mellonig, R. Corio, J. Emerson, M. Stevens, E. Romberg, *J. Periodontol.* **1989**, *60*, 675.

63 G.E. Pearson, S. Rosen, D.A. Deporter, *J. Periodontol.* **1981**, *52*, 55.

64 G.M. Bowers, B. Chadroff, R. Carnevale, J. Mellonig, R. Corio, J. Emerson, M. Stevens, E. Romberg, *J. Periodontol.* **1989**, *60*, 664.

65 G. Quintero, J.T. Mellonig, V.M. Gambill, G.B. Pelleu, Jr., *J. Periodontol.* **1982**, *53*, 726.

66 L.S. Martin, J.S. McDougal, S.L. Loskoski, *J. Infect. Dis.* **1985**, *152*, 400.

67 J.T. Mellonig, A.B. Prewett, M.P. Moyer, *J. Periodontol.* **1992**, *63*, 979.

68 B.E. Buck, T.I. Malinin, M.D. Brown, *Clin. Orthop. Relat. Res.* **1989**, 129.

69 S. Vastardis, R.A. Yukna, *Compend. Contin. Educ. Dent.* **2006**, *27*, 38.

70 Y.P. Tsao, R. Neiva, K. Al-Shammari, T.J. Oh, H.L. Wang, *J. Periodontol.* **2006**, *77*, 641.

71 Y.P. Tsao, R. Neiva, K. Al-Shammari, T.J. Oh, H.L. Wang, *J. Periodontol.* **2006**, *77*, 416.

72 J.T. Mellonig, *Int. J. Periodontics Restorative Dent.* **2000**, *20*, 19.

73 M.L. Nevins, M. Camelo, S.E. Lynch, R.K. Schenk, M. Nevins, *Int. J. Periodontics Restorative Dent.* **2003**, *23*, 9.

74 C.R. Richardson, J.T. Mellonig, M.A. Brunsvold, H.T. McDonnell, D.L. Cochran, *J. Clin. Periodontol.* **1999**, *26*, 421.

75 M. Camelo, M.L. Nevins, R.K. Schenk, M. Simion, G. Rasperini, S.E. Lynch, M. Nevins, *Int. J. Periodontics Restorative Dent.* **1998**, *18*, 321.

76 L.P. Clergeau, M. Danan, S. Clergeau-Guerithault, M. Brion, *J. Periodontol.* **1996**, *67*, 140.

77 M. Spector, *Clin. Plast. Surg.* **1994**, *21*, 437.

78 M. Hallman, S. Lundgren, L. Sennerby, *Clin. Implant. Dent. Relat. Res.* **2001**, *3*, 87.

79 M.B. Hurzeler, C.R. Quinones, A. Kirsch, C. Gloker, P. Schupbach, J.R. Strub, R.G. Caffesse, *Clin. Oral Implants Res.* **1997**, *8*, 476.

80 A. Sogal, A.J. Tofe, *J. Periodontol.* **1999**, *70*, 1053.

81 D.M. Asher, A.M. Padilla, M. Pocchiari, *Biologicals* **1999**, *27*, 265.

82 W.R. Moore, S.E. Graves, G.I. Bain, *Aust. N. Z. J. Surg.* **2001**, *71*, 354.

83 R.A. Yukna, E.T. Mayer, S.M. Amos, *J. Periodontol.* **1989**, *60*, 544.

84 R.A. Yukna, *J. Periodontol.* **1994**, *65*, 342.

85 J.D. Barnett, J.T. Mellonig, J.L. Gray, H.J. Towle, *J. Periodontol.* **1989**, *60*, 231.

86 J.A. Bowen, J.T. Mellonig, J.L. Gray, H.T. Towle, *J. Periodontol.* **1989**, *60*, 647.

87 S. Froum, S.S. Stahl, *J. Periodontol.* **1987**, *58*, 103.

88 S.S. Stahl, S. Froum, *J. Periodontol.* **1986**, *57*, 211.

89 S. Nyman, J. Gottlow, T. Karring, J. Lindhe, *J. Clin. Periodontol.* **1982**, *9*, 257.

90 J. Gottlow, S. Nyman, T. Karring, *J. Clin. Periodontol.* **1992**, *19*, 315.

91 W. Becker, B.E. Becker, M. Handelsman, C. Ochsenbein, T. Albrektsson, *J. Periodontol.* **1991**, *62*, 703.

92 M. Handelsman, M. Davarpanah, R. Celletti, *Int. J. Periodontics Restorative Dent.* **1991**, *11*, 350.

93 R. Pontoriero, J. Lindhe, S. Nyman, T. Karring, E. Rosenberg, F. Sanavi, *J. Clin. Periodontol.* **1988**, *15*, 247.

94 P. Eickholz, T.S. Kim, R. Holle, E. Hausmann, *J. Periodontol.* **2001**, *72*, 35.

95 R.G. Caffesse, C.E. Nasjleti, E.C. Morrison, R. Sanchez, *J. Periodontol.* **1994**, *65*, 583.

96 R.G. Caffesse, L.F. Mota, C.R. Quinones, E.C. Morrison, *J. Clin. Periodontol.* **1997**, *24*, 747.

97 B.S. Black, M.E. Gher, J.B. Sandifer, S.E. Fucini, A.C. Richardson, *J. Periodontol.* **1994**, *65*, 598.

98 P. Eickholz, B. Pretzl, R. Holle, T.S. Kim, *J. Periodontol.* **2006**, *77*, 88.

99 P. Bunyaratavej, H.L. Wang, *J. Periodontol.* **2001**, *72*, 215.

100 E.E. Machtei, *J. Periodontol.* **2001**, *72*, 512.

101 M. De Sanctis, G. Zucchelli, C. Clauser, *J. Clin. Periodontol.* **1996**, *23*, 1039.

102 H. Nowzari, J. Slots, *J. Clin. Periodontol.* **1994**, *21*, 203.

103 P. Bouchard, J.L. Giovannoli, C. Mattout, M. Davarpanah, D. Etienne, *J. Clin. Periodontol.* **1997**, *24*, 511.

104 J. Caton, G. Greenstein, U. Zappa, *J. Periodontol.* **1994**, *65*, 1037.

105 M. Christgau, G. Schmalz, E. Reich, A. Wenzel, *J. Clin. Periodontol.* **1995**, *22*, 306.

106 A.R. Vernino, T.A. Ringeisen, H.L. Wang, M. Derhalli, J. Rapley, S.J. Nechamkin, J. Brekke, *Int. J. Periodontics Restorative Dent.* **1998**, *18*, 572.

107 A.R. Vernino, H.L. Wang, J. Rapley, S.J. Nechamkin, T.A. Ringeisen, M. Derhalli, J. Brekke, *Int. J. Periodontics Restorative Dent.* **1999**, *19*, 56.

108 J.S. Mattson, S.J. Gallagher, M.H. Jabro, *J. Periodontol.* **1999**, *70*, 510.

109 A. Stavropoulos, A. Sculean, T. Karring, *Clin. Oral Investig.* **2004**, *8*, 226.

110 L. Gineste, M. Gineste, L. Bluche, A. Guilhem, A. Elefterion, P. Frayssinet, D. Duran, H.L. Wang, *Int. J. Periodontics Restorative Dent.* **2005**, *25*, 61.

111 P. Locci, M. Calvitti, S. Belcastro, M. Pugliese, M. Guerra, L. Marinucci, N. Staffolani, E. Becchetti, *J. Periodontol.* **1997**, *68*, 857.

112 T. Takata, H.L. Wang, M. Miyauchi, *Clin. Oral Implants Res.* **2001**, *12*, 332.

113 H.L. Wang, M. Miyauchi, T. Takata, *J. Periodontal Res.* **2002**, *37*, 340.

114 H.L. Wang, R.B. O'Neal, C.L. Thomas, Y. Shyr, R.L. MacNeil, *J. Periodontol.* **1994**, *65*, 1029.

115 H.L. Wang, R.L. MacNeil, *Dent. Clin. North Am.* **1998**, *42*, 505.

116 C.C. Chen, H.L. Wang, F. Smith, G.N. Glickman, Y. Shyr, R.B. O'Neal, *J. Periodontol.* **1995**, *66*, 838.

117 H.L. Wang, R.B. O'Neal, L.M. MacNeil, *Pract. Periodontics Aesthet. Dent.* **1995**, *7*, 59.

118 A.D. Steinberg, G. LeBreton, R. Willey, S. Mukherjee, J. Lipowski, *J. Periodontol.* **1986**, *57*, 516.

119 S. Rosenkranz, A. Kazlauskas, *Growth Factors* **1999**, *16*, 201.

120 O. Anusaksathien, W.V. Giannobile, *Curr. Pharm. Biotechnol.* **2002**, *3*, 129.

121 M. Nevins, M. Camelo, M.L. Nevins, R.K. Schenk, S.E. Lynch, *J. Periodontol.* **2003**, *74*, 1282.

122 T.H. Howell, J.P. Fiorellini, D.W. Paquette, S. Offenbacher, W.V. Giannobile, S.E. Lynch, *J. Periodontol.* **1997**, *68*, 1186.

123 M. Nevins, W.V. Giannobile, M.K. McGuire, R.T. Kao, J.T. Mellonig, J.E. Hinrichs, B.S. McAllister, K.S. Murphy, P.K. McClain, M.L. Nevins, D.W. Paquette, T.J. Han, M.S. Reddy, P.T. Lavin, R.J. Genco, S.E. Lynch, *J. Periodontol.* **2005**, *76*, 2205.

124 A.J. Celeste, J.A. Iannazzi, R.C. Taylor, R.M. Hewick, V. Rosen, E.A. Wang, J.M. Wozney, *Proc. Natl. Acad. Sci. USA* **1990**, *87*, 9843.

125 E. Ozkaynak, P.N. Schnegelsberg, D.F. Jin, G.M. Clifford, F.D. Warren, E.A. Drier, H. Oppermann, *J. Biol. Chem.* **1992**, *267*, 25220.

126 G. Bowers, F. Felton, C. Middleton, D. Glynn, S. Sharp, J. Mellonig, R. Corio, J. Emerson, S. Park, J. Suzuki, et al., *J. Periodontol.* **1991**, *62*, 690.

127 U.M. Wikesjo, P. Guglielmoni, A. Promsudthi, K.S. Cho, L. Trombelli, K.A. Selvig, L. Jin, J.M. Wozney, *J. Clin. Periodontol.* **1999**, *26*, 392.

128 G.N. King, D.L. Cochran, *J. Periodontol.* **2002**, *73*, 925.

129 T.J. Sigurdsson, M.B. Lee, K. Kubota, T.J. Turek, J.M. Wozney, U.M. Wikesjo, *J. Periodontol.* **1995**, *66*, 131.

130 W.V. Giannobile, S. Ryan, M.S. Shih, D.L. Su, P.L. Kaplan, T.C. Chan, *J. Periodontol.* **1998**, *69*, 129.

131 U.M. Wikesjo, R.G. Sorensen, A. Kinoshita, X. Jian Li, J.M. Wozney, *J. Clin. Periodontol.* **2004**, *31*, 662.

132 R.S. Bhatnagar, J.J. Qian, A. Wedrychowska, M. Sadeghi, Y.M. Wu, N. Smith, *Tissue Eng.* **1999**, *5*, 53.

133 R.A. Yukna, J.T. Krauser, D.P. Callan, G.H. Evans, R. Cruz, M. Martin, *J. Periodontol.* **2000**, *71*, 1671.

134 R.A. Yukna, J.T. Krauser, D.P. Callan, G.H. Evans, R. Cruz, M. Martin, *J. Periodontol.* **2002**, *73*, 123.

135 S. Vastardis, R.A. Yukna, E.T. Mayer, B.L. Atkinson, *J. Periodontol.* **2005**, *76*, 1690.

136 J.C. Rincon, H.R. Haase, P.M. Bartold, *J. Periodontal Res.* **2003**, *38*, 290.

137 V. Cattaneo, C. Rota, M. Silvestri, C. Piacentini, A. Forlino, A. Gallanti, G. Rasperini, G. Cetta, *J. Periodontal Res.* **2003**, *38*, 568.

138 N. Donos, L. Glavind, T. Karring, A. Sculean, *Int. J. Periodontics Restorative Dent.* **2003**, *23*, 507.

139 S.J. Brookes, C. Robinson, J. Kirkham, W.A. Bonass, *Arch. Oral Biol.* **1995**, *40*, 1.

140 A. Sculean, G.C. Chiantella, A. Miliauskaite, M. Brecx, N.B. Arweiler, *Int. J. Periodontics Restorative Dent.* **2003**, *23*, 345.

141 A. Sculean, E. Reich, G.C. Chiantella, M. Brecx, *Int. J. Periodontics Restorative Dent.* **1999**, *19*, 157.

142 R. Parodi, G. Liuzzo, P. Patrucco, G. Brunel, G.A. Santarelli, V. Birardi, B. Gasparetto, *Int. J. Periodontics Restorative Dent.* **2000**, *20*, 584.

143 R. Parodi, G.A. Santarelli, B. Gasparetto, *Int. J. Periodontics Restorative Dent.* **2004**, *24*, 57.

144 L. Francetti, M. Del Fabbro, M. Basso, T. Testori, R. Weinstein, *J. Clin. Periodontol.* **2004**, *31*, 52.

145 S. Jepsen, B. Heinz, K. Jepsen, M. Arjomand, T. Hoffmann, S. Richter, E. Reich, A. Sculean, J.R. Gonzales, R.H. Bodeker, J. Meyle, *J. Periodontol.* **2004**, *75*, 1150.

146 J. Meyle, J.R. Gonzales, R.H. Bodeker, T. Hoffmann, S. Richter, B. Heinz, M. Arjomand, E. Reich, A. Sculean, K. Jepsen, S. Jepsen, *J. Periodontol.* **2004**, *75*, 1188.

147 W.V. Giannobile, M.J. Somerman, *Ann. Periodontol.* **2003**, *8*, 193.

148 A. Sculean, P. Windisch, G.C. Chiantella, N. Donos, M. Brecx, E. Reich, *J. Clin. Periodontol.* **2001**, *28*, 397.

149 A.B. Novaes, Jr., D.B. Palioto, P.F. de Andrade, J.T. Marchesan, *Braz. Dent. J.* **2005**, *16*, 87.

150 E.E. Machtei, M.I. Cho, R. Dunford, J. Norderyd, J.J. Zambon, R.J. Genco, *J. Periodontol.* **1994**, *65*, 154.

151 M.S. Tonetti, G. Pini-Prato, P. Cortellini, *J. Clin. Periodontol.* **1995**, *22*, 229.

152 L. Trombelli, C.K. Kim, G.J. Zimmerman, U.M. Wikesjo, *J. Clin. Periodontol.* **1997**, *24*, 366.

153 F. Klein, T.S. Kim, S. Hassfeld, H.J. Staehle, P. Reitmeir, R. Holle, P. Eickholz, *J. Periodontol.* **2001**, *72*, 1639.

154 H. Preber, L. Linder, J. Bergstrom, *J. Clin. Periodontol.* **1995**, *22*, 946.

155 G.M. Bowers, R.G. Schallhorn, P.K. McClain, G.M. Morrison, R. Morgan, M.A. Reynolds, *J. Periodontol.* **2003**, *74*, 1255.

156 R.C. Bower, *J. Periodontol.* **1979**, *50*, 23.

157 J.I. Matia, N.F. Bissada, J.E. Maybury, P. Ricchetti, *Int. J. Periodontics Restorative Dent.* **1986**, *6*, 24.

158 K.A. Selvig, B.G. Kersten, U.M. Wikesjo, *J. Periodontol.* **1993**, *64*, 730.

159 P. Cortellini, G.M. Bowers, *Int. J. Periodontics Restorative Dent.* **1995**, *15*, 128.

160 P. Cortellini, M.S. Tonetti, N.P. Lang, J.E. Suvan, G. Zucchelli, T. Vangsted, M. Silvestri, R. Rossi, P. McClain, A. Fonzar, D. Dubravec, P. Adriaens, *J. Periodontol.* **2001**, *72*, 1702.

161 C. Baldi, G. Pini-Prato, U. Pagliaro, M. Nieri, D. Saletta, L. Muzzi, P. Cortellini, *J. Periodontol.* **1999**, *70*, 1077.

162 R.J. Harris, *J. Periodontol.* **1998**, *69*, 1426.

163 L.H. Huang, R.E. Neiva, H.L. Wang, *J. Periodontol.* **2005**, *76*, 1729.

164 C.R. Anderegg, D.G. Metzler, B.K. Nicoll, *J. Periodontol.* **1995**, *66*, 397.

165 E.E. Machtei, R.G. Schallhorn, *Int. J. Periodontics Restorative Dent.* **1995**, *15*, 146.

166 R. Pontoriero, J. Lindhe, *J. Clin. Periodontol.* **1995**, *22*, 756.

167 R. Pontoriero, J. Lindhe, *J. Clin. Periodontol.* **1995**, *22*, 810.

168 J. Horwitz, E.E. Machtei, P. Reitmeir, R. Holle, T.S. Kim, P. Eickholz, *J. Clin. Periodontol.* **2004**, *31*, 105.

169 A.R. Vernino, F.L. Jones, R.A. Holt, R.E. Nordquist, J.W. Brand, *Int. J. Periodontics Restorative Dent.* **1995**, *15*, 84.

170 D. Rothamel, F. Schwarz, M. Sager, M. Herten, A. Sculean, J. Becker, *Clin. Oral Implants Res.* **2005**, *16*, 369.

171 K.A. Selvig, B.G. Kersten, A.D. Chamberlain, U.M. Wikesjo, R.E. Nilveus, *J. Periodontol.* **1992**, *63*, 974.

172 A. Friedmann, F.P. Strietzel, B. Maretzki, S. Pitaru, J.P. Bernimoulin, *Clin. Oral Implants Res.* **2002**, *13*, 587.

173 A.B. Novaes, Jr., F.G. Gutierrez, I.F. Francischetto, A.B. Novaes, *J. Periodontol.* **1995**, *66*, 864.

174 J.J. Sanders, W.W. Sepe, G.M. Bowers, R.W. Koch, J.E. Williams, J.S. Lekas, J.T. Mellonig, G.B. Pelleu, Jr., V. Gambill, *J. Periodontol.* **1983**, *54*, 1.

175 B. Rosling, S. Nyman, J. Lindhe, *J. Clin. Periodontol.* **1976**, *3*, 38.

176 M.G. Newman, *J. Periodontol.* **1993**, *64*, 1166.

177 P. Cortellini, G. Pini Prato, M.S. Tonetti, *J. Periodontol.* **1993**, *64*, 261.

178 T.W. Oates, M. Robinson, J.C. Gunsolley, *Ann. Periodontol.* **2003**, *8*, 303.

179 H.L. Wang, M.J. Carroll, *Quintessence Int.* **2001**, *32*, 504.

180 H.L. Wang, K.F. Al-Shammari, *Quintessence Int.* **2002**, *33*, 715.

第 17 章　牙组织工程

17.1　引　　言

龋齿，一种全世界范围内广泛存在的可引起早期牙髓流失并由此带来牙齿损害的牙科疾病。牙齿在咀嚼、发声和面部美学方面的作用极大，而且是幸福和高质量生活的重要组成部分。咀嚼器官的功能障碍会引起头部、面部及下颌疼痛[1]，牙齿的咬合情况与下肢的动力学强度、灵活性、平衡性有密切关系[2]。同时，咀嚼功能还与老年人的认知障碍和血管性智障有关联[3]。从供血和神经分布上讲，牙髓组织在维持牙齿动态平衡方面有很大的作用，且对牙齿寿命而言至关重要。

众所周知，伤害性刺激如龋齿、细菌浸润性免疫防御及外部刺激会形成反应性/修复性牙本质。然而，在深龋和牙髓暴露的情况下，传统氢氧化钙直接盖髓术和牙髓切断术的效果并不理想，这源于牙髓组织中的细菌浸润和炎症。即使修复性牙本质已形成，其方向面向牙齿顶端，余下的牙髓也不多，其结果可能导致牙髓进一步治疗时的根管通道不顺畅。因此，有效的活髓保存治疗及牙本质和牙髓再生疗法或许能使深龋及牙髓炎临床治疗发生颠覆性改变。从这一方面讲，加强牙髓组织自然愈合的潜在能力，同时，结合来自体内外干细胞/祖细胞的成牙本质细胞的生物工程法，将是未来牙齿疾病治疗的希望所在。很有可能组织工程及牙本质和牙髓的再生性药物会成为牙髓病学和牙体外科学的终极目标，以保留住牙齿的代谢功能，并重构牙齿的咬合和审美作用。

17.2　三 体 构 造

基于三种基本组织成分的牙本质及牙髓三体再生结构，其组成分别为：①响应细胞；②诱导性形态发生信号，如骨形态发生蛋白 BMP；③胞外基质架构，见图 17-1。最近几年，三体再生结构已成为一些项目的研究重点，在接下来的章节中将就以下几个细节进行阐述。

17.2.1　牙髓干细胞/祖细胞

17.2.1.1　分离

牙髓组织中含有各种来源的细胞，包括牙髓细胞、血管内皮细胞、未分化间

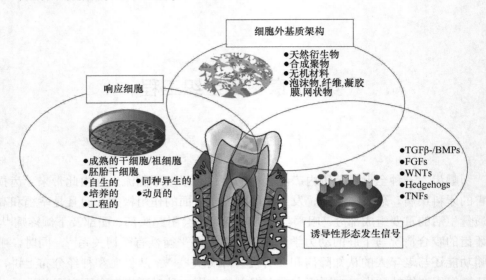

图 17-1　组织工程及牙本质再生的关键三要素。（彩图请扫封底二维码）

充质细胞、成纤维细胞、周细胞及层次分化的成牙本质细胞、免疫细胞和神经细胞。高增殖的牙髓细胞已从多个物种的成年牙髓组织中分离出来。人克隆牙髓干细胞（dental pulp stem cell，DPSC）/祖细胞也通过酶解离法得到分离，这些细胞有着自我更新和多向分化的潜能[4,5]。人 DPSC 还可利用与 STRO-1、CD146 的抗体反应磁选法进一步分离，这也暗示着其潜在的血管周起源[6]。

一种能将 DNA 结合染料 Hoechst 33342 泵出细胞的、被称为"侧群细胞"（side population，SP）的组织特异性多能干细胞也已被分离出来[7]。这些细胞对一些涉及细胞静止、多能和非对称分裂的基因有上调作用[8]。到目前为止，已有多个物种的牙髓 SP 细胞被分离[9]，见图 17-2。最近资料显示，*CD150* mRNA 已被人们用作标志物以区分干细胞和其他祖细胞[10]，相较于非 SP 细胞，*CD150* 在猪的牙髓 SP 细胞中有高表达[9]。在 SP 细胞中，α平滑肌肌动蛋白、NG2 及结蛋白（desmin）的表达量非常低，以上三种物质均是微血管周围细胞标志物。相较于非 SP 细胞，CD31、Vegfr2 和 CD105 三种内皮细胞标志物在 SP 细胞中也有高表达。Bcrp1，一种 SP 细胞表型标志物[11]，与 CD31 叠加分布于血管周围[9]。然而，流式细胞仪检测显示，猪 50%的 SP 细胞为 CD31 阳性，因此人们推测，在牙髓组织中除血管周围区域外，可能还另有他处存有 SP 细胞。

绝大多数来自骨髓的 SP 细胞拥有造血干细胞（hematopoietic stem cell，HSC）、c-Kit(CD117)[+]、Thy-1(CD90)[low]、Sca-1[+]、CD31[+]、CD135[-]、lineage[-]细胞的表面特征标志物，然而，只有小部分抗原明确的细胞会被认定为 SP 细胞。由此有人认为，后者与原有的干细胞表型并无甚区别，只是其中的一小部分而已[12]。

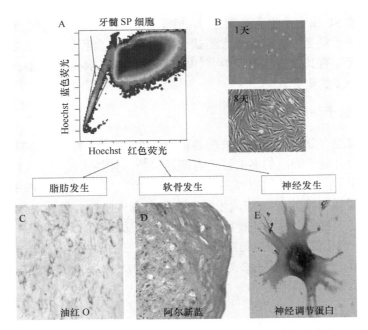

图 17-2 猪成熟牙髓组织中的牙髓侧群细胞（SP）。（A）初生牙髓细胞中含 0.2% 的 SP 细胞，这些细胞 Hoechst 33342 荧光强度相对较低；（B）在 8 天的时间里，单个 SP 细胞形成了细胞集落；（C）34 天时脂肪转化（油红 O 染色）；（D）28 天时软骨转化（阿尔新蓝染色）；（E）30 天时神经转化（神经调节蛋白免疫染色）。（彩图请扫封底二维码）

KTLS$^+$[c-Kit(CD117)$^+$、Thy-1(CD90)^{low}、lineage$^-$ 及 Sca-1$^+$]中的 SP$^+$细胞亚群与 SP$^-$细胞亚群相比，其细胞内含有更多的长效再生物[12]。小鼠牙髓组织中也发现了类似于骨髓 SP$^+$细胞亚群的细胞（数据未公开发表）。人们需要有更多的特异性标志物来进一步区分不同层次等级的牙髓细胞，这或许能够解决是否所有的集落形成细胞均来自一种多能干细胞，还是源自几个不同细胞系的定向祖细胞的问题。

17.2.1.2 自我更新

干细胞有自我更新能力，在每一次细胞分裂（非对称性胞裂）后会产生出一个新的干细胞和一个短暂的增殖细胞[13]，当然，有时也会生出两个子代短暂增殖细胞，对称分裂时一个干细胞会产生出两个子代干细胞[13]。通常，干细胞所在之处是一个由间充质细胞和 ECM 构成的特化微环境，各个相互作用的微环境对于干细胞的自我更新过程而言是至关重要的[13]。

Oct4/POU3-4，一个涉及细胞增殖周期维持的基因，在牙髓 SP 细胞中的表达远高于非 SP 细胞。同样，*Bmi1* 和 *Stat3* 在 SP 细胞中也高表达。*Tert*（端粒酶返转录酶基因）——一个维持端粒长度、保持基因组稳定及高增殖器官长期运行[14]

的基因在牙髓 SP 细胞中也有高表达[9]。相较于非 SP 细胞，SP 细胞的增殖周期更长，细胞累积数量更大。因此，人们认为这些细胞有自我更新和复制的能力。牙髓组织中是否也有其他器官组织中[15-17]已确认的 Wnt、Notch 及 BMP 信号成分，还有待于进一步的研究。

17.2.1.3　多能干细胞的分化

组织干细胞有分化为其他无关联器官的潜能。例如，移植至心肌、血管内皮、肝及骨骼肌的骨髓干细胞的多能性已有阐述[18-21]。体外研究中，人们发现来自骨髓和脂肪组织的间充质干细胞有多种分化潜能[22-24]。事实上，骨髓细胞甚至还有生成牙间充质样细胞的潜能[25]。牙髓干细胞也有多能性，见图 17-2，在体外，其有生成脂肪、软骨、骨骼、神经、血管及牙本质的潜能[4,5,9,26,27]。有研究显示，人 CD146 阳性牙髓干细胞在与羟基磷灰石/磷酸三钙架构一起被植入时能诱导牙本质异位的形成[6]，当将 BMP2 处理过的结构颗粒植入截断的牙髓中时，猪的 SP 细胞则体内诱导牙本质再生[9]。

17.2.2　形态发生信号——BMP

牙本质及牙髓再生中最有前景也最关键的调节剂是 BMP 家族[28,29]。BMP 家族成员有次序地、重复性地参与到牙齿的胚胎发育、萌出、形态发生、细胞分化及基质分泌中[30]。最近，人们已从大鼠切齿牙髓组织中克隆出 10 个 BMP 家族成员的基因，其分别是 *Bmp2*、*Bmp4*、*Bmp6*、*Bmp7*、*Bmp8*、生长/分化因子 *Gdf1*、*Gdf5*、*Gdf6*、*Gdf7*、*Gdf11* 及胶质细胞源性神经生长因子 *GDNF* [31,32]。来自上皮的 BMP4 能诱导间充质细胞分化为生牙细胞[33]，Bmp2、Bmp4、Bmp7 在釉结中表达，这些信号物质对上皮及间充质细胞有影响，负责釉结的维持及上皮细胞的形态发生[34]。同时，这些信号物质连同 BMP4 通过影响继发性釉结的起始而对牙冠形貌进行调节[35-37]。*Bmp2*、*Bmp4*、*Bmp6*、*Bmp7* 及 *Gdf11* 在成牙本质细胞分化过程中有表达[32,38-40]，而 *Bmp4* 和 *Bmp5* 在成釉细胞分化过程中表达。

形态发生过程中的 BMP 信号网络非常复杂。BMP 的信号途径调节有三个水平，其分别为胞内、膜上和胞外[41]。BMP 的一些拮抗物，如 noggin、卵泡抑制素、ectodin 调节着牙齿发育中的 BMP 的生物活性[30,42-44]。两种跨膜受体，即Ⅰ型受体（ActR-ⅠA、BMPR-ⅠA、BMPR-ⅠB）和Ⅱ型受体（ActR-ⅡA、ActR-ⅡB、BMPR-Ⅱ）均有丝氨酸-苏氨酸激酶活性，两者在牙齿发育中皆有表达[30,45]。在牙齿的系统发生过程中，BMP 信号通过数量有限的 Smad 蛋白即受体激活型 Smads（R-Smads）、共调型 Smads（co-Smads）、抑制型 Smads（I-Smads）由细胞膜传导至细胞核[46]。

BMP2 可在单层培养、立体培养（即 3D 培养）及器官培养中刺激牙髓细胞分化为成牙本质细胞[47-50]。人重组 BMP7 在牙齿切片培养中呈现出类似的效果[51]。与此同时，人重组 BMP2、BMP4 和 GDF11 浸珠在小鼠牙乳头成釉器细胞培养中也能刺激成牙本质细胞分化[33,52]。

目前，人们仍不清楚干细胞/祖细胞在牙髓组织受损后如何由静态转为活跃态，并使细胞增殖、迁移、分化和基质分泌。显然，需好好地研究一番牙髓病治疗上的再生应用及形态发生素分子的释放控制机制。

17.2.3　架构

诱导信号间的相互作用（通过形态发生素和响应细胞而起作用）由 ECM 调节，ECM 成分使形态发生素始终保持在理想的构象状态下，或许还具有防止其蛋白质水解的功能[53]。BMP 能与 I 型胶原、IV 型胶原、II 型前胶原、硫酸乙酰肝素、肝素、fibrillin——（肌）原纤维蛋白、蛋白聚糖及 BMP 拮抗剂（如 noggin、chordin 及 DNA）架构[54]。架构的主要作用如下。

1）为细胞生长和分化提供一立体的理化和生物微环境，促进细胞黏附与迁移。
2）作为蛋白疗法中形态发生素如 BMP 的载体及细胞疗法中细胞的载体。
3）在营养物质、氧气及废物的运输中起作用。
4）逐步降解并由再生组织取代，保留最终组织结构特征。
5）拥有生物相容性、无毒和适宜的力学及机械强度。

修复及再生性牙本质形成策略涉及适合牙本质发生的预架构的整合。这些架构既可以是天然的也可以是合成的聚合物。天然聚物（如胶原和纤连蛋白）拥有生物相容性和生物活性优势，而合成聚物则有着精确控制的理化性能，如降解率、空隙率、微结构及机械性能[55]。成牙本质细胞的分化与一种胶原性基质——骨样牙本质有关，这种基质的形成又与氢氧化钙盖髓术有关联[56]。当脱矿化或天然的牙本质基质被移植至牙髓组织中时，还会形成一些内衬有成牙本质细胞的管状基质[57-60]。脱矿化的牙本质基质可用 4 mol/L 盐酸胍去活性。BMP2 连同架构能诱导管状牙本质基质形成于截断牙髓的空腔中。然而有实验显示，肌腱胶原架构不诱导管状基质形成[61,62]。因此，不溶性牙本质看似在修复性牙本质发生过程中对于牙髓细胞附着及分化为成牙本质细胞这一点上非常重要。然而，其精确的理化表面要求迄今未有解释。纤连蛋白可能对这些物质与牙髓细胞间的相互作用有调节，同时，在成牙本质细胞极化过程中对细胞骨架进行重组[63]。成牙本质细胞间的胶原纤维可能对引导前牙本质细胞迁移、黏附、排布及形成修复性牙本质的功能有帮助，同时将中央髓腔与新生成的成牙本质细胞通过纤维结合而捆结在一起，形成一个生物/力学结[64]。骨涎蛋白刺激细胞产生分化，分泌有组织结构的 ECM 并形成一层厚的修复性牙本质[65]。某些合成架构可用于牙本质/牙髓再生[66,67]，最常应用的合成材料有聚乳酸（PLA）、聚乙醇酸（PGA）及其共聚物（PLGA）。合成性水凝胶包括以聚乙二醇（PEG）为基础的聚物及其改良物，这些改良聚物上有细胞表面黏附多肽，如精氨酸、甘氨酸和天冬氨酸（RGD）结构，它们可明显提高细胞在立体空间中的黏附和基质合成[68]。含有无机成分如羟基磷灰石及磷酸钙的架构常被用来增强矿化组织的传导性[69]。从立体的细胞微环境上看，架构仍需不断改进以满足牙本质再生调节的需求。

17.3 牙本质再生

17.3.1 蛋白疗法

利用一些 BMP 如 BMP2、BMP4、BMP7 来诱导修复/再生性牙本质形成的蛋白疗法已建立起来[28,29,70]。重组 BMP 的大量需求及其较短的半衰期则建议人们将递送系统进一步优化，然而，这种要求迄今未曾达到。

17.3.2 基因疗法

17.3.2.1 体内的 BMP 基因疗法

基因疗法代表的是另一种策略，BMP 很可能被用于临床牙本质再生。安全有效的基因递送体系的主要要求如下：①靶细胞的转导率要高；②对转基因而言，要有足够的控制时间和长时间的局部表达；③安全，免疫反应和（或）毒性小。有报道称，一些病毒性和非病毒性载体被用于牙髓组织的转基因表达和内源性BMP 的产生。

含全长 Bmp7 基因的腺病毒体内直接感染（图 17-3 左）只诱导牙髓组织产生了少量组织不佳的矿化团状物，试验中，通过注射细菌脂多糖使牙髓功能得以恢复[71]。最初，人们利用非病毒基因递送途径通过电穿孔以诱导牙本质再生。相较于病毒基因递送法，此方法有以下几个方面的优势：①生产/操作稳定、成本低、纯度高，且复制或合并风险小；②转基因插入大小不限；③免疫原性（即致免性）较弱；④宿主细胞可短暂游离插入（episomal insertion）；⑤可重复多次给药；⑥给药时载体剂量不限[72]。

一般来讲，电穿孔法的基因转导率相对较低，尽管体外脉冲电穿孔能有效地将Gdf11 cDNA 质粒导入小鼠牙乳头成釉器培养中的牙髓细胞，并诱导成牙本质细胞分化[52]。然而，截断牙髓中 Gdf11 基因转移只诱导产生少量修复性牙本质，这主要缘于电极散热及物理侵入对牙髓组织造成了伤害，并导致不完全且非同质的骨样牙本质形成[52]。接下来，要评估的是利用微泡的超声介导基因递送法。这种非侵入式无毒的方法较安全（由超声波诊断设备完成），可局部精准转导，且操作简单，在牙本质再生基因疗法上有一定优势。为将质粒（通过声穿孔和微泡）转移至截断/暴露的牙髓组织中，造影剂浓度应为 5%～10%。超声法不失为一种最有效的方法，在体外，超声介导的 *Gdf11* 基因能诱导牙髓干细胞分化为成牙本质细胞；在体内，无任何组织损伤或细胞坏死情况下，会形成同质的牙本质且牙本质得以完全修复[73]。

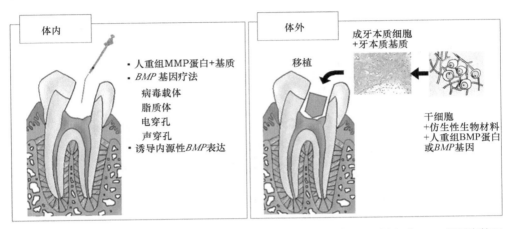

图 17-3　牙本质再生牙髓疗法中的两个主要策略。左：体内法，将 BMP 蛋白或 *BMP* 基因直接局部地加至暴露的牙髓中，以提高牙髓组织的自然愈合；右：体外法，先分离出干细胞/祖细胞，用 BMP 蛋白或 *BMP* 基因处理，使其在架构表面上分化为成牙本质细胞，然后再植入暴露的牙髓中。

17.3.2.2　间接体内的 BMP 细胞疗法及基因疗法

从临床上看，当牙髓组织在龋齿摘除过程中意外暴露和（或）牙冠部位局部有炎症时，超声介导基因转导结合 BMP 或许是一种有效的体内牙本质再生疗法，但在有严重不可逆牙髓炎的情况下，牙髓中只留有少量的干细胞/祖细胞，如果此时采用体内基因疗法可能会受到质疑[71]。由此，这时只能采取另一种方法，即间接体内细胞疗法或基因疗法，在此种情况下，牙髓干细胞/祖细胞（转导了 BMP 蛋白或 *BMP* 基因）在体外会分化为成牙本质细胞，然后再将这些细胞移植至截断/暴露的牙髓组织中，见图 17-3 右。Rutherford[71]的研究显示，当将转导了腺病毒介导 *Bmp7* 的真皮成纤维细胞自体移植至患有牙髓炎的牙髓上时，其诱导形成了修复性牙本质。研究还显示，无论是移植 BMP2 处理过的牙髓干细胞/祖细胞[49]还是 *Gdf11* 电转染的干细胞/祖细胞[74]，细胞疗法和间接体内基因疗法在暴露的牙髓上可能初始时先诱导形成骨样牙本质，随后再生成持久的管状牙本质，见图 17-4。BMP 蛋白处理的或 *BMP* 基因转导的细胞在移植后皆能直接形成修复性/再生性牙本质基质。此外，这些细胞可能还会分泌出各种生长/分化因子，并留于基质中。这些不断被释放出来的因子可进一步诱导宿主牙髓干细胞迁移并分化为牙本质细胞[74]。自体移植细胞拥有无缝整合至暴露牙髓组织中的潜能，且正常功能不破坏。另外人们观察发现，即使是在有牙髓炎的情况下，*BMP* 转导细胞移植后宿主牙髓细胞仍有再生性反应，这表明，在牙髓病临床牙本质再生治疗上，这种间接体内疗法是有效的。

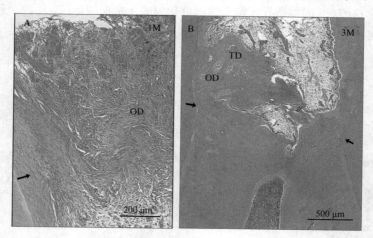

图 17-4　通过细胞疗法和间接体内基因疗法，形成修复性/再生性牙本质。用重组 BMP2 或电转染 *Gdf11* 基因的牙髓干细胞在三维团块培养中分化出成牙本质细胞，并自体移植于截断的牙髓上。在一个月（1M）和三个月（3M）后，大量骨样牙本质（OD）和管状牙本质（TD）形成。（A）BMP2 处理；（B）基因处理。

　　对于牙科人工材料（如树脂和金属）而言，组织工程性牙本质/牙髓移植或许是一种很有前景的替代方法，间接体内基因疗法的最大临床挑战是细胞来源问题。最可靠的来源是分离自因矫正治疗而摘除牙齿的自体牙髓干细胞/祖细胞，但包括第三磨牙和乳牙在内的这些细胞来源均有局限性，其主要局限表现在来自中年和老年患者的可用干细胞很少，数量有限，且纯化困难，除此之外，还需要 *BMP* 转导后有分化能力的成牙本质细胞能在长期维持和扩展中无表型改变。可喜的是，最近的研究表明，长期冷冻保存的牙髓干细胞性能保持良好[27]，这说明设立"干细胞库"很有必要。分离自个人年轻时的牙髓干细胞可保存于"干细胞库"中以备后用。从这一点上看，人们推测免疫活性已被抑制的牙髓干细胞可作为潜在的同种异源牙髓干细胞使用[75]。但这种安全性不断改进和完善、分离和扩展有效的牙髓干细胞还需从干细胞生物学方面加以更好地了解。因此说人们迟早会通过标志物将不同分化层次的牙髓干细胞鉴别出来，以微创方式从脂肪、骨髓和骨骼肌中收获最适合的间充质干细胞并加以转导，为随后的成牙本质细胞分化及牙本质再生提供保障。

　　临床前数据报告证实，BMP 间接体内细胞疗法及基因疗法是安全有效的，见图 17-3。但移植的牙髓细胞的药代动力学必须在临床应用前被严格检测，修复性牙本质的整体性与渗透性必须予以系统评价。应该注意的是，尽管间接体内基因疗法治疗后的修复性牙本质在 3 个月的时间内会完全暴露，但牙髓组织中既看不到有炎症细胞浸润也看不见有炎症细胞渗漏，这说明有一功能性的物理屏障形成并保护着牙髓组织。尽管管状牙本质取向依赖于架构，但有着最佳取向的管状牙本质本身或许就是一道比较好的通透性屏障。一些新兴生物材料及纳米材料的研发将引领此领域不断向前发展，未来明确架构上的干细胞应用或许会生成可移植至暴露牙髓上的有功能的牙本质-牙髓复合结构，见图 17-5。

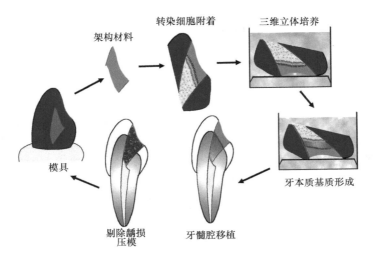

图 17-5　临床应用上有着最佳取向的管状牙本质的形成。在去除龋损之后，通过模具制作出一外形清晰的架构。架构材料上有用 BMP 蛋白处理过的或转染有 *BMP* 基因的牙髓干细胞附着，使其分化出成牙本质细胞，这些细胞再三维立体培养，形成有功能的管状牙本质-牙髓复合结构，然后再移植至暴露的牙髓中。（彩图请扫封底二维码）

17.4　牙髓再生

17.4.1　血管发生

众所周知，组织修复与再生中关键的一点是血管系统的形成，对于牙本质-牙髓复合结构而言，组织工程性移植体的血管浸润贡献巨大。血管内皮生长因子（VEGF），一种血管生成主要调节剂，可诱导人牙髓细胞趋化、增殖并分化[76,77]。牙本质基质中 VEGF 的存在及牙髓细胞对 VEGF 的反应使人们意识到，牙髓中很可能存有内皮祖细胞，这些祖细胞与成牙本质细胞和神经细胞的祖细胞共存[9,79]。从内皮祖细胞于组织再生中血管化的作用上看，对于牙本质和牙髓再生来说，VEGF[78]及血管内皮细胞的作用或许至关重要。最新的一项研究结果表明，牙髓干细胞/祖细胞可迁移至受损部位以应答内皮细胞的损伤[80]。VEGF 的分泌既受 BMP4[81]也受 BMP7[82]的影响，其上调毛细血管内皮细胞中 BMP2 的表达[83]，并与 BMP2 和 BMP4

协同，共同促进干细胞的汇集[84]。BMP 通过成骨细胞的 VEGF 生产来刺激血管生成[85]。在牙本质-牙髓复合结构再生中，内皮细胞与成牙本质细胞间可能会出现细胞串扰（cross-talk）现象，就像骨形成及骨折愈合中的那样。新血管生成治疗法为一些威胁人们生命的疾病治疗带来了一个前所未有的机会，如骨骼疾病[86,87]，应用基因疗法促进血管生长使再生中的局部血管化成为可能[88]。如此一来，利用牙髓干细胞或内皮祖细胞，通过 VEGF 和适当比例 BMP 的体内基因疗法或间接体内基因疗法，使牙本质-牙髓复合结构强化再生在牙髓病临床治疗上的潜力大增。

17.4.2　神经发生

牙髓中的神经分布相当丰富，神经伴随着血管经根尖孔进入，然后继续前行至牙冠部分，在那里形成神经丛，紧靠着成牙本质细胞，最后进入牙本质小管，其中既有感觉神经也有交感神经[79]。牙髓神经在血流、牙本质液流及其压力调节上起着重要作用[89-91]。同时，对新血管形成、免疫细胞外渗也有贡献，调节炎症以减少损害，维持牙髓组织，增强牙髓防御[92]。因此，神经-牙髓间相互作用及神经再生对于牙髓病基因疗法的成功至关重要。

神经生长因子（nerve growth factor，NGF）、脑源性神经营养因子（brain-derived neurotrophic factor，BDNF）及胶质细胞源性神经营养因子（glial cell-derived neurotrophic factor，GDNF）在牙髓中均有表达[93]，同时，GDNF 也可由牙髓逆向转运至三叉神经细胞胞体[94]。BMP 在神经发生上的显著作用[95-102]有力地支持了其于牙本质-牙髓复合结构再生基因疗法中的神经再生效力。基于神经-牙髓间的相互作用，人们相信，牙髓干细胞神经营养机制研究[93]上的不断进展会使神经再生有进一步的发展。

17.5　整 牙 再 生

组织工程技术已被用于脱落牙齿自移植及牙种植管理。尽管发育自胚胎牙蕾异位移植的全牙冠早已得到了人们的公认[103-106]，但直到最近，生物工程性牙齿才成功地从种植了猪牙蕾分离细胞或大鼠牙蕾培养细胞的生物降解性架构上生出并长于网膜中[107-109]。长出的牙齿结构完整，与正常牙齿无区别，有牙釉质、牙本质和牙骨质。牙齿生长过程在类似于牙齿自然发育的上皮-间充质细胞作用下进行，这些上皮和间充质细胞均来自上皮和间充质干细胞/祖细胞。生长 21 周的生物工程牙齿牙冠的计算模型揭示，尽管牙釉质未全覆盖整个牙冠，牙本质也没能围住整个牙髓，但牙齿中的牙釉质、牙本质及牙髓组织空间结构正常[110]。将分离的牙蕾细胞移植至犬牙槽骨中（牙蕾被摘除），与网膜相比，尽管其血供较差，但仍可诱导再生出管状牙本质[111]。在牙蕾细胞聚物架构移植中可能存在这样的一个问题，即生物工程性牙齿一般都很小，其形状及牙釉质与牙骨质的协调形成性差[109]。对于人们而言，形成形状精确的磨牙和切齿仍是一项巨大挑战，从某种意义上说，物理和机械力以及上皮-间充质细胞间的相互影响可能也起着一些作用。最近，Honda 等[112]的研究显示，在体外剪切应力作用下 2 h 的成牙本质细胞的分化能力增强，在体内，剪切应力作用下的生物工程性牙齿出现早期再生。

解离-再组合实验表明，帽状期间充质细胞的关键作用是控制牙齿形态发生和诱导上皮细胞的可塑（例如，使不同类型的上皮细胞相互间转换）。将小鼠帽状期的牙上皮与牙间充质或间充质细胞组合并体外培养，其结果是牙齿形态发生完整，尽管位置信息有些丧失[113,114]。进一步的实验显示，分离的间充质细胞与上皮部分的再组合量或许对牙冠形状有调节[115]。

最近，一项令人激动的研究报告称，当胚胎口腔上皮与成人肾小囊中的非牙外胚间充质干细胞重组时[25]，这些细胞有指导牙生成的能力。人们在此基础上推测，在无任何架构的情况下，一些生牙信号有可能会指令胚胎或成人干细胞形成牙冠[116]。然而，目前仍有一个未解决的问题，即对于未来临床应用而言，如何准确界定口腔上皮和（或）外胚间充质干细胞的时期及来源。

17.6　结论及未来展望

尽管最近几年组织工程学有了很大的发展，但目前人们仍无法通过明确的机械和生物手段来制造出既具结构又有功能的小尺寸牙齿，包括牙本质、牙釉质、牙骨质及牙髓，以用于常规的龋齿和（或）缺齿的临床治疗。干细胞/祖细胞来源上的进展及对 ECM 架构的更深理解，对于临床成功应用将极为关键。然而，随着生物反应器的设计及高效架构的研发，生物工程性义牙看似迟早会被人们制造出来，到那时，市场上将有现成的细胞产品供应以满足人们的需求。最近，形态发生信号、应答干细胞及仿生架构方面的惊人进展已预示着牙组织工程的未来将会一片光明。

参 考 文 献

1　M.M. Siccoli, C.L. Bassetti, P.S. Sandor, *Lancet Neurol.* **2006**, 5, 257–267.

2　T. Yamaga, A. Yoshihara, Y. Ando, Y. Yoshitake, Y. Kimura, M. Shimada, M. Nishimuta, H. Miyazaki, *J. Gerontol A. Biol. Sci. Med. Sci.* **2002**, 57, M616–M620.

3　H. Miura, K. Yamasaki, M. Kariyasu, K. Miura, Y. Sumi, *J. Oral Rehabil.* **2003**, 30, 808–811.

4　S. Gronthos, M. Mankani, J. Brahim, P.G. Robey, S. Shi, *Proc. Natl. Acad. Sci. USA* **2000**, 97, 13625–13630.

5　S. Gronthos, J. Brahim, W. Li, L.W. Fisher, N. Cherman, A. Boyde, P. DenBesten, P.G. Robey, S.J. Shi, *Dent. Res.* **2002**, 81, 531–535.

6　S. Shi, S. Gronthos. *J. Bone Miner. Res.* **2003**, 18, 696–704.

7 M.A. Goodell, K. Brose, G. Paradis, A.S. Conner, R.C. Mulligan, *J. Exp. Med.* **1996**, *183*, 1797–1806.

8 C. Rochon, V. Frouin, S. Bortoli, K. Giraud-Triboult, V. Duverger, P. Vaigot, C. Petat, P. Fouchet, B. Lassalle, O. Alibert, X. Gidrol, G. Pietu, *Exp. Cell Res.* **2006**, *312*, 2074–2082.

9 K. Iohara, L. Zheng, M. Ito, A. Tomokiyo, K. Matsushita, M. Nakashima, *Stem Cells* **2006**, *11*, 2493–2503.

10 M.J. Kiel, O.H. Yilmaz, T. Iwashita, O.H. Yilmaz, C. Terhorst, S.J. Morrison, *Cell* **2005**, *121*, 1109–1121.

11 S. Zhou, J.J. Morris, Y. Barnes, L. Lan, J.D. Schuetz, B.P. Sorrentino, *Proc. Natl. Acad. Sci. USA* **2002**, *99*, 12339–12344.

12 D.J. Pearce, C.M. Ridler, C. Simpson, D. Bonnet, *Blood* **2004**, *103*, 2541–2546.

13 M.R. Alison, M. Brittan, M.J. Lovell, N.A. Wright, *Handbook Exp. Pharmacol.* **2006**, *174*, 185–227.

14 C. Autexier, N.F. Lue, *Annu. Rev. Biochem.* **2006**, *75*, 493–517.

15 L. Li, T. Xie, *Annu. Rev. Cell Dev. Biol.* **2005**, *21*, 605–631.

16 K.A. Moore, I.R. Lemischka, *Science* **2006**, *311*, 1880–1885.

17 A. Wilson, A. Trumpp, *Nat. Rev. Immunol.* **2006**, *6*, 93–106.

18 K.A. Jackson, S.A. Majka, H. Wang, J. Pocius, C.J. Hartley, M.W. Majesky, M.L. Entman, L.H. Michael, K.K. Hirschi, M.A. Goodell, *J. Clin. Invest.* **2001**, *107*, 1395–1402.

19 F.D. Camargo, R. Green, Y. Capetanaki, K.A. Jackson, M.A. Goodell, *Nat. Med.* **2003**, *9*, 1520–1527.

20 G.G. Wulf, K.L. Luo, K.A. Jackson, M.K. Brenner, M.A. Goodell, *Haematologica* **2003**, *88*, 368–378.

21 D.N. Kotton, R. Summer, A. Fine, *Exp. Hematol.* **2004**, *32*, 340–343.

22 M. Reyes, T. Lund, T. Lenvik, D. Aguiar, L. Koodie, C.M. Verfaillie, *Blood* **2001**, *98*, 2615–2625.

23 A.I. Caplan, *Tissue Eng.* **2005**, *11*, 1198–1211.

24 B.M. Strem, K.C. Hicok, M. Zhu, I. Wulur, Z. Alfonso, R.E. Schreiber, J.K. Fraser, M.H. Hedrick, *Keio J. Med.* **2005**, *54*, 132–141.

25 A. Ohazama, S.A.C. Modino, I. Miletich, P.T. Sharpe, *J. Dent. Res.* **2004**, *83*, 518–522.

26 G. Laino, A. Graziano, R. d'Aquino, G. Pirozzi, V. Lanza, S. Valiante, A. De Rosa, F. Naro, E. Vivarelli, G. Papaccio, *J. Cell Physiol.* **2006**, *206*, 693–701.

27 G. Papaccio, A. Graziano, R. d'Aquino, M.F. Graziano, G. Pirozzi, D. Menditti, A. De Rosa, F. Carinci, G. Laino, *J. Cell. Physiol.* **2006**, *208*, 319–325.

28 M. Nakashima, A.H. Reddi, *Nat. Biotech.* **2003**, *21*, 1025–1032.

29 M. Nakashima, *Cytokine Growth Factor Rev.* **2005**, *16*, 369–376.

30 K. Heikinheimo, C. Begue-Kirn, O. Ritvos, T. Tuuri, J.V. Ruch, *Eur. J. Oral Sci.* **1998**, *106*, 167–173.

31 M. Nakashima, T. Toyono, T. Murakami, A. Akamine, *Arch. Oral Biol.* **1998**, *43*, 745–751.

32 M. Nakashima, T. Toyono, A. Akamine, A. Joyner, *Mech. Dev.* **1999**, *80*, 185–189.

33 S. Vainio, I. Karavanova, A. Jowett, I. Thesleff, *Cell* **1993**, *75*, 45–58.

34 I. Thesleff, *J. Cell Sci.* **2003**, *116*, 1647–1648.

35 I. Thesleff, J. Jernvall, *Cold Spring Harbor Symp. Quant. Biol.* **1997**, *62*, 257–267.

36 J. Jernvall, T. Åberg, P. Kettunen, S. Keranen, I. Thesleff, *Development* **1998**, *125*, 161–169.

37 I. Thesleff, M. Mikkola, *Int. Rev. Cytol.* **2002**, *217*, 93–135.

38 K. Heikinheimo, *J. Dent. Res.* **1994**, *73*, 590–597.

39 T. Åberg, J. Wozney, I. Thesleff, *Dev. Dynam.* **1997**, *210*, 383–396.

40 M.N. Helder, H. Karg, T.J. Bervoets, S. Vukicevic, E.H. Burger, R.N. D'Souza, J.H. Woltgens, G. Karsenty, A.L. Bronckers, *J. Dent. Res.* **1998**, *77*, 545–554.

41 W. Balemans. W. Van Hul, *Dev. Biol.* **2002**, *250*, 231–250.

42 A.S. Tucker, K.L. Matthews, P.T. Sharpe, *Science* **1998**, *282*, 1136–1138.

43 Y. Kassai, P. Munne, Y. Hotta, E. Penttila, K. Kavanagh, N. Ohbayashi, S. Takada, I. Thesleff, J. Jernvall, N. Itoh, *Science* **2005**, *309*, 2067–2070.

44 M.V. Plikus, M. Zeichner-David, J.A. Mayer, J. Reyna, P. Bringas, J.G. Thewissen, M.L. Snead, Y. Chai, C.M. Chuong, *Evol. Dev.* **2005**, *7*, 440–457.

45 A. Nadiri, S. Kuchler-Bopp, F. Perrin-Schmitt, H. Lesot, *Cell Tissue Res.* **2006**, *324*, 33–40.

46 X. Xu, L. Jeong, J. Han, Y. Ito, P. Bringas, Y. Chai, *Int. J. Dev. Biol.* **2003**, *47*, 31–39.

47 C. Bégue-Kirn, A.J. Smith, J.V. Ruch, J.M. Wozney, A. Purchio, D. Hartmann, H. Lesot, *Int. J. Dev. Biol.* **1992**, *36*, 491–503.

48 M. Nakashima, H. Nagasawa, Y. Yamada, A.H. Reddi, *Dev. Biol.* **1994**, *162*, 18–28.

49 K. Iohara, M. Nakashima, M. Ito, K. Ishikawa, A. Nakasima, A. Akamine, *J. Dent. Res.* **2004**, *83*, 590–595.

50 T. Saito, M. Ogawa, Y. Hata, K. Bessho, *J. Endod.* **2004**, *30*, 205–208.

51 A.J. Sloan, R.B. Rutherford, A.J. Smith, *Arch. Oral Biol.* **2000**, *45*, 173–177.

52 M. Nakashima, K. Mizunuma, T. Murakami, A. Akamine, *Gene Ther.* **2002**, *9*, 814–818.

53 V.M. Paralkar, A.K. Nandedkar, R.H. Pointer, H.K. Kleinman, A.H. Reddi, *J. Biol Chem.* **1990**, *265*, 17281–172814.

54 A.H. Reddi, *Arthritis Res.* **2001**, *3*, 1–5.

55 B. Sharma, J.H. Elisseeff, *Ann. Biomed. Eng.* **2004**, *32*, 148–59.

56 U. Schröder, *J. Dent. Res.* **1985**, *64*, 541–548.

57 G. Anneroth, G. Bang, *Odontologisk. Revy.* **1972**, *23*, 315–328.

58 M. Nakashima, *Endod. Dent. Traumatol.* **1989**, *5*, 279–286.

59 M. Nakashima, *Arch. Oral Biol.* **1990**, *35*, 277–281.

60 D. Tziafas, T. Lambrianidis, P. Beltes, *J. Endod.* **1993**, *19*, 116–122.

61 M. Nakashima, *J. Dent. Res.* **1994**, *73*, 1515–1522.

62 M. Nakashima, *Arch. Oral Biol.* **1994**, *39*, 1085–1089.

63 D. Tziafas, A.J. Smith, H. Lesot, *J. Dentistry* **2000**, *28*, 77–92.

64 Y. Kitasako, S. Shibata, C.F. Cox, J. Tagami, *Int. Endo. J.* **2002**, *35*, 996–1004.

65 F. Decup, N. Six, B. Palmier, D. Buch, J.J. Lasfargues, E. Salih, M. Goldberg, *Clin. Oral Invest.* **2000**, *4*, 110–119.

66 K.S. Bohl, J. Shon, B. Rutherford, D.J. Mooney, *J. Bio Science*, Polymer Edition **1998**, *9*, 749–764.

67 M. Goldberg, N. Six, F. Decup, D. Buch, E. Soheili Majd, J.J. Lasfargues, E. Salih, L. Stanislawski, *Adv. Dent. Res.* **2001**, *15*, 91–95.

68 J.A. Burdick, K.S. Anseth, *Biomaterials* **2002**, *23*, 4315–4323.

69 J.A. Jadlowiec, A.B. Celil, J.O. Hollinger, *Expert Opin. Biol. Ther.* **2003**, *3*, 409–423.

70 R.B. Rutherford, in: R.P. Lanza, R. Langer, L. Vacanti (Eds.), *Principles of Tissue Engineering.* 2nd edn. Academic Press, San Diego, **2000**, pp. 847–853.

71 R.B. Rutherford, *Eur. J. Oral Sci.* **2001**, *109*, 422–424.

72 K.Y. Ng, Y. Liu, *Medicinal Res. Rev.* **2002**, *22*, 204–223.

73 M. Nakashima, K. Tachibana, K. Iohara, M. Ito, M. Ishikawa, A. Akamine, *Human Gene Ther.* **2003**, *14*, 591–597.

74 M. Nakashima, K. Iohara, M. Ishikawa, M. Ito, A. Tomokiyo, T. Tanaka, A. Akamine, *Hum. Gene Ther.* **2004**, *15*, 1045–1053.

75 L. Pierdomenico, L. Bonsi, M. Calvitti, D. Rondelli, M. Arpinati, G. Chirumbolo, E. Becchetti, C. Marchionni, F. Alviano, V. Fossati, N. Staffolani, M. Franchina, A. Grossi, G.P. Bagnara, *Transplantation* **2005**, *80*, 836–842.

76 K. Matsushita, R. Motani, T. Sakuta, N. Yamaguchi, T. Koga, K. Matsuo, S. Nagaoka, K. Abeyama, I. Maruyama, M. Torii, *J. Dent. Res.* **2000**, *79*, 1596–1603.

77 L. Artese, C. Rubini, G. Ferrero, M. Fioroni, A. Santinelli, A. Piattelli, *J. Endod.* **2002**, *28*, 20–23.

78 D.J. Roberts-Clark, A.J. Smith, *Arch. Oral Biol.* **2000**, *45*, 1013–1016.

79 M.R. Byers, H. Suzuki, T. Maeda, *Microsc. Res. Tech.* **2003**, *60*, 503–515.

80 S. Mathieu, A. El-Battari, J. Dejou, I. About, *Arch. Oral Biol.* **2005**, *50*, 109–113.

81 H. Tokuda, D. Hatakeyama, S. Akamatsu, K. Tanabe, M. Yoshida, T. Shibata, O. Kozawa, *Arch. Biochem. Biophys.* **2003**, *415*, 117–125.

82 L.C. Yeh, J.C. Lee, *Mol. Cell. Endocrinol.* **1999**, *153*, 113–124.

83 P.J. Bouletreau, S.M. Warren, J.A. Spector, Z.M. Peled, R.P. Gerrets, J.A. Greenwald, M.T. Longaker, *Plast. Reconstr. Surg.* **2002**, *109*, 2384–2397.

84 H. Peng, A. Usas, A. Olshanski, A.M. Ho, B. Gearhart, G.M. Cooper, J. Huard, *J. Bone Miner. Res.* **2005**, *20*, 2017–2027.

85 M.M. Deckers, R.L. van Bezooijen, G. van der Horst, J. Hoogendam, C. van Der Bent, S.E. Papapoulos, C.W. Lowik, *Endocrinology* **2002**, *143*, 1545–1553.

86 Y. Cao, A. Hong, H. Schulten, M.J. Post, *Cardiovasc. Res.* **2005**, *65*, 639–648.

87 P. Madeddu, *Exp. Physiol.* **2005**, *90*, 315–326.

88 S. Ylä-Herttuala, K. Alitalo, *Nat. Med.* **2003**, *9*, 694–701.

89 L.M. Olgart, *J. Dent. Res.* **1985**, *64*, 572–578.

90 S. Kim, M. Liu, S. Simchon, J.E. Dorscher-Kim, *Proc. Finn. Dent. Soc.* **1992**, *88*, 387–392.

91 N. Vongsavan, B. Matthews, *Proc. Finn. Dent. Soc.* **1992**, *88*, 491–497.

92 I. Fristad, *Acta Odontol. Scand.* **1997**, *55*, 236–254.

93 I.V. Nosrat, C.A. Smith, P. Mullally, L. Olson, C.A. Nosrat, *Eur. J. Neurosci.* **2004**, *19*, 2388–2398.

94 I.H. Kvinnsland, K. Luukko, I. Fristad, P. Kettunen, D.L. Jackson, K. Fjeld, C.S. von Bartheld, M.R. Byers, *Eur. J. Neurosci.* **2004**, *19*, 2089–2098.

95 P. Lein, X. Guo, A.M. Hedges, D. Rueger, M. Johnson, D. Higgins, *Int. J. Dev. Neurosci.* **1996**, *14*, 203–215.

96 P.C. Mabie, M.F. Mehler, J.A. Kessler, *J. Neurosci.* **1999**, *19*, 7077–7088.

97 C. Schneider, H. Wicht, J. Enderich, M. Wegner, H. Rohrer, *Neuron* **1999**, *24*, 861–870.

98 K. Nakashima, T. Taga, *Mol. Neurobiol.* **2002**, *25*, 233–244.

99 H.H. Wu, S. Ivkovic, R.C. Murray, S. Jaramillo, K.M. Lyons, J.E. Johnson, A.L. Calof, *Neuron* **2003**, *37*, 197–207.

100 K. Tsuchida, *Curr. Drug Targets Immune Endocr. Metabol. Disord.* **2004**, *4*, 157–166.

101 G. Ge, D.R. Hopkins, W.B. Ho, D.S. Greenspan, *Mol. Cell. Biol.* **2005**, *25*, 5846–5858.

102 J. Kim, H.H. Wu, A.D. Lander, K.M. Lyons, K.M. Matzuk, A.L. Calof, *Science* **2005**, *308*, 1927–1930.

103 H.C. Slavkin, L.A. Bavetta, *Arch. Oral Biol.* **1981**, *26*, 303–307.

104 M. Yamada, P. Bringas, Jr., M. Grodin, M. MacDougall, E. Cummings, J. Grimmett, B. Weliky, H.C. Slavkin, *J. Biol. Buccale* **1980**, *8*, 127–139.

105 M. Mina, E.J. Kollar, *Arch. Oral Biol.* **1987**, *32*, 123–127.

106 H.F. Thomas, E.J. Kollar, *Arch. Oral Biol.* **1989**, *34*, 27–35.

107 C.S. Young, S. Terada, J.P. Vacanti, M. Honda, J.D. Bartlett, P.C. Yelick, *J. Dent. Res.* **2002**, *81*, 695–700.

108 M.T. Duailibi, S.E. Duailibi, C.S. Young, J.D. Bartlett, J.P. Vacanti, P.C. Yelick, *J. Dent. Res.* **2004**, *83*, 523–528.

109 M.J. Honda, Y. Sumita, H. Kagami, M. Ueda, *Arch. Histol. Cytol.* **2005**, *68*, 89–101.

110 C.S. Young, S.W. Kim, C. Qin, O. Baba, W.T. Butler, R.R. Taylor, J.D. Bartlett, J.P. Vacanti, P.C. Yelick, *Arch. Oral Biol.* **2005**, *50*, 259–265.

111 M.J. Honda, T. Ohara, Y. Sumita, T. Ogaeri, H. Kagami, M. Ueda, *J. Oral Maxillofac. Surg.* **2006**, *64*, 283–289.

112 M.J. Honda, Y. Shinohara, Y. Sumita, A. Tonomura, H. Kagami, M. Ueda, *Bone* **2006**, *39*, 125–133.

113 B. Hu, A. Nadiri, S. Bopp-Kuchler, F. Perrin-Schmitt, H. Lesot, *J. Dent. Res.* **2005**, *84*, 521–525.

114 B. Hu, A. Nadiri, S. Bopp-Kuchler, F. Perrin-Schmitt, S. Wang, H. Lesot, *Arch. Oral Biol.* **2005**, *50*, 131–136.

115 B. Hu, A. Nadiri, S. Kuchler-Bopp, F. Perrin-Schmitt, H. Peters, H. Lesot, *Tissue Eng.* **2006**, *12*, 1–7.

116 A.H. Yen, P.T. Sharpe, *Expert Opin. Biol. Ther.* **2006**, *6*, 9–16.

第 3 部分　病理性钙化

第 18 章　病理性钙化

18.1　引　言

对脊椎动物而言，完好性钙化如骨骼的形成及骨折愈合中的骨修复是一些最基本的过程，这些过程涉及骨骼形成的成骨细胞、骨骼吸收的破骨细胞和一些其他成分，这些成分有结缔组织、基质囊泡、矿物性成分（钙、磷）、激素、维生素及一些蛋白质。在医学上，新骨形成是骨修复、整形和牙科手术的根本，如在促进植体固定方面。

病理性钙化，其特点是在一些部位上出现富磷酸钙沉积的结构，而通常这些部位是不存在骨骼或富磷酸钙结构的，被视为不必要的反应。一般而言，病理性钙化和骨骼形成按初始刺激——创伤、肿瘤、矿物代谢紊乱、炎症或突发性（未知）原因可分门别类。

除此之外，病理性骨形成及钙化还涉及成纤维细胞、内皮细胞及周细胞。早在 1924 年 Leriche 和 Policard 就发现，在某些情况下成纤维细胞能诱导新骨形成于身体的大多数地方[1]。后来，1976 年 Friedenstein 的研究显示，派生自骨髓的成纤维细胞能诱导形成骨骼，它们被称为定向性骨祖细胞（determined osteogenic precursor cell，DOPC）；或可诱导性骨祖细胞（inducible osteogenic precursor cell，IOPC）[2]，这些派生自其他组织的成纤维细胞在刺激的作用下也能形成新骨。

人们由最近获得的证据推测，血管钙化是一个主动的细胞调节过程，与骨骼形成有些类似，而非简单的钙、磷盐沉积。从超结构水平上看，骨骼和动脉（或其他生物结构）中的钙化步骤无甚区别，见图 18-1。

18.1.1　病理性钙化案例

钙化常见于烧伤患者[3]、髋关节假体患者[4]、冠脉支架置入后血管受损者[5]、肺部炎症或感染者（如肺结核患者）的创伤组织或坏死组织及其他任何组织中。有病例报道称，钙化可出现于损伤后几年或数十年[6]。

Burke 等通过尸检研究了 108 例因冠状动脉疾病而突然死亡的患者。发现所有 50 岁以上男性及 60 岁以上女性逝者的心脏中均有钙化现象发生[7]，92%的心脏瓣膜钙化者中有轻微裂缝[8]。有些矛盾的是，骨质疏松症患者中常见骨骼脱矿化，但同时还伴有严重的动脉钙化[9]。

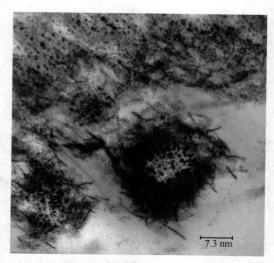

7.3 nm

图 18-1　透射电镜下的动脉病理性骨样钙化，示钙化区细节，这种钙化可与骨形成相比，
其有磷酸钙结晶。

　　一种罕见的现象是因创伤而致的视神经病理性钙化[10]，如含钙腐蚀物的眼部化学灼伤及含磷酸盐缓冲液滴眼液的眼部烧伤均有引起角膜钙化的风险[11,12]。

　　患有慢性肾病（chronic kidney disease，CKD）和正处于肾透析阶段的肾病患者的冠状动脉钙化率比同龄的冠状动脉疾病患者要高出 5 倍[13]。影响钙化的两个因素分别是高磷血症加高钙血症及甲状旁腺功能亢进。

　　在各种形式的肿瘤中，钙化会出现于病发期或转移期。例如，在肺肿瘤转移中就有钙化现象[14,15]。

　　微钙化在乳腺癌确诊上的作用巨大，尤其是在早期乳腺癌的诊断上。

　　就其本身而言，瘤样钙质沉着是一种罕见的疾病，其特点是在大关节的软组织中沉积着大量的磷酸钙[16-19]。另一罕见性疾病是新生儿动脉钙化症，其特点是多数中型动脉发生钙化，钙化沉积沿弹性纤维积累，使正常血管结构遭到破坏，其病因仍不清楚[20]。

18.1.2　钙化的调节

　　病理性及天然性钙化的调节因素有许多，这里重点介绍一下骨桥蛋白（osteopontin，OPN），一种高度磷酸化的糖蛋白，无论是体内还是体外，它均是一种强效的血管钙化抑制剂，当然也是一种生物性钙化调节剂。

　　现已确认，OPN 表达于骨骼、骨样培养细胞、肿瘤、血管平滑肌细胞（vascular

smooth muscle cell，SMC）、巨噬细胞、肌上皮细胞及钙化灶周围各组织细胞中，如乳腺癌钙化灶周围的组织细胞[21]。

成骨细胞本身就能通过缝隙连接调节离子及小分子的吸收与交换，见图 18-2。有研究显示，邻近的成骨细胞可利用微电极间的电耦合，借膜电位振幅变化诱发胞内电流注入从一个细胞传到关联的邻近细胞中[22]。

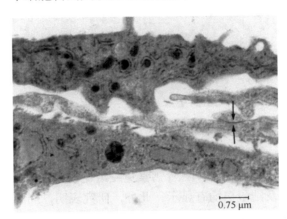

图 18-2　透射电镜下两个成骨细胞样细胞间的缝隙连接（箭头所示），这些细胞源自新生大鼠颅骨碎片。

18.2　异　位　骨　化

18.2.1　截瘫患者溃疡中的钙化

异位骨化（heterotopic ossification，HO）是指软骨或肌肉中出现异常性骨组织发育。虽然其病因学及病理学仍不清楚，但运动系统的异位骨化可能源于烧伤、破伤风、截瘫或剧烈运动，如骑马。其症状是局部肿胀、发烧、疼痛及关节活动能力丧失。实际中人们常采用手术切除 HO 以保持关节的活动能力。

溃疡中的异位骨化（图 18-3）原因可能来自不断增大的压力和牵引力。有报道称，这种情况的发生率为 20%～30%。溃疡钙化样本的组织学及电镜检查显示，溃疡外围有一些小分支结构，这些分支结构中有颗粒化组织区、富血管增殖区及骨化区，骨化区内可看到不同矿化和钙化程度的（甚至达成熟骨状态的）骨骼。免疫组化及电镜检查后人们推测，周细胞有可能参与了骨化过程。

早在 1992 年，Brighton 及其同事的研究已显示，培养中的周细胞能矿化并分泌碱性磷酸酶和骨钙素（即骨钙蛋白）。基于这些发现，人们将这类周细胞重命名为骨新生"等待-睡眠"干细胞。

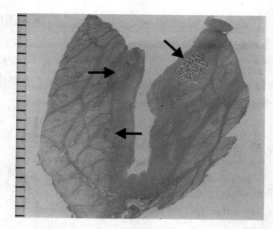

图 18-3　截瘫患者一溃疡内的异位骨化，溃疡组织切片示骨化区域（箭头所示）。

　　从超结构上看，各矿化阶段中的骨骼与骨样培养细胞中的或异位骨化中的骨骼无甚差别，见图 18-1 和图 18-4。骨钙素免疫组化反应呈阳性，骨形态发生蛋白（BMP）、Ⅳ型胶原及结蛋白均有显示。此外，研究表明，周细胞还可转化为前成骨细胞，并最终变为成骨细胞[23]。

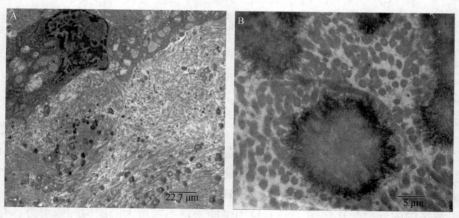

图 18-4　透射电镜下截瘫患者一溃疡内的异位骨化发展历程。（A）开始矿化的胶原纤维；（B）可与骨形成或动脉钙化中磷酸钙相比的成熟钙化晶体。

18.2.2　肺的钙化

　　肺钙化常见于日常 X 射线胸透或尸检中，且可出现于各种疾病中，无任何临床症状，钙化部位有肺实质、胸膜、淋巴结及胸壁。通常这些钙化是以往有过炎症的表现，见图 18-5，但也可能与肿瘤、药物治疗、代谢紊乱及职业性暴露有关。

一般而言，矿化或骨化程度与呼吸限制程度间无直接关联，例如，有大量骨化的患者可能并无临床症状。虽然肺钙化常常无害，但其却为一些疾病的准确诊断提供了重要信息。一般而言，肺矿化/骨化与肺结核有关联，CT 检查发现，非活动性肺结核患者的肺上常有钙化结节或实变。钙化是肺结核炎症的正常反应，也见于动物中，在患有肺结核的犬气管黏液中，人们曾就发现过钙球样物[24]。

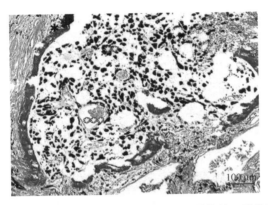

图 18-5　显微镜下因异物沉积而致的人肺实质骨化，骨化处、异物及小血管分别以*（图中看不到）、**、***标注。（彩图请扫封底二维码）

有时，弥散性肺钙化与肺实质中成熟骨的形成有关。为了诊断，肺组织可采用 10%～12%次氯酸钠液消化处理，任何异物或骨性结构可被分离出来并分别研究，见图 18-6。

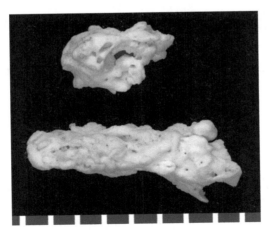

图 18-6　分离自肺实质的成熟骨（与图 18-5 情况相同）。肺实质经次氯酸钠消化后分离得到此骨，这种骨化的起因是职业暴露过程中因异物吸入而引发炎症。（彩图请扫封底二维码）

在来自尸检的 326 个随机肺样中，双肺均有钙化的样本有 21 个，有 14 个钙化样本发生在右肺，12 个钙化样本出现于左肺，胸膜矿化的有 47 例，这些钙化极有可能因炎症而引发。肺部 X 射线放射照相及显微照相（尸检中随机进行）显示，钙化情况各种各样，从小型的分支样骨化到带有成熟骨的大型骨化均有。然而，多数情况下，人们并不清楚这些变化的病因是什么。

18.2.2.1 转移性肺钙化

肺组织骨化罕见于肺类癌肿瘤或肺母细胞瘤中，胸外上皮肿瘤肺转移中几乎不见此情况发生。基于转移性肺钙化的检测发现，人们认为最有可能的原发病灶来自原发性结直肠癌，见图 18-7。在一些调查病例中，肺转移及原发性肿瘤组织的 BMP2/4 及骨粘连蛋白抗体免疫检测显阳性，病灶 X 射线能谱（EDS）分析显示其内含钙、磷，这是骨的典型组成元素。从诊断角度看，一旦在肺转移中发现骨化现象，这强烈表明原发性结直肠癌的可能性很大。

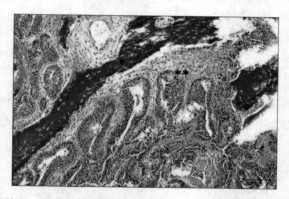

图 18-7　显微镜下一原发性结直肠癌患者的肺钙化转移，切片苏木精-伊红染色，转移部位及骨化部位分别以*、**标注。标尺为 100 μm。（彩图请扫封底二维码）

18.3　血管骨化：动脉硬化

18.3.1　动脉钙化

动脉是最容易发生钙化的场所，动脉钙化可引起各种心脑血管疾病，血管钙化与年龄、糖尿病及肾透析有关。因为钙化，生物的矿物代谢、高密度脂蛋白（high-density lipoprotein，HDL）水平及矿物调节蛋白的表达均发生了改变，同时还涉及血管平滑肌细胞（SMC）活动、囊泡释放、内皮细胞炎症介导剂如氧化、羰基应激、C-反应蛋白、TGF-β及细胞因子和其他一些成分的释放。血管钙化常见于伴有高磷血症的尿毒症患者中，其血清中的磷酸盐水平远高于正常人[25]。事实上，血清磷酸盐水平的高低代表着发病和死亡概率的大小。血管间充质细胞可通过提高前矿化分子的水平以应答提升的血清磷酸盐浓度。因此，当 2 mmol/L 无机磷酸盐存在的情况下，血管平滑肌细胞会出现基质矿化，而 1.4 mmol/L 时则无反应[26]。

人的主动脉和颈动脉是最容易发生血管钙化的地方，其因此也与血流动力学之间有了很大关系。有证据显示，血管钙化是一个受高度调节的过程，其中涉及诱导和抑制两种机制。在最近的几年里，人们提出过多个假说以期对血管钙化机理进行解释。Epple 和 Lanzer 分别对 4 种机制展开讨论，并认为每种机制均可能对血管钙化产生影响[27]：①生物大分子结晶上的抑制活动缺失；②由死细胞和（或）其膜沉积的磷酸钙成核；③由胆固醇晶体抗体引发的胆固醇自催化成核；④晚期动脉粥样硬化中骨样结构的形成。

血管钙化在许多方面与骨形成相似，见图 18-1。在钙化血管中，人们常看到一些基质-囊泡样结构。二磷酸盐类、柠檬酸盐、铝离子及铁离子均是血管钙化的潜在抑制剂。在合成系统中，这些物质对磷灰石及其他形式的生物性磷酸钙盐的生长产生抑制[28]。

18.3.1.1 中膜钙化（Mönckeberg's 动脉硬化）

动脉由三个明显不同的环层组成，即外膜、中膜及内膜（其上覆有内皮细胞）。钙化可发生于内膜和中膜。

Mönckeberg's 动脉硬化是一种无炎症的退化性疾病，其中小型动脉中膜发生钙化，有时还伴有动脉硬化，但血管腔始终保持畅通。Mönckeberg's 动脉硬化的形成涉及两个不同的病理过程，其分别为：①退化过程，中层的平滑肌细胞凋亡或坏死；②生骨过程，骨样结构钙化并形成[29]。

18.3.1.2 内膜钙化（动脉硬化）

钙化的主要特征是动脉上出现斑块，常见于老年患者的动脉中，甚至有时青春期人们的血管上也存有一些小的富钙颗粒。这种动脉钙化发生于内层，可引起严重的血管腔狭窄，最终导致临床并发症，如心脏病或中风。

并发性损伤程度可以钙化等级及是否已骨化来评判，Vb/Ⅶ级损伤代表有纤维钙化斑块出现，Ⅵ损伤则表示有粥样斑块形成[30-32]。

按照 Müller 及其同事的说法[33]，动脉钙化可分为几个等级，0 级表示无/有少量的矿物沉积；1 级表示有钙化小点；2 级表示中等钙化，但钙沉积未融合成片，3 级表示有大块的固体钙化沉积，见图 18-8。按上述等级分类，动脉（颈动脉）随机检测发现，只有 50%的人可定为 0 级。对于有少量磷酸钙积累而言，EDS 分析不失为一种灵敏的检测方法。

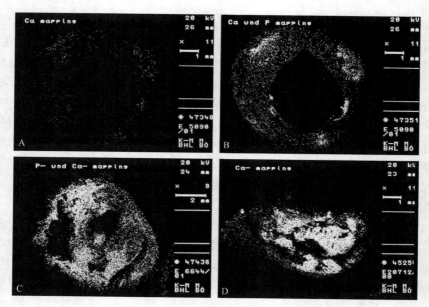

图 18-8　扫描电镜下的人颈动脉中不同程度的钙化及钙或钙、磷 EDS 分布情况。（A）Müller 1 级钙化，富脂的软斑块中含富钙小沉积；（B）Müller 2 级钙化，富钙沉积无融合；（C，D）Müller 3 级钙化，大而硬的钙化沉积导致管腔严重狭窄。

18.3.2　动脉骨化

动脉的每一个位置上可能会有不同程度的钙化，甚至偶尔出现骨骼，见图 18-9。一般而言，骨化概率只有 5%[34]，主要出现于动脉硬化斑块的外围一带。

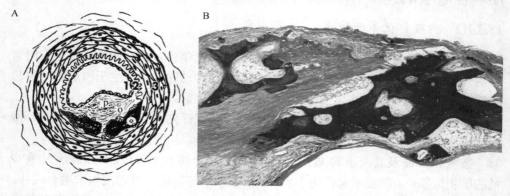

图 18-9　人动脉的骨化。（A）骨化的动脉，示三个明显不同的区域，1=内膜，2=中膜，3=外膜；中膜中可见斑块（p）和骨化（o）；（B）光镜下影像，苏木精-伊红染色，骨化处以*标注。
（彩图请扫封底二维码）

人们将骨化部位分为由内至外三个不同的区域：①内层即中央区，有成熟的骨板；②中间层，围绕着新生骨，有成骨细胞样细胞（成骨细胞标志物免疫阳性）及巨大细胞；③外层，有聚集的泡沫细胞、成纤维细胞及结缔组织。

18.3.3　人主动脉动脉硬化斑块的特点

按 Stary 分级原则[30-32]，不同钙化程度的斑块的元素分析显示，斑块（干重状态）中 60%～70% 的成分为纳米晶形式的生物性碳酸磷灰石，颗粒大小在 20 nm 左右。从超结构上看，斑块与正常骨骼有很多相似之处，呈典型的钙球形，其矿化始于胶原纤维之上，见图 18-10。组织学、超结构及化学研究显示，主动脉上的骨化斑块与骨骼无明显区别。利用 EDS 分析来测定钙、磷的异位沉积，沉积物的化学成分为碳酸羟基磷灰石，因磷酸氢根的嵌入导致分子中的钙离子不足。按 EDS 分析，分子的 Ca∶P 摩尔比为 1.4∶1，而按化学计量算，羟基磷灰石的 Ca∶P 摩尔比应为 1.67∶1，因此说，斑块中的碳酸磷灰石是缺钙羟基磷灰石。动脉硬化不

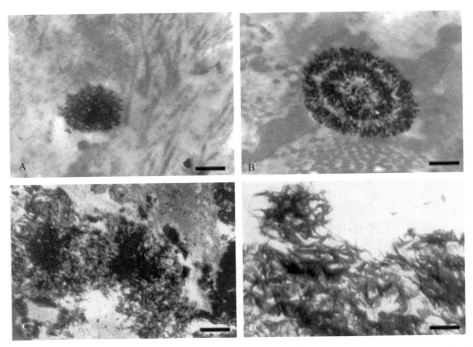

图 18-10　透射电镜下的人主动脉钙化斑块。（A）胶原纤维及低电子密度的钙化位点；放大倍数 20 000，标尺为 0.05 μm;（B）一结合至胶原纤维上的径向生长的磷酸钙聚体，放大倍数 30 000，标尺为 0.03 μm；（C）同心生长的磷酸钙晶体聚体，示不同层上的径向生长纳米晶，放大倍数 48 000，标尺为 0.02 μm；（D）密集排布中的典型钙球，放大倍数 48 000，标尺为 0.02 μm。

同阶段间患者的钙化过程及斑块的矿物组成（红外光谱分析）并无甚差别，且与骨相比，也无任何形式上的区别，见图 18-11 和图 18-12[35]。

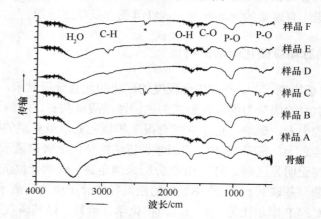

图 18-11　人主动脉动脉粥样硬化斑块中钙沉积及骨痂高分辨 X 射线粉末衍射分析。

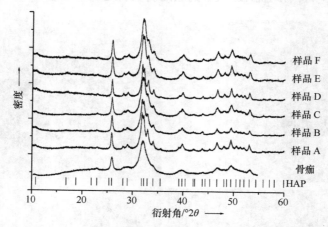

图 18-12　人主动脉钙化沉积及骨痂的红外光谱分析。

18.4　人造血管的钙化

18.4.1　慢性肾病-透析及血管钙化与动静脉旁路

对于患有慢性肾病（CKD）的患者而言，血管钙化和炎症很常见。与健康人相比，CKD 患者冠状动脉及外周动脉钙化的概率高出 2～5 倍。血管钙化的危险因素有透析持续时间、糖尿病、年龄、高磷血症、甲状旁腺功能亢进及钙或维生素 D 过量补充[36]。心血管疾病是引发 CKD 患者死亡的主要原因，高水平的血磷和甲状旁腺激素在心血管疾病的发病机制上起着重要作用，并能引发病理性钙化。

对肾透析患者人造动静脉旁路（arteriovenous shunt，AV 旁路）检查时，人们发现在所有长期透析（超过 4 年）的患者中，其动脉和人造 AV 旁路均出现不同程度的骨化。

合成材料的钙化可能是导致移植失败的一个原因，聚四氟乙烯（PTFE，图 18-13）、达可纶（Dacron）、聚氨酯（PU）及硅均是生物相容性多聚物，其常常被用作人造血管的材料。

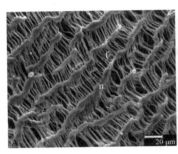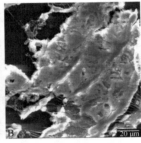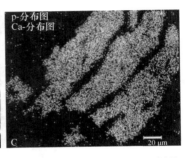

图 18-13　人造 PTFE 血管的钙化。（A）扫描电镜下的 PTFE，其具有典型的结节（n）和纤维（f）结构；（B）体内取出的 PTFE 的扫描电镜影像；（C）钙（Ca）、磷（P）的 EDS 分布分析，从中可以看出钙化与 PTFE 结构间的密切联系。*为钙化点。

植入体的化学组成及纤维的几何形状与结构特点对钙化过程产生影响，"死"植体与血管中的死细胞一样皆为矿物结晶之处。

Park 等[37]在比较 PTFE、PU 及硅植入体的体外钙化速度与程度时发现，PTFE 基材料的钙化速度远比 PU 或硅的快。Gorna 和 Gogolewski[38]曾研究过不同亲水性脂肪族 PU 的体外降解与钙化情况。研究中发现，所有 PU 在体外均有钙化，且对于矿化的敏感性随亲水性的增加而增强。晶体中钙、磷原子比（Ca:P）大小取决于材料的化学成分，比值从 0.94 到 1.55 不等[38]。通过血管内超声及造影术，Castagna[39]发现，40%病例中的钙主要沉积于植入体体壁内，这表明植入体本身就能发生钙化。植入体缺陷，例如透析中的穿刺会造成流入及分子交换障碍，且更有助于钙、磷的不平衡，进而促进钙化的发生，见图 18-14。

18.4.2　人造植入体的骨化

在植入体附近或植入体纤维上直接出现骨化（图 18-15）的情况下，通过 EDS 分析及钙、磷分布图可清楚地确认出钙化/骨化区，这个区域与植入体存在着明显的不同。BMP2/4（成骨细胞标志物）抗体免疫组化研究显示，植入体周边的小细胞及植入体表面上的细胞皆呈阳性，见图 18-16。

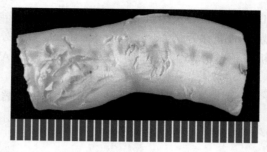

图 18-14　肉眼下已体内取出的房室分流植入体，植入体周围的生物组织采用次氯酸钠消化处理，注意观察因透析穿刺而致的缺陷。

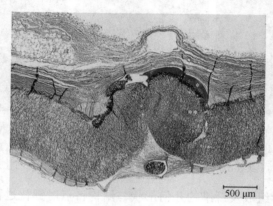

图 18-15　人造血管植入体的骨化，骨化部位（*）主要分布于合成材料（**）周边。（彩图请扫封底二维码）

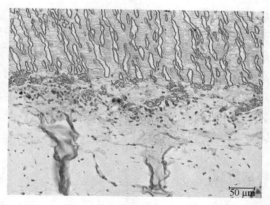

图 18-16　光镜下组织免疫染色的人造 PTFE 植入体的骨化情况，少量免疫阳性成骨细胞样细胞（BMP2/4 阳性）分布于植入体周边，PTFE 植入体标注为*，成骨细胞样细胞标注为**。

18.5　结　　论

虽然病理性钙化/骨化几乎可出现于每一种生物组织中，但本章只重点关注临床/病理性钙化的某些特点。病理性钙化在许多方面与骨骼自然形成有相似之处，似乎也受调节，尽管其调节方式目前还不十分清楚。未来的研究应从多学科角度考虑，以便能更好解决这个问题。

参 考 文 献

1　R. Leriche, A. Policard, *Surg. Gynecol. Obstet.* **1926**, *43*, 308.

2　A.J. Friedenstein, *Int. Rev. Cytol.* **1976**, *47*, 327–360.

3　S.L. Peterson, M.M. Mani, C.M. Crawford, J.R. Neff, J.M. Hiebert, *J. Trauma* **1989**, *29*, 365–369.

4　M.A. Ritter, R.B. Vaughan, *J. Bone Joint Surg.* **1977**, *59A*, 345–351.

5　M. Mosseri, L.F. Satler, A.D. Pichard, R. Waksman, *Cardiovasc. Revasc. Med.* **2005**, *6*, 147–153.

6　K.B. Poon, S.H. Chien, K.B. Tsai, G.T. Lin, *Acta Orthop.* **2005**, *76*, 728–729.

7　A.P. Burke, A. Taylor, A. Farb, G.T. Malcom, R. Virmani, *Z. Kardiol.* **2000**, *89* (Suppl. 2), 49–53.

8　E.R. Mohler, F. Gannon, C. Reynolds, R. Zimmermann, M.G. Keane, F.S. Kaplan, *Circulation* **2001**, *103*, 1522–1528.

9　K.I. Boström, *Z. Kardiol.* **2000**, *89* (Suppl. 2), II69–II74.

10　J.L. Crompton, J. O'Day, A. Hassan, *J. Neuroophthalmol.* **2004**, *24*, 293–294.

11　M. Daly, S.J. Tuft, P.M. Munro, *Cornea* **2005**, *24*, 761–765.

12　N.F. Scharge, S. Compa, B. Ballmann, M. Reim, S. Langefeld, *Graefes Arch. Clin. Exp. Ophthalmol.* **2005**, *243*, 780–784.

13　S.M. Moe, N.X. Chen, *Circ. Res.* **2004**, *95*, 560–567.

14　C.W. Maile, B.A. Rodan, J.D. Godwin, J.T. Chen, C.E. Ravin, *Br. J. Radiol.* **1982**, *650*, 108–113.

15　J. Birzele, I. Schmitz, K.M. Müller, *Pathologie* **2003**, *24*, 66–69.

16　S. Bittmann, H. Ulus, *Schweiz. Rundsch. Med. Prax.* **2005**, *94*, 1309–1311.

17　L. Pilloni, D. Fanni, O. Nardello, M. Cagetti, G. Faa, *Pathologica* **2004**, *96*, 470–474.

18　O. Nardello, M. Muggiamu, M. Cagetti, *Chir. Ital.* **2005**, *57*, 103–107.

19　S. Mahadevan, B. Adhisivam, C.N. Kumar, *Indian J. Pediatr.* **2005**, *72*, 889–890.

20　K.M. Müller, M. Blaschke, R.v. Basewitz, *Beitr. Path.* **1976**, *157*, 84–92.

21　A.M. Tokes, J. Krausz, J. Kulka, M. Jackel, A. Kadar, *Orv. Hetil.* **2002**, *143*, 1841–1846.

22　K. Schirrmacher, I. Schmitz, E. Winterhager, O. Traub, F. Brümmer, D. Jones, D. Bingmann, *Calcif. Tissue Int.* **1992**, *51*, 285–290.

23　A. Bosse, *Veroff. Pathol.* **1997**, *146*, 1–168.

24　N.B. Bauer, E. O'Neill, B.J. Sheahan, J. Cassidy, H. McAllister, *Vet. Clin. Pathol.* **2004**, *33*, 168–172.

25　C.M. Giachelli, *Orthod. Craniofac. Res.* **2005**, *8*, 229–231.

26　S. Jono, A. Shioi, Y. Ikari, Y. Nishizawa, *J. Bone Miner. Metab.* **2006**, *24*, 176–181.

27　M. Epple, P. Lanzer, *Z. Kardiol.* **2001**, *90* (Suppl. 3), 2–5.

28　R.Z. LeGeros, *Z. Kardiol.* **2001**, *90* (Suppl. 3), 116–124.

29 A. Shioi, H. Taniwaki, S. Jono, Y. Okuno, H. Koyama, K. Mori, Y. Nishozawa, *Am. J. Kidney Dis.* **2001**, *38* (4 Suppl. 1), S47–S49.

30 H.C. Stary, A.B. Chandler, S. Glagov, J.R. Guyton, W. Insull, M.E. Rosenfeld, S.A. Schaffer, C.J. Schwartz, W.D. Wagner, R.W. Wissler, *Circulation* **1994**, *89*, 2462–2478.

31 H.C. Stary, A.B. Chandler, R.E. Dinsmore, V. Fuster, S. Glagov, W. Insull, M.E. Rosenfeld, C.J. Schwartz, W.D. Wagner, R.W. Wissler, *Circulation* **1995**, *92*, 1355–1374.

32 H.C. Stary, *Z. Kardiol.* **2000**, *89* (Suppl. 2), 28–35.

33 Th. Deneke, P.H. Grewe, S. Ruppert, K. Balzer, K.M. Müller, *Z. Kardiol.* **2000**, *89* (Suppl. 2), II36–II48.

34 Th. Deneke, K. Langner, P.H. Grewe, E. Harrer, K.M. Müller, *Z. Kardiol.* **2001**, *90* (Suppl. 3), 106–115.

35 A. Becker, M. Epple, K.M. Müller, I. Schmitz, *J. Inorg. Biochem.* **2004**, *98*, 2032–2038.

36 H. Al Humoud, N. Al-Hilali, A.A. Ahmad, V.T. Ninan, M.R. Nampoory, A.M. Rizk, J.H. Ali, K.V. Johny, *Transplant. Proc.* **2005**, *37*, 4183–4186.

37 J.C. Park, M.J. Song, Y.S. Hwang, H. Suh, *Yonsei Med. J.* **2001**, *42*, 304–310.

38 K. Gorna, S. Gogolewski, *J. Biomed. Mater Res. A.* **2003**, *67*, 813–827.

39 M.T. Castagna, G.S. Mintz, P. Ohlmann, J. Kotani, A. Maechara, N. Gevorkian, E. Cheneau, E. Stabile, A.E. Ajani, W.O. Suddath, K.M. Kent, L.F. Satler, A.D. Pichard, N.J. Weissman, *Circulation* **2005**, *11*, 1148–1152.

第19章　从细胞方面看动脉粥样硬化

19.1　引　　言

人正常动脉血管管壁管腔一侧有内皮细胞，其下是由血管平滑肌细胞（VSMC）构成的内膜，再下是内弹性膜，见图 19-1。内弹性膜下是几层 VSMC 及其基质，这些 VSMC 有"伸缩性"，对于血管的舒张维持很关键。VSMC 层下是外弹性膜，外弹性膜之外是外膜，由细胞基质、成纤维细胞、微血管及神经组成。

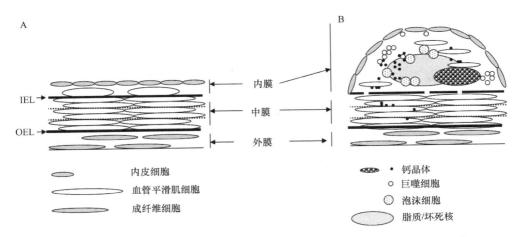

图 19-1　正常血管管壁（A）和动脉粥样硬化血管内膜（B）的细胞组成，IEL=内弹性膜，OEL=外弹性膜。

动脉粥样硬化是一种内膜性疾病，因内皮损伤引起，导致单核细胞及淋巴细胞从血液渗入到血管管壁中。当进入内膜并暴露于修饰性脂质面前时，单核细胞则分化为巨噬细胞，并大量积累脂质，成为"泡沫细胞"。巨噬细胞/泡沫细胞释放前炎症介质，这些释放出的因子促进伸缩性 VSMC 从中膜向内膜方向迁移。动脉粥样硬化斑块中有一种不同于中膜 VSMC 的血管平滑肌细胞表型，它们被称为"合成"或"修复"型 VSMC，这类表型的细胞无伸缩性，能合成一些包括胶原在内的细胞基质成分。尽管聚集于内膜的 VSMC 的数量增加可能使动脉粥样硬化斑块越来越大，但仍被认为是有益的，因为其产生的纤维性基质帽能使斑块得以强化，这种斑块很少破裂（斑块破碎是引发心肌梗死或卒中的一个主要原因）。从另一个方面而言，巨噬细胞能杀死与其邻近的 VSMC。因此，从疾病发展角度看，巨噬细胞是有害的，因为其减少了具介导修复能力的 VSMC 的数量。

血管钙化发生于动脉管壁的两个截然不同的区域内，即内膜和中膜。内膜钙化出现于动脉粥样硬化斑块中，呈弥散斑状形貌，看似钙晶体聚集物，而中膜钙化则出现于弹性膜上，常见于老年人、糖尿病及尿毒症患者。这些沉积物也可联合起来形成更大的固体晶体。偶尔，钙化还能变成真骨骼。目前，虽然钙晶体形成、晶体生长调节及钙化是否受管壁内细胞的策动或限制还不十分清楚，但在过去的十几年中，这方面的研究有了很大进展。本章中将重点讨论各种不同类型的细胞对钙化发展的影响，以及动脉粥样硬化中各类型细胞间的复杂作用。

19.2 血管钙化中的 VSMC 的作用

19.2.1 凋亡小体及囊泡的释放

VSMC 以不同的方式在动脉粥样硬化的钙化中发挥着作用，见表 19-1。其中的一种方式是形成囊泡，这种囊泡可作为一策源地以触发钙晶体的生长。事实上，由 VSMC 形成的囊泡与软骨及骨骼中的矿化基质囊泡（matrix vesicle，MV）有些相似。MV 是一些以出芽方式由软骨细胞和成骨细胞表面释放出来的膜源性胞外颗粒，其直径为 30 nm～1 μm[1]。虽然人们还不太了解目前诱导 MV 出芽及释放的条

表 19-1 动脉粥样钙化中各种不同类型细胞的作用

细胞类型	钙化中的作用	参考文献
血管平滑肌细胞	正反两种作用	
	产生钙化抑制剂	82
	产生钙化诱导剂	36，37
	基质囊泡吞噬	16，31
血管钙化细胞及周细胞	正反两种作用	
	产生钙化抑制剂	83
	产生钙化诱导剂	61，84
巨噬细胞	正反两种作用	
	基质囊泡吞噬	33，34
	晶体吞噬	67
	促炎性释放α肿瘤坏死因子（血管钙化细胞钙化诱导剂）	66，67
破骨细胞	反面作用	77
	晶体去除	

件，但其可能与细胞周期有关，还可能与细胞凋亡有联系。囊泡内的矿化起始于预先存在的成核核心复合物，并围绕囊膜不断发展，最终将囊泡撑破，然后，钙化沿着相关基质不断向前。正常非矿化关节软骨内 MV 的数量与正在矿化的生长板软骨内的数量无区别，这表明并非所有囊泡都发生钙化。钙化 MV 的释放取决于软骨细胞的分化状态。钙化 MV 中的特异性蛋白是有选择的，如碱性磷酸酶和 ATP 水解酶，这些酶负责局部磷酸根离子的生成。MV 中还含有膜联蛋白（annexin）Ⅱ、Ⅴ、Ⅵ[2]。膜联蛋白Ⅴ和Ⅵ通常存在于胞质中，其可选择性地移至质膜上，然后释放于 MV 中。有人认为这些膜蛋白扮演着囊膜钙离子通道的角色。对于矿物生长而言，钙离子的流入至关重要。除钙离子通道外，膜联蛋白Ⅴ还可以与Ⅱ型和Ⅹ型胶原结合，将囊泡牢牢地锚定于胞外基质（ECM）上。某些因子能刺激软骨囊泡钙化，如视黄酸、钙离子及磷酸根离子、β磷酸甘油、1,25-羟基维生素 D_3 及地塞米松[1,3]。

在人的动脉中，人们发现了一些与软骨 MV 形貌相似的囊泡性结构[4,5]。观察发现，尤其是 VSMC 派生囊泡与动脉粥样硬化及高血压有密切关联[4-9]。研究显示，当将分离自动脉粥样硬化斑块的囊泡孵育于合成软骨淋巴液（一种诱导 MV 钙化的缓冲液）中时，其在体外也能钙化[10]。许多囊泡可能来自凋亡的 VSMC，有研究显示一些囊泡能表达凋亡前体蛋白 BAX[4]。然而也有证据表明，囊泡还可产自有活力的 VSMC[5]。虽然分离自人动脉正常部位的囊泡也有体外钙化潜力，但其钙化能力远低于那些来自斑块的囊泡。这或许源于几个因素，其中就包括胆固醇，它可明显增强斑块囊泡的钙化能力[11]。

MV 看上去与凋亡小体明显不同，这是因为其释放自有活力的细胞，且不含任何细胞器。在生长板软骨中，MV 的矿化需有碱性磷酸酶和膜联蛋白的参与[12]。派生自生长板软骨细胞的凋亡小体虽也经历矿化过程，但其无须碱性磷酸酶或膜联蛋白参与。尽管凋亡小体钙化的确切机制目前还不明了，但暴露于凋亡细胞上的一种脂质成分——磷脂酰丝氨酸（phosphatidyl serine，PS）却能为钙结合提供位点[13]。当然，膜表面也非常适合钙晶体沉积[14]。因此，有人认为凋亡小体具有一种"缺省"机制，允许钙离子及磷酸根离子沉积于其膜的外表面上。

人 VSMC 培养研究显示，当将凋亡小体和派生自人 VSMC 的 MV 孵育于合成软骨淋巴液中时，二者皆能钙化[15,16]。此外，在 VSMC 多细胞团培养中，凋亡刺激能引起钙化增强，相反，凋亡抑制则使钙化水平降低。人们由此猜想，对于血管钙化策动而言，凋亡和（或）囊泡产生是关键性的一步。在动脉粥样硬化斑块中，VSMC 的凋亡或许是以多种不同方式开始的：①VSMC 与细胞表面表达死亡配体的炎症细胞作用，并由此激活死亡受体，如 Fas[17]；②巨噬细胞分泌凋亡前细胞因子，如肿瘤坏死因子（TNF），并与 VSMC 表面上的 TNF 受体 2 作用；

③氧化的低密度脂蛋白（LDL）、机械应力及活性氧物质（reactive oxygen species，ROS）引发 VSMC 凋亡，使细胞色素 c 由线粒体中释放出来[18]。因此，表达于斑块中的几种已知因子与炎症细胞相互作用最终引起 VSMC 凋亡，且有可能进一步促进凋亡小体产生。

从另一方面讲，人们在斑块中还发现了一些抗凋亡的因子，如胰岛素样生长因子（IGF-1），它是一种有效的细胞存活因子[19]。尽管相较于中膜中的 VSMC，动脉粥样硬化斑块中的 VSMC 的 IGF 应答能力已降低，但人们还是能在动脉粥样硬化缺损中检出 IGF 及其受体[19,20]。最近有实验显示，在体外 IGF-1 能通过细胞外信号调节激酶（ERK）和磷脂酰肌醇-3 激酶（PI3-K）途径抑制血管细胞的钙化，但也可借由凋亡抑制效应而阻止矿化的进行[21]。有报道称，血小板源性生长因子（PDGF）通过 survivin（凋亡抑制蛋白家族中的一员）来实施凋亡抑制[22]。此外，ECM 的一项主要作用是保护细胞免于凋亡[23]。由此，动脉粥样硬化斑块中的 VSMC 是否凋亡则取决于其所在的位置、表型及是否暴露于促或抗凋亡因子之下。

遗憾的是，目前人们对决定囊泡产生及释放的因素了解得太少。尽管如此，应力、高血压及不断增大的胞外钙、磷离子浓度均能提高囊泡的释放[16,24,25]。面对不断提升的钙离子水平，人们发现，在尿毒症患者中或在动脉粥样硬化斑块炎症位置上，VSMC 通过释放泡液中含预形成钙晶体的囊泡来缓解不断提升的离子水平[16]。这表明，环境条件对于囊泡是否启动钙化很重要。

有报道称，除 VSMC 外，巨噬细胞、树突状细胞、T 淋巴细胞、肥大细胞及内皮细胞也能引发囊泡释放[26-29]，至于来自上述这些细胞或动脉粥样硬化斑块中其他类型细胞的囊泡释放是否是一种钙化启动机制目前还不明朗。

19.2.2　吞噬作用

如上所述，凋亡小体及 MV 皆扮演着钙晶体形成策源点的角色。然而生理条件下，凋亡小体通常会被很快吞噬掉以免再坏死和引发炎症。尽管巨噬细胞被视为动脉粥样硬化斑块中"专业"性吞噬细胞，但有研究显示，VSMC 也能吞噬凋亡小体[30,31]。因此，吞噬作用能有效地去除一些潜在钙化灶。但目前还不清楚由活的 VSMC 释放的小囊泡是否也有吞噬能力。在动脉粥样硬化斑块中，某些因子如修饰性脂质对吞噬作用有干扰，它们与吞噬细胞竞争结合凋亡小体[32]。在培养的 VSMC 中，凋亡小体与乙酰化 LDL 竞争 VSMC 表面上的 A 型清道夫受体 1（scavenger receptor class A1，SRA1）[31]。如果凋亡小体清除失败，钙晶体生长将不断进行下去，和（或）成为一种重要的炎症刺激。然而，在动脉粥样硬化斑块中，人们还发现了一些调理素（opsonins），如骨桥蛋白和胎球蛋白，这些因子对吞噬作用均有促进作用[16,33,34]。因此，在动脉粥样硬化环境下，各因子间的平衡作用则显得更为重要，见图 19-2。

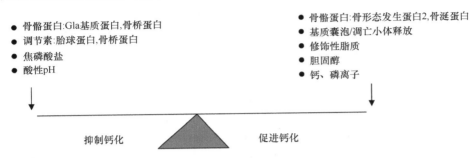

- 骨骼蛋白:Gla基质蛋白,骨桥蛋白
- 调节素:胎球蛋白,骨桥蛋白
- 焦磷酸盐
- 酸性pH

- 骨骼蛋白:骨形态发生蛋白2,骨涎蛋白
- 基质囊泡/凋亡小体释放
- 修饰性脂质
- 胆固醇
- 钙、磷离子

抑制钙化   促进钙化

图 19-2 动脉粥样钙化不同影响因子间的平衡作用。

19.2.3 VSMC 的骨细胞/软骨细胞转化

VSMC 还以另一种方式为钙化做出贡献，就是诱导与骨骼和软骨关联的各种不同钙化调节蛋白的表达。事实上，细胞培养实验显示，分离自人血管正常部位的 VSMC 会自发地担当起骨骼/软骨细胞角色[35]。虽然这种转化的起因目前还不清楚，但这很有可能涉及其是否从三维基质空间及细胞-细胞间联系中解放出来，当然还有培养基成分问题，如血清，甚至可能还有骨形态发生蛋白（BMP）牵扯其中。

钙化调节蛋白如骨涎蛋白（bone sialoprotein，BSP）、骨桥蛋白、骨钙素、基质 Gla 蛋白（MGP）、骨粘连蛋白、Ⅰ型和Ⅱ型胶原、碱性磷酸酶和 BMP 在动脉粥样硬化斑块中均有发现[36,37]。这些蛋白质中的大多数由经历过骨骼/软骨转化的 VSMC 表达，而 VSMC 的转化通过骨和软骨转录因子如 Cbfa1、Msx2、Sox9 来介导[37]。这些蛋白质中的一部分属于钙化诱导剂，如 BSP[38] 和 BMP-2[39]，但更多的属于钙化抑制剂，如骨桥蛋白、骨钙素和 MGP[40,41]。有趣的是，MGP 可由正常培养中的伸缩性 VSMC 连续表达，其 mRNA 的表达在钙化血管中有下调[35]。MGP 分子中含 5 个不常见的氨基酸残基——γ羧基谷氨酸（即 Gla），这种氨基酸由特殊的谷氨酸残基经维生素 K 依赖修饰而得。Gla 残基的存在使 MGP 具有了钙结合能力。人们由此认为，MGP 通过与钙离子和钙晶体的结合而抑制了钙化。MGP 缺失小鼠表现出广泛的血管钙化，尽管其动脉中的软骨细胞数量远不如 VSMC 多。有研究显示，MGP 通过结合及与 BMP 对抗而在细胞分化中起作用[42-44]。由此，MGP 表达的缺失将使 BMP 毫无阻挠地发挥作用，这或许是 VSMC 的骨细胞/软骨细胞转化中的关键要素。事实上，有证据表明 BMP-2（一种研究最为透彻的血管 BMP）能降低伸缩性 VSMC 标志物的表达[45]。BMP-2 由 VSMC、外膜周肌纤维母细胞（periadventitial myofibroblasts）、内皮细胞合成。人们认为，

BMP-2 可由氧化应激、炎症和高血糖诱发生成于动脉粥样硬化斑块中[39,46]。研究显示，BMP-2 还能诱导肺 VSMC 凋亡[47]，这是其钙化诱导行为的另一潜在机制。有趣的是，并非所有的 BMP 均有刺激血管钙化的作用，BMP-7 的作用则是抗钙化，其部分作用是通过降低磷酸盐水平来完成，而另一部分作用则通过对 VSMC 作用而实施[48]。

斑块中 VSMC 的骨细胞/软骨细胞转化还有其他一些潜在原因，如脂质、氧化应激（胁迫）及钙、磷离子。脂质核中的 VSMC 内及其周围有早期钙化沉积物[49]，且有研究人员在动脉粥样硬化斑块中发现，一些 VSMC 已钙化并转化为骨细胞/软骨细胞，胞内含脂质[31]。有趣的是，在人 VSMC 的培养中，一些自发性脂质先于钙化累积于多细胞的结节内，且修饰性脂蛋白的加入促进了钙化的发生，一些与骨骼关联的蛋白质的基因表达时间也有所改变[31]。有研究显示，氧化了的脂质能诱导牛钙化中的血管细胞分化为骨细胞并进一步钙化[50]。

Giachelli 研究小组报道称，当胞外磷酸根离子浓度超过生理极限时，其诱导人 VSMC 向成骨方向分化，这种分化通过磷酸盐转运蛋白来完成，并导致弥散性钙化的发生[17]。磷酸盐处理过的 VSMC 的 Cbfa1 和骨钙素的表达能力增强，与此同时，细胞的标志性伸缩蛋白的表达下调[51]。细胞通过钠依赖磷酸盐转运体——Pit-1 将磷酸盐吸收进来，随后胞内不断增大的磷酸根离子浓度则诱导矿化调节基因的 mRNA 表达[17]。最近的报道称，通过 RNA 干扰 Pit-1 水平的方法（降低其水平），人们发现 Pit-1 介导的 VSMC 钙化与细胞凋亡或细胞派生性囊泡无关联。然而，面对浓度不断提升的磷酸盐时，Pit-1 对于细胞表型调整仍是必需的[52]。

有研究显示，胞外的钙离子也能改变 VSMC 的基因表达，并诱导钙化发生[16,53,54]。胞外钙离子的水平可不断提升，尤其是动脉粥样硬化斑块中有细胞凋亡或炎症的部位[55,56]。尽管超生理水平的钙离子浓度能诱导 VSMC 表达 Pit-1[54]，但 VSMC 也可通过钙信号转导机制增大 MGP mRNA 的表达以应对胞外不断增大的钙离子浓度[53]，这是因为 MGP 是一种有效的钙化抑制剂，其 mRNA 量的增大就代表着钙化抑制效应的增强。然而，人 VSMC 培养实验显示，钙离子之所以能诱导钙化，是因为 VSMC 派生的 MV 不断释放与钙化[16]。这一结果表明，MGP 的抑制作用已被完全压制。

一些因素如脂质、钙离子、磷酸根离子、MGP 缺失及暴露于 BMP 之下皆可能对动脉粥样硬化缺损中的 VSMC 成骨细胞转化产生影响，见表 19-2。需要注意的是，动脉粥样硬化斑块中的一些刺激骨生成和钙化发生的成分，如 ROS，在骨细胞钙化方面则有着相反的作用[57]。这些发现或许有助于解释动脉中的钙化平行堆积及骨质疏松中的钙化缺损。

表 19-2　动脉粥样斑块中可能影响成骨分化及钙化的成分

动脉粥样斑块的成分	对成骨分化的影响	对钙化的影响	参考文献
脂类			
胆固醇	?	+	11，85
HDL	+	+	86
氧化 HDL	+	+	86
乙酰化 HDL	+	+	31
骨骼蛋白			
Gla 基质蛋白	—	—	41，83
骨形态发生蛋白 2	+	+	83
骨桥蛋白	?	+	40
骨钙素	?	+	87
骨涎蛋白	?	+	38
碱性磷酸酶	?	+	1
提升的胞外磷酸根离子	+	+	16，17
提升的胞外钙离子	+	+	16，54
氧化应激	+	+	57
细胞因子			
α肿瘤坏死因子	+	+	68
β转化生长因子	+	+	85，88
白细胞介素 1 和 6	+	—	86
细胞			
内皮细胞	+	+	89
巨噬细胞	+?	+	70

19.2.4　钙化血管细胞及周细胞的作用

钙化血管细胞（calcifying vascular cell，CVC）是 VSMC 下的一个细胞亚群，由稀释克隆法分离自牛血管壁中膜。培养中的 CVC 可自发形成结节，表达骨骼蛋白并钙化，在动脉粥样硬化斑块钙化作用成分的确定上极为有用。有人认为，正常的主动脉血管管壁中的这些细胞的职责可能就是策动动脉粥样硬化及中膜钙化。当培养中的这些细胞发生钙化时，其有着明显的骨样基因表达方式，且有研究表明，这些细胞仍保有分化为其他间充质细胞的能力，包括分化为成骨细胞[58]。然而，可惜的是目前还无有效标志物将其与 VSMC 区分开来[59]。这些细胞的存在使这种可能性有所提高，即动脉粥样硬化斑块中或许也存有一些克隆性"干"细胞。这些干细胞的潜在来源是微血管周细胞和间充质干细胞，或许由它们负责启动血管壁中真骨的形成。

微血管周细胞是第一个显示有与血管细胞骨生成关联的细胞类型[60]，且与大血管中的 VSMC 及 CVC 有相似之处。周细胞与 CVC 的主要不同之处是前者存在于微血管中，与内皮细胞有密切关联。有报道称，周细胞能表达一种特有的标志性蛋白——3G5。在动脉粥样硬化斑块细胞中，人们已检测到这种周细胞标志物[36]。尽管许多晚期斑块中有周细胞环绕的新生微血管，但这些周细胞样细胞的起源仍不详。外膜中也有微血管，或许这些周细胞是由外膜迁至中膜的。重要的一点是，有研究显示，当将这些培养的血管周细胞皮下植入时，其表现出成骨和成软骨的潜能[61]。培养中其也能自发形成结节，当其钙化时，这些周细胞有着明显的骨基因表达方式。

如上所述，VSMC、CVC 及周细胞皆有分化为成骨细胞表型的能力，转化后其通常会表达出几种与骨骼及软骨形成有关的蛋白质。动脉粥样硬化斑块中另一成骨细胞/软骨细胞的潜在来源是间充质干细胞，这些细胞或许由血管腔进入斑块或由斑块中的新生微血管进入斑块。然而到目前为止，人们仍不清楚是否是 VSMC、CVC、周细胞或其他间充质细胞策动或负责动脉粥样硬化中的钙化抑制。

19.3 炎症细胞的作用

19.3.1 巨噬细胞

正如前面所说，内膜钙化一般发生于富脂质环境中有凋亡细胞的情况下。由此可以说，动脉粥样硬化本质上是一个炎症过程，对于内膜钙化而言，与之有联系的细胞通常是一些炎症性细胞，如巨噬细胞。尽管动脉粥样硬化初始及维持中的炎症细胞的确切作用还不明了，但巨噬细胞可能以几种不同方式在钙化中发挥着作用。

首先，现已确认炎症细胞与退行性关节炎中的钙晶体沉积有关联。有报道称，巨噬细胞通过吞噬和溶解以应对晶体[62,63]。这种方式的晶体吞入虽可能存有一些好处，但也导致炎症时间延长，并使巨噬细胞的存活时间增长。关节中高浓度钙离子或晶体的存在使大量巨噬细胞聚集于此。研究显示，巨噬细胞会移向胞外有高浓度钙的部位，而分离自钙敏感受体缺失小鼠的巨噬细胞则无此特点[64]。这表明，在有细胞死亡和炎症部位的钙水平可能有提升，作为先天免疫反应的一部分，巨噬细胞可能被募集至此。

正因为关节中晶体的损害作用，人们猜想，钙晶体或许还对人动脉粥样硬化斑块中的巨噬细胞有促炎作用[65]。最近有研究证实，钙晶体的确能促进人巨噬细胞中炎症因子的生成[66,67]。Nadra 及其同事的研究表明，对于巨噬细胞中 TNF-α

的释放来说，晶体吞噬是必要的刺激因素。就吞噬而言，晶体直径在 1μm 或以下时最理想，大颗粒晶体对于 TNF-α 的释放无甚影响。其他研究显示，TNF-α 在体外能促进血管细胞钙化，无论是通过 cAMP 信号途径还是通过诱导凋亡方式[68,69]。人们由此得出结论，当晶体小到足以被动脉粥样硬化斑块中的巨噬细胞吞噬时，可能对因 TNF-α 释放而增加的钙沉积有影响，并带来钙晶体吸收与沉积的恶性循环[67]。在一些研究中，人们也认为，小晶体尤其是动脉粥样硬化早期的小晶体可能有损害作用，一些大的钙晶体聚体反而无影响。

巨噬细胞影响内膜钙化的另一种方式或许是凋亡小体吞入。巨噬细胞是一类"专业性"的吞噬细胞，其配有快速吞入凋亡细胞的结构体系，其目标是避免炎症反应，如由坏死细胞引发的炎症。然而，动脉粥样硬化斑块中仍见有凋亡细胞及其小体，这说明吞噬作用并不成功。如前所述，动脉粥样硬化斑块中无细胞的脂质核内含有氧化脂，这些氧化脂能与吞噬细胞竞争结合凋亡小体[32]。因此，凋亡小体清除的失败使得钙晶体可不断地生长下去，这或许是一个重要的炎症刺激因素。

其次，巨噬细胞可能通过释放大量分泌物来影响动脉粥样硬化性的钙化。动脉粥样硬化斑块中的一些物质如氧化了的 LDL 及脂多糖（lipopolysaccharide，LPS）对巨噬细胞有激活作用，使巨噬细胞释放炎症因子，如白细胞介素、TNF-α、巨噬细胞趋化因子（MCP-1）及抗炎症因子如转化生长因子β（TGF-β）。与此同时，还释放出骨桥蛋白、ROS、前列腺素、基质降解酶及可能影响钙化的一些其他因子。在研究中，人们曾利用共培养的人单核细胞源性巨噬细胞和牛 CVC 来探究巨噬细胞对钙化的影响[70]。人们发现，当细胞彼此直接接触时，巨噬细胞的确能促进钙化的发生，但当两种类型的细胞被一层膜分开时，只有 LPS 处理过的巨噬细胞有促进钙化的能力，这些细胞通过释放 TNF-α 而起作用。因此，只有在某些特定环境下，巨噬细胞才有促进血管细胞钙化的作用。

尤为有趣的是巨噬细胞的骨桥蛋白分泌。骨桥蛋白，一种多功能的蛋白质，其通过与矿物结合而阻止晶体的生长，是一种高效的钙化抑制剂。此外，骨桥蛋白还是一种调理素，有促进吞噬的作用，同时还在矿物表面细胞附着及炎症上起作用。最近有研究显示，骨桥蛋白可能还能促进碳酸酐酶的合成，这种酶能对 pH 进行调节。碳酸酐酶缺失小鼠会出现血管钙化现象[71]。因此，骨桥蛋白不仅能抑制钙化，而且通过诱导形成酸性 pH 环境使钙化过程反转，其作用机制是促进碳酸酐酶的生成或提高酶的活性。

除此之外，人们在动脉粥样硬化斑块的巨噬细胞、泡沫细胞及微血管内皮细胞亚群的细胞中发现了 S100A8 和 S100A9 蛋白及其 mRNA[28]。S100A8 和 S100A9 是钙结合蛋白 S100 家族成员，在各种炎症中均有很高的表达。人们认为，二者通过调节 MV 中的磷脂-钙离子结合而影响钙化，尤其是 S100A9 在人动脉粥样硬化斑块的 MV 中被检测到。VSMC 中 S100A9 无检测的事实则说明，MV 派生自其他类型的细胞，如巨噬细胞和内皮细胞，这些细胞很可能是斑块中富 S100A9 的 MV 的来源。由此，就 VSMC 而言，巨噬细胞不是促钙化就是抗钙化。至于其他与炎症有关联的细胞类型在动脉粥样硬化性钙化中的作用是怎样的，人们知道的还寥寥无几。

19.3.2　树突状细胞、肥大细胞及 T 淋巴细胞

动脉粥样硬化斑块中还检测到一些也能表达 CD1d 和 S100 蛋白的细胞，这些细胞被称为树突状细胞[6,72]。重要的是，人们发现树突状细胞与动脉粥样硬化早期的脂肪纹及晚期斑块中的钙化沉积紧挨着。与此同时，人们还在皮下间隙中非病变的动脉壁上发现了它们，这些细胞形成网络状系统以滤掉潜在的有害抗原[73]。在动脉粥样硬化斑块中，当这些细胞坏死时，会释放出一些钙结合 S100 蛋白，以帮助钙化[72]。

肥大细胞与弥散性钙化的早期阶段有着密切联系，且与动脉粥样硬化斑块中大的钙化沉积有关联[74]。肥大细胞能产生类胰蛋白酶，这是一种有着众多特点的蛋白酶，其能降解粘连蛋白和Ⅵ胶原，且能激活基质金属蛋白酶，同时还能促进胶原的合成。就中性粒细胞和嗜酸性粒细胞来说，其还扮演着趋化物的作用。肥大细胞还释放组胺、肝素、TNF-α 及 TGF-β，从而影响 VSMC 的钙化。

其他一些炎症细胞如 T 淋巴细胞对动脉粥样硬化性钙化也可能有潜在影响，但有关于这点目前还无深入研究。T 淋巴细胞能分泌促炎症因子和抗炎症因子，最近的研究显示，其通过表面表达 TRAIL 来杀死斑块中的 VSMC[75]。正如 19.3.1 节中所述的那样，T 淋巴细胞、树突状细胞及肥大细胞均能生成胞外囊泡，至于它们是否有能力启动钙化目前还不清楚。

19.4　破骨细胞的作用：钙化反转？

动脉粥样硬化斑块中的钙晶体有以下几种表现形式：①纳米颗粒，弥散性沉积；②聚结晶体，长度达几毫米；③骨样物质，具有骨骼的许多特点，例如，钙化材料内的骨细胞、骨髓及骨表面上成骨细胞。

破骨细胞是一类较大的、有皱褶缘的多核细胞，其派生自造血细胞中的单核细胞，这类细胞能吸收骨骼，因此，在骨骼表面形成一些有特点的"小坑"。在那里，破骨细胞紧贴着矿物基质，通过肌动蛋白环而起作用。因此，对于受控的重吸收而言，一个富蛋白酶的酸性环境是非常必要的[76]。破骨细胞表达抗酒石酸酸

性磷酸酶（tartrate-resistant acid phosphatase，TRAP）、组织蛋白酶 K、降钙素受体、H⁺-ATP 酶及碳酸酐酶。在组织学和显微电镜研究中，人们于动脉粥样硬化缺损中骨样结构的边缘上发现了 TRAP 阳性细胞[77]。这大大提高这样一种可能性，即通过一些大骨样钙晶体一定程度上的溶解来降低斑块中的钙化量。有趣的是，有报道称，暴露于钙晶体下的巨噬细胞会经历一个破骨细胞分化过程[78]。成熟为破骨细胞之前，前破骨细胞需要有巨噬细胞集落刺激因子（MCSF）及 NF-κB 受体激活剂配体（RANKL）的帮助[79]，且这两种物质在动脉粥样硬化斑块中均有发现[80,81]。动脉粥样硬化斑块中 VSMC 的骨保护素表达也能促进破骨细胞的分化。由此，派生自单核细胞的破骨细胞样细胞也有降低斑块钙化的效果。但需注意的是，因局部酸化而导致的局部高水平钙、磷离子可能会对进一步的钙沉积产生影响。

19.5 结 论

在动脉粥样硬化斑块中，人们所知道的蛋白质及其他物质的数量在不断增大，这些物质或正向或负向调节着钙晶体的启动与生长。毫无疑问的是，斑块中的细胞成分及细胞产物间的平衡决定着钙化的水平。当前，人们还需确定的问题有以下几个，分别是：①斑块中来自不同细胞类型的囊泡是否均有钙化的潜力，囊泡的释放与钙化由什么调节；②斑块中 VSMC 的骨基因诱导表达是否启动或限制了钙化的发生；③斑块中的破骨细胞样细胞是否有作用，其是否是引起动脉粥样硬化性钙化降低的原因。

参 考 文 献

1 H.C. Anderson, *Clin. Orthop. Relat. Res.* 1995, *314*, 266.

2 T. Kirsch, G. Harrison, E.E. Golub, H.D. Nah, *J. Biol. Chem.* 2000, *275*, 35577.

3 W. Wang, T. Kirsch, *J. Cell Biol.* 2002, *157*, 1061.

4 M.M. Kockx, G.R. De Meyer, J. Muhring, W. Jacob, H. Bult, A.G. Herman, *Circulation* 1998, *97*, 2307.

5 K.M. Kim, *Fed. Proc.* 1976, *35*, 156.

6 Y.V. Bobryshev, R.S. Lord, B.A. Warren, *Atherosclerosis* 1995, *118*, 9.

7 K.M. Rogers, W.E. Stehbens, *Pathology* 1986, *18*, 64.

8 J.A. Esterly, S. Glagov, D.J. Ferguson, *Am. J. Pathol.* 1968, *52*, 325.

9 M. Aikawa, S. Koletsky, *Am. J. Pathol.* 1970, *61*, 293.

10 H.H. Hsu, N.P. Camacho, *Atherosclerosis* 1999, *143*, 353.

11 H.H. Hsu, *Biochim. Biophys. Acta* 2003, *1638*, 235.

12 T. Kirsch, W. Wang, D. Pfander, *J. Bone Miner. Res.* 2003, *18*, 1872.

13 J.M. Cotmore, G. Nichols, Jr., R.E. Wuthier, *Science* 1971, *172*, 1339.

14 D. Skrtic, E.D. Eanes, *Bone Miner.* 1992, *16*, 109.

15 D. Proudfoot, J.N. Skepper, L. Hegyi, M.R. Bennett, C.M. Shanahan, P.L. Weissberg, *Circ. Res.* 2000, *87*, 1055.

16 J.L. Reynolds, A.J. Joannides, J.N. Skepper, R. McNair, L.J. Schurgers, D. Proudfoot, W. Jahnen-Dechent, P.L. Weissberg, C.M. Shanahan, *J. Am. Soc. Nephrol.* 2004, *15*, 2857.

17 S. Jono, M.D. McKee, C.E. Murry, A. Shioi, Y. Nishizawa, K. Mori, H. Morii, C.M. Giachelli, *Circ. Res.* **2000**, *87*, E10.

18 T.D. Littlewood, M.R. Bennett, *Curr. Opin. Lipidol.* **2003**, *14*, 469.

19 P. Delafontaine, Y.H. Song, Y. Li, *Arterioscler. Thromb. Vasc. Biol.* **2004**, *24*, 435.

20 V.A. Patel, Q.J. Zhang, K. Siddle, M.A. Soos, M. Goddard, P.L. Weissberg, M.R. Bennett, *Circ. Res.* **2001**, *88*, 895.

21 K. Radcliff, T.B. Tang, J. Lim, Z. Zhang, M. Abedin, L.L. Demer, Y. Tintut, *Circ. Res.* **2005**, *96*, 398.

22 O.P. Blanc-Brude, J. Yu, H. Simosa, M.S. Conte, W.C. Sessa, D.C. Altieri, *Nat. Med.* **2002**, *8*, 987.

23 J.E. Meredith, Jr., B. Fazeli, M.A. Schwartz, *Mol. Biol. Cell* **1993**, *4*, 953.

24 G. Fleckenstein-Grun, F. Thimm, A. Czirfuzs, S. Matyas, M. Frey, *J. Cardiovasc. Pharmacol.* **1994**, *24* (Suppl. 2), S75.

25 C.M. Shanahan, *Clin. Nephrol.* **2005**, *63*, 146.

26 Y.V. Bobryshev, R.S. Lord, T. Watanabe, *J. Submicrosc. Cytol. Pathol.* **1997**, *29*, 553.

27 M.C. Martinez, A. Tesse, F. Zobairi, R. Andriantsitohaina, *Am. J. Physiol. Heart Circ. Physiol.* **2005**, *288*, H1004.

28 M.M. McCormick, F. Rahimi, Y.V. Bobryshev, K. Gaus, H. Zreiqat, H. Cai, R.S. Lord, C.L. Geczy, *J. Biol. Chem.* **2005**, *280*, 41521.

29 K. Laulagnier, C. Motta, S. Hamdi, S. Roy, F. Fauvelle, J.F. Pageaux, T. Kobayashi, J.P. Salles, B. Perret, C. Bonnerot, M. Record, *Biochem. J.* **2004**, *380*, 161.

30 M.R. Bennett, D.F. Gibson, S.M. Schwartz, J.F. Tait, *Circ. Res.* **1995**, *77*, 1136.

31 D. Proudfoot, J.D. Davies, J.N. Skepper, P.L. Weissberg, C.M. Shanahan, *Circulation* **2002**, *106*, 3044.

32 D.A. Bird, K.L. Gillotte, S. Horkko, P. Friedman, E.A. Dennis, J.L. Witztum, D. Steinberg, *Proc. Natl. Acad. Sci. USA* **1999**, *96*, 6347.

33 M.D. McKee, A. Nanci, *Connect. Tissue Res.* **1996**, *35*, 197.

34 H. Wang, M. Zhang, M. Bianchi, B. Sherry, A. Sama, K.J. Tracey, *Proc. Natl. Acad. Sci. USA* **1998**, *95*, 14429.

35 C.M. Shanahan, N.R. Cary, J.R. Salisbury, D. Proudfoot, P.L. Weissberg, M.E. Edmonds, *Circulation* **1999**, *100*, 2168.

36 K. Bostrom, K.E. Watson, S. Horn, C. Wortham, I.M. Herman, L.L. Demer, *J. Clin. Invest.* **1993**, *91*, 1800.

37 K.L. Tyson, J.L. Reynolds, R. McNair, Q. Zhang, P.L. Weissberg, C.M. Shanahan, *Arterioscler. Thromb. Vasc. Biol.* **2003**, *23*, 489.

38 G.K. Hunter, H.A. Goldberg, *Proc. Natl. Acad. Sci. USA* **1993**, *90*, 8562.

39 K.A. Hruska, S. Mathew, G. Saab, *Circ. Res.* **2005**, *97*, 105.

40 T. Wada, M.D. McKee, S. Steitz, C.M. Giachelli, *Circ. Res.* **1999**, *84*, 166.

41 G. Luo, P. Ducy, M.D. McKee, G.J. Pinero, E. Loyer, R.R. Behringer, G. Karsenty, *Nature* **1997**, *386*, 78.

42 A.F. Zebboudj, M. Imura, K. Bostrom, *J. Biol. Chem.* **2002**, *277*, 4388.

43 K. Bostrom, D. Tsao, S. Shen, Y. Wang, L.L. Demer, *J. Biol. Chem.* **2001**, *276*, 14044.

44 R. Wallin, D. Cain, S.M. Hutson, D.C. Sane, R. Loeser, *Thromb. Haemost.* **2000**, *84*, 1039.

45 K.E. King, V.P. Iyemere, P.L. Weissberg, C.M. Shanahan, *J. Biol. Chem.* **2003**, *278*, 11661.

46 R.N. Willette, J.L. Gu, P.G. Lysko, K.M. Anderson, H. Minehart, T. Yue, *J. Vasc. Res.* **1999**, *36*, 120.

47 S. Zhang, I. Fantozzi, D.D. Tigno, E.S. Yi, O. Platoshyn, P.A. Thistlethwaite, J.M. Kriett, G. Yung, L.J. Rubin, J.X. Yuan, *Am. J. Physiol. Lung Cell. Mol. Physiol.* **2003**, *285*, L740.

48 M.R. Davies, R.J. Lund, K.A. Hruska, *J. Am. Soc. Nephrol.* **2003**, *14*, 1559.

49 H.C. Stary, *Z. Kardiol.* **2000**, *89* (Suppl. 2), 28.

50 F. Parhami, A.D. Morrow, J. Balucan, N. Leitinger, A.D. Watson, Y. Tintut, J.A. Berliner, L.L. Demer, *Arterioscler. Thromb. Vasc. Biol.* **1997**, *17*, 680.

51 S.A. Steitz, M.Y. Speer, G. Curinga, H.Y. Yang, P. Haynes, R. Aebersold, T. Schinke, G. Karsenty, C.M. Giachelli, *Circ. Res.* **2001**, *89*, 1147.

52 X. Li, H.Y. Yang, C.M. Giachelli, *Circ. Res.* **2006**, *98*, 905.

53 A. Farzaneh-Far, D. Proudfoot, P.L. Weissberg, C.M. Shanahan, *Biochem. Biophys. Res. Commun.* **2000**, *277*, 736.

54 H. Yang, G. Curinga, C.M. Giachelli, *Kidney Int.* **2004**, *66*, 2293.

55 R.S. Kaslick, A.I. Chasens, I.D. Mandel, D. Weinstein, R. Waldman, T. Pluhar, R. Lazzara, *J. Periodontol.* **1970**, *41*, 93.

56 B. Zimmermann, *Cell Tissue Res.* **1994**, *275*, 345.

57 N. Mody, F. Parhami, T.A. Sarafian, L.L. Demer, *Free Radic. Biol. Med.* **2001**, *31*, 509.

58 Y. Tintut, Z. Alfonso, T. Saini, K. Radcliff, K. Watson, K. Bostrom, L.L. Demer, *Circulation* **2003**, *108*, 2505.

59 J.D. Davies, K.L. Carpenter, I.R. Challis, N.L. Figg, R. McNair, D. Proudfoot, P.L. Weissberg, C.M. Shanahan, *J. Biol. Chem.* **2005**, *280*, 3911.

60 A.M. Schor, T.D. Allen, A.E. Canfield, P. Sloan, S.L. Schor, *J. Cell Sci.* **1990**, *97 (Pt. 3)*, 449.

61 M.J. Doherty, B.A. Ashton, S. Walsh, J.N. Beresford, M.E. Grant, A.E. Canfield, *J. Bone Miner. Res.* **1998**, *13*, 828.

62 R.W. Evans, H.S. Cheung, D.J. McCarty, *Calcif. Tissue Int.* **1984**, *36*, 645.

63 J.A. Hamilton, G. McCarthy, G. Whitty, *Arthritis Res.* **2001**, *3*, 242.

64 I.T. Olszak, M.C. Poznansky, R.H. Evans, D. Olson, C. Kos, M.R. Pollak, E.M. Brown, D.T. Scadden, *J. Clin. Invest.* **2000**, *105*, 1299.

65 D. Proudfoot, C.M. Shanahan, *Herz* **2001**, *26*, 245.

66 P. Laquerriere, A. Grandjean-Laquerriere, E. Jallot, G. Balossier, P. Frayssinet, M. Guenounou, *Biomaterials* **2003**, *24*, 2739.

67 I. Nadra, J.C. Mason, P. Philippidis, O. Florey, C.D. Smythe, G.M. McCarthy, R.C. Landis, D.O. Haskard, *Circ. Res.* **2005**, *96*, 1248.

68 Y. Tintut, J. Patel, F. Parhami, L.L. Demer, *Circulation* **2000**, *102*, 2636.

69 J.J. Boyle, P.L. Weissberg, M.R. Bennett, *Arterioscler. Thromb. Vasc. Biol.* **2003**, *23*, 1553.

70 Y. Tintut, J. Patel, M. Territo, T. Saini, F. Parhami, L.L. Demer, *Circulation* **2002**, *105*, 650.

71 S.A. Steitz, M.Y. Speer, M.D. McKee, L. Liaw, M. Almeida, H. Yang, C.M. Giachelli, *Am. J. Pathol.* **2002**, *161*, 2035.

72 Y.V. Bobryshev, R.S. Lord, *Cardiovasc. Res.* **1995**, *29*, 689.

73 G. Millonig, H. Niederegger, W. Rabl, B.W. Hochleitner, D. Hoefer, N. Romani, G. Wick, *Arterioscler. Thromb. Vasc. Biol.* **2001**, *21*, 503.

74 M. Jeziorska, C. McCollum, D.E. Woolley, *J. Pathol.* **1998**, *185*, 10.

75 K. Sato, A. Niessner, S.L. Kopecky, R.L. Frye, J.J. Goronzy, C.M. Weyand, *J. Exp. Med.* **2006**, *203*, 239.

76 R. Baron, L. Neff, D. Louvard, P.J. Courtoy, *J. Cell Biol.* **1985**, *101*, 2210.

77 M. Jeziorska, C. McCollum, D.E. Wooley, *Virchows Arch.* **1998**, *433*, 559.

78 K.D. Merkel, J.M. Erdmann, K.P. McHugh, Y. Abu-Amer, F.P. Ross, S.L. Teitelbaum, *Am. J. Pathol.* **1999**, *154*, 203.

79 K. Matsuzaki, N. Udagawa, N. Takahashi, K. Yamaguchi, H. Yasuda, N. Shima, T. Morinaga, Y. Toyama, Y. Yabe, K. Higashio, T. Suda, *Biochem. Biophys. Res. Commun.* **1998**, *246*, 199.

80 M.E. Rosenfeld, S. Yla-Herttuala, B.A. Lipton, V.A. Ord, J.L. Witztum, D. Steinberg, *Am. J. Pathol.* **1992**, *140*, 291.

81 C.R. Dhore, J.P. Cleutjens, E. Lutgens, K.B. Cleutjens, P.P. Geusens, P.J. Kitslaar, J.H. Tordoir, H.M. Spronk, C. Vermeer, M.J. Daemen, *Arterioscler. Thromb. Vasc. Biol.* **2001**, *21*, 1998.

82 C.M. Shanahan, N.R. Cary, J.C. Metcalfe, P.L. Weissberg, *J. Clin. Invest.* **1994**, *93*, 2393.

83 A.F. Zebboudj, V. Shin, K. Bostrom, *J. Cell Biochem.* **2003**, *90*, 756.

84 C. Farrington, I.S. Roberts, A.M. Heagerty, A.E. Canfield, *Biochem. Soc. Trans.* **1998**, *26*, S3.

85 K.E. Watson, K. Bostrom, R. Ravindranath, T. Lam, B. Norton, L.L. Demer, *J. Clin. Invest.* **1994**, *93*, 2106.

86 F. Parhami, B. Basseri, J. Hwang, Y. Tintut, L.L. Demer, *Circ. Res.* **2002**, *91*, 570.

87 C.M. Shanahan, D. Proudfoot, A. Farzaneh-Far, P.L. Weissberg, *Crit. Rev. Eukaryot. Gene Expr.* **1998**, *8*, 357.

88 A. Simionescu, K. Philips, N. Vyavahare, *Biochem. Biophys. Res. Commun.* **2005**, *334*, 524.

89 V. Shin, A.F. Zebboudj, K. Bostrom, *J. Vasc. Res.* **2004**, *41*, 193.

第 20 章　生物矿化中胎球蛋白家族的作用

20.1　骨发生与骨矿化 vs 钙化

在脊椎动物中，尽管矿化常常仅限于骨骼与牙齿，但当前体细胞不恰当地收到发育为骨骼细胞的信号时，矿化有时也会异位（不在正确的部位上）出现于骨骼之外的一些部位上。异位成骨的激活帮助了血管钙化，如动脉中膜钙化、动脉粥样钙化（内膜钙化）及主动脉瓣钙化[1]。众所周知，钙化是人造血管及合成心脏瓣膜的主要缺陷[2]。当然，异位钙化也可被视为一种应对慢性感染的原始反应，借此一些不能清除的病原体被包围了起来。实际上，软组织器官中的钙化部位是寄生虫感染诊断的一项指标，如结核球和乳腺癌。在结核分枝杆菌（*Mycobacterium tuberculosis*）的天然免疫应答中会涉及维生素 D 样物质，这一免疫反应增强了感染部位的钙化[3]。组织重塑中常见到钙化现象发生[4]，多数细胞可熟练地摆脱"基质性脂质碎片"的困扰，而这些"碎片"极易形成钙化。随组织损伤及重塑活动的进行，大量脱落的细胞残余物陷入胞外基质（ECM）中。

血管钙化的极端情况与包括骨小梁、骨陷窝及类骨髓区在内的典型骨骼结构有关联[5,6]。本书中一些章节（参见第 1 章、第 21 章和第 24 章内容），对骨形成及异位钙化有详细介绍。矿化调节剂及平滑肌细胞矿化关联基因的作用见图 20-1。无论是骨发生还是异位钙化皆终止于基质矿化最后一步。基质矿化需要具备一些条件，其中包括一钙化性基底，如胶原，还需有碱性磷酸酶，它可以保障局部高水平的磷酸盐，与此同时，还不能有可溶性抑制剂（如焦磷酸盐）或组织结合抑制剂（如基质 Gla 蛋白——MGP）[7]。

大多数的钙被用于血液中的沉积循环。从研究史上看，Blumenthal 及其同事的经典实验表明，因血清中含有钙盐自发沉积抑制剂[8]，因此阻止了血液的自身矿化。在无"全身性"循环抑制剂情况下，生命将面临很大的胞外液矿化风险，从钙及磷酸盐的可溶性上看，胞外液本身就是典型的亚稳定性溶液，此现象有一专门的术语，称之为"罗德妻子问题"，关于这一点在以前有过说明[9]。全身性候选抑制剂中有很多血清蛋白，如白蛋白[10,11]。这些抑制剂除了与磷灰石钙亲和外，还与一些配体结合，如脂质、蛋白酶、生长因子及 ECM。因此，很难说钙盐沉积体外抑制到底是因为偶然性批量结合还是因为蛋白质的真正生理功能就是如此。可喜的是，随着基因靶向技术的到来，蛋白质的功能将通过突变小鼠而体内直接

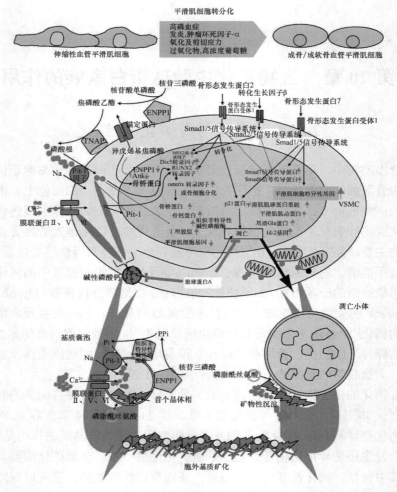

图 20-1 组织转化（化生）下的血管平滑肌细胞（VSMC）内钙化关联基因的"工作"情况。随 VSMC 矿化"分化转化"的进行，细胞精心地部署着各种骨/软骨细胞系细胞标志物。钠/磷共转运体 Pit-1 调节着磷酸盐的细胞转入，胞质中不断提升的磷酸盐水平上调 Runx2/Cbfa-1（一种成骨转录因子）的表达。此外，高磷血症使凋亡小体及基质囊泡的产生（使血管矿物沉积物成核）得以增强。TGF-β 样细胞因子骨形态发生蛋白 7（BMP-7）维持着 VSMC 的伸缩表型（通过类似于 Smad6 和 Smad7 信号通路方式），与此同时，BMP-2 及 TGF-β1 则使成骨表型增强。胞外的钙离子通过钙离子通道形成蛋白——膜联蛋白 II、V 和 VI 进入到基质囊泡（MV）中。钙离子通过 Pit-1 表达上调以增进磷酸盐依赖的成骨分化。焦磷酸盐（PP）在碱性磷酸钙（BCP）晶体生长过程中扮演着抑制剂角色。PP 的浓度由外核苷酸焦磷酸酶/磷酸二酯酶 1（ENPP1）控制，此酶的作用是产生 PP，PP 的转运体锚定蛋白（ANK）及组织非特异性碱性磷酸酶（TNAP）则能分解 PP。不像 MV 介导矿化，凋亡小体（AB）介导矿化不需要碱性磷酸酶和膜联蛋白的参与。另外，磷脂酰丝氨酸（PS）分布于 MV 质膜的内表面和 AB 质膜的外表面上。在凋亡过程中，PS 外化为外膜小叶，胎球蛋白 A 通过阻止 MV 中的 BCP 囊内生长而降低 VSMC 的钙诱导凋亡。

测试。随后的一些研究结果显示，一种血清蛋白α₂-HS 糖蛋白/胎球蛋白 A（基因为 *Ahsg/Fetua*），确实是一个全身性钙化抑制剂。

20.2　α₂-HS 糖蛋白/胎球蛋白 A，一种全身性异位钙化抑制剂

提起α₂-HS 糖蛋白（简写为 Ahsg，即胎球蛋白 A），人们一定会想到那个在传统醋酸纤维素薄膜电泳中与血清蛋白α₂ 一起迁移的蛋白质，还会不禁想起这个蛋白质（人血中）的两个共同发现者[12]，即 Heremans[13] 和 Schmid[14]。牛胎球蛋白 A 发现于 1944 年，由 Pedersen 命名为 Fetuin（胎球蛋白），来自拉丁文 fetus，这是一种胎牛血清中含量最丰富的球蛋白[15]。随第二种胎球蛋白 B 的发现[16,17]，最初的胎球蛋白就被重新命名为胎球蛋白 A[16]。

胎球蛋白隶属于半胱氨酸蛋白酶抑制剂血清胱抑素超家族，它包含一系列密切关联的肝源性血清蛋白。这个拥有胱抑素样结构域的超家族成员均为激肽原和富组氨酸的糖蛋白[18,19]。

胎球蛋白 A 的功能多种多样，如参与骨发生与骨吸收[20]、胰岛素活性调节[21]、肝细胞生长因子活性调节[22]、系统性炎症应答[23] 及一些无须矿化的抑制[24-26]。从这些多样的功能上看，胎球蛋白 A 是一种多配体的结合蛋白，对任何生化途径中其可结合和捕捉的成分均形成潜在干扰。基因敲除小鼠实验结果显示，胎球蛋白 A 的主要功能是异位钙化抑制[24,27]。

G57BL/6-129 混合遗传背景下的胎球蛋白 A 缺失小鼠表现出轻微的钙化现象[27]。从某种程度上讲，胎球蛋白 A 缺失小鼠全身性异位矿化的缺乏是可预见的，因为从正常小鼠的全血清观察上看，胎球蛋白 A 只负责部分磷灰石的沉积抑制[25]，而易钙化的 DBA/2 遗传背景小鼠的情况则正相反，小鼠出现了严重的系统性钙化，见图 20-2[24]。

遭受钙化的小鼠的肾、心肌、肺、皮肤也会受到影响。这些动物表型看起来与尿毒症关联的小动脉病（arteriolopathy，钙性尿毒症性小动脉病，也称钙化防御）的临床表现极为相似[24]。鼠龄长一些（大于 5 个月）的小鼠因肾损害出现了继发性甲状旁腺功能亢进。有关小鼠心血管系统的一项最新研究显示，小鼠出现广泛的心脏钙化和纤维化，心功能受损[29]，这令人不由地想起营养不良性心脏钙化模型[30,31]。有趣的是，一些大动脉却免于钙化。综合起来看，经反向遗传学研究证实，胎球蛋白 A 确实是一种全身性的异位钙化抑制剂。

然而问题依然存在，即从病理学上看，对人而言，Ahsg 的缺失是否也会造成如此影响。为此目的，人们实施了一项针对尿毒症与健康人群的临床研究比较。研究结果显示，Ahsg 缺失的确与钙化严重有关联，事实上，统计学表明，这是一个短期发病率和死亡率的高显指示物[32]，这一发现由随后的两个研究结果所证实[33,34]。

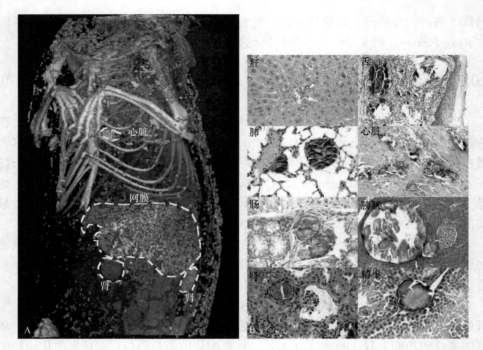

图 20-2　α₂-HS 糖蛋白/胎球蛋白 A 缺失 DBA/2 小鼠的全身性软组织钙化。（A）胎球蛋白 A 敲除小鼠的微 CT（μCT）图。通常，人们可能只会看到骨骼、牙齿等钙化组织，但对敲除小鼠来说，其皮肤、心脏、网膜、肾中均出现了钙化性亮斑；（B）组织切片，示各器官中鳞片样钙化病变，这些器官包括舌、肺、心、肠、胰及泌尿生殖道，似乎只有肝没有钙化。这种表型小鼠的寿命短，繁殖力低，虽能活到成年，但大约在 6 个月时就停止了繁殖。

20.3　胎球蛋白 A 的钙化抑制机制

Ahsg 极易纯化，且可大量获得，并用于结构-功能分析。在蛋清胱抑素结构已知之后，人们将此蛋白质三维结构中的一些重要部分进行了建模[35]。综合来看这些数据为人们提供了借助于一哺乳动物中的 Ahsg 来研究其钙化的抑制机制的绝佳机会。动态光散射及透射电镜结果显示，Ahsg 以溶体形式溶解磷灰石[26]。这令人不禁想起载脂蛋白是怎样将不溶性脂质如胆固醇纳入其中，并溶解掉。与各种不同浮力脂蛋白（HDL、LDL、VLDL——极低密度脂蛋白等）颗粒类似，含有钙和磷酸盐的 Ahsg 胶体可被视为一种"钙蛋白颗粒"（calciproteinparticles，CPP），其分子结构在其他书中有详细描述。

重要的是，尽管其抑制效果短暂，体温下只能维持 36 h，且在 24 h 内，CPP 就会有明显的形态转变，从一个直径 50 nm 左右的无衍射纳米球变为更大甚至直径几百纳米的不规则结晶球。但需记住的一点，这也是最重要的一点，即 Ahsg 能结合磷酸钙，尽管牛胎球蛋白 A 的钙结合力很差（$K_d=0.95\times10^{-4}\,mol/L$）[36]。即使是三个结合位点均发挥作用，Ahsg（血清浓度 10μmol/L）也只引起血钙浓度（2.5 mmol/L）小小改变。因此，血清白蛋白（血清浓度 1 mmol/L）被视为钙离子的主要结合蛋白，只有在无白蛋白存在情况下，Ahsg 才会成为一高效的碱性磷酸钙（BCP）清除剂[24]。

20.4　钙蛋白颗粒的命运

内皮细胞及巨噬细胞清除 CPP 和钙化脂质碎片的路径与机制见图 20-3。

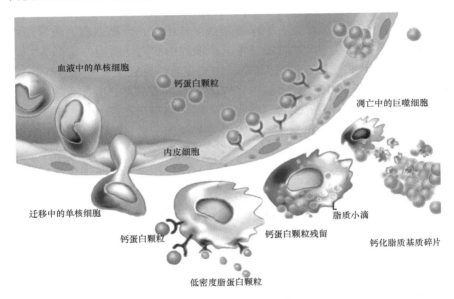

图 20-3　内皮细胞及组织驻留吞噬细胞从循环体系中将钙蛋白颗粒（CPP）清除的理论途径。在健康人体中，自发形成的 CPP 数量很少，或者说，其以一种外溢物形式进入骨分解代谢的血液中。当矿物动态平衡受到严重干扰时（如肾透析时），高钙血症和高磷血症的阵阵发作将形成大量 CPP，在这个过程中，胎球蛋白 A 被消耗。组织间隙内的 CPP 将被巨噬细胞吞噬掉，或者被组织中驻留的其他类型的吞噬细胞吞噬。在高脂血症患者中，过量的低密度脂蛋白（LDL）会集中起来并通过类似途径被清除。太多的 CPP 残留及脂质小滴可能已远远超出网状内皮系统吞噬细胞的清除能力，或许还包括淋巴系统，这将可能引发细胞凋亡，并使钙化的凋亡细胞残余沉积下来，残余中还富含着脂质。胎球蛋白 A 看似有稳固循环系统中 CPP 的作用，并调节着吞噬细胞对其有效摄入（这一作用还有待于实验证实）。需要注意的是，许多"钙化抑制剂"能激活单核细胞/巨噬细胞，并促进细胞吞噬。因此说，钙化残余清除刺激可能如同沉淀抑制一般的重要。图修改自文献[62]。

在阻止胞外钙化上有三个同等重要的机制：①激素调节性钙动态平衡以免胞

外钙过度波动；②磷酸钙稳固，自发形成可溶性胶体物——CPP 以免矿物沉积并堵塞小血管；③通过吞噬细胞的吞噬作用将 CPP 有效地清除掉。如此一来，大量的 CPP 从循环系统中以沉积矿物形式被清除。磷酸钙晶体的主要清除机制是吞噬作用和酸化效应[37-39]。网状内皮系统（RES）也有颗粒清除能力，这些颗粒包括细胞残留、分子聚集体及"矿物尘渣"等。吞噬细胞网络包含肝、脾及骨髓中的内皮细胞和巨噬细胞。CPP 很可能在 RES 中被吞噬且循环利用。膜联蛋白相互结合调节着胎球蛋白的摄入（通过胞饮形式）。人们推定，在有钙离子存在情况下，膜联蛋白Ⅱ和Ⅵ是胎球蛋白 A 的细胞表面受体[40]。"专业性"吞噬细胞的培养试验显示，胎球蛋白 A 和关联的富组氨酸糖蛋白（Hrg）可能于其中扮演着"调节素"的角色。Hrg 能与体液免疫系统内的物质结合，对凋亡和坏死细胞来说，它就是一种调理剂[41-43]。胎球蛋白不仅能增强单核细胞、巨噬细胞、破骨细胞及树突状细胞的吞噬能力[44-50]，同时还对平滑肌细胞中的钙化囊泡产生影响[51]，见第 21 章内容。此外，胎球蛋白还对 BCP 晶体的弥漫性炎症反应形成抑制[11]。

令人吃惊的是，来自骨更新的钙化残余的清除通常不会引发炎症，即使是在 *Ahsg* 敲除小鼠中，大钙质沉积物周围也无炎症细胞浸润迹象[24,29]。胎球蛋白 A 涂层使携有抗炎多胺（如 spermine）[23,52]和免疫抑制因子（如转化生长因子β）[20,53]的吞噬性物质不再有炎性反应。

总之，血浆蛋白中的胎球蛋白 A 以各种方式保护身体免于无需的钙化，这些方式如下。

1）化学方式，通过与磷酸钙晶核结合而进一步抑制矿物的生长[25]。

2）生化方式，通过 CPP 稳固与调理在晶体长至开始沉积的临界尺寸之前就将其从循环系统中清除出去[26]。

3）细胞水平，通过钙化囊泡脱落来减轻钙超负荷的不利作用，从而间接抑制细胞的凋亡[54]（参见第 21 章内容）。

4）系统水平，通过 TGF-β 和 BMP 的结合与拮抗来调节成骨活动[20,55]。

总而言之，胎球蛋白样蛋白在阻止钙化及天然免疫方面有着不一般的作用。很有可能，其将抗钙化及一般性的组织重塑活动合二为一[56,57]。当前，就胎球蛋白 A 和骨桥蛋白来说，二者作为矿物结合蛋白（参见第 24 章内容）在钙化抑制和免疫调节上发挥着双重作用，这是因为在钙化的动脉粥样硬化斑块中它们均有出现[58,59]。胎球蛋白 A 派生自血清，骨桥蛋白可由斑块中的巨噬细胞表达产生。可能，这些关键性的原用于抵御过度矿物沉积的抗钙化成分现在则以更精致的方式来区分自我与非自我。或许人们已开始考虑，异位钙化不仅是化学上的沉积抑制剂缺乏问题，而且还是免疫学上的钙化残余调理与清除分子演变提升问题。凋亡细胞清除[60]、斑块沉积性疾病及动脉粥样硬化症[61]的研究已使免疫学成为一些潜在疗法的主要议题。同样，免疫钙化逆转在不久的未来将会毫无疑问成为研究的"热门"。

参 考 文 献

1 J.S. Shao, J. Cai, D.A. Towler, *Arterioscler. Thromb. Vasc. Biol.* **2006**, 26, 1423–1430.

2 F.J. Schoen, R.J. Levy, *Ann. Thorac. Surg.* **2005**, 79, 1072–1080.

3 P.T. Liu, S. Stenger, H. Li, L. Wenzel, B.H. Tan, S.R. Krutzik, M.T. Ochoa, J. Schauber, K. Wu, C. Meinken, D.L. Kamen, M. Wagner, R. Bals, A. Steinmeyer, U. Zugel, R.L. Gallo, D. Eisenberg, M. Hewison, B.W. Hollis, J.S. Adams, B.R. Bloom, R.L. Modlin, *Science* **2006**, 311, 1770–1773.

4 F.N. Ghadially, *Ultrastruct. Pathol.* **2001**, 25, 243–267.

5 E.R. Mohler, III, F. Gannon, C. Reynolds, R. Zimmerman, M.G. Keane, F.S. Kaplan, *Circulation* **2001**, 103, 1522–1528.

6 J.L. Hunt, R. Fairman, M.E. Mitchell, J.P. Carpenter, M. Golden, T. Khalapyan, M. Wolfe, D. Neschis, R. Milner, B. Scoll, A. Cusack, E.R. Mohler, III, *Stroke* **2002**, 33, 1214–1219.

7 M. Murshed, D. Harmey, J.L. Millan, M.D. McKee, G. Karsenty, *Genes Dev.* **2005**, 19, 1093–1104.

8 N.C. Blumenthal, *Clin. Orthop.* **1989**, 247, 279–289.

9 W. Jahnen-Dechent, in: E. Bäuerlein (Ed.), *Biomineralization Progress in Biology, Molecular Biology and Application.* 2nd edn. Wiley-VCH, Weinheim, **2004**.

10 J. Garnett, P. Dieppe, *Biochem. J.* **1990**, 266, 863–868.

11 R.A. Terkeltaub, D.A. Santoro, G. Mandel, N. Mandel, *Arthritis Rheum.* **1988**, 31, 1081–1089.

12 H.E. Schultze, K. Heide, H. Haupt, *Naturwissenschaften* **1962**, 49, 15–17.

13 J.F. Heremans, *Les Globulines Sériques du Système Gamma.* Arscia, Brussels, **1960**.

14 K. Schmid, W. Bürgi, *Biochim. Biophys. Acta* **1961**, 47, 440–453.

15 K.O. Pedersen, *Nature* **1944**, 154, 575.

16 E. Olivier, E. Soury, P. Ruminy, A. Husson, F. Parmentier, M. Daveau, J.P. Salier, *Biochem. J.* **2000**, 350, 589–597.

17 B. Denecke, S. Gräber, C. Schäfer, A. Heiss, M. Wöltje, W. Jahnen-Dechent, *Biochem. J.* **2003**, 376, 135–145.

18 P.P. Cheung, L.A. Cannizzaro, R.W. Colman, *Cytogenet. Cell Genet.* **1992**, 59, 24–26.

19 B.C. Hennis, R.R. Frants, E. Bakker, R.H. Vossen, E.W. van der Poort, L.A. Blonden, S. Cox, P.M. Khan, N.K. Spurr, C. Kluft, *Genomics* **1994**, 19, 195–197.

20 M. Szweras, D. Liu, E.A. Partridge, J. Pawling, B. Sukhu, C. Clokie, W. Jahnen-Dechent, H.C. Tenenbaum, C.J. Swallow, M.D. Grynpas, J.W. Dennis, *J. Biol. Chem.* **2002**, 277, 19991–19997.

21 S.T. Mathews, G.P. Singh, M. Ranalletta, V.J. Cintron, X. Qiang, A.S. Goustin, K.L. Jen, M.J. Charron, W. Jahnen-Dechent, G. Grunberger, *Diabetes* **2002**, 51, 2450–2458.

22 T. Ohnishi, O. Nakamura, N. Arakaki, Y. Daikuhara, *Eur. J. Biochem.* **1997**, 243, 753–761.

23 M. Ombrellino, H. Wang, H. Yang, M. Zhang, J. Vishnubhakat, A. Frazier, L.A. Scher, S.G. Friedman, K.J. Tracey, *Shock* **2001**, 15, 181–185.

24 C. Schäfer, A. Heiss, A. Schwarz, R. Westenfeld, M. Ketteler, J. Floege, W. Müller-Esterl, T. Schinke, W. Jahnen-Dechent, *J. Clin. Invest.* **2003**, 112, 357–366.

25 T. Schinke, C. Amendt, A. Trindl, O. Pöschke, W. Müller-Esterl, W. Jahnen-Dechent, *J. Biol. Chem.* **1996**, 271, 20789–20796.

26 A. Heiss, A. DuChesne, B. Denecke, J. Grötzinger, K. Yamamoto, T. Renné, W. Jahnen-Dechent, *J. Biol. Chem.* **2003**, 278, 13333–13341.

27 W. Jahnen-Dechent, T. Schinke, A. Trindl, W. Müller-Esterl, F. Sablitzky, S. Kaiser, M. Blessing, *J. Biol. Chem.* **1997**, 272, 31496–31503.

28 F.A. van den Broek, R. Bakker, M. den Bieman, A.X. Fielmich-Bouwman, A.G. Lemmens, H.A. van Lith, I. Nissen, J.M. Ritskes-Hoitinga, G. van Tintelen, L.F. van Zutphen,

Biochem. Biophys. Res. Commun. **1998**, *253*, 204–208.

29 M.W. Merx, C. Schäfer, R. Westen-
    feld, V. Brandenburg, S. Hidajat,
    C. Weber, M. Ketteler, W. Jahnen-
    Dechent, *J. Am. Soc. Nephrol.* **2005**,
    16, 3357–3364.

30 S. Korff, N. Riechert, F. Schoensiegel,
    D. Weichenhan, F. Autschbach, H.A.
    Katus, B.T. Ivandic, *Virchows Arch.*
    2005, 1–9.

31 S. Korff, F. Schoensiegel, N. Riechert,
    D. Weichenhan, H.A. Katus, B.T.
    Ivandic, *Physiol. Genomics* **2006**, *25*,
    387–392.

32 M. Ketteler, P. Bongartz, R.
    Westenfeld, J.E. Wildberger, A.H.
    Mahnken, R. Bohm, T. Metzger, C.
    Wanner, W. Jahnen-Dechent, J.
    Floege, *Lancet* **2003**, *361*, 827–833.

33 P. Stenvinkel, K. Wang, A.R. Qureshi,
    J. Axelsson, R. Pecoits-Filho, P. Gao,
    P. Barany, B. Lindholm, T.
    Jogestrand, O. Heimburger, C.
    Holmes, M. Schalling, L. Nordfors,
    Kidney Int. **2005**, *67*, 2383–2392.

34 A.Y. Wang, J. Woo, C.W. Lam, M.
    Wang, I.H. Chan, P. Gao, S.F. Lui,
    P.K. Li, J.E. Sanderson, *Nephrol. Dial.
    Transplant.* **2005**, *20*, 1676–1685.

35 W. Bode, R. Engh, D. Musil, U.
    Thiele, R. Huber, A. Karshikov, J.
    Brzin, J. Kos, V. Turk, *EMBO J.* **1988**,
    7, 2593–2599.

36 M. Suzuki, H. Shimokawa, Y. Takagi,
    S. Sasaki, *J. Exp. Zool.* **1994**, *270*,
    501–507.

37 M.D. Fallon, S.L. Teitelbaum, A.J.
    Kahn, *Lab. Invest.* **1983**, *49*, 159–164.

38 S.A. Nesbitt, M.A. Horton, *Science*
    1997, *276*, 266–269.

39 J. Salo, P. Lehenkari, M. Mulari, K.
    Metsikko, H.K. Vaananen, *Science*
    1997, *276*, 270–273.

40 M.N. Kundranda, S. Ray, M. Saria,
    D. Friedman, L.M. Matrisian, P.
    Lukyanov, J. Ochieng, *Biochim.
    Biophys. Acta* **2004**, *1693*, 111–123.

41 N.N. Gorgani, C.R. Parish, S.B.
    Easterbrook Smith, J.G. Altin,
    Biochemistry **1997**, *36*, 6653–6662.

42 N.N. Gorgani, B.A. Smith, D.H.
    Kono, A.N. Theofilopoulos,
    J. Immunol. **2002**, *169*, 4745–4751.

43 A.L. Jones, I.K. Poon, M.D. Hulett,
    C.R. Parish, *J. Biol. Chem.* **2005**, *280*,
    35733–35741.

44 S.P. Hart, C. Jackson, L.M. Kremmel,
    M.S. McNeill, H. Jersmann, K.M.
    Alexander, J.A. Ross, I. Dransfield,
    Am. J. Pathol. **2003**, *162*, 1011–1018.

45 H.P. Jersmann, K.A. Ross, S. Vivers,
    S.B. Brown, C. Haslett, I. Dransfield,
    Cytometry **2003**, *51A*, 7–15.

46 J.G. Lewis, C.M. Andre, *Immunol.
    Commun.* **1981**, *10*, 541–547.

47 J.G. Lewis, C.M. Andre, *Immunology*
    1981, *42*, 481–487.

48 M.S. Lamkin, C. Colclasure, W.S.
    Lloyd, J.M. Doherty, W. Gonnerman,
    K. Schmid, R.B. Nimberg, *Cancer Res.*
    1986, *46*, 4650–4655.

49 G.C. Colclasure, W.S. Lloyd, M.
    Lamkin, W. Gonnerman, R.F. Troxler,
    G.D. Offner, W. Bürgi, K. Schmid,
    R.B. Nimberg, *J. Clin. Endocrinol.
    Metab.* **1988**, *66*, 187–192.

50 L. Thiele, J.E. Diederichs, R. Reszka,
    H.P. Merkle, E. Walter, *Biomaterials*
    2003, *24*, 1409–1418.

51 J.L. Reynolds, J.N. Skepper, R.
    McNair, T. Kasama, K. Gupta, P.L.
    Weissberg, W. Jahnen-Dechent, C.M.
    Shanahan, *J. Am. Soc. Nephrol.* **2005**,
    16, 2920–2930.

52 H. Wang, M. Zhang, M. Bianchi, B.
    Sherry, A. Sama, K.J. Tracey, *Proc.
    Natl. Acad. Sci. USA* **1998**, *95*,
    14429–14434.

53 M. Demetriou, C. Binkert, B. Sukhu,
    H.C. Tenenbaum, J.W. Dennis, *J. Biol.
    Chem.* **1996**, *271*, 12755–12761.

54 J.L. Reynolds, A.J. Joannides, J.N.
    Skepper, R. McNair, L.J. Schurgers,
    D. Proudfoot, W. Jahnen-Dechent,
    P.L. Weissberg, C.M. Shanahan,
    J. Am. Soc. Nephrol. **2004**, *15*, 2857–
    2867.

55 B. Rittenberg, E. Partridge, G. Baker,
    C. Clokie, R. Zohar, J.W. Dennis,
    H.C. Tenenbaum, *J. Orthop. Res.*
    2005, *23*, 653–662.

56 J. Savill, V. Fadok, *Nature* **2000**, *407*,
    784–788.

57 P.M. Henson, D.L. Bratton, V.A. Fadok,
    Curr. Biol. **2001**, *11*, R795–R805.

58 F.W. Keeley, E.E. Sitarz, *Atherosclerosis*
    1985, *55*, 63–69.

59 Y. Matsui, S.R. Rittling, H. Okamoto, M. Inobe, N. Jia, T. Shimizu, M. Akino, T. Sugawara, J. Morimoto, C. Kimura, S. Kon, D. Denhardt, A. Kitabatake, T. Uede, *Arterioscler. Thromb. Vasc. Biol.* **2003**, *23*, 1029–1034.

60 V.A. Fadok, G. Chimini, *Semin. Immunol.* **2001**, *13*, 365–372.

61 Y.I. Miller, M.K. Chang, C.J. Binder, P.X. Shaw, J.L. Witztum, *Curr. Opin. Lipidol.* **2003**, *14*, 437–445.

62 P. Libby, *Nature* **2002**, *420*, 868–874.

第 21 章 结 石 形 成

21.1 尿 结 石

尽管在欧洲和北美洲，有尿结石的人数仅占总人口的 5%～10%[1]，但在世界其他一些地方，有尿结石的人可能更多。实际上，只有在很少的一些地域内结石病比较罕见，例如格陵兰岛及日本沿海地区[2]。在工业化国家，一般上讲，每年结石的发病率为每百万人中 1500～2000 人[2]。虽然结石的化学成分变化多样，但都有一共同特点，即在第一次去除后再次结石的风险非常高，虽然这种风险会因人而异。

21.1.1 病因学

尿结石的形成或尿石症是一个复杂的物理过程[3]。尿结石的形成是多因素的，其首要条件是尿晶体形成，为此，尿液必定过饱和[4]。尿结晶电位不仅与盐浓度有关，而且还与其他成分的存在与否有关联，这些成分包括抑制剂、络合剂或促进剂[5]，其他因素还有组织结构异常等。

尿结石形成顺序是：饱和 → 过饱和 → 成核 → 晶体生长或聚集 → 结晶滞留 → 结石形成。历经部分或全部过程，最终发展为临床上明显可见的结石。

尿液过饱和被视为尿结石形成的最重要驱力。这基于尿液中所含的盐，当尿液中盐浓度达到某一临界值时，结石就开始出现。化合物的热动力学溶度积（thermodynamic solubility product，KSP）决定了它在溶液中的饱和度[6]，其大小等于溶液中固体溶质和溶剂达溶解平衡时化合物各解离离子浓度幂的乘积。当盐浓度低于 KSP 时，其始终保留于溶液中，如果盐浓度高于 KSP，其将有沉淀出现，这一过程被称为均质成核。晶核形成自第一个不溶解的晶体，其有着特征性的晶格排列模式。在尿液中，晶核常形成于异质成核中的已有表面上。上皮细胞、尿液沉渣、红细胞及其他晶体均可作为尿液中晶体的成核源。对于异质成核而言，其所需的饱和度远低于均质成核。然而，一旦有晶核形成，尤其是当其锚定下来时，结晶将会发生于更低的饱和度下。

初始晶核通过在晶格上沉积更多的盐而得以生长，即晶体生长。在人体中，尿结石形成的最早部位是乳头管或集合小管，其直径一般为 50～200 μm。晶体生长到 200 μm 所需的时间取决于尿液的过饱和情况。

当晶核形成时，其可以相互分离、自由漂浮，且在动力学上活跃。在某些环境条件下，这些晶核因化学或电学作用而相互紧密接触，并彼此结合，这一过程被称为晶体聚集。对于晶体生长而言，尽管不可能让其独自长到大至阻塞集合管管腔的程度，但晶体聚集体还是可以达到这般大小的[7]。晶体生长及聚集联合作用为尿结石产生提供了合理的解释。

尽管能形成晶体，但通常不会很大。一般而言，在其变为临床上明显可见的结石之前，晶体已被"清洗"出尿路，这主要归因于其在尿路中的短暂存续时间。然而，当解剖学结构或功能出现异常时，尿液流动不畅造成尿晶体滞留。一般而言，晶体聚集体很脆弱，不可能长时间地堵塞集合管以至于形成结石。但是，如果晶体于肾中停留时间过长，只要尿液过饱和或有新的晶体聚集，其就会不断生长[8]。肾的解剖学异常，例如，髓质海绵肾或肾盂输尿管连接部出现异常，或者晶体上皮黏附增加皆可导致晶体滞留。

21.1.1.1 结石形成抑制剂

正常尿液中的草酸钙（CaOx）浓度可以是其溶解度的许多倍，正因为尿液中有抑制剂的存在，才使这一现象成为可能。这些抑制剂通过调节或改变晶体的生长而阻止结石的形成，并允许更高浓度的磷酸钙存在于尿液中，其浓度远高于纯溶剂中的浓度。尽管尿液中的盐为过饱和状态，但抑制剂则通过与表面活性物质形成复合物而阻止结石的形成[9]，并由此减少钙与草酸根的结合。事实上，很多大量排出钙和草酸根的人并没有形成结石。

阻止结石晶体结晶的化合物有很多，其中就包括金属离子（如镁离子）及一些简单的化合物，如柠檬酸盐，当然还有一些大分子物质[10-12]。

21.1.1.1.1 柠檬酸盐

柠檬酸根是最重要的一种尿结石抑制剂[13]，也是人尿液中含量最丰富的有机阴离子。通过与钙离子络合，有效地降低了其尿液的过饱和度，这是尿液中盐结晶的驱动力[14]，并降低成核速度和诱导时间[15]。柠檬酸根的存在使碱性化合物存留于尿液中而不提升 pH，为碱性负荷提供了保障，使磷酸钙不沉淀。柠檬酸根可将钙离子螯合为溶解形式，从而阻止尿液中的磷酸钙和草酸钙晶体的生长[16,17]。

21.1.1.1.2 蛋白质

人们现已确认，尿液中还存有一些其他重要的结石抑制剂，其缺失或减少将引起结石量的增加[18]。例如，正常尿液中所含的少量蛋白质，多数由肾管状上皮分泌。在这些蛋白性抑制剂中有一种名为 Tamm-Horsfall 的黏蛋白（缩写为 THP）[19]，是尿蛋白的主要成分。THP（一种糖蛋白）由 Henle 袢（也称髓袢）升支粗段上皮细胞生成并分泌。正常情况下，THP 能抑制草酸钙晶体聚集，但对晶体的成核和生长影响较小[20]。然而，因 THP 的活性受其自身浓度、尿液 pH、离子强度的影响，因此，其晶体形成上的影响也是双重的，至于何种效应占主导则取决于环境条件。有反复尿结石的人的 THP 有时也能增进草酸钙的聚集（与正常条件下的作用正相反），这是因为 THP 自身聚集阻止了其与草酸钙晶体的有效结合，从而失去了对草酸钙的抑制作用[19]。

另一种抑制剂是肾钙素，一种含γ羧基谷氨酸的酸性糖蛋白，其通过削弱晶体的成核、生长及聚集而起作用。

骨桥蛋白（OPN），一种广布于组织中的磷酸化蛋白，其与营养不良性钙化有关，也与肾结石中的有机基质相关联[21-23]。OPN 是一种强效抑制剂，在体外能抑制晶体的形成与生长。有证据表明，其还与一些结石性疾病有关，主要功能是与草酸钙（含钙结石的主要成分）作用[24]。

纤连蛋白，一种分布于胞外基质和体液中的多功能α$_2$-糖蛋白[25,26]。纤连蛋白分泌自肾小管细胞，因草酸钙刺激而分泌，有抑制草酸钙晶体聚集并黏附于肾小管细胞上的作用[27]。

在术语上，能与一些特别晶体（如草酸钙）的晶格离子形成可溶性复合物的物质均被称为络合剂。络合剂能通过降低自由离子的活性而使结石形成物的饱和度降低。纯粹意义上的结石促进剂较为罕见，糖胺聚糖虽能促进晶体成核，但也有抑制晶体聚集和生长的功能[28]。THP 也是如此，其既可作为结晶促进剂，也可作为结晶抑制剂。

自 17 世纪以来，人们就发现尿结石中有一种非结晶态的有机基质[29]。化学成分分析显示，基质中含 65%的氨基己糖和 10%的结合水，还含有一些类似于尿黏液物（uromucoid）的物质，除此之外，还有 3.5%的唾液酸。一些研究人员认为，此基质只不过是一种与结石晶体共沉的物质[30]，但考虑到其同心、片层结构的观察结果，人们认为这个基质或许是结石形成的基底物。Du Toit[31]推测，结石形成的原因之一或许是尿激酶和唾液酸酶排量的改变，因为尿激酶的减少和唾液酸酶的增加均能引起矿化性结石基质形成。现已知道，奇异变形杆菌（*Proteus mirabilis*）和大肠杆菌（*Escherichia coli*）皆能降低尿激酶的活性，而提高唾液酸酶的活性。依照这些发现，*E.coli* 通过生成提高上皮细胞晶体黏附的基质物质引起尿石症。研究发现，基质结石主要形成于脲酶生成生物反复感染的个体中。这种结石能透过射线，可能会被误认为是尿酸结石，尽管其形成与碱性尿有一定的关联，但微生物感染却是基质结石与尿酸结石成因上的主要区别所在。动物及细胞研究显示，当暴露于高水平的草酸根下和（或）近端肾小管细胞因草酸钙晶体而受损时，细胞均会发生一些改变，从开始的适应到最终的死亡[32]。研究还显示，草酸钙损伤只是草酸钙结石形成的一个诱因[33]。事实上，草酸根通过抑制自由基降解酶活性而提高了自由基的有效性，因此，细胞中的线粒体膜因有活性氧物质（ROS）而受到损害，线粒体跨膜电位由此而降低[34]，这也被视为细胞凋亡的早期过程。研究结果还显示，当肾上皮细胞暴露于草酸根下时，其 DNA 的合成增加，基因表达发生改变，最终引起细胞凋亡。维生素 E 和元素硒（两种抗氧化剂）体外阻止近端肾小管细胞脂质过氧化的事实则进一步支持了自由基结石形成中的作用论点[35]。此外，草酸盐损伤还能引起肾小管上皮微绒毛刷状缘脱落。膜脂的变化可反映于尿脂质含量上的增加[36]。因此，有尿结石的人的尿蛋白和尿脂质的显著增高或许可作为有细胞损伤的一个指标，这种损伤来自长期的草酸盐暴露和（或）肾小管中草酸钙的晶体沉积[37]。

　　草酸钙、鸟粪石及尿酸石中的脂质含量是其蛋白质含量的 2～4 倍[38]。脂质基质是亚稳态溶液中草酸钙晶体的良好成核剂，钙和酸性磷酸酯间复合物的形成被视为结石形成的初始步骤之一[39]。研究显示，参与磷酸钙结晶的脂质能与钙结合形成复合物，并由此而紧密地结合到晶体上[37]。有趣的是，一些细胞看似对草酸盐损伤无甚反应。有人认为，这或许是因为基因表达上的改变而使得细胞免于凋亡，并由此避免了结石的产生。

21.1.2　尿结石分类

　　尽管肾结石由不同类型的晶体构成，但多数结石中的晶体为草酸钙或磷酸钙或二者的混合体。尿酸、镁、磷酸铵（有时也被认作尿粪石或感染石）、半胱氨酸及其他各类型物质也可能因高尿水平的药代产物而出现于结石中。

21.1.2.1　钙结石

　　无论是从化学成分上还是从病理生理学上讲，钙结石（图 21-1）均是异质的。草酸钙和磷酸钙皆为结石中常见的化合物，二者相比，草酸钙结石则更为常见一些。80 多年前，Randall 曾对肾乳头中的斑块样缺损有过描述，尽管这样的缺损有时也出现于无结石人群中，但其总是与草酸钙结石一起出现于患者体内[4]。现在，Randall 斑块缺损则被人们视为病灶，草酸钙结石发生并生长于此。微观上看，这些斑块看似生自 Henle 袢细段上皮细胞基膜，穿过间质组织（有时甚至裹住肾小管和直肠脉管）最终突入肾乳头尿路上皮中。Randall 斑块成分为磷酸钙，其看似一平台，草酸钙晶体可以最初以异质成核方式形成于其上，并生长为肾结石。

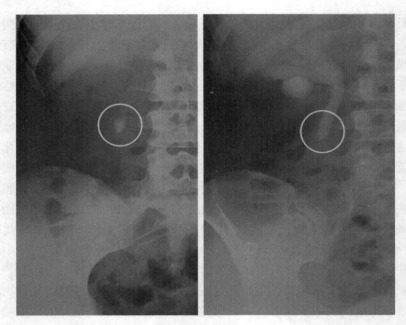

图 21-1　普通 X 射线放射照片（左）及尿路造影（右），示输尿管近端的草酸钙结石（圆圈）。

高钙尿症、高钙血症及高草酸尿症是引发钙结石的三大常见代谢性疾病，它们含钙结石诱因见表 21-1。

表 21-1　含钙结石的一些常见的潜在原因

高钙尿症（50%）	特发性高钙尿症（90%）
	原发性甲状旁腺功能亢进
	高钠饮食
	高蛋白饮食
	药物（Henle 袢利尿剂、补钙制剂）
草酸尿症（10%～20%）	高克罗恩病
	慢性胰腺炎
	口炎性腹泻
	高维生素 C 摄入（部分患者）
	钙限制
	原发性高草酸尿症
低柠檬酸尿症（10%～40%）	特发性低柠檬酸尿症（90%）
	代谢性酸中毒
	远端肾小管性酸中毒
	钾缺乏
高尿酸尿症（10%～20%）	饮食中过量摄入嘌呤
其他	泌尿生殖系统异常（髓质海绵肾）

21.1.2.1.1 高钙尿症

60%的结石病人患有高钙尿症这种代谢异常性疾病。导致结石形成的高钙尿症有以下几种[40]：①吸收性高钙尿症，因肠钙吸收增加而起，使肾钙滤过增大，进而造成高钙尿。就吸收性高钙尿症来说，还有另一情况，即高肾钙水平引发低血钙，进而引起继发性甲状旁腺机能亢进，甲状旁腺释放的甲状旁腺激素（PTH）又进一步引发钙的肠吸收和骨吸收，从而加剧钙的消耗，最终导致高钙尿症；②重吸收性高钙尿症，主因是甲状旁腺机能亢进，造成骨钙过度吸收；③磷酸盐肾渗漏性高钙尿症，因磷酸盐肾渗漏而引起，导致 1，25-二羟维生素 D 过量生成，从而引发高钙尿。

21.1.2.1.2 高钙血症

高钙血症由甲状旁腺机能亢进、结节病、类固醇疗法、恶性肿瘤、突发性原因及固位引起。固位，结石疾病的第二大诱因，其引发骨钙吸收增加，进而造成肾钙过滤增大，最终导致高钙尿症，引起尿性草酸钙和磷酸钙结石沉积。

21.1.2.1.3 高草酸尿症

原发性高草酸尿症的原因是草酸盐合成常染色体隐性遗传异常。这种异常导致肝中的草酸盐生成增加。继发性高草酸尿症即肠源性高草酸尿症，因肠草酸盐高吸收而引起。肠源性高草酸尿症见于炎性肠道病及肠切除和小肠旁路手术后。在这些情况下，胆盐、脂肪酸及钙一起增加，进而引起吸收性草酸盐增多。草酸盐的这一效应取决于钙-草酸根间的作用，然而，肠的草酸根吸收会因草酸钙的形成（其不易被吸收）而受影响，当然，钙和草酸根可溶性复合物的形成自然会影响到尿中自由的草酸根数量。

事实上，随草酸盐肠吸收的增加，尿中草酸根的数量也随之增大，因钙与草酸根在肾小管中络合、沉淀并聚集形成结石。

在肠腔内，因胆汁酸、脂肪与钙的结合而使自由钙数量大大减少，结果造成由肠吸收而带来的大量草酸根被排到尿中。慢性腹泻可使病人患上慢性代谢性酸中毒，其结果是尿中柠檬酸盐及镁离子的水平降低。总而言之，上述所有的这些因素均能引起草酸钙结石。

21.1.2.2 尿酸结石

尿酸，一种嘌呤代谢终产物，也是一种能引起通风（关节炎的一种）的结晶物。正因为如此，易患尿酸结石的人们应尽量避开嘌呤含量丰富的食物（如红肉、鱼、鸡）。体重指数高、葡萄糖耐受性不良和有 2 型糖尿病的人们常常是尿酸结石患者。尿酸性肾结石形成条件见表 21-2。

表 21-2   尿酸性肾结石形成条件

先天性	引起尿酸过量产生的疾病	次黄嘌呤鸟嘌呤磷酸核糖基转移酶缺乏
		磷酸核糖焦磷酸合成酶活性过度
		葡萄糖-6-磷酸酶缺乏
	尿酸盐转运体缺乏	先天性低尿酸血症伴有高尿酸尿症
后天性	量不足	过度脱水
	嘌呤增加	慢性腹泻
		骨髓增生性/淋巴增生性疾病
		有或无化疗的其他恶性肿瘤
		溶血性疾病
	尿酸促排药物	高动物蛋白摄入
		丙磺舒
		大剂量水杨酸盐
		放射造影剂
特发性	痛风体质	
	原发性痛风	

　　尿酸的溶解性取决于尿的酸性或碱性情况。在酸性（pH< 5.5）条件下，尿酸晶体沉淀并形成结石。如果是碱性尿，尿酸则保持溶解状态不沉淀。基于这些事实，尿酸结石的医学处置就有了根据。通风、骨髓增生性疾病及化疗常会引起尿酸结石。这种结石可透过普通的 X 射线，在尿路造影或计算机断层扫描（CT 扫描）下清晰可见，见图 21-2。

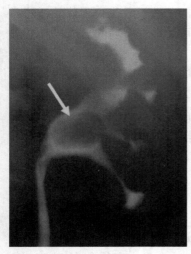

图 21-2   尿路造影，示肾盂中尿酸结石（箭头）。

21.1.2.3   磷酸镁铵结石、鸟粪石或感染性结石

　　按其成分，这些结石可被称为三磷酸盐、鸟粪石或感染性结石。感染性结石因脲酶菌长期感染而起，常见有尿路阻塞[41]。其最大特点是生长速度快，由尿酸铵、鸟粪石（磷酸镁铵，$MgNH_4PO_4 \cdot 6H_2O$）和（或）碳酸磷灰石组成[42]。碳酸磷灰石在尿液 pH 6.8 时开始结晶，而鸟粪石只在 pH 7.2 以上时才沉淀。

　　鸟粪石结石的病因主要与脲酶菌尿路感染有关，这种感染又常常与尿流紊乱（障碍）有联系。在尿液中，脲（尿素）因细菌酶——脲酶的作用而分解为氨和二氧化碳。这一作用使尿液 pH 上升，短时间后维持在 pH 7.2～8.0。氨可继续水解形成氨离子，但在有脲酶菌和 Mg^{2+} 存在时，这些成分

于碱性条件下变得不溶，以鸟粪石的形式沉积下来。此时，NH_4^+、PO_4^{3-} 及 Mg^{2+} 结合形成鸟粪石。脲酶可作用于尿中的尿素形成氨离子、碳酸氢根/碳酸根离子。与鸟粪石形成有关联的最常见细菌是一些变形杆菌属（*Proteus*）细菌[41]，其他一些种属的细菌如克雷伯菌属（*Klebsiella*）、假单胞菌属（*Pseudomonas*）及葡萄球菌属（*Staphylococcus*）细菌也参与其中。

21.1.2.4 半胱氨酸结石

胱氨酸尿症是一种常染色体隐性遗传病，因近端肾小管和肠道刷状缘内半胱氨酸及二元氨基酸（赖氨酸、鸟氨酸、精氨酸）转运缺陷而起。这种缺陷导致上述物质的尿中排量增加，但其中只有半胱氨酸能形成结石，这是因为半胱氨酸的低溶解性使其沉积于尿道中[43]。然而令人不解的是，结石出现于一有家族病史的年轻人的尿中，且结石轻度放射不透明（尿路造影），并呈典型的六方胱氨酸晶体。

21.1.3 风险因素

与尿结石形成相关联的因素有非遗传性和遗传性两种。

21.1.3.1 非遗传性因素

21.1.3.1.1 饮食

虽然肾结石性疾病不能仅以营养来解释，但饮食在各种肾结石（如草酸钙、磷酸钙及尿酸结石）形成中的作用还是至关重要的，触发易患人群于体内形成结石。

首先，第一个关键性的问题是水的摄入，其于结石预防上的重要性不能低估。增加尿量（成年人每天的尿量应在 2 L 以上）的最有效方法是每天饮用足够量的水[44]。

就草酸钙结石来说，围绕着决定尿中草酸盐水平的因素的争议一直不断。尿中大部分的草酸盐（55%～70%）来自乙醛酸和抗坏血酸代谢，而余下的则来自日常饮食。不过，饮食与吸收为草酸钙结石形成的启动提供了必要且关键性的额外的草酸盐。一些食物的草酸盐含量极高，如食用大黄、菠菜、甜菜根、西芹、秋葵、大豆、豆制品、薯蓣、麦麸、坚果、花生酱、芝麻、黑胡椒、巧克力、巧克力饮料及茶等。多数果实、谷物和蔬菜中只含少量的草酸盐，如果是提取且浓缩的（如蔓越莓汁片）食物，其草酸盐含量则会很高。草酸盐的吸收率变化很大，其大小取决于膳食的摄入量与组成，同时也依赖于个人身材大小，肠面积越大，其吸收得也越多[11,44]。

在尿酸肾结石病因中虽然也涉及几个因素，但其作用机制仍不明朗。事实上，结石形成原因既可以是先天的也可以是后天获得的，当然也包括突发性因素。在后天获得性结石病中，低糖高蛋白饮食（如 Atkims'diet），一种常见减肥食谱，输送了过多的酸性物质至肾中，使尿液 pH 降低，进而增加了尿酸结石的可能。最近，有关突发性尿酸肾结石方面的研究认为，在通风上，胰岛素抵抗与低尿 pH 间存在关联。患有此类疾病的人们在代谢综合征方面有许多共同点，如高血糖、高胰岛素血症、高血压、高体质指数和高甘油三酯。

尽管有着各种各样的形成机制，但首要的是体内酸负荷的增加（动物蛋白的过量摄入）引起多种代谢性尿变化，如高钙尿症、高草酸尿症、高尿酸尿症、低柠檬酸尿症及尿过度酸化，使人们暴露于钙结石和尿酸结石的双重风险之下，因此，高动物蛋白饮食使患肾结石病的风险大大提高。流行病学研究发现，大量消费动物蛋白的工业化国家的富裕人群与结石病之间有着强烈的联系。

人们猜测，蛋白质诱发高钙尿症的机制有多个。有一种理论认为，过多的动物蛋白摄入使含硫氨基酸如甲硫氨酸的生成量增大，这些含硫氨基酸代谢中会形成硫酸。为缓解过量的酸负荷，骨骼不得不重吸收以提供更多的磷酸盐和碳酸盐来缓冲掉这些酸。骨骼溶解的另一产物钙交由肾排出，从而造成尿中的钙排出量增加。按照另一种有关动物蛋白摄入在结石病上的有害影响的解释，当动物蛋白性饮食的电解质成分及蛋白质含量与素食性饮食相同时，人们又面临着尿酸结石的风险，因一些对立因素的原因，不形成草酸钙或磷酸钙结石[45]。

碳水化合物尤其是一些简单的碳水化合物的过多摄入会导致高胰岛素血症，造成肾小管钙重吸收减少，进而引起高钙尿症。相反，一些草酸盐内生合成前体中的碳水化合物经此途径也能导致高草酸尿症，这就是为什么在饮食中要限制一些单糖的摄入。

除了那些γ-3 脂肪酸高含量食物外，过多的脂肪摄入也被证实能增大草酸尿的排出量，这或许是由于草酸盐的肠吸收增加[46]。对结石患者而言，尽量减少含钙食物的摄入，方法是不喝牛奶和奶制品。事实上，低钙饮食的确能降低钙高吸收者的钙尿排出量，但也带来一些负影响，使钙平衡失衡，并造成骨钙的流失。

可惜的是，很少有人在足够长的时间内（至少 3 年）以对照方式将饮食变化于反复结石上的影响展开讨论。已在世界上采用了多年的旨在降低高钙尿症中的尿钙并预防反复结石的著名低钙饮食也从未在对照条件下进行长期的测试[47]。正因为这个原因，Borghi 等[48]在 1993 年于高钙尿症男性结石患者中进行了一项随机试验，目的是比较"传统"低钙饮食（400 mg/d）与"抗结石"饮食（正常钙摄入、低动物蛋白和低钠盐摄入及高钾盐摄入）在结石形成上的影响。研究结果显示，两种饮食的尿钙排出均明显降低，平均值在 170 mg/d 左右。然而，采用"传统”低钙饮食患者的尿中的草酸盐含量却有所提高，而采用“抗结石”饮食患者的尿中的草酸盐含量则有所下降。5 年后，采用“抗结石”饮食的患者中有 20%（60 个人中有 12 个人）再次出现结石，而采用“传统”低钙饮食患者的结石复发率为 38.3%（60 个人中有 23 个人）[49]。

维生素 E 是一种抗氧化剂。有研究显示，其在体外能阻止近端肾小管细胞的脂质过氧化，硒也以一种氧化剂形式参与其中。由于蔬菜和果实能增大结石抑制剂柠檬酸盐的尿中排出量，因此，一些草酸盐含量高的食物（如菠菜、大黄、甜菜、坚果）的消耗应尽量维持在最低量或至少同一时间内进食一些钙含量丰富的食物（如菠菜与奶酪面包搭配），这样一来就能阻止大量草酸盐的肠吸收，避免尿中草酸盐排出量的增大[46]。

有报道[50]称，绿茶有抗氧化剂的作用。研究显示，与结石病组的患者相比，饮用绿茶的一组人员的超氧化物歧化酶（superoxide dismutase，SOD）的活性有提高。另外，结石组的细胞凋亡程度也明显高于绿茶组。

21.1.3.1.2　体格

无论是正常人群还是结石病患者，随体重增加，其钙、草酸盐及尿酸的排出量随之增大[51]。相反，即使患者体重轻微下降，其尿中成结石的盐含量也会有相当的减少，反之也如此。总之，肥胖和体重增加增大了患肾结石病的风险，且女性患病风险远高于男性[52]。

21.1.3.1.3　环境

越来越多的来自美国宇航局（NASA）和俄罗斯太空计划的证据显示，暴露于微重力环境下的人们患肾结石的风险更大[53]。骨吸收的增强及伴之而来的高钙尿症和高磷尿症可明显提升尿中钙盐（草酸钙和磷酸钙）的饱和状况。其他一些环境和饮食因素也能给尿成分带来不利影响，增大结石风险。当然，人们飞行过程中憋尿的做法也对结石形成有影响[54-56]。

21.1.3.2　遗传性因素

人们现已明确知道，家族病史也是尿石症的风险因素[57,58]。据推测，一些遗传因素在尿石症形成过程中起着重要作用。结石形成看似是遗传性多基因作用机制，见表 21-3，多数患有尿石症儿童的结石形成代谢原因已得到确认。事实上，尽管儿童的几种代谢性疾病（如胱氨酸尿症或原发性高草酸尿症）的遗传机制已有阐明，但有关于成年人尿石症的代谢性原因则很少提及。

表 21-3　与结石形成关联的一些基因缺陷

外排增加	疾病/候症	缺陷	基因位置
钙	家族式特发性高钙尿症		
	家族式低钙血症伴随高钙尿症	钙敏感受体	3q13.3-21
	登特病	CLCN5 基因突变	Xp11.22
	X 连锁隐性肾结石症 I 型	CLCN5 基因突变	Xp11.22
	X 连锁隐性低磷血症性佝偻病（XLRH）	CLCN5 基因突变	Xp11.22
	远端肾小管酸中毒	RTA-1 基因突变？	
	巴特综合征	Na-K-Cl 共转运体	7q11.23
	威廉综合征	弹性蛋白基因缺失（ELN）降钙素受体基因（？）	7q21.3
胱氨酸	威尔森氏病	铜转运蛋白	13p14.1-21.1
	胱氨酸尿症 I 型	rBAT/D2H（SLC3A1）	2p21
	胱氨酸尿症III（II）型		19q13.1
草酸盐	原发性高草酸尿症 I 型	丙氨酸乙醛酸氨基转移酶	2q27.3
	原发性高草酸尿症 II 型	乙醛酸还原酶/D-甘油酸酯脱氢酶	
尿酸	Lesch-Nyhan 综合征（自毁容貌症）	次黄嘌呤-鸟嘌呤磷酸核糖转移酶	Xq26-27.2
	磷酸核糖焦磷酸合成酶超活性	磷酸核糖焦磷酸合成酶	Xq22-24
	糖原累积病 I 型	葡萄糖-6-磷酸酶	17q21
2,8 二羟基腺嘌呤	二羟腺嘌呤尿症	腺嘌呤磷酸核糖转移酶	16q22.2-22.3
黄嘌呤	黄嘌呤尿症	黄嘌呤氧化酶	2p23-22

　　近 50% 的突发性高钙尿症患者有肾结石家族史[59]。在过去，家族式特发性高钙尿症被描述为一种常染色体显性遗传病，很显然这对于家族式高钙尿症的遗传学基础论述有些过于简单化。

　　就尿酸结石来说，现已确认在发病率上存在着地理和民族差别，这种差异与一些人群的生活环境和遗传易感性有关联。例如，美国的尿酸结石发病率在所有肾结石中的占比为 5%～9.7%，在德国，这一比例为 25%，在以色列，这一比例则高达 39.5%[60]。最近，Ombra 等[61]在研究意大利撒丁岛尿酸结石高发人群时发现，这种病确有遗传上的基础。患者中大部分人的尿 pH 很低，滴定酸度高。此外，1/3 的人为高尿酸排出者，其日常尿酸排出量超过 700 mg/d，人群的主要异常表现在高尿酸上。研究人员通过等位基因共享与多步连锁分析确认，染色体 10q21-22 上的一个位点与尿酸结石易感性有关联。随后的调查研究进一步确定了这个基因，此基因被命名为 ZNF365[62]。

21.2 其他泌尿系结石：睾丸微结石症

睾丸微结石症是一种不太常见的疾病，其特点是生精小管内有钙化。尽管其正常人群中的发病率还没有正式确定，但 1970 年 Priebe 和 Garret 就利用放射技术首次发现了此种疾病[63]。从形态学上看，结石内有退化的管内细胞，这些细胞构成了钙化核心。从组织病理学上讲，Renshaw 将睾丸微结石分为了两种不同形式[64]，最为常见的一种类型是层式钙化，出现于与睾丸恶变有关的隐睾中，当然在正常睾丸中也有。第二种类型是苏木精小体式钙化，不出意外的话，这种微结石与睾丸恶变相关联[65]。从已公开的数据上看，人们还得不出睾丸微结石预后价值与睾丸癌发展间的关系[66]，睾丸微结石的临床意义仍不清楚[67,68]。

21.3 胆道与胆囊结石

胆道结石是一种常见病，与胆囊内结石有关联，且引发严重的并发症。结石形成常与以下几个因素有关：胆汁成分异常；胆汁郁滞；存在形成结石的病灶[69]。

胆囊结石的原因则比较复杂，涉及各种各样不同因素[70]。胆固醇性胆结石形成条件有三个，分别是：①胆汁中胆固醇过饱和；②适合的成核动力学条件；③胆固醇晶体胆囊中存留时间足够长，以便于其聚结成团最终变为结石。大多数病人患的是胆固醇性胆结石，其形成的初始且必需的第一步是胆固醇晶体成核[71]。胆固醇不溶于水，能溶于胆汁，其浓度可达 10～20 mmol/L，高于水中溶解度约 106 倍[72]。

从结晶学角度上看，溶质从溶液中分离出来并形成晶体的先决条件是其必须处于过饱和状态，这是一种热动力学上不稳定的状态[73]，只有在这时溶质才能从溶液中结晶出来[74]。这也触发了成核主导因素与抗成核因素间的不平衡，并引起胆囊功能失常及其他情况[75]。

过量的胆固醇可存储于一些小泡（如胆固醇和磷脂球形双层小泡，无胆固醇）中，以提供足够的磷脂为未来所用。一旦磷脂数量相对较低，胆固醇晶体就会出现于过饱和的胆汁中，从而开始了胆结石的形成历程。原发性胆盐（如胆酸盐、鹅脱氧胆酸盐）由胆固醇合成于肝中，而继发性胆盐（主要是脱氧胆酸盐）则由肠中细菌转化原发性胆盐而来[76]。

一些疏水性胆盐（如鹅脱氧胆酸盐和脱氧胆酸盐）及带有不饱和酰基链的磷脂对胆固醇的结晶均有促进作用。研究显示，铁缺乏使几种肝酶的活性发生改变，并引起胆囊内胆汁胆固醇的饱和度增大，进而促成胆固醇晶体形成[77]。

21.4 其他形式的结石

21.4.1 唾液腺结石

唾液腺结石一般发生于中年人的颌下腺和腮腺导管中。唾液腺结石是引起唾液腺阻塞的最常见原因[78]，其可完全或部分重现于导管中。

唾液腺结石是唾液腺常见疾病，每千个成人中有 12 人患有此病[79]，且男性患病率是女性的两倍多[80]。尽管儿童很少患病，但资料显示，有 100 名 3 周至 15 岁的儿童曾患有颌下腺结石病[81]。

因结石而滞留的唾液会对唾液腺、乳糜及导管系统产生逆向压力。唾液腺结石原因是唾液腺导管或腺内病理性钙质沉积绕有机基质形成矿物。针对唾液腺结石的形成人们提出过许多假说，如绕导管内异物、脱落上皮及微生物形成钙化。尽管这些结石形成的确切原因仍不明了，但一些结石的形成可能与以下几个方面有关：①脱水，这使得唾液变得浓稠；②食物摄入减少，这使得唾液需求降低；③服药，服用减少唾液分泌的药物，如某些抗组胺药物、抗高血压药物、精神科治疗药物。

21.4.2 牙结石

牙结石又称牙石，为钙化牙斑，其主要成分是无机物、有机物构成的矿物。龈上结石和龈下结石的矿物含量（体积比）分别是 37% 和 58%[82]。牙结石中的磷脂和酸性磷脂含量远高于腮腺液[83]。此外，重度牙结石患者唾液腺中的磷脂含量明显高于轻度牙结石患者。这些发现说明，磷脂在牙结石形成中起着重要的作用[84]。从理论上讲，唾液尤其是菌斑液的过饱和是磷酸钙牙斑矿化的主要驱力。尽管无菌动物中也能诱导产生牙结石，但人的牙结石发育始终与牙菌斑钙化相关联。

21.4.3 胰腺结石

胰腺导管系统内结石常见于慢性胰腺炎患者[85]。在慢性胰腺炎患者中，人们最早发现的现象之一是小叶间和小叶内导管因蛋白沉积而堵塞，胰腺导管内蛋白质的反复沉积阻塞又引发胰腺持续性发炎。有关不同蛋白质成分的胰腺分泌物在胰腺结石形成中的作用一直存有争议，胰腺结石蛋白是一个 16 kDa 的酸性蛋白质。据悉，此蛋白质有抑制胰液中碳酸钙沉积的作用。此外，胰腺结石形成中还需有另外一些蛋白质的参与，其作用机制可能有所不同。例如，乳铁蛋白常在胰腺炎蛋白阻塞中起作用，因为其能引起嗜酸性蛋白如白蛋白的聚集。

21.4.4 支气管结石和肺泡微结石

支气管结石症是指支气管管腔中存有钙化或骨化物质[86]。支气管结石形成原因通常是因为邻近的钙化淋巴结侵蚀和挤压进入支气管腔。引起支气管结石形成的另一些原因如下：①骨组织吸入或吸入异物原位钙化；②钙化或骨化的支气管软骨板侵蚀和挤压；③来自远一点位置（如胸膜斑或肾）的钙化物质经由肾支气管瘘管移至支气管中[87]。

肺泡微结石症是一种罕见的突发性疾病，其特点是肺泡内弥漫着无数的被称为微石的小结石[88]。在患有腺癌、胸膜间皮瘤及有结核残留的情况下，作为一种继发性局部疾病，此类疾病还出现于肺的单一区域内[89-91]。然而有些遗憾的是，此类疾病的病因学及发病机制仍不清楚[92,93]。

参 考 文 献

1 S. Ljunghall, *Scand. J. Urol. Nephrol.* **1977**, *41*, 1.

2 A. Serio, A. Fraioli, *Nephron* **1999**, *81* (Suppl. 1), 26.

3 R.J. McLean, J. Downey, L. Clapham, J.C. Nickel, *Urol. Res.* **1990**, *18*, 39.

4 A. Randall, *Ann. Surg.* **1937**, *105*, 1009.

5 J.S. Elliot, *J. Urol.* **1973**, *109*, 82.

6 C.Y. Pak, O. Waters, L. Arnold, K. Holt, C. Cox, D. Barilla, *J. Clin. Invest.* **1977**, *59*, 426.

7 D.J. Kok, *Scanning Microsc.* **1996**, *10*, 471.

8 R.S. Malek, W.H. Boyce, *J. Urol.* **1977**, *117*, 336.

9 R.S. Howard, M.P. Walzak, *J. Urol.* **1967**, *98*, 639.

10 W.G. Robertson, M. Peacock, *Contrib. Nephrol.* **1984**, *37*, 1.

11 W.G. Robertson, M. Peacock, P.J. Heyburn, D.H. Marshall, P.B. Clark, *Br. J. Urol.* **1978**, *50*, 449.

12 W.G. Robertson, M. Peacock, *Clin. Sci.* **1972**, *43*, 499.

13 B. Finlayson, *Kidney Int.* **1978**, *13*, 344.

14 H.G. Tiselius, A.M. Fornander, M.A. Nilsson, *Urol. Res.* **1993**, *21*, 363.

15 R.L. Ryall, *World J. Urol.* **1997**, *15*, 155.

16 J.S. Elliot, M.E. Ribeiro, *Invest. Urol.* **1972**, *10*, 102.

17 P.O. Schwille, D. Scholz, K. Schwille, R. Leutschaft, I. Goldberg, A. Sigel, *Nephron* **1982**, *31*, 194.

18 S.R. Khan, D.J. Kok, *Front. Biosci.* **2004**, *9*, 1450.

19 B. Hess, *Miner. Electrolyte Metab.* **1994**, *20*, 393.

20 E.M. Worcester, Y. Nakagawa, C.L. Wabner, S. Kumar, F.L. Coe, *Am. J. Physiol.* **1988**, *255*, F1197.

21 T. Yamate, K. Kohri, T. Umekawa, M. Iguchi, T. Kurita, *J. Urol.* **1998**, *160*, 1506.

22 T. Yamate, T. Umekawa, M. Iguchi, T.

Kurita, K. Kohri, *Hinyokika Kiyo* **1997**, *43*, 623.

23 T. Yamate, K. Kohri, T. Umekawa, N. Amasaki, N. Amasaki, Y. Isikawa, M. Iguchi, T. Kurita, *Eur. Urol.* **1996**, *30*, 388.

24 G. Gambaro, A. D'Angelo, A. Fabris, E. Tosetto, F. Anglani, A. Lupo, *J. Nephrol.* **2004**, *17*, 774.

25 J.C. Lieske, S. Deganello, *J. Am. Soc. Nephrol.* **1999**, *10* (Suppl. 14), S422.

26 Y. Kohjimoto, S. Ebisuno, M. Tamura, T. Ohkawa, *Scanning Microsc.* **1996**, *10*, 459.

27 S. Ebisuno, M. Umehara, Y. Kohjimoto, T. Ohkawa, *Br. J. Urol. Int.* **1999**, *84*, 118.

28 P.K. Grover, R.L. Ryall, V.R. Marshall, *Kidney Int.* **1992**, *41*, 149.

29 E.L. Prien, E.L. Prien, Jr., *Am. J. Med.* **1968**, *45*, 654.

30 B. Dussol, S. Geider, A. Lilova, F. Leonetti, P. Dupuy, M. Daudon, Y. Berland, J.C. Dagorn, J.M. Verdier, *Urol. Res.* **1995**, *23*, 45.

31 P.J. du Toit, C.H. van Aswegen, P.L. Steyn, A. Pols, D.J. du Plessis, *Urol Res.* **1992**, *20*, 393.

32 J.H. Wiessner, L.Y. Hung, N.S. Mandel, *Kidney Int.* **2003**, *63*, 1313.

33 J.A. Jonassen, L.C. Cao, T. Honeyman, C.R. Scheid, *Crit. Rev. Eukaryot. Gene Expr.* **2003**, *13*, 55.

34 L.C. Cao, J. Jonassen, T.W. Honeyman, C. Scheid, *Am. J. Nephrol.* **2001**, *21*, 69.

35 S. Lahme, G. Feil, W.L. Strohmaier, K.H. Bichler, A. Stenzl, *Urol. Int.* **2004**, *72*, 244.

36 A.L. Boskey, B.D. Boyan-Salyers, L.S. Burstein, I.D. Mandel, *Arch. Oral Biol.* **1981**, *26*, 779.

37 S.R. Khan, P.A. Glenton, R. Backov, D.R. Talham, *Kidney Int.* **2002**, *62*, 2062.

38 S.R. Khan, F. Atmani, P. Glenton, Z. Hou, D.R. Talham, M. Khurshid, *Calcif. Tissue Int.* **1996**, *59*, 357.

39 A. Muthukumar, R. Selvam, *Ren. Fail.* **1997**, *19*, 401.

40 G. Gambaro, G. Vezzoli, G. Casari, L. Rampoldi, A. D'Angelo, L. Borghi, *Am. J. Kidney Dis.* **2004**, *44*, 963.

41 R.J. McLean, J.C. Nickel, K.J. Cheng, J.W. Costerton, *Crit. Rev. Microbiol.* **1988**, *16*, 37.

42 H. Hedelin, J.E. Brorson, L. Grenabo, S. Pettersson, *Br. J. Urol.* **1984**, *56*, 244.

43 P. Goodyer, I. Saadi, P. Ong, G. Elkas, R. Rozen, *Kidney Int.* **1998**, *54*, 56.

44 W.G. Robertson, M. Peacock, P.J. Heyburn, F.A. Hanes, *Scand. J. Urol. Nephrol. Suppl.* **1980**, *53*, 15.

45 N.A. Breslau, L. Brinkley, K.D. Hill, C.Y. Pak, *J. Clin. Endocrinol. Metab.* **1988**, *66*, 140.

46 W.G. Robertson, M. Peacock, D.H. Marshall, *Eur. Urol.* **1982**, *8*, 334.

47 G.C. Curhan, W.C. Willett, F.E. Speizer, D. Spiegelman, M.J. Stampfer, *Ann. Intern. Med.* **1997**, *126*, 497.

48 L. Borghi, T. Meschi, F. Amato, A. Novarini, A. Romanelli, F. Cigala, *J. Urol.* **1993**, *150*, 1757.

49 B. Hess, *Scanning Microsc.* **1996**, *10*, 547.

50 Y. Itoh, T. Yasui, A. Okada, et al., *J. Urol.* **2005**, *173*, 271.

51 G.C. Curhan, W.C. Willett, E.B. Rimm, F.E. Speizer, M.J. Stampfer, *J. Am. Soc. Nephrol.* **1998**, *9*, 1645.

52 E.N. Taylor, M.J. Stampfer, G.C. Curhan, *JAMA* **2005**, *293*, 455.

53 J.E. Zerwekh, *Nutrition* **2002**, *18*, 857.

54 P.A. Whitson, R.A. Pietrzyk, C.F. Sams, *J. Gravit. Physiol.* **1999**, *6*, P87.

55 P.A. Whitson, R.A. Pietrzyk, C.Y. Pak, *J. Urol.* **1997**, *158*, 2305.

56 P.A. Whitson, R.A. Pietrzyk, C.Y. Pak, N.M. Cintron, *J. Urol.* **1993**, *150*, 803.

57 H.O. Goodman, R.P. Holmes, D.G. Assimos, *J. Urol.* **1995**, *153*, 301.

58 J.M. Kinder, C.D. Clark, B.J. Coe, J.R. Asplin, J.H. Parks, F.L. Coe, *J. Urol.* **2002**, *167*, 1965.

59 M.J. Favus, *J. Urol.* **1989**, *141*, 719.

60 N.S. Mandel, G.S. Mandel, *J. Urol.* **1989**, *142*, 1516.

61 M.N. Ombra, S. Casula, G. Biino, G. Maestrale, F. Cardia, P. Melis, M. Pirastu, *Urology* **2003**, *62*, 416.

62 F. Gianfrancesco, T. Esposito, *Minerva Med.* **2005**, *96*, 409.

63 C.J. Priebe, R. Garret, *Pediatrics* **1970**, *46*, 785.

64 A.A. Renshaw, *J. Urol.* **1998**, *160*, 1625.

65 A. Berger, K. Brabrand, *Acta Radiol.* **1998**, *39*, 583.

66 N. Lawrentschuk, S.J.S. Brough, R.J. De Ryke, *Aust. N. Z. J. Surg.* **2003**, *73*, 364.

67 M. Holm, C.E. Hoei-Hansen, E. Rajpert-De Meyts, N.E. Skakkebaek, *J. Urol.* **2003**, *170*, 1163.

68 J.P. Ganem, *Curr. Opin. Urol.* **2000**, *10*, 99.

69 H.M. Yang, J. Wu, J.Y. Li, L. Gu, M.F. Zhou, *World J. Gastroenterol.* **2003**, *9*, 1791.

70 M. Rubin, R. Pakula, F.M. Konikoff, *Histol. Histopathol.* **2000**, *15*, 761.

71 P. Portincasa, A. Moschetta, G. Calamita, A. Margari, G. Palasciano, *Curr. Drug Targets Immune Endocr. Metabol. Disord.* **2003**, *3*, 67.

72 N.G. Venneman, M. van Kammen, W. Renooij, G.P. Vanberge-Henegouwen, K.J. van Erpecum, *Biochim. Biophys. Acta* **2005**, *1686 3*, 209.

73 J.X. Zhang, E. Lundin, C.O. Reuterving, G. Hallmans, R. Stenling, E. Westerlund, P. Aman, *Br. J. Nutr.* **1994**, *71*, 861.

74 P. Portincasa, A. Moschetta, G. Palasciano, *Ann. Hepatol.* **2002**, *1*, 121.

75 J.J. Roslyn, R.L. Conter, L. DenBesten, *Dig. Dis. Sci.* **1987**, *32*, 609.

76 J. Shoda, N. Tanaka, B.F. He, Y. Matsuzaki, T. Osuga, H. Miyazaki, *Dig. Dis. Sci.* **1993**, *38*, 2130.

77 M. Kumar, B.B. Goyal, M. Mahajan, S. Singh, *Indian J. Surg.* **2006**, *68*, 80.

78 J. Lustmann, A. Shteyer, *J. Dent. Res.* **1981**, *60*, 1386.

79 A.K. Leung, M.C. Choi, G.A. Wagner, *Oral Surg. Oral Med. Oral Pathol. Oral Radiol. Endod.* **1999**, *87*, 331.

80 R.A. Cawson, E.W. Odell, *Essentials of Oral Pathology and Oral Medicine*. Churchill Livingstone, Edinburgh, **1998**.

81 M.G. Steiner, A.R. Gould, G.M. Kushner, R. Weber, A. Pesto, *Oral Surg. Oral Med. Oral Pathol. Oral Radiol. Endod.* **1997**, *83*, 188.

82 J. Friskopp, G. Isacsson, *Scand. J. Dent. Res.* **1984**, *92*, 25.

83 I.D. Mandel, A. Eisenstein, *Arch. Oral Biol.* **1969**, *14*, 231.

84 A. Slomiany, B.L. Slomiany, I.D. Mandel, *Arch. Oral Biol.* **1981**, *26*, 151.

85 M. Kitagawa, T. Hayakawa, T. Kondo, T. Shibata, Y. Sakai, H. Sobajima, H. Ishiguro, M. Tanikawa, Y. Nakae, Y. Nimura, et al., *Gastroenterology* **1992**, *102*, 2151.

86 V.A. Vix, *Radiology* **1978**, *128*, 295.

87 L.A. Weed, H.A. Andersen, *Dis. Chest* **1960**, *37*, 270.

88 A. Aliperta, G. Mauro, G. Saviano, U. Bellissimo, A. Perna, S. Martufi, *Arch. Monaldi* **1977**, *31*, 87.

89 M.C. Sosman, G.D. Dodd, W.D. Jones, G.U. Pillmore, *Am. J. Roentgenol. Radium Ther. Nucl. Med.* **1957**, *77*, 947.

90 G. Castellana, M. Gentile, R. Castellana, P. Fiorente, V. Lamorgese, *Am. J. Med. Genet.* **2002**, *111*, 220.

91 B. Mariani, A. Bassi, *Minerva Med.* **1967**, *58*, 3761.

92 G. Kanra, E. Tanyol, A. Gocmen, M. Yurdakok, G. Secmeer, O. Oran, O. Soylemezoglu, S. Cakir, C. Dizdarer, *Turk. J. Pediatr.* **1988**, *30*, 61.

93 N. Chinachoti, P. Tangchai, *Dis. Chest* **1957**, *32*, 687.

第 22 章　异位矿化：病因学及调控中的新概念

22.1　引　　言

正常情况下，尽管循环中的钙和磷酸根水平保持在生物磷灰石形成的溶度积级别上，除骨骼外多数组织仍处于无钙化状态。但在某些病理条件下，如动脉粥样硬化、糖尿病和尿毒症的情况下，血管及其他组织则容易发生钙化。血管的异位钙化会使血管变硬，并改变血液的动力学，可能还会引起动脉粥样硬化斑块破裂，因此，无论是对一般人群还是高风险人群来说，其与心血管疾病死亡率有一定的关联[1]。软骨及关节异位钙化可导致关节炎和关节强直（粘连）[2]。

越来越多的证据表明，像骨骼形成一般的血管钙化是受高度调节的过程，其中涉及诱导和抑制两种机制[3]。例如，磷灰石、与骨关联的非胶原性蛋白、基质囊泡均在钙化血管缺损中有发现，甚至有确凿证据证实，其中还有软骨和骨骼形成。此外，派生自动脉中膜的细胞在适宜条件下可体外呈现基质矿化现象[4,5]。这些研究表明，细胞介导过程使动脉中的促钙化与抗钙化作用维持在一平衡的状态下，从而避免了异位钙化的发生。然而在病理条件下，这种平衡被打破，并由此产生了异位矿化。

22.2　异位矿化调节剂

在过去的十年间，人们对于异位钙化调节分子及其作用过程的理解有了飞跃性的发展。这些知识多来自基因确认，研究中人们分别通过基因连锁或靶向敲除以得到与人和（或）小鼠异位钙化有关联的基因。与此同时，人们还研发出若干个模拟异位钙化的体内外模型。一些确认可能在血管和其他组织异位矿化中起调节作用的分子见表 22-1。这些分子分为 4 类，其分别是：①循环因子；②离子转运体和稳态酶；③胞外基质（ECM）分子；④细胞信号分子。

22.2.1　异位矿化调节中的循环因子

迄今为止，包括矿物在内已确认参与磷灰石晶体形成的循环因子有钙和磷酸根。有证据证实，高磷血症及不断增大的钙负荷与异位钙化有关联，尤其是终末期肾病患者[6,7]。除不断增大的 Ca×P 溶度积外，这些离子对异位矿化细胞还展现出直接的促矿化效应（详见 22.2.2.1 节）。

表 22-1　异位矿化调节分子

异位矿化调节分子	作用
循环系统中的因子	
磷酸盐	P
钙	P
焦磷酸盐	I
胎球蛋白	I
护骨因子	I
成纤维细胞生长因子 23	I
维生素 D 过量	P
甲状旁腺激素	I
镁	I
高密度脂蛋白	I
低密度脂蛋白	P
离子转运体/稳态酶（底物/产物）	
ANK（焦磷酸盐）	I
核苷酸焦磷酸酶 PC-1/NPP-1（有机磷酸盐/焦磷酸盐 ）	I
Pit-1（磷酸盐）	P
NaPi2（磷酸盐）	I
组织非特异性碱性磷酸酶（焦磷酸盐/磷酸盐）	P
碳酸酐酶 II（二氧化碳/质子）	I
β-葡萄糖苷酶（β-D-半乳糖苷/β-D-葡萄糖）	I
Abcc6（底物未知）	I
基质分子	
基质 Gla 蛋白	I
骨桥蛋白	I
Fibrillin（肌原纤维）	I
弹性蛋白	P
胶原	P
核心蛋白聚糖	P
信号分子/途径	
BMP2/4	P
Msx2/Wnt/Osx	P
Smad6	I
BMP7	I
Runx2（Cbfa1）	P
IGF-1	P
ERK/PI3K	P
P38MapK/PPARγ	I
Gas6/Axl	I

　　逻辑上讲，循环系统中对血钙和血磷有调节能力的激素是异位矿化的关键性调节剂。啮齿动物异位钙化促进通常采取服用过量的维生素D[8]，其主要作用特点是引发高钙血症。与之类似，FGF23 和PTH则是血磷的主要调节剂。FGF23 缺陷小鼠会出现严重的高磷血症，且血中 1,25-二羟基维生素D水平增大，软组织

有矿化发生，生长迟缓，骨骼异常[9]。目前，有关PTH血管钙化作用还无定论，因为有部分研究显示，PTH与血管钙化有着很高的关联性[10,11,12]，但另有部分研究则显示其与血管钙化无关联[7,13-15]。从一些研究上讲，特立帕肽（人PTH 1-24）对低密度脂蛋白受体（LDLR）缺陷糖尿病小鼠的动脉钙化有抑制[16]。尽管未得到完全证实，但有证据表明，PTH和PTHrp（甲状旁腺激素相关蛋白）在体外确能对VSMC钙化产生抑制[17]。因此，为维护血管健康，PTH水平很可能必须维持在理想浓度上，水平太高或太低均会加剧血管的钙化。

有关磷灰石晶体成核与生长的循环抑制剂现已被确认。人们已普遍接受焦磷酸盐是一类主要抑制剂的观点，在一种遗传性疾病中，婴儿会出现全身性动脉钙化，病因是缺少了一种酶，此酶负责焦磷酸盐的生成（参见 22.2.2 节）。同样，肝源性胎球蛋白缺陷小鼠的众多器官会出现钙化现象，尽管表型上正常，且这种钙化为维生素 D 诱导性的软组织矿化，矿化的后果是心肌僵硬、心室重构并造成心肌舒张出现障碍[18,19]。毫无疑问，这些分子的主要作用是抑制磷灰石晶体的生长，通过这一机制以阻止异位上的钙化，当然，这其中可能还涉及一些其他方面的活动[20,21]。

22.2.2 异位矿化调节中的离子转运体及稳态酶

通过人及小鼠的遗传性突变研究，人们现已确认出很多异位钙化调节分子，这些分子以转运体和（或）酶的形式参与到异位矿化中一些重要的带电荷小分子的生成上，随着研究的深入，这类分子的数量在不断增多，但在某些情况下，这些分子的调节作用并不是十分明显。例如，β-葡萄糖苷酶基因敲除小鼠虽呈现出一些与异位钙化关联的衰老迹象，但其作用机制仍不明了[22]。同样，ABC 转运体基因——*ABCC6* 突变会引发弹力纤维性假黄瘤，一种人钙化性结缔组织疾病[23]。然而，目前 ABCC6 转运体的作用底物还不明确，且也不知道这是否是 ABCC6 缺乏的直接或间接效应。此外，碳酸酐酶 II（CAR2）缺陷小鼠的一些器官会出现年龄依赖性小动脉中膜钙化[24]。目前，CAR2 缺乏的异位矿化作用机制还不十分清楚，或许与细胞质子生成和矿物吸收有关，有关内容详见 22.2.3.1 节。

相比较而言，磷酸根和焦磷酸根则强烈地参与到血管钙化的过程中。毫无疑问，调节着这些离子的合成、降解或细胞转运的转运体和酶皆有着异位矿化调节作用。事实上，异位矿化上的主要进展均来自此领域的研究。

除日常饮食和激素影响外，胞外磷酸盐水平局部上受磷酸酶作用的调节，如组织非特异性碱性磷酸酶（TNAP），此酶对无机和有机含磷酸分子进行作用。骨骼形成中必须有 TNAP 参与，越来越多的证据表明，TNAP 在异位钙化调节上可能也有着类似的作用[25]。因钙化诱导剂如 TNF-α、氧化磷脂及水平提升的磷酸盐作用，碱性磷酸酶可诱导而强烈生成于平滑肌细胞中[26-28]。TNAP 的关键性作用底物——焦磷酸盐，是一种磷灰石晶体形成的有效抑制剂。除生成磷酸盐外，TNAP还能降低焦磷酸盐的水平，其由此而成为一种潜在的异位钙化促进剂，通过两方面的作用来促进钙化，一方面是提升磷酸盐的水平，另一方面则降低焦磷酸盐的水平。

婴儿动脉钙化遗传性疾病清楚地表明，焦磷酸盐丢失很容易引发血管钙化，此时，婴儿体内缺乏外核苷酸焦磷酸酶/磷酸二酯酶 1（ENPP-1/PC-1），其后果是由有机磷酸盐（如三磷酸核苷）转化而来的焦磷酸盐严重不足，并由此造成致命的动脉钙化[29]。与之类似，ENPP-1 敲除小鼠呈现出血管钙化迹象，同时还有软骨缺陷[30]。细胞焦磷酸转运体——ANK 缺陷小鼠也有类似的表现[31]。这些生物矿化精致调节系统内的部分分子的功能则充分体现在 ENPP-1 或 ANK 缺陷小鼠的矿化失调上，这种失调可部分地通过与 TNAP 缺陷小鼠交叉而反转[32]。

最后再来说说磷酸盐转运体异位矿化的调节作用，尤其是钠依赖磷酸盐共转运体的作用。这些转运体蛋白隶属于一个蛋白家族，它们利用钠梯度将磷酸盐摄入至细胞内。家族成员中的一种 II 型转运蛋白 NaPi-IIa，表达于肾细胞中，其功能是促进肾小管内的磷酸盐吸收以应答 PTH、FGF23 和其他激素的刺激。NaPi-IIa 缺乏会引发高磷尿症和高钙尿症，使小鼠更容易患上肾结石病[33]。人们还对表达于心血管组织和骨骼中的III型转运蛋白 Pit-1 和 Pit-2 进行了研究。有关于这些研究请详见22.2.2.1 节内容。有研究认为，Pit-1 是一种平滑肌细胞体外矿化的主要调节剂。

22.2.2.1　异位矿化中钠依赖磷酸盐共转运体的作用

如前所述，循环系统内水平提升的磷酸盐和钙不仅能通过 Ca×P 溶度积的提高以刺激矿物的沉积，而且还可直接作用于钙化细胞上，如培养于磷酸盐水平（>2 mmol/L）类似于高磷血症患者的平滑肌细胞出现基质矿化现象。此外，有过表型剧烈变化的细胞还呈现出一种平滑肌细胞系标记表达缺失的现象，且一些与成骨细胞/软骨细胞分化关联的基因的表达上调，这其中就包括骨桥蛋白、骨钙蛋白及 Runx2[34]。

人们现已确认，无机磷酸盐对于平滑肌细胞的分化与矿化作用可部分地由钠依赖磷酸盐共转运体来调节[5]。膦甲酸（一种此类共转运体的抑制剂）可阻止平滑肌细胞矿化和表型改变以应对高磷酸盐的处理[5]。随后的研究显示，两个钠依赖磷酸盐共转运体III型转运蛋白 Pit-1 和 Pit-2 的基因表达于人平滑肌细胞中。另外，通过 RNA 干扰人们发现，对于平滑肌细胞而言，Pit-1 的水平是这些细胞磷酸盐诱导矿化易感性的主要调节剂[35]。此外，有研究显示钙水平的提升（mmol/L水平上）可明显提高人平滑肌细胞中 Pit-1 mRNA 的转录水平，诱发细胞表型改变并矿化[36]。因此，无机磷酸盐和钙水平的提高不仅有助于 Ca×P 溶度积的提升，而且给平滑肌细胞发出表型转变信号使其促进基质的矿化。目前，有关于平滑肌细胞无机磷酸盐诱导途径的信号机制深入研究还在进行中。

22.2.3　异位矿化调节中的胞外基质分子

一些 ECM（胞外基质）分子似乎在异位矿化的促进或抑制上起着至关重要的作用。胶原和弹性蛋白分别是骨骼和血管的主要结构蛋白，它们为骨骼生理性及异位上的矿化提供磷灰石晶体形成框架，磷灰石晶体看似能沿着并于这些重复性纤维结构中生长。此外，最新研究发现，核心蛋白聚糖，一种胶原结合蛋白，其作为促进剂参与了平滑肌培养细胞的钙化[37]。

研究显示，一些同样可结合弹性蛋白的蛋白质包括基质 Gla 蛋白（MGP）和（肌）原纤维蛋白在内均为异位矿化的调节剂。2 周龄前的 MGP 缺陷小鼠有严重的软骨和血管钙化现象，在 6～8 周龄之前会因骨质稀少和血管破裂而死亡[38]。MGP 血管中而非肝中的选择性过表达可使 MGP 缺陷小鼠的血管钙化得以挽救，这一现象表明，MGP 是一种异位矿化的局部抑制剂[39]。有趣的是，MGP 缺陷小鼠的血管钙化沿血管弹性层开始。人们由此认为，MGP 的作用是对弹性蛋白的整体性形成保护。除此之外，MGP 能结合并惰化 BMP2[40]，其还是含胎球蛋白血清复合物的一个成分，这个复合物有助于循环系统内的矿物盐清除[41]。这表明，其可以多种形式阻止异位矿化的发生。

同样，（肌）原纤维蛋白，另一种弹性蛋白结合蛋白，它的缺乏使小鼠出现与弹性蛋白钙化关联的胸主动脉瘤[42]。后来人们还发现，骨桥蛋白，一种分泌型磷酸化细胞基质蛋白，也是一个主要的异位矿化诱导性调节剂，参见 22.2.3.1 节。

22.2.3.1　异位矿化中骨桥蛋白的作用

骨桥蛋白（OPN）是一个高度磷酸化和糖基化的分泌型蛋白，其最早发现于骨骼中，但最近在钙化血管损伤中也有确认[43]。目前，人们正通过一些体内体外的方法来研究 OPN 在血管钙化中的作用。SMC 可诱导矿化以应对培养液中提升的磷酸盐浓度[4]。添加外源性 OPN 能有效地抑制这种剂量依赖式的钙化。因 OPN 与磷灰石晶体生长有着紧密的联系，人们由此认为，晶体生长的物理抑制是其抑制作用的一种方式。OPN 的磷酸化是其抑制效应的必要条件[44]。初步研究显示，来自 OPN 缺陷小鼠的平滑肌细胞相较于野生型更易矿化[45]。

人们通过两种方法来测定 OPN 在体内异位矿化中的作用。第一种方法是，OPN 缺陷小鼠与 MGP 突变小鼠杂交。MGP 缺陷小鼠 2 周龄前就自发地形成了血管钙化，且这种钙化与 OPN 的水平有很高的关联性[34]。在 MGP、OPN 双缺陷小鼠中，血管矿化的出现时间更早且更严重，与 MGP 单缺陷小鼠相比，双缺陷小鼠死亡得更早[46]。当将猪主动脉瓣（戊二醛固定）移植至 OPN 缺陷小鼠体内时，其血管钙化程度远高于野生型小鼠中的移植情况[47]，OPN 不仅能抑制且还能使异位矿化的矿物退化。

尤为重要的一点是，由 OPN 引导的钙化退化与植体周围巨噬细胞的 CAR2 表达有关，并致植体酸化。移植瓣的钙化抑制可通过将磷酸化的纯化 OPN 涂层于植体表面来实现，且与 CAR2 水平的提高有关[48]。CAR2 缺陷小鼠皮下植瓣材料的钙化程度远高于野生型小鼠，这一情况与异位矿化上的抑制活性完全一致（R.Rajachar 和 C.M.Giachelli，未发表）。因此说，OPN 不仅以一种物理抑制剂的形式抑制磷灰石晶体的生长，而且还可通过控制细胞的基因表达（更适合于矿物重吸收的表达方式）来促进矿物的退化。

22.2.4　异位矿化调节中的细胞信号途径

最近研究指出，对于异位矿化调节而言，或许几种细胞因子和信号途径的重要性更为突出，尤其是在血管组织中，一些分子及其作用途径见表 22-1。骨形态发生蛋白（BMP）信号途径中的一些成分尤为让人感兴趣，因为有证据表明，这些分子可能参与了异位钙化的诱导和抑制。

现已确认，BMP2 存在于人动脉粥样硬化和钙化的动脉瓣缺损中，同时也是一种成骨细胞分化和矿化的诱导剂[49]。在成骨细胞前体细胞中，BMP2 诱导产生 Msx2 信号。研究发现，这一信号途径与脂肪喂养的 LDLR⁻/⁻ 小鼠（一种糖尿病小鼠模型）体内血管钙化有关[50]。另外，CMV-Msx2 转基因小鼠在喂养高脂肪的食物后其主动脉中有 Msx2 表达，且动脉有钙化情景。更重要的是，Wnt 信号途径看似位于 Msx2 信号下游，因为当 CMV-Msx2 转基因小鼠与 Wnt 信号报告 TOP-GAL 转基因小鼠杂交时，其后代主动脉中膜中的β-半乳糖苷酶的酶活性被激活[51]。一项初步研究报告显示，每周三次注射 BMP2 的 TOP-GAL 小鼠，其主动脉中的 Msx2 和钙的水平相较于对照均有提升，尽管 BMP2 自身还不足以诱导主动脉钙化，但同时加以高脂肪喂养情况就完全不同[52]。最近有报道称，Wnt 信号在主动脉瓣钙化中还存在一些潜在作用[53]。此外，Smad6，一个 Smad 信号分子家族（BMP 作用的下游调节剂）中的成员，它是一种抑制剂，其涉及血管钙化，因为 Smad6 缺陷小鼠会出现主动脉瓣狭窄及主动脉瓣钙化现象[54]。

相比之下，Hruska 研究小组的证据表明，BMP7 有防止因尿毒症而引发的血管钙化作用。高脂肪喂养的 LDLR⁻/⁻尿毒症小鼠会出现高磷血症、肾性骨营养不良及血管钙化症状。经 BMP7 处理后，小鼠的高磷血症消失，肾性骨营养不良和血管钙化情况也有改善。BMP7 的这些效应看似应部分归因于血磷水平的正常化，以及其直接的血管平滑肌细胞作用以抑制细胞的骨/软骨表型性转换[55]。

Runx2，一种骨和软骨形成中必需的转录因子，其也以一种重要的信号分子形式参与到血管的钙化中。正常情况下，Runx2 在血管中无表达，但在一些钙化血管中则表达上调[27,34]。在体外，血管中膜细胞为应答一些诱导剂[如 BMP2、提升的磷盐水平、白介素-4（IL-4）、TNF-α等]的作用而发生钙化，在这个钙化中，Runx2 及其下游靶向物如 OPN 和骨钙蛋白的表达均有上调[3]。在最近的一项研究中，人们利用小干扰 RNA 来敲低 Runx2 的表达，其结果是 SMC 的矿化减弱。人们由此认为，Runx2 血管钙化中的作用是不可或缺的[56]。

除促进途径之外，还有几个钙化抑制途径。在一个术语上被称为钙化血管细胞（CVC）的动脉管管壁细胞自发钙化亚群中，IGF-1 既能阻止细胞的分化又能防止细胞矿化，但 ERK（extracellular regulated protein kinases，胞外调节蛋白激酶）或 PI3K（phosphatklylinositol 3-kinase，磷脂酰肌醇 3-激酶）途径中的一些抑制剂则可将这种效应反转[57]。在一项独立研究中，人们发现，N-3 脂肪酸的 CVC 分化与矿化抑制效应依赖于 p38-MAPK（注，MAPK，mitogen-activated protein kinase，丝裂原活化蛋白激酶）和 PPAR-γ（peroxisome proliferator activated receptor gamma，过氧化物酶体增殖物激活受体γ）信号途径[58]。后来，Canfield 研究小组发现了一种新型周细胞矿化抑制剂，也就是酪氨酸激酶受体 Axl[59]。最近，人们又有发现，他汀类药物能保护人主动脉平滑肌细胞免受因磷酸盐水平提升而带来的钙化，其作用机制是下调 Axl 的配体 Gas6 的表达水平[60]。在这个模型中，他汀类药物和 Gas6 的作用看似分别通过阻止或诱导细胞的凋亡来实施。

22.2.5 异位矿化中细胞死亡和骨重塑的作用

在一些异位矿化部位，人们有时能看到组织坏死现象发生。细胞死亡过程中通过释放类似于基质囊泡（一种小的膜结构，骨骼和牙齿中磷灰石结晶的起始位点）的凋亡小体或细胞残余来促进异位矿化的发生[61]。这样的一些结构在动脉粥样硬化钙化缺损的坏死核中常有见到，其对于钙化起始尤为重要[62]。体外培养于凋亡诱导条件下（在钙或磷酸盐浓度提升情况下撤去血清）的血管平滑肌细胞的诱导死亡和钙化则充分支持了以上观点[63]。有趣的是，血清因子（包括 MGP 和胎球蛋白）的补充能阻止凋亡小体的钙化[64]，这一结果则进一步支持了这些分子正常情况下有阻止不恰当钙化发生的作用。

曾有人提出过这样一个观点，即骨骼重塑与异位钙化间存在着联系。人们研究发现，绝经后妇女和终末期肾病患者的骨质疏松和心血管钙化之间确有关联[65]。有趣的是，护骨因子（OPG，TNF 受体家族成员中的一种可溶性物质）缺陷小鼠会出现骨质疏松和血管钙化现象，这或许说明，OPG 及其调节剂可能在心血管疾病与骨质疏松症间的联系上起着重要作用[66]。此外，护骨因子和二磷酸盐、阿伦膦酸盐（alendronate）和伊班膦酸盐（ibandronate）对华法林（一种抗凝血剂，维生素 K 的抑制剂）和（或）维生素 D 处理的大鼠的动脉钙化有抑制作用，采用的剂量与抑制骨吸收的剂量相当[67,68]。在随后的一项研究中，人们利用一种特殊抑制剂，这种抑制剂对破骨细胞的 V-H$^+$-ATP 酶有抑制作用，此抑制剂名为 SB 242784，它能阻止维生素 D 中毒剂量处理的大鼠的血管钙化，同时还阻止破骨细胞的吸收[69]。这些发现不禁使人有了这样的一个设想，即血管钙化与破骨细胞吸收活动有联系。Price 等认为，循环系统内的成核复合物可促成软组织的钙化，这种复合物由重塑骨中释放出来的磷酸钙和蛋白质（MGP 和胎球蛋白）组成[41]。或如前所述，发生于骨重塑过程中的系统性矿物平衡的改变（释放至血液中的钙及磷酸盐的含量提升）则使血管钙化更容易发生。

22.3　异位矿化治疗中的控制

血管钙化导致一些原有动律消失、脉压升高、左心室变厚，与心血管疾病患者的死亡率强烈关联。异位矿化有时也发生于骨骼和关节中，给骨和颅面组织工程领域带来了新的问题。更好地了解基质矿化调节的细胞介导机制将有助于人们研发出一些新的疗法和新的策略以解决这些问题。另外，在必要时候，这些机制还可用于制定一些新策略以促进健康矿化的发生与发展。

参 考 文 献

1 M. El-Abbadi, C.M. Giachelli, *Curr. Opin. Nephrol. Hypertens.* **2005**, *14*, 519–524.

2 F. Rutsch, R. Terkeltaub, *Curr. Opin. Rheumatol.* **2003**, *15*, 302–310.

3 M.Y. Speer, C.M. Giachelli, *Cardiovasc. Pathol.* **2004**, *13*, 63–70.

4 T. Wada, M.D. McKee, S. Stietz, C.M. Giachelli, *Circ. Res.* **1999**, *84*, 1–6.

5 S. Jono, M.D. McKee, C.E. Murry, A. Shioi, Y. Nishizawa, K. Mori, H. Morii, C.M. Giachelli, *Circ. Res.* **2000**, *87*, E10–E17.

6 G.A. Block, T.E. Hulbert-Shearon, *Am. J. Kidney Dis.* **1998**, *31*, 607–617.

7 W.G. Goodman, J. Goldin, B.D. Kuizon, C. Yoon, B. Gales, D. Sider, Y. Wang, J. Chung, A. Emerick, L. Greaser, R.M. Elashoff, I.B. Salusky, *N. Engl. J. Med.* **2000**, *342*, 1478–1483.

8 N. Niederhoffer, Y.V. Bobryshev, I. Lartaud-Idjouadiene, P. Giummelly, J. Atkinson, *J. Vasc. Res.* **1997**, *34*, 386–398.

9 T. Shimada, M. Kakitani, Y. Yamazaki, H. Hasegawa, Y. Takeuchi, T. Fujita, S. Fukumoto, T. Tomizuka, T. Yamashita, *J. Clin. Invest.* **2004**, *113*, 561–568.

10 J. Oh, R. Wunsch, M. Turzer, M. Bahner, P. Raggi, U. Querfeld, O. Mehls, F. Schaefer, *Circulation* **2002**, *106*, 100–1005.

11 A.Y. Wang, M. Wang, J. Woo, C.W. Lam, P.K. Li, S.F. Lui, J.E. Sanderson, *J. Am. Soc. Nephrol.* **2003**, *14*, 159–168.

12 S. Ahmed, K.D. O'Neill, A.F. Hood, A.P. Evan, S.M. Moe, *Am. J. Kidney Dis.* **2001**, *37*, 1267–1276.

13 J. Braun, M. Oldendorf, W. Moshage, R. Heidler, E. Zeitler, F.C. Luft, *Am. J. Kidney Dis.* **1996**, *27*, 394–401.

14 A.P. Guerin, G.M. London, S.J. Marchais, F. Metivier, *Nephrol. Dial. Transplant.* **2000**, *15*, 1014–1021.

15 G.M. London, A.P. Guerin, S.J. Marchais, F. Metivier, B. Pannier, H.

Adda, *Nephrol. Dial. Transplant.* **2003**, *18*, 1731–1740.

16 J.S. Shao, S.L. Cheng, N. Charlton-Kachigian, A.P. Loewy, D.A. Towler, *J. Biol. Chem.* **2003**, *278*, 50195–50202.

17 S. Jono, Y. Nishizawa, A. Shioi, H. Morii, *Circulation* **1998**, *98*, 1302–1306.

18 C. Schafer, A. Heiss, A. Schwarz, R. Westenfeld, M. Ketteler, J. Floege, W. Muller-Esterl, T. Schinke, W. Jahnen-Dechent, *J. Clin. Invest.* **2003**, *112*, 357–366.

19 M.W. Merx, C. Schafer, R. Westenfeld, V. Brandenburg, S. Hidajat, C. Weber, M. Ketteler, W. Jahnen-Dechent, *J. Am. Soc. Nephrol.* **2005**, *16*, 3357–3364.

20 K. Johnson, J. Goding, D. Van Etten, A. Sali, S.I. Hu, D. Farley, H. Krug, L. Hessle, J.L. Millan, R. Terkeltaub, *J. Bone Miner. Res.* **2003**, *18*, 994–1004.

21 M. Szweras, D. Liu, E.A. Partridge, J. Pawling, B. Sukhu, C. Clokie, W. Jahnen-Dechent, H.C. Tenenbaum, C.J. Swallow, M.D. Grynpas, J.W. Dennis, *J. Biol. Chem.* **2002**, *277*, 19991–19997.

22 M. Kuroo, Y. Matsamura, H. Aizawa, H. Kawaguchi, T. Suga, T. Utsugi, Y. Ohyama, M. Kurabayashi, T. Kaname, E. Kume, H. Iwasaki, A. Iida, T. Shiraki-Iida, S. Nishikawa, R. Nagai, Y. Nabeshima, *Nature* **1997**, *390*, 45–51.

23 A.A. Bergen, A.S. Plomp, E.J. Schuurman, S. Terry, M. Breuning, H. Dauwerse, J. Swart, M. Kool, S. van Soest, F. Baas, J.B. ten Brink, P.T. de Jong, *Nat. Genet.* **2000**, *25*, 228–231.

24 S.S. Spicer, S.E. Lewis, R.E. Tashian, B.A. Schulte, *Am. J. Pathol.* **1989**, *134*, 947–954.

25 M. Hui, H.C. Tenenbaum, *Anat. Rec.* **1998**, *253*, 91–94.

26 A. Shioi, M. Katagi, Y. Okuno, K. Mori, S. Jono, H. Koyama, Y. Nishizawa, *Circ. Res.* **2002**, *91*, 9–16.

27 N.X. Chen, K.D. O'Neill, D. Duan, S.M. Moe, *Kidney Int.* **2002**, *62*, 1724–1731.

28 Y. Tintut, J. Patel, F. Parhami, L.L. Demer, *Circulation* **2000**, *102*, 2636–2642.

29 F. Rutsch, N. Ruf, S. Vaingankar, M.R. Toliat, A. Suk, W. Hohne, G. Schauer, M. Lehmann, T. Roscioli, D. Schnabel, J.T. Epplen, A. Knisely, A. Superti-Furga, J. McGill, M. Filippone, A.R. Sinaiko, H. Vallance, B. Hinrichs, W. Smith, M. Ferre, R. Terkeltaub, P. Nurnberg, *Nat. Genet.* **2003**, *34*, 379–381.

30 K. Johnson, M. Polewski, D. van Etten, R. Terkeltaub, *Arterioscler. Thromb. Vasc. Biol.* **2005**, *25*, 686–691.

31 A.M. Ho, M.D. Johnson, D.M. Kingsley, *Science* **2000**, *289*, 265–270.

32 D. Harmey, L. Hessle, S. Narisawa, K.A. Johnson, R. Terkeltaub, J.L. Millan, *Am. J. Pathol.* **2004**, *164*, 1199–1209.

33 H. Chau, S. El-Maadawy, M.D. McKee, H.S. Tenenhouse, *J. Bone Miner. Res.* **2003**, *18*, 644–657.

34 S.A. Steitz, M.Y. Speer, G. Curinga, H.Y. Yang, P. Haynes, R. Aebersold, T. Schinke, G. Karsenty, C.M. Giachelli, *Circ. Res.* **2001**, *89*, 1147–1154.

35 X. Li, H.Y. Yang, C.M. Giachelli, *Circ. Res.* **2006**, *98*, 905–912.

36 H. Yang, G. Curinga, C.M. Giachelli, *Kidney Int.* **2004**, *66*, 2293–2295.

37 J.W. Fischer, S.A. Steitz, P.Y. Johnson, A. Burke, F. Kolodgie, R. Virmani, C. Giachelli, T.N. Wight, *Arterioscler. Thromb. Vasc. Biol.* **2004**, *24*, 2391–2399.

38 G. Luo, P. Ducy, M.D. McKee, G.J. Pinero, E. Loyer, R.R. Behringer, G. Karsenty, *Nature* **1997**, *386*, 78–81.

39 M. Murshed, T. Schinke, M.D. McKee, G. Karsenty, *J. Cell Biol.* **2004**, *165*, 625–630.

40 A.F. Zebboudj, V. Shin, K. Bostrom, *J. Cell. Biochem.* **2003**, *90*, 756–765.

41 P.A. Price, J.M. Caputo, M.K. Williamson, *J. Bone Miner. Res.* **2002**, *17*, 1171–1179.

42 T.E. Bunton, N.J. Biery, L. Myers, B. Gayraud, F. Ramirez, H.C. Dietz, *Circ. Res.* **2001**, *88*, 37–43.

43 C.M. Giachelli, N. Bae, M. Almeida, D.T. Denhardt, C.E. Alpers, S.M.

Schwartz, *J. Clin. Invest.* **1993**, *92*, 1686–1696.

44 S. Jono, C. Peinado, C.M. Giachelli, *J. Biol. Chem.* **2000**, *275*, 20197–20203.

45 M.Y. Speer, Y.C. Chien, M. Quan, H.Y. Yang, H. Vali, M.D. McKee, C.M. Giachelli, *Cardiovasc. Res.* **2005**, *66*, 324–333.

46 M.Y. Speer, M.D. McKee, R.E. Guldberg, L. Liaw, H.Y. Yang, E. Tung, G. Karsenty, C.M. Giachelli, *J. Exp. Med.* **2002**, *196*, 1047–1055.

47 S.A. Steitz, M.Y. Speer, M.D. McKee, L. Liaw, M. Almeida, H. Yang, C.M. Giachelli, *Am. J. Pathol.* **2002**, *161*, 2035–2046.

48 R. Ohri, E. Tung, R. Rajachar, C.M. Giachelli, *Calcif. Tissue Int.* **2005**, *76*, 307–315.

49 K. Bostrom, K.E. Watson, S. Horn, C. Wortham, I.M. Herman, L.L. Demer, *J. Clin. Invest.* **1993**, *91*, 1800–1809.

50 D.A. Towler, M. Bidder, T. Latifi, T. Coleman, C.F. Semenkovich, *J. Biol. Chem.* **1998**, *273*, 30427–30434.

51 S.L. Cheng, J.S. Shao, N. Charlton-Kachigian, A.P. Loewy, D.A. Towler, *J. Biol. Chem.* **2003**, *278*, 45969–45977.

52 J.S. Shao, J. Cai, D.A. Towler, *Arterioscler. Thromb. Vasc. Biol.* **2006**, *26*, 1423–1430.

53 N.M. Rajamannan, M. Subramaniam, F. Caira, S.R. Stock, T.C. Spelsberg, *Circulation* **2005**, *112*, I229–I134.

54 K.M. Galvin, M.J. Donovan, C.A. Lynch, R.I. Meyer, R.J. Paul, J.N. Lorenz, V. Fairchild-Huntress, K.L. Dixon, J.H. Dunmore, M.A. Gimbrone, Jr., D. Falb, D. Huszar, *Nat. Genet.* **2000**, *24*, 171–174.

55 M.R. Davies, R.J. Lund, S. Mathew, K.A. Hruska, *J. Am. Soc. Nephrol.* **2005**, *16*, 917–928.

56 L.C. Hofbauer, J. Schrader, U. Niebergall, V. Viereck, A. Burchert, D. Horsch, K.T. Preissner, M. Schoppet, *Thromb. Haemost.* **2006**, *95*, 708–714.

57 K. Radcliff, T.B. Tang, J. Lim, Z. Zhang, M. Abedin, L.L. Demer, Y. Tintut, *Circ. Res.* **2005**, *96*, 398–400.

58 M. Abedin, J. Lim, T.B. Tang, D. Park, L.L. Demer, Y. Tintut, *Circ. Res.* **2006**, *98*, 727–729.

59 G. Collett, A. Wood, M.Y. Alexander, B.C. Varnum, R.P. Boot-Handford, V. Ohanian, J. Ohanian, Y.W. Fridell, A.E. Canfield, *Circ. Res.* **2003**, *92*, 1123–1129.

60 B.K. Son, K. Kozaki, K. Iijima, M. Eto, T. Kojima, H. Ota, Y. Senda, K. Maemura, T. Nakano, M. Akishita, Y. Ouchi, *Circ. Res.* **2006**, *98*, 1024–1031.

61 C.M. Shanahan, *Nephrol. Dial. Transplant.* **2006**, *21*, 1166–1169.

62 K.M. Kim, *Fed. Proc.* **1976**, *35*, 156–162.

63 J.L. Reynolds, A.J. Joannides, J.N. Skepper, R. McNair, L.J. Schurgers, D. Proudfoot, W. Jahnen-Dechent, P.L. Weissberg, C.M. Shanahan, *J. Am. Soc. Nephrol.* **2004**, *15*, 2857–2867.

64 J.L. Reynolds, J.N. Skepper, R. McNair, T. Kasama, K. Gupta, P.L. Weissberg, W. Jahnen-Dechent, C.M. Shanahan, *J. Am. Soc. Nephrol.* **2005**, *16*, 2920–2930.

65 L.M. Banks, B. Lees, J.E. MacSweeney, J.C. Stevenson, *Eur. J. Clin. Invest.* **1994**, *24*, 813–817.

66 N. Bucay, I. Sarosi, C.R. Dunstan, S. Morony, J. Tarpley, C. Capparelli, S. Scully, H.L. Tan, W. Xu, D.L. Lacey, W.J. Boyle, W.S. Simonet, *Genes Dev.* **1998**, *12*, 1260–1268.

67 P.A. Price, S.A. Faus, M.K. Williamson, *Arterioscler. Thromb. Vasc. Biol.* **2001**, *21*, 817–824.

68 P.A. Price, H.H. June, J.R. Buckley, M.K. Williamson, *Arterioscler. Thromb. Vasc. Biol.* **2001**, *21*, 1610–1616.

69 P.A. Price, H.H. June, J.R. Buckley, M.K. Williamson, *Circ. Res.* **2002**, *91*, 547–552.

第 23 章　人工心脏瓣膜的病理性钙化

23.1　引　　言

随着健康领域的不断进步，全世界的老龄人口数量在不断扩大，人们的健康需求也越来越多，心血管方面的问题也越发严重。自从 Star 和 Edwards、Harken 及其同事于 1960 年首次实施心脏瓣膜置换术以来，目前全世界范围内这类手术的数量约为每年 300 000 例，其中约 40%的移植瓣膜为人工假体。在主动脉位置上，年龄超过 65～70 岁的患者一般首选的是人工瓣膜。尽管这些人工瓣膜有很多优点，但因多种因素诱发的组织钙化，常常使得瓣膜置换手术最终以失败告终[1]。如果从血流动力学或瓣膜并发症角度看，目前还没有任何一种人造心脏瓣膜能够完全与人的正常瓣膜相媲美。机械瓣膜很容易形成血栓，且需要长期服用抗凝血药物，这本身就给患者带来了出血上的高风险，而异种移植瓣膜的使用则受限于其结构的退化和糟糕的耐久性[2]。目前，据德国胸及心血管外科学会估计，每百万人中就有 160 人需手术来处置其后天性心脏瓣膜衰竭的问题。

"心脏瓣膜生物假体置换术最早采用的是主动脉同种移植，而后才是无支架的猪瓣膜。此时，随移植徒手缝扎技术难度的不断上升，心肺循环及心肌保护不全等损伤则成为患者发病的一个重要来源。无论是同种移植还是异种移植，瓣膜支架的采用使移植更加便利，生物假体应用也更加广泛……但支架的使用也给生物组织带来了过多的压力。因此，人们对于无架异种移植的兴趣也被重新激发了起来。"[1]

总的来说，生物心脏瓣膜假体（生物假体、异种植体）既可以是人的原主动脉瓣，也可以是猪的主动脉瓣叶（PA）或牛心包瓣膜（BP），但无论是哪种瓣膜均需经过化学处理，多数情况下采用戊二醛处理，处理方式是先用 0.5 wt%或 0.6 wt%的戊二醛固定，然后再在 0.2 wt%戊二醛中或 4 wt%福尔马林中保存。瓣膜既可以是有支架的（stented，S），也可以是无支架的（stentless，SL），见图 23-1。这些瓣膜的使用寿命会因钙化限制而无法预测，也就是说瓣膜内羟基磷灰石的异位钙化和内在沉积（图 23-2）将影响瓣膜的使用时间。事实上，多数因原发性组织衰竭而切除的瓣膜均有脉瓣狭窄现象发生，这种狭窄皆因过多的"蛋壳"小叶状钙化而起。

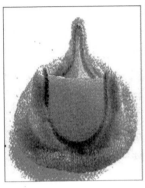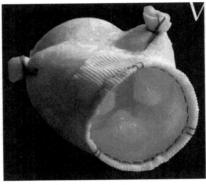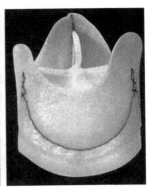

图 23-1 左：有支架的牛心脏瓣膜假体；中：无支架的猪心脏瓣膜假体；右：无支架的牛瓣膜假体。（彩图请扫封底二维码）

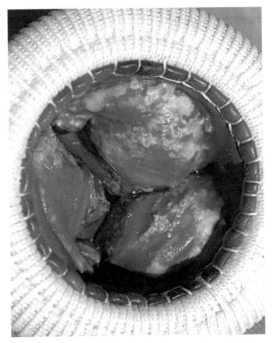

图 23-2 一体外钙化的商业性猪心脏瓣膜的宏观视图。（彩图请扫封底二维码）

因此，在自 1966 年第一次临床移植以来的 50 年里，术后的心脏瓣膜假体长期遭受着来自两个主要方面的功能异常困扰，即组织破裂和钙化问题。钙化是天然结缔组织失效的一个主要原因，例如，心脏瓣膜和血管及其他许多用于移植的生物材料（如聚氨酯血管移植物）[3,4]。一些宿主和植入原因或单独或联合起来共同策动并使钙化进一步发展。凋亡细胞残余、脂质物质及不充分交联和机械应力也对钙化的起始发挥着作用[5-10]。

尽管迄今为止还没有一种设计方法能证明其应对体内的长期钙化很有效，但在一些新型生物材料的生产设计方案中，人们还是大量采用了抗钙化处理[11]。新型生物移植材料的研发已引发出各种不同类型的体内外模型以用于抗钙化处理的有效性评价[12]。筛选或临床前调查的典型例子有大鼠皮下移植及羊血管循环系统原位或异位植入。目前，人们已普遍接受了这种体内模型用作生物材料潜在钙化评价的做法。然而，为满足许多抗钙化方法可信性检测的研发需求，这些既不经济又耗时的动物模型至少在测试初始阶段还是能被人们所接受和采用的。

23.2　体外钙化模型

钙化过程研究中的另一重要方案是体外模型。尽管人们已有了相当数量的各种体外模型，但在其被认为是瓣膜钙化筛选或抗钙化方法的可信模型之前，其动物及临床研究相关性应得到充分证明[4]。就在过去的几年中，人们研发出一用于瓣膜和生物材料钙化检测的体外方法，这个方法高度令人可信[8-10,13-20]，此方法在完全依照生物材料钙化检测的 ISO 5840 规定下制定出来[13,14]。测试协议细节见23.4 节。

23.3　心脏瓣膜假体

采用不同固定剂（戊二醛和以碳二亚胺为基础的固定剂[10,21]）和γ射线辐射处理的来自不同加工厂的猪、牛心脏瓣膜经由研究人员加工处理后用于了研究中。这些瓣膜无论是猪的还牛的，不是无支架的（SL）就是有支架的（S），见图 23-1。

23.4　钙化假说和研究设计

瓣膜病理性钙化是一个多因素作用的结果，为了弄清这一过程的发展历程，体外模型或许很有用。这个模型应允许各参数可独立调查研究以核实下列假说是否正确：

1）钙化常出现于瓣膜上的"高应力"区域（来自人植体外科医生的报告）；

2）主动脉瓣小叶组织的钙化不同于心包组织；

3）牛瓣膜的钙化不同于猪瓣膜；

4）心包瓣膜的重现性远高于天然的主动脉瓣（对钙化可能有影响）；

5）无支架瓣膜钙化弱于有支架瓣膜，这是因为打开和关闭"循环"中的应力水平降低；

　6）无支架瓣膜及其主动脉壁组织的钙化部分上不同于有支架瓣膜；

　7）固定方法对钙化有影响（戊二醛及其替代品）；

　8）钙化程度随时间而不断加大。

体外钙化研究时需要有一种特制的钙化测试装置[8-10]，且测试方案须满足 ISO 和 FDA 的主动脉瓣和二尖瓣要求。按 FDA 和 ISO 标准，测试应在 37℃、pH 7.4 准生理条件下进行，以减轻被测瓣膜的生理压力，测试时选用的溶液是溶度积（$Ca \times P$）为 130 $(mg/dL)^2$ 的合成钙化溶液。为补充消耗掉的钙离子，溶液需要每周配置。测试频率采用逐步提升，最高至每分钟 300 个循环，测试时间 4～6 周，如此一来，瓣膜约经历 1200 万～1900 万个心动周期，且测试前瓣膜还需要无损全息测量[8,9]，见图 23-3。

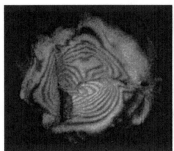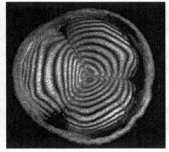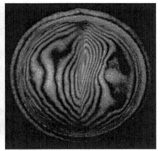

图 23-3　不同类型瓣膜的全息干涉图，示小叶组织最外表面上的不规则性，注意观察瓣膜中心的规则图案（与明斯特大学的 M.Deiwick 和 G.von Bally 共同制图）。（彩图请扫封底二维码）

23.5　钙化成像方法

瓣膜成像中一主要的问题是如何在不破坏瓣膜的情况下检测并定位组织内的钙化沉积物。正为了如此，临床上多采用放射成像和计算机断层扫描（CT）方法。研究结果显示，放射成像下的钙化情况与组织中沉积下来的磷酸钙数量有关联，其沉积量可利用原子吸收光谱法测得。此外，组织切片 von Kossa 染色也证实了磷酸钙的存在（图 23-4）[15]。此外，扫描电镜 X 射线能谱（EDX）分析证实，此沉积物中含有钙和磷（图 23-4）[15]。钙化程度一般以百分比表示。

瓣膜小叶的钙化可采用 μX 射线放射成像法（乳房 X 射线成像法常规下是 7 mAs、22 kV）检查，检查结果二维成像显示。小叶钙化程度可用计算机成像分析法检测，分辨率在 50 μm 以下。除小叶分析外，整个瓣膜也可采用 μX 射线放射成像法检测以便能对整个钙化进程有一个全面了解（在 1200 万次循环之前和之后分别成像）[17]。

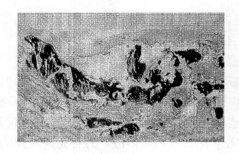

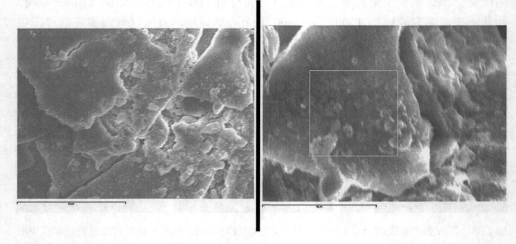

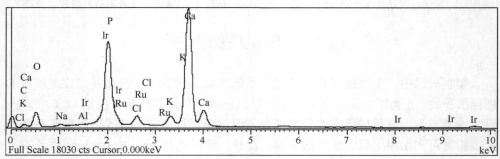

图 23-4 上：组织横切片 von Kossa 染色证实有磷酸钙存在；中：组织扫描电镜图；下：扫描
电镜下框定区域内 X 射线能谱分析（与 P.Koutsouko、Patras 共同合作制图）。

为了能对无支架瓣膜壁组织及瓣膜内钙化情况的三维空间有所了解，人们常
采用 CT 法进行检测。在钙化检查之前和之后，扫描时既可用临床 CT、也可用工
业 CT 或μ-CT，并分别采用二维、三维成像法和μ-拓扑成像分析[16]。钙化体量分
别采用 CT 和μ-CT 检测法比较[16]。

临床螺旋 CT 记录通常采用以下两个系统：①西门子 Somatosom Sensation 16；

②飞利浦 Tomoscam AV 医疗系统（120 kV、125 mAs/mm 螺旋式）。CT 和 μ-CT 数据分析软件采用的是 DISOS®软件。依据三维钙化体量可以计算出每个 CT 值（HU）的大小，有时也用到工业 X 射线断层成像法（420 kV，分辨率 0.1 mm 以下，BIR 公司，美国）。

μ-CT 数据通过 TomoScope 30 s 获得（与德国埃尔朗根大学合作）。有人曾用 FOX-nanofocusμ-CT（分辨率 1 μm 以下，Feinfocus GmbH，Comet AG，Garbsen，与德国汉诺威医学院合作）和 CT-80（Scanco Medical，40～70 kV，分辨率 10 μm，与德国汉诺威莱布尼兹大学合作）对一些瓣膜小叶的钙化进行了检查。μ-CT 数据二维分析采用的软件是 ImpactView®。

此外，人们还利用位于法国格勒诺布尔市的欧洲同步辐射光源（ESRF）的硬 X 射线μ-CT（同步加速器）[22]进行测试，设备型号为 Beamline ID-22，相衬型 CT，源尺寸 0.7 mm×0.5 mm，小发散，光束与源间距离 60 m，光束 1.2 mm×2.2 mm，分辨率 1 μm，与此同时，人们还使用了位于德国汉堡的德国电子同步加速器（DESY）进行测试（与 C.Schroer 合作）[16]。

23.6　钙　化　模　式

通过人体内移植分析[15,17]人们已大致上证实了体外钙化研究中的一些发现（图 23-2 及图 23-5）。μ-CT 数据 ImpactView® 的进一步分析也显示了内在钙化的存在。μ-CT 数据重构显示，钙化区 HU 值为+400～+3000，而整个瓣膜组织 HU 值则为–220～+3000[17]。组织来源可能会对钙化有影响，因为有支架的牛瓣膜的钙化比有支架的猪瓣膜的钙化要轻，前者的钙化程度为 18.3%（n=13），而后者为 39.9%（n=32）[18]。一旦开始，钙化则随着时间的进行而不断发展下去，如图 23-6 所示的那样（测试时间分别对应 300 万次、600 万次、900 万次、1200 万次循环）[17]。钙化常见于"高应力"的瓣膜区，这些区域在全息干涉照相中以不规则的形式显现，如图 23-3 所示，且 1900 万次循环（n=34）时不规则区域面积与钙化间存有线性关系（r=0.72，p=0.001）[20]。当机械应力全息干涉计量后，如图 23-3 所示[20]，结果显示，机械应力确对钙化有影响，无支架瓣膜小叶的钙化情况可能比有支架的瓣膜要轻一些，这归因于瓣膜在功能期间小叶组织的应力降低，有关于这一点已由全息测量结果证实。相比之下，无支架瓣膜的壁组织或许更易发生钙化。这些结果证实了这样的一个假说，即有支架的猪瓣膜（S-BP 和牛瓣膜（S-PA）的钙化远高于无支架的猪、牛瓣膜，如图 23-7 所示，S-BP（n=29）和 SL-BP（n=6）钙化率分别为 22.5% 和 7.8%，而 S-PA（n=72）和 SL-PA（n=20）钙化率分别为 32.8% 和 19.4%。最初的一项研究显示，γ辐射处理的瓣膜功能未受损，且生理性更好，钙化情况减轻（17.7% vs. 25.4%），用于测试的猪瓣膜的数量不多，每组只有 4 个。总的来说，抗钙化处理对生物假体的钙化行为并无大的改变，迄今为止，碳二亚胺处理的瓣膜只是在体外钙化测试中表现得更成功一些罢了[10,21]。

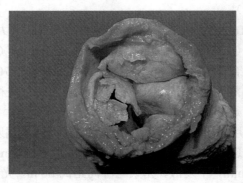

图 23-5　pH 控制下 1200 万次循环后的钙化瓣膜（图复制自文献[17]）。（彩图请扫封底二维码）

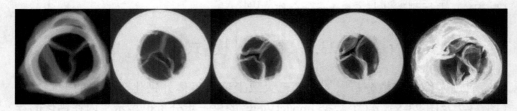

图 23-6　μX 射线辐射成像下一瓣膜小叶钙化的进展情况（图复制自文献[17]）。

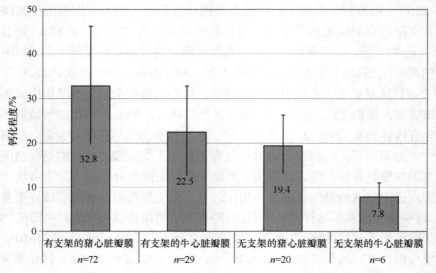

图 23-7　有无支架的猪、牛心脏瓣膜生物假体小叶的平均钙化程度。

23.7　发现说明

目前，一种新的适合于动力加速情况下的心脏瓣膜假体体外钙化测试法已被人们采用。然而，这种测试法又可能出现一个新的问题，即体外钙化测试提供的结果是否与体内瓣膜的钙化沉积机制及形貌上真正相似。或许，类似于活体情况下组织区内的内在钙化以及类似的晶体相态能为这一测试法的可靠性提供证据。尽管这样的一些比较之前已有呈现[14,15]，但仍有人还在利用 SEM（Leo Supra 35VP）对瓣膜体外钙化进行研究，为的是能对钙化沉积的形态特点有一个全面的了解，见图 23-4。这些矿化组织研究内容包括瓣膜小叶和主动脉壁横断面的组织表面及深层检测。观察发现揭示，钙化已广泛发生于组织表面及其内部，且与组织内的胶原纤维厚薄有关。晶相 EDX 分析显示，晶体中钙、磷两元素的含量很高。磷酸钙晶相（羟基磷灰石）中既有纳米尺度的晶体，也有亚微米尺度的晶体，其中还混杂着一些微米级的大尺度颗粒，这些大颗粒多是盘状的磷酸八钙（octacalcium phosphate，OCP）晶体，以及尺度更大的（20～100 μm）二水合磷酸氢钙（$CaHPO_4 \cdot 2H_2O$，dicalcium phosphate dehydrate，DCPD）标准几何晶体。在多数晶体的表面，尤其是那些大颗粒晶体，其水解上的缺陷清晰可见，且与海绵状、小尺寸晶体聚集体的形成有关联。类似的晶体结构与形貌也见于几年前因瓣膜钙化失能而被移植至人体中的心脏瓣膜假体中[25,26]。

23.8　结论及未来研究

在人类施行首次移植后的 40 年里，尽管随着瓣膜固定和（或）新瓣膜设计的发展，在钙化抑制上有了很大改进，但心脏假体瓣膜仍经受着钙化的侵害。为解决生物假体钙化问题，人们研发出一套体外钙化测试法，此方法中包括采用适当的成像技术，到目前为止，已用于了 160 多种生物假体的病理性钙化确认，瓣膜小叶钙化程度从 2%到 70%不等。钙化形成的沉积物在组成、形态与形貌上与体内情况非常相似。人们希望，这些新一代生物假体在植入之后能有一个较低的钙化速度，且对于一些切实可行的组织工程瓣膜能有一个不断完善的体外钙化快速测试技术。目前，十几周的测试时间使生物假体微生物污染的风险很高，这就要求人们必须进一步缩短体外测试时间。通过 pH 控制及溶液过饱和恒定法（CSS 溶液，由 Patras 大学研发）的实施[13,14,24,25,27]，在未来的研究中，人们有望将测试时间进一步地缩短。

参 考 文 献

1 H.A. Huysmans, T.E. David, S. Westaby (Eds.), *Stentless Bioprostheses*. ISIS Medical Media, Oxford, **1999**.

2 J.E. Rubay, G. El Khoury, M. Buche, in: H.A. Huysmans, T.E. David, S. Westaby (Eds.), *Stentless Bioprostheses*. ISIS Medical Media, Oxford, **1999**, p. 47.

3 D.J. Wheatley, L. Raco, G.M. Bernacca, I. Sim, P.R. Belcher, J.S. Boyd, *Eur. J. Cardiothorac. Surg.* **2000**, *17*, 440.

4 J.M. Gross, *J. Thorac. Cardiovasc. Surg.* **2001**, *121(3)*, 428.

5 M.J. Thubrikar, D.J. Deck, J. Aouad, S.P. Nolan, *J. Thorac. Cardiovasc. Surg.* **1983**, 86, 115.

6 R.J. Levy, *J. Heart Valve Dis.* **1994**, *3*, 101.

7 F.J. Schoen, R.J. Levy, *J. Biomed. Mater. Res.* **1999**, *47(4)*, 439.

8 B. Glasmacher, H. Reul, S. Schneppershoff, S. Schreck, G. Rau, *J. Heart Valve Dis.* **1998**, *7(4)*, 415.

9 M. Deiwick, B. Glasmacher, E. Pettenazzo, D. Hammel, W. Castellon, G. Thiene, H. Reul, E. Berendes, H.H. Scheld, *Thorac. Cardiovasc. Surg.* **2001**, *49(2)*, 78.

10 M. Krings, F. Everaets, M. Torriani, M. Hendriks, B. Glasmacher, *Artif. Organs* **2005**, *29(9)*, 716.

11 N.R. Vyavahare, W. Chen, R.R. Joshi, C.-H. Lee, D. Hirsch, J. Levy, F.J. Schoen, R.J. Levy, *Cardiovasc. Pathol.* **1997**, 6, 219.

12 W.J. Mako, I. Vesely, *J. Heart Valve Dis.* **1997**, *6*, 316.

13 J. Kapolos, D. Mavrilas, Y.F. Missirlis, P.G. Koutsoukos, *J. Biomed. Mater. Res. (Appl. Biomater.)* **1997**, *38*, 183.

14 D. Mavrilas, J. Kapolos, P.G. Koutsoukos, D. Dougenis, *J. Mater. Sci. Mater. Med.* **2004**, *15*, 699.

15 E. Pettenazzo, M. Deiwick, G. Thiene, G. Molin, B. Glasmacher, F. Martignago, T. Bottio, H. Reul, M.

Valente, *J. Thorac. Cardiovasc. Surg.* **2001**, *121(3)*, 500.

16 M. Krings, A. Mahnken, C. Schroer, J. Patommel, W. Kalender, B. Glasmacher, in: H. Handels, et al. (Eds.), *Bildverarbeitung in der Medizin*. Springer-Verlag, Berlin, **2006**, p. 444.

17 M. Krings, D. Kanellopoulou, D. Mavrilas, B. Glasmacher, *Mat.-wiss. u. Werkstofftech.* **2006**, *37*, 432.

18 B. Glasmacher, M. Krings, H. Kesper, C. Schroer, *Int. J. Artif. Organs* **2001**, *24(8)*, 548.

19 M. Krings, D. Kanellopoulou, D. Mavrilas, B. Glasmacher, *Biomedizinische Technik* **2005**, *50*, 330.

20 B. Glasmacher, in: E. Wintermantel, S.-W. Ha (Eds.), *Medizintechnik mit biokompatiblen Werkstoffen und Verfahren*. 3rd edn. Springer, Berlin, **2002**, p. 571.

21 F. Everaerts, M. Gillissen, M. Torrianni, P. Zilla, P. Human, M. Hendriks, J. Feijen, *J. Heart Valve Dis.* **2006**, *15*, 269.

22 P. Weiss, L. Obadia, D. Magne, X. Bourges, C. Rau, T. Weitkamp, I. Khairoun, J.M. Boulder, D. Chappard, O. Gauthier, G. Daculsi, *Biomaterials* **2003**, *24*, 4591.

23 M. Hendriks, F. Everaerts, M. Verhoeven, *J. Long-Term Eff. Med. Implants* **2001**, *11*, 163.

24 D. Mavrilas, A. Apostolaki, J. Kapolos, P.G. Koutsoukos, M. Melachrinou, V. Zolota, D. Dougenis, *J. Crystal Growth* **1999**, *205*, 554.

25 D. Mikroulis, D. Mavrilas, J. Kapolos, P.G. Koutsoukos, C. Lolas, *J. Mater. Sci. Mater. Med.* **2002**, *13*, 885.

26 B.B. Tomazic, W.E. Brown, F.J. Schoen, *J. Biomed. Mater. Res.* **1994**, *28*, 35.

27 P. Koutsoukos, Z. Amjad, M.B. Tomson, G.H. Nancollas, *J. Am. Chem. Soc.* **1980**, *102(5)*, 1553.

28 *The World Medical Market Fact File*. MDIS Publications Limited, **2001**.

第 24 章　生物材料、组织工程及生物矿化的主要互联网网站——Biomat.net[*]

24.1　主要的医疗资源——互联网

通过广泛扩大公众获取医疗信息的机会，互联网已大大促进了医疗的改革，且由此而成为医疗环境中的一项基础设施。互联网不仅是无数信息的来源，为人们提供大量有用的信息，而且也是一个极大的不受制约的零散数据库。每一个熟悉网络的人都知道，互联网既有着无与伦比的优势，也有着许多不足之处或者说是缺点。从医疗方面上讲，互联网上无秩序的信息流不仅扰乱了政府和监管部门的管理，而且对患者也极为不利。

互联网的广泛应用使患者可以更好地了解到其自身的身体状况，甚至自我病情诊断，这种被称为"患者授权综合征"的现象使医生-患者之间的关系发生了深远改变[1-6]。例如，Hesse 及其同事调查后报道称，48.6%的患者承认在其看医生之前已上网查询过有关病情[4]。这种情形很危险，网上的一些误导讯息会使人们做出错误的决定。这些公司会夸大其产品性能，诱导消费者作出错误判断。

网络不受控制之特性使其难以责任明确，可靠且又负责的网站的重要性则愈显突出，有些网站只专注于某一主题，其目的是能为人们提供分门别类的、有组织的、有选择性的讯息。政府机构如美国食品药品监督管理局（FDA，www.fda.gov）及非盈利私人组织欧洲医疗器械协会（www.eucomed.org）或互联网医疗联盟（www.healthcarecoalition.org）对这一问题也越来越关注。与其限制发布者发布讯息，还不如赋予讯息接受者包括消费者、医疗工作者、学者、政府官员及公司销售代表在内的人们以权力。

医疗产业、网络服务供应商及医院间的相互关系因新技术的不断涌现而发生了相当大的变化，如电子商务[7-9]。电子数据交换及互联网正变得越来越有用，通过通信服务，如 e-mail 及讨论组（互联网上定期就某一特定事项进行会谈），人们可直接进入科学及与健康相关的信息资源，如图书馆和数据库。设计与制造上的进步也相当可观，通过数据控制，人们可实行远距离监控与生产。当前，一些网上资源将目标对准了临床试验，为试验参与者、临床医生及研究者以及普通公众

---

* 编者注：因出版时效问题，本章部分内容已与网站不符，请具体关注网站更新。

提供讯息。影像及数据简化技术也在不断发展，例如，拥有越来越多功能的远程放射学使患者能够在互联网上直接观看医生们的诊断与治疗方案。

为了使这些新技术所提供的服务更加完美，有几个问题也必须重点强调一下，如有效的监管缺失问题，只有监管到位才能确保讯息准确而真实。同样，临床与业务数据的保密工作也是人们极为关心的，防止入侵者进入系统的工具也必须不断发展。

正因为新技术对于公众影响的互联网作用不可小觑，因此，一些新技术的产业化与应用必须得到人们的知情同意。在一些新技术的批准上，相较于科学依据，公众基于风险认知而形成的意见更为重要。这样的例子有很多，如转基因食品问题。就医疗设备领域而言，未来的几十年很可能是生物解决方案的天下，在医疗器械中加入越来越多的生物成分（细胞、蛋白质），也使得这一话题变得愈发重要。

24.2　现代生活中生物材料的影响

医疗器械及生物材料在大量疾病与创伤的处置上显得非常重要。对公众而言，人造心脏、心脏瓣膜、心脏起搏器、隐形眼镜、乳房植体、髋关节和膝关节假体及牙科植入物已成为人们熟知的医疗设施。生物材料科学正在不断地提高着人们的生活质量，疾病处置上的最新成就使人们的预期寿命不断延长，其部分原因正是来自生物材料科学的发展。此外，与出生率下降相关联的预期寿命延长也带来了一些新问题，这些新问题之一就是人口的老龄化，即人群中老年人所占比例越来越高，这些人的身体状况远不比从前，其医疗需求也在不断增长，组织器官的老化使人们不得不面临器官置换的问题。

然而，已经出现或未来几年将可能出现于市场上的许多新器械和生物材料却极少被人们所共知，这些新器械与生物材料的出现多源自生物科学的不断发展，如药物传递系统和组织工程材料移植[10-12]。在过去的十年中，人们目睹了一场真正的革命，这不仅表现在生物材料学家的关心上，而且还表现于公众的关注。在这些器材的应用方面，有时还伴随着神话与偏见，而这些神话与偏见则妨碍了安全又有效的替代品开发，并阻止了一些潜在接受者的知情与同意。活细胞移植或重植于人体内的威胁引发了人们的广泛关注，无论其是否是基因修饰过的，皆面临着随之而来的法律与伦理问题。与移植关联的法律问题，例如隆胸术中的有机硅毒性[13-17]、血袋中的 PVC[18,19]及牙科中的汞齐[20-23]问题均在一定程度上使公司受到惊吓：在一些国家有机硅不再被允许买卖，PVC 被禁止使用，甚至牙科汞齐的替代也正面临着越来越大的压力，尽管无确凿科学依据证明这些物质的确会给使用者带来生命威胁，但这些有着巨大的舆论市场[13]。组织工程，一个可被视为生物材料科学自然演化的学科，作为当今再生医学的一种最佳方法已广受人们关注，其通过一些材料、细胞及生物活性分子的递送来提高组织的再生能力，帮助人们身体康复。组织工程被《时代周刊》评为 21 世纪的"十大热门领域"之一[24]。

出于公众、健康专家及一般从业者对新事物的恐惧，一些未经过充分论证的解决方案引发了社会伦理问题，也使得临床试验成功与卫生当局批准间的间隔期大大延长。因此，一种看似明智的策略是，加强公众对新技术及其后果的认知能力，不然的话，科学上的进步与应用及许多人的生命将可能面临着风险。人们迫切需要将实验室内的科研成果转化为临床上的应用，并增强公众对新技术的认知能力。科学界不仅有责任解决这些科学上的问题，而且有义务帮助公众提升对新技术的认知，当然还包括一些与之相关的伦理、社会及经济问题。

有关医疗器械方面的信息，即与之应用相关联的风险和收益现已对公众开放。尽管有时 Biomat.net 上还有一些稀奇古怪、广泛传播且来源不明确的讯息存在，但 Biomat.net 不仅使研究者间的交流得以加强，而且还能为一些非专业工作者提供可靠而有用的信息。

24.3　Biomat.net 的生物矿化资源

就生物材料科学而言，生物矿化是一个绕不开的重要话题，其与骨科及心血管应用材料间有着密切而又特殊的关系（就后一种情况来说，是人们所最不希望发生的）。

对于生物材料界而言，人们对生物矿化领域的兴趣则完全反映在 Biomat.net 的网页数量上。网站有几个相关的链接，尤其是那些有关于新技术发展、组织、资源、研究机构、科学事件及书籍等，见图 24-1。

一些有关生物矿化方面的事件在 Biomat.net 上均有记录，如"生物材料——下一个研究前沿：生物医学、生物电子学、生物矿化、生物分析"（3 月 12～13，2002，USA）；"从自然中学习如何设计新的生物植入材料：由生物矿化到仿生材料再到加工路线"（NATO 高级研究所，10 月 13～14，2003，Portugal）；"第三届居里夫人前沿会议——聚合材料、生物活性材料的生物矿化及仿生方法"（6 月 4～8，2007，Portugal）等。

当然，Biomat.net 上还有一些有关于生物矿化方面的书籍，如《几丁质（亦称甲壳素）：一种履行生物材料职能的物质》（E.Khor 编，Elservier 出版社）、《磷酸八钙盐》（L.C Chow 和 E.D.Eanes 编，Karger 出版社）。

此外，生物矿化是每月新闻中常出现的话题，其通过免费简讯方式以突出强调这一领域的最新进展。

A

Biomaterials Network

Biomat.net

Free, electronic journal

CELLS & MATERIALS

Peer Reviewed

| about | what's new | search site | feedback | site map | team |

www links

12 April 2002

www resources
organizations
research centers
education
meetings
articles
journals
books
publishers
industry
scientific links
top 5 sites
network
join in
researchers
jobs
newsletter

Highlights Newsletter, March 2002

AZoM

The A to Z of Materials

Nature Materials

This Month's TOP 5 Sites

AZoM, the A to Z of Materials
Biomaterials at the Science Museum (UK)
oandp.com - Orthotics and Prosthetics
Organ Procurement and Transplantation Network (OPTN)
Access Excellence

Biomaterials

Future of implants

Science Museum (UK)

Additional Features
Biomaterials Links
Top 5 Sites
Biomaterials World
News
Biomaterials Articles
Funding Opportunities
Market Analyses

New Meetings Endorsed by Biomat.net

Biomaterials: Development and Applications
Apr 12,13,19,20, 2002, Coimbra, Portugal

3. International Technology Transfer Day
Biomaterials
Oct 24-25, 2002, Erfurt, Germany

Bioceramics 15
Dec 4-8, 2002, Sydney, Australia

Developments on Endorsed Meetings

Integrating BioMEMS and Nanotechnology
into a Commercial Product
Apr 15-17, 2002, USA

Society For Biomaterials (SFB) 28th Annual
Meeting
Apr 24-27, 2002, USA

IBC's Proteomics
May 6-9, 2002, USA

Scientific and Clinical Applications of
Magnetic Carriers
May 9-11, 2002, USA

Symposium on Tissue Engineering
Science
May 19-24, 2002, Greece

B

Biomaterials Network
biomat.net

ISI Current Web Contents TM

Biomat.net
was selected for
Current Web
Contents

| Home | About | What's new | Search | Feedback | Site map | Team |

September 23, 2002

Resources
Organizations
Research
Education
Meetings
Journals
Books
Articles
Funding
Industry
Market

Science links

Top 5 sites

Join in
Researchers
Jobs
Newsletter

Free, electronic journal

CELLS & MATERIALS

Peer reviewed

Highlights   Newsletter, August 2002

Biomat.net in
Current Web Contents

ISI Current Web Contents

Institute for Scientific
Information (ISI)

Chitin: Fulfilling a
Biomaterials Promise

CHITIN:
EUGENE KHOR

Book review

2001 Journal Impact
Factors

Biomaterials

Biomaterials journal
ranked 1st

Biomimetics:
Biologically-Inspired
Technologies

TOP 5 Site

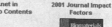
Book Reviews

Chitin: Fulfilling a Biomaterials Promise, by Eugene
Khor, 2001
According to the reviewer, Riccardo A. A.
Muzzarelli, this book "is an agreeable reading for
those who want to have a perception of the wealth
of information on which chitinology is based,
without spending much time on larger books.
Therefore it may be recommended to those who

New Meetings Endorsed by Biomat.net

1st Australian Nanotechnology
Conference
Sep 25-27, 2002, Sydney, Australia

TechVest's 4th Annual Healthcare
Conference on Tissue Repair,
Replacement, Regeneration and
Emerging Healthcare Forum
Oct 22-24, 2002, Boston, USA

Wound Care Products
Oct 24-25, 2002, London, UK

Transducing Materials and Devices
Oct 31-November 1, 2002,
Pennsylvania, USA

Inorganic Biomaterials: Chemistry,
Design and Applications
Nov 12, 2002, London, UK

Polymers in Medicine and Biology: 2002
Nov 13-16, 2002, California, USA

CRS Winter Symposia and 11th
International Symposium and Exposition
on Recent Advances in Drug Delivery
Systems
Mar 3-6, 2003, Salt Lake City, Utah,
USA

Developments on Endorsed Meetings

September 2002
• 19-22: BIOMED 2002 - 9th

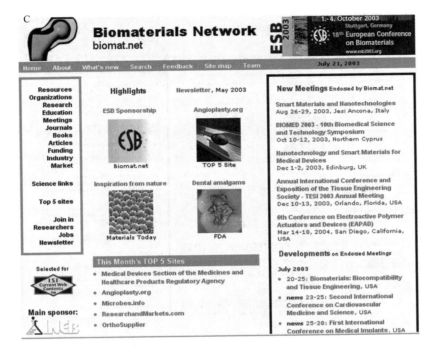

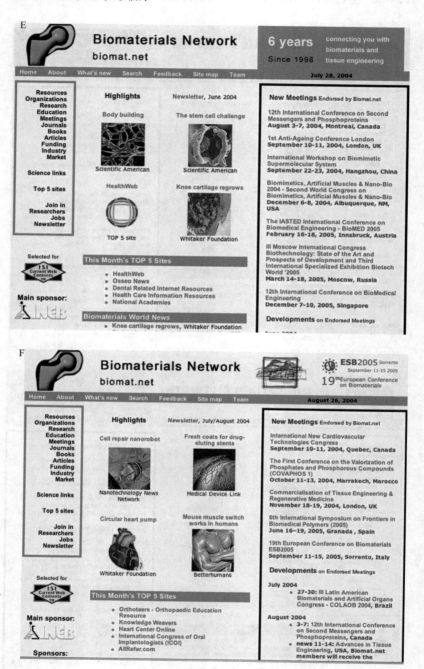

图 24-1　Biomat.net 以往几期的图示（A～F），在网站头版即新闻与事件中，往往集中报道的是一些与生物矿化相关的话题，页面右侧栏目中的事件均由 Biomat.net 赞助。从网页设计上看，Biomat.net 也在不断地演变着。

24.4　Biomat.net

24.4.1　网站简介

Biomat.net 最早出现于 1998 年 5 月，自其存在以来已发生了很大的改变。其最初目的只是为生物材料研究者收集讯息，尤其是一些学术网站、协会、科学会议及书籍。这项倡议的成功实施反过来又进一步促进了它的发展，在 2000 年 2 月，Biomat.net 正式上线，从最初的 WWW 链接集合到后来的信息源互动，在这里，使用者们可主动地参与进去并相互沟通交流。Biomat.net 始终将不断改进作为其终极目标，即不仅要收集他人提供的有用信息，而且还要保障网络的功能。

Biomat.net 是一个与生物材料及组织工程相关的一些选定链接集合点，总体来说，其是一个与生物医学工程、生物学、医学、卫生科学有关的网址链接集合点。其网页内容包括每月的简讯、工作机会数据库、一个用于人们相互交流讯息的网络工具（通过关键词搜索可直接进入研究者的 e-mail 地址，给其留言）、一个不断更新的有关于相关科学的会议和讲座目录及一个不断更新的相关网站目录（网站目录中有资源、组织机构、研究、教育、杂志、书籍、文献、基金、行业、市场及科学的链接）。Biomat.net 的运营由一个国际编委员主持，其监管则由一个国际科学咨询委员会执行。Biomat.net 现已成为世界范围内生物材料研究团体相互交流的主要工具，且不同来源的调查表明，其一直被人们视为这一领域的"第一"在线资源[25-33]。在 2002 年 8 月，科学情报研究所（ISI）将 Biomat.net 选为其当时的网站内容，这意味着，Biomat.net 刊登的任何内容将经由这一国际科学数据库在世界范围内为人们所用，Biomat.net 会员可免费使用，会员无须付费即可搜索 Biomat.net 的所用内容。

Biomat.net 的主要关注对象是专家学者，尽管一些讯息对一般公众而言也有用，如刊登在一些公众普遍感兴趣的杂志上的文章。Biomat.net 的未来也会发展，会为一般公众提供更多的有关于生物材料方面的讯息，见图 24-2。

24.4.2　网站目的

Biomat.net 是一个非营利公共服务网站，其主要目的如下。

（1）为科学家、研究人员、商团成员、政府、学术界及一般公众提供有组织且有意义的有关生物材料方面的交流平台。

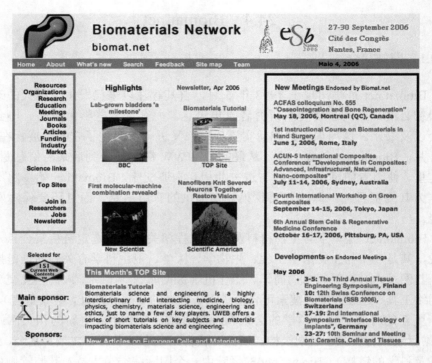

图 24-2　Biomat.net 最近一期的页面，示其一些主要特点。

（2）作为一个资源披露、组织机构、研究活动、教育倡议、科学事件、杂志、书籍、融资、产业发展、市场分析、工作及与生物材料科学和相关领域每项倡议的中心发布者，如组织工程方面。

24.4.3　网站团队

Biomat.net 的团队成员主要来自世界范围内生物材料领域的专家学者，这些人组成了网站的编委会和科学顾问委员会，这样的人员构成有助于其世界范围的传播，其中有部分成员还参与到其他一些生物材料网站的管理运行，如此一来也使得这些网站间能彼此更好地协作与功能交换。目前的团队成员组成如表 24-1。

24.4.4　网站功能

Biomat.net 的内容包括最新的每月简讯及相关新闻、工作机会数据库、研究者之间相互交换讯息的工具、与生物材料相关的一些最新科学会议、资源、组织机构、研究及教育部门、杂志、书籍、产业、市场、基金及科学链接等目录，并给出每月访问量最大的网站地址，见图 24-3。

表 24-1　Biomat.net 团队成员

主编：Pedro L.Granja（INEB，葡萄牙）	科学顾问委员会	编委会
编辑：José Paulo Pereira（INEB，葡萄牙） 合编：Ana Queiroz（INEB，葡萄牙）和 Marcelo H.Prado da Silva（Centro Brasileiro de Pesquisas Físicas，Brazil） 网站所有人：Instituto de EngenhariaBiomédica，University of Porto（INEB） 网页设计人：Jorge Carneiro（葡萄牙）	Arthur Brandwood（澳大利亚） Buddy Ratner（美国） Charles Baquey（法国） Clemens van Blitterswijk（荷兰） Mario A.Barbosa（葡萄牙） Michael Sittinger（德国） Michael V.Sefton（加拿大） R.Geoff Richards（瑞典） Ulrich Gross（德国） Vasif Hasirci（土耳其）	新闻：Paulo Pereira 和 Pedro L.Granja（葡萄牙） 资源：DieoMantovani（加拿大） 组织：Dirk W.Grijpma（荷兰） 研究：YunzhiYang（中国） 教育：Julie Trudel（美国） 会议：Ana Paula Filipe（葡萄牙） 事件记录：Eduardo A.Silva（美国）和 José Paulo Pereira（葡萄牙） 杂志：Conrado Aparicio（西班牙） 书籍：Kanji Tsuru（日本） 书评：Ana Queiroz（INEB，葡萄牙） 文章：Didier Letourneur 法国 基金：CristinaPińa（墨西哥） 工作：Rachel Williams（英国） 美国工厂：Andy Branca（美国） 欧洲工厂：Joost de Bruijn（荷兰） 科学链接：Fabio Palumbo（意大利）

24.4.4.1　网站布局

网站布局见表 24-2。

24.4.4.2　网站会员

因 Biomat.net 是一个非营利组织，因此，加入网站不收取任何费用，但只有在成为网站会员后才能拥有以下权利。

1）通过邮箱直接接收一些更新讯息。

2）网上浏览研究者的名单目录。

3）网上浏览工作机会或想要从事的工作。

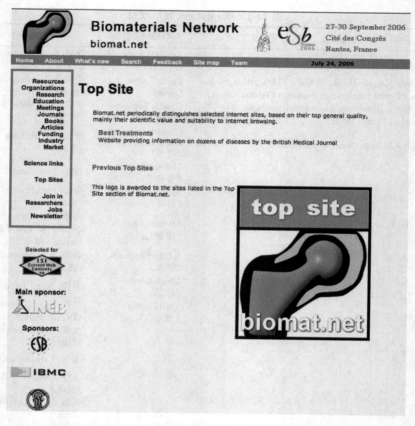

图 24-3 由生物材料网每月评出的访问量最大的网址。

表 24-2 Biomat.net 网站布局

Biomat.net	WWW 链接
网站宗旨	资源—WWW 生物材料资源
新鲜事—网站上的新鲜事	组织机构—社会及相关机构
网站搜索—网站上的搜索工具	研究—研究机构
反馈—浏览者信息反馈	教育—教育机构
网站布局—指导如何浏览整个网站	会议—会议、专题、课程
网站团队—团队成员	杂志—科学杂志
网络服务	书籍—相关文献
加入网站—会员申请	文章—公众感兴趣的文章
研究人员—会员名单	基金—融资
工作—研究及工厂就业机会	工业—工厂组织
	市场—市场分析
简讯—每月简讯	科学链接—非生物材料相关网站
	贴吧—贴吧选择

目前，Biomat.net 的会员有 5500 个，遍布世界 100 个国家，大约有 1000 个研究机构，110 个国家的人们可上网浏览网页，其中 74%的浏览者来自欧洲和北美洲。其 60%的会员来自学术机构，18%来自产业，6%来自政府部门，4%来自医院，1%来自出版社，11%来自其他。

24.4.4.3　网站链接

Biomat.net 每月会有一些新的相关网站链接，目前网页上大约有 7000 个与生物材料科学相关的链接可用，见图 24-4。

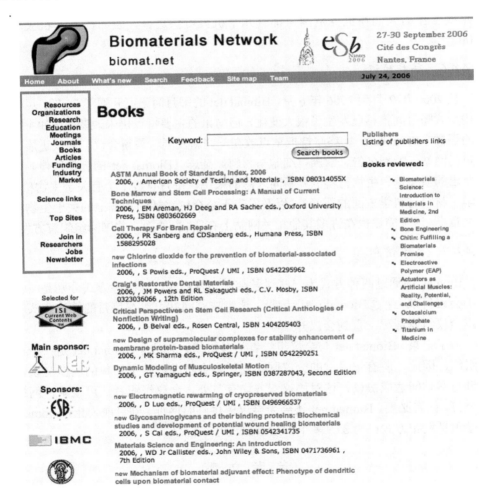

图 24-4　Biomat.net 的书籍页面，书籍按年份和标题分类组织，还包含有一些与生物材料及生物矿化相关书籍的最新书评。

24.4.4.4 研究者名单

Biomat.net 的研究人员数据库中不仅有科学家和研究者，还有与生物材料领域相关联的商业团体、政府部门及学术机构人员。每名人员的个人信息均得到授权，信息内容包括联系方式、研究兴趣及其技术专长等。

24.4.4.5 工作机会

在 Biomat.net 上，网页浏览者可永久地自我更新工作机会和想要从事的工作，如此一来网上讯息可每天更新。反馈意见显示，通过 Biomat.net，每个雇主和想找工作的人们在世界范围内都有几个机会可供选择，发布的工作机会超过3500 个。

24.4.4.6 每月简讯

从 2000 年 2 月到 2006 年 6 月，Biomat.net 的每月简讯已开通了 70 期。尽管其结构形式随时间推移已发生了很大变化，但简讯的主要特点仍未改变，正如主编所说的那样，Biomat.net 始终坚持把重点放在一些新发展、最新会议、会议进展、当月热门网站、特别公告、欧洲《细胞与材料》杂志（Biomat.net 的合作伙伴）电子版登出的新文章、生物材料世界新闻（总的来说，每月有数十个有关于生物材料、医学、材料与科学方面的新闻），以及发表于公众感兴趣的杂志上的关于生物材料的文章上。这个简讯也在许多其他相关网站上有登载，并由一些国际组织官方发布。

24.4.4.7 会议信息

Biomat.net通过两种方式为一些科学会议刊登广告，这两种方式分别是：①刊登于会议目录上；②Biomat.net上记录，这意味着网站可以在每月的简讯和头版中披露会议组织情况，直到会议开始。

为了记录，Biomat.net 与会议组织者达有协议。正因为 Biomat.net 是一个非营利组织，因此，所有记录过的会议网站均无资金资助。基于简单的利益交换，组织者与网站间达成协议，这对协议双方均有益处。会议组织者认可记录，网站发布公告。如有必要，Biomat.net 还会为会议提供临时网址。到目前为止，Biomat.net 通过讯息发布方式已为 315 多个国际会议进行了记录。

参 考 文 献

1 N. Sparrow, The wild wild web, *Eur. Med. Device Manufacturer*, November 2000. www.devicelink.com/emdm.

2 L. Baker, T.H. Wagner, S. Singer, M.K. Bundorf, Use of the internet and e-mail for health care information: Results from a national survey, *JAMA* **2003**, *289*, 2400.

3 A.T. McCray, Promoting health literacy, *J. Am. Med. Inform. Assoc.* **2005**, *12*, 152.

4 B.W. Hesse, D.E. Nelson, G.L. Kreps, R.T. Croyle, N.K. Arora, B.K. Rimer, K. Viswanath, Trust and sources of health information – The impact of the internet and its implications for health care providers: Findings from the first health information national trends survey, *Arch. Intern. Med.* **2005**, *165*, 2618.

5 T. Lewis, Seeking health information on the internet: Lifestyle choice or bad attack of cyberchondria?, *Media, Cult. Soc.* **2006**, *28*, 521.

6 Health care information on the internet, *The British Library*, www.bl.uk/collections/health/weblink.html.

7 G. Freiherr, Electronic commerce: New Technologies are transforming business, *Med. Device Diagn. Ind.*, May **1998**. www.devicelink.com.

8 G. Nighswonger, Exploring the internet: New tools and resources for healthcare, *Med. Device Diagn. Ind.*, June **2000**. www.devicelink.com.

9 T. Frank, What the internet means for the medical device industry, *Med. Device Technol.*, December **2000**. www.medicaldevicesonline.com.

10 L.L. Hench, Bioactive materials: The potential for tissue regeneration, *J. Biomed. Mater. Res.* **1998**, *41*, 511.

11 C.W. Patrick, Jr., A.G. Mikos, L.V. McIntire (Eds.) in: *Frontiers in Tissue Engineering*. Elsevier, Oxford, **1998**, p. 3.

12 L.G. Griffith, G. Naughton, Tissue engineering – current challenges and expanding opportunities, *Science* **2002**, *295*, 1009.

13 S. Cooper, The responsibilities of a biomaterials scientist and citizen, *Biomater. Forum* **1997**, *19*, 4.

14 J. Kohn, Current trends in the development of synthetic materials for medical applications, *Med. Device Technol.*, November **1990**. www.medicaldevicesonline.com.

15 D.J. Lyman, in: A.F. von Recum (Ed.), *Handbook of Biomaterials Evaluation: Scientific, Technical and Clinical Testing of Implant Materials*, 2nd edn. Edwards Brothers, Ann Arbor, **1999**, p. 37.

16 R.G. Meeks, The Dow Corning siloxane research program: An overview and update, *Med. Device Diagn. Ind.*, May **1999**. www.devicelink.com.

17 S.C. Gad, *Safety Evaluation of Medical Devices*. Marcel Dekker, New York, USA, **1997**.

18 B. Lipsitt, Metallocene polyethylene films as alternatives to flexible PVC film for medical device fabrication, *Proceedings of the Society for Plastics Engineers (SPE) Annual Technical Conference, Brookfield, USA*, **1997**, p. 2854.

19 S. Shang, L. Woo, Selecting materials for medical products: From PVC to metallocene polyolefins, *Med. Device Diagn. Ind.*, October **1996**. www.devicelink.com.

20 G. Balfry, A mouthful of trouble, *Br. Dent. J.* **2005**, *198*, 321.

21 R.T. Kao, S. Dault, T. Pichay, Understanding the mercury reduction issue: the impact of mercury on the environment and human health, *J. Calif. Dent. Assoc.* **2004**, *32*, 574.

22 P. Horsted-Bindslev, Amalgam toxicity-environmental and occupational hazards, *J. Dent.* **2004**, *32*, 359.

23 H.K. Yip, D.K. Li, D.C. Yau, Dental amalgam and human health, *Int. Dent. J.* **2003**, *53*, 464.

24 Visions of the 21st Century, *Time.com*, May **2000**. www.time.com.

25 G. Spera, Web site facilitates access to biomaterials data, *Med. Device Diagn. Ind.*, September **1998**. www.devicelink.com.

26 New site links international biomaterials community, *Eur. Med. Device Manufacturer*, May/June **2000**.

27 Revamped Biomaterials Site Offers Links, Articles, Information, *Med. Device Link*, February **2000**.

28 Making Body Parts (www.biomat.net),

Science **2000**, *289*, 2235.

29 P.M. Gannon, Where materials meet biology, *HMS Beagle (BioMedNet)*, July **2001**. www.bmn.com.

30 Biomaterials – The technology of the future, *CMBO Perspective, Cell & Molecular Biology Online*, October **2001**.

31 Connecting with biomaterials,

NetWatch, Science, December, **2001**.

32 E. Bäuerlein, The world of body-building materials, *Angew. Chem. Int. Ed.* **2002**, *41*, 1805.

33 "Pearl of the Web". www.swissbiomat.ch, *Dental Biomaterials*, **2004**, *1* (available online).